身体疾病信号
自查全书

解读身体的求救信号，洞悉身体的健康密码，融合中医诊病精髓，是人人学得会、人人用得着的疾病速查手册。

身体疾病信号

自查全书

九 峰 编 著

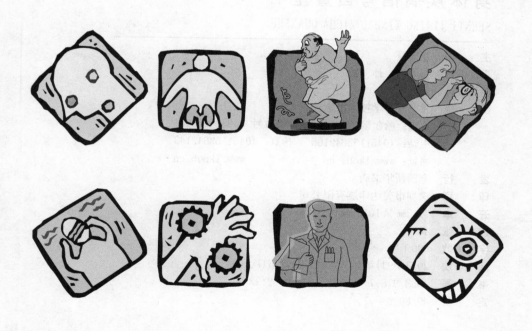

黑龙江出版集团

黑龙江科学技术出版社

图书在版编目（CIP）数据

身体疾病信号自查全书/九峰编著. --哈尔滨：
黑龙江科学技术出版社,2013.9
ISBN 978-7-5388-7532-4

Ⅰ.①身… Ⅱ.①九… Ⅲ.①疾病－症状－基本知识
Ⅳ.①R441

中国版本图书馆CIP数据核字(2013)第103187号

身体疾病信号自查全书

SHENTI JIBING XINHAO ZICHA QUANSHU

主　　编	九　峰	
责任编辑	项力福　孙　鹏	
封面设计	景雪峰	
出　　版	黑龙江科学技术出版社	
	地址：哈尔滨市南岗区建设街41号　邮编：150001	
	电话：(0451)53642106　　传真：(0451)53642143	
	网址：www.lkcbs.cn　　　　www.lkpub.cn	
发　　行	全国新华书店	
印　　刷	深圳市美达印刷有限公司	
开　　本	711 mm×1016 mm　　1/16	
印　　张	40	
字　　数	500千字	
版　　次	2013年9月第1版　2013年9月第1次印刷	
书　　号	ISBN 978-7-5388-7532-4/R・2122	
定　　价	49.80元	

前 言

中国最古老的《黄帝内经》认为，有诸内必形诸外，意思是说，人体的病理变化，必然会表现在体表上，出现可察知的症状，用现在比较形象的说法就是自己的身体会"说话"。这是因为，人体的经络遍布全身，它是运行周身气血、网络脏腑肢节、沟通内外环境的通路，将人体紧密地连接成一个内外相通、表里相应、相互影响的统一体，使得人体的五脏六腑、四肢百骸、毛发指甲、面容肤色都通过经络建立了紧密的联系，所以局部的变化可以影响全身，内部器官的功能活动、气血盛衰和病变也可以反映到体表。

事实上，我们的身体无时无刻不在传递机体活动的信息，告诉我们自己的健康状况，尤其是当某个器官运行不正常甚至发生病变时，身体就会向我们发出各种各样的求救信号。例如，肝开窍于目，肝血不足，目失所养，就会出现两眼干涩，视力减退或夜盲；肾开窍于耳，得肾病的人常常有耳聋、耳鸣等症状；脾开窍于口，若脾胃功能低下，嘴唇部位的颜色可能会较为苍白等。除了五官，人体内部的病变还可能反映在我们的面色、掌纹、头发、食欲、行为等方面，如帕金森氏病最突出的一个特征便是手足震颤。

反过来，通过对自己"察颜观色"，密切关注体表的各种变化，我们也可以判断身体内部的病变情况，即中医所说的"司外揣内"。这是我国古代医家通过长期临床实践总结出来的行之有效的诊病方法，用现在的话讲就是"以表知里、见微知著"。例如，中医认为舌为心之苗，与心脏相关联，如果舌尖颜色很深，可能是心脏有火；印堂看起来苍白无光，可能是肺虚所致；如果嘴唇苍白，可能提示体内气血不足、营养不良、贫血、脾胃功能低下等问题；皮肤黄染多为黄疸，要当心肝胆疾病；下肢浮肿和眼皮肿胀，较多的是心肾疾病，等等。中医传统的望、闻、问、切四诊法便是以此为基础来诊断患者病情的。望是观察病人的发育情况、面色、舌苔、表情等；闻是听病人的说话声音、咳嗽、喘息，并且嗅出病人的口臭、体臭等气味；问是询问病人自己所感到的症状，以前所患过的病等；切是用手诊脉或按身体上有没有痞块、肿痛等。这些都是判断一个人健康状况的重要依据。

可是，由于种种原因，人们往往会忽视身体发出的求救信号，对这些"提醒"熟视无睹。而更多情况下，我们由于缺乏这方面的常识，根本读不懂身体发出的信号，任由疾病在体内肆无忌惮地发展壮大，以致小病成大患，追悔莫及。而如果我们掌握了有关这方面的知识，能够读懂身体发出的警报信号、提早预知身体内部的病变，及时采取防治措施，做到早发现、早治疗，便可大病化小、小病化无。那么，如何通过身体的异常现象来判断自身的健康状况呢？

为帮助读者解读身体的求救信号，洞悉自身的健康密码，我们专门编写了《身体疾病信号自查全书》一书，全面系统地总结出来自人体头部、五官、口腔、舌头、头发、四肢、面色、排泄物等方面的异常状况，详细介绍了中医望面色、察手掌、辨舌苔、闻气味等自我诊病的方法，还介绍了现代医学的一些诊断常识，深入分析了诸如疼痛、出血、水肿、抽搐、脱发、眩晕、心悸、咯血、呕吐等身体异常现象所反映出的疾患，可使广大读者快速掌握自诊、自查疾病及为他人诊病的知识和方法，及早察知病情。同时指导读者及时采取合理有效的防治措施，防患于未然。书中还附有直观清晰的症状检查流程图，读者可按图索骥，快速识别常见症状所预示的疾病。

本书所涉及的身体异常症状十分广泛，介绍的自诊方法简单易学、随时可用，讲解通俗易懂、人人可学，养生保健措施操作简便、行之有效，是一部中国人自己的自查、自诊、自疗的保健全书。

目　录

目　录 ● CONTENTS

第一章　从头部解读人体的健康密码

目 录 ❤ CONTENTS

第二章 | 观脸知健康

第三章 从毛发的变化自诊疾病

第四章 | 双眼是透视内脏病变的窗口

目 录 ● CONTENTS

目 录 ❤ CONTENTS

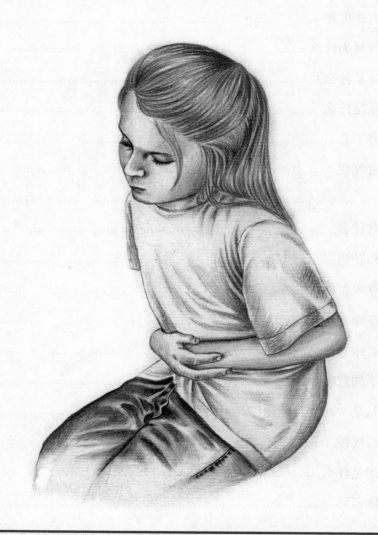

目 录 ● CONTENTS

 第五章 藏在耳朵中的健康警讯

目 录 ● CONTENTS

 第六章 鼻子小毛病，预示大问题

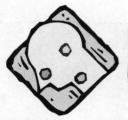
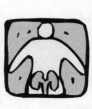
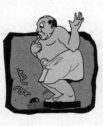
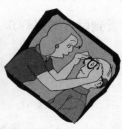

第七章 | 听懂口腔说的话

目 录 ❤ CONTENTS

第八章 | 舌头泄露的身体秘密

目 录 ❤ CONTENTS

 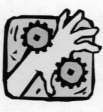 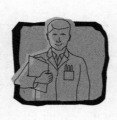 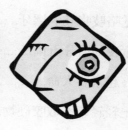

第九章 看牙齿窥知体内疾病

第十章 | 读懂四肢的疾病信号

目 录 ♥ CONTENTS

目 录 ❤ CONTENTS

 第十一章 | 指甲要告诉你的健康信息

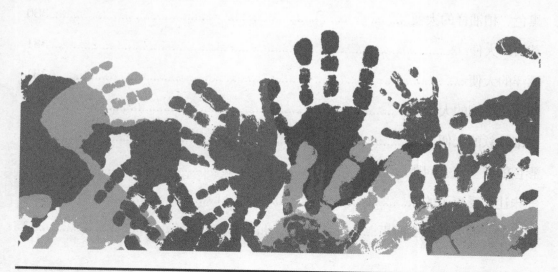

第十二章 | 从代谢之物看身体异常

目 录 ● CONTENTS

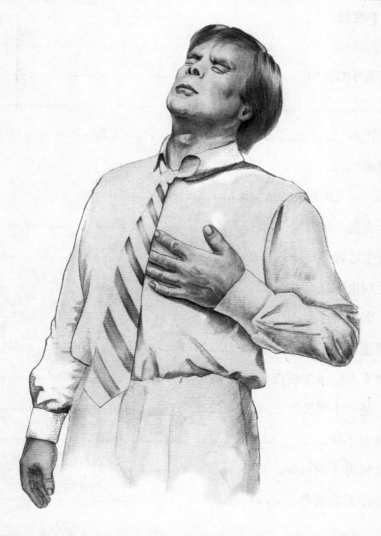

第十三章 男人和女人特有的身体语言

目录 ♥ CONTENTS

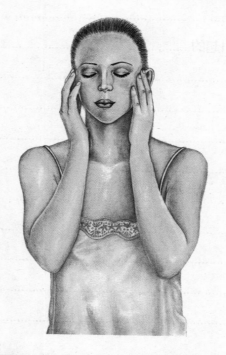

目 录 ♥ CONTENTS

 第十四章 │ 从小儿体表的异常察知疾

第十五章 | 注意身体其他部位的健康警讯

第十六章 | 全面养护身体，防患于未然

目 录 ● CONTENTS

目 录 ● CONTENTS

目 录 ● CONTENTS

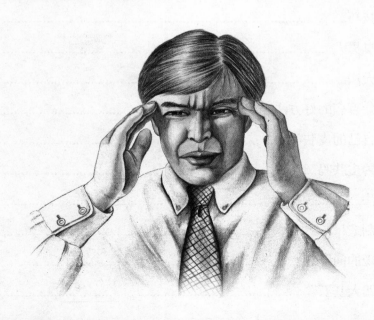

目 录 ● CONTENTS

目 录 ❤ CONTENTS

附 录 ｜ 疾病自查诊断流程图

| 目 录 ● CONTENTS |

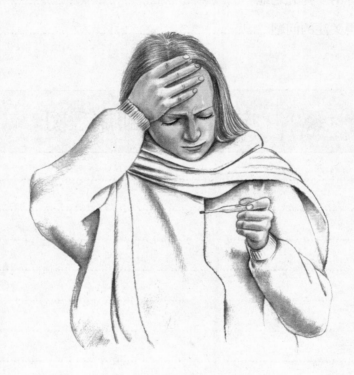

从头部解读人体的健康密码

◎头部作为人类身体的"首脑"，对人体机能的正常运转发挥着极其重要的作用。但在日常生活中我们的头部也难免会出现一些"小毛病"，如偶尔的头晕、头痛或者睡眠障碍、精神不佳等。这些看似小毛病，但如果长期忽视，有可能最终发展成大麻烦。所以学会对自己的头部察颜观色，这样就能注意到来自"首脑"的警讯。

❤ 头晕不只是"小毛病"

头晕，很多人认为是小毛病，饿时会头晕，经期前后会头晕，蹲久了站起来会头晕。一般情况下，偶尔的头晕或因体位改变而头晕不会有太大的问题，不过，如果长时间头晕，就应引起重视，因为长期头晕或经常头晕可能是重病的先兆。

头晕是一个综合病症，是许多疾病的临床表现之一。引起头晕的原因常见以下几种：

1.贫血

如头晕伴有乏力、面色苍白的表现，应考虑贫血的可能性。健康状态下，老年人体内造血组织的存在量以及造血质和量已经有所下降，红细胞本身的老化，使其对铁的利用率大不如前。因此，老年人如果不注重营养保健，很容易患贫血。此外，消化不良、消化性溃疡、消化道出血以及慢性炎症性疾病的患者均可继发贫血。

2.神经系统病变

如脑缺血病变、小脑病变、脑部病变、脑外伤、某些类型的癫痫等。此外，自主神经功能失调以及某些神经症的病人也会常常感到头晕。

3.颈椎骨退化

由于长期姿势或睡姿不良，造成颈椎增生、变形、退化，颈部肌肉扯紧，动脉供血受阻使脑供血不足是头晕的主要原因之一，主要症状还包括颈部发紧、灵活度受限、偶有疼痛、手指发麻、发凉，有沉重感。

4.感冒

有时感冒可能会附带有头晕的症状，部分女性有时会将血虚与感冒混淆，因为两者都有疲惫、头晕等症状。

血虚的情况，容易在女性怀孕期间出现，贫血者亦经常有此问题。不过，要提醒各位，头晕并非女性专利，男人同样会出现头晕的症状。当然，女性患头晕的比例较高，确是事实。

5.脑动脉硬化病

患者自觉头晕，且经常失眠、耳鸣、情绪不稳、健忘、四肢发麻。脑动脉硬化使脑血管内径变小，脑内血流下降，产生脑供血、供氧不足，引起头晕。

6.血黏度高

高血脂、血小板增多症等均可使血黏度增高，血流缓慢，造成脑部供血不足，容易发生疲倦、头晕、乏力等症状。其中造成高血脂的原因很多，最主要的是平常饮食结构的不合理，患者大量吃高脂肪、高胆固醇的食物，而又不爱运动。目前该类疾病的发病率有上升趋势。

7.内科疾病

如高血压病、低血压病、感染、中毒、低血糖等。

8.心脏病、冠心病早期

症状尚轻，有人可能没有胸闷、心悸、气短等显著不适，只感觉头痛、头晕、四肢无力、精神不易集中、耳鸣或健忘等。此时发生头晕的原因主要是心脏冠状动脉发生粥样硬化，管腔变细变窄，使心脏缺血缺氧。而心脏供血不足，便会引发头晕。

中医认为，头晕是由肝肾不足，

小贴士

老年人晨练也要防头晕

有晨练习惯的老年人，还应特别注意：避免空腹锻炼。人们在经过一夜的睡眠后，体内原有水分和热量会被消耗很多，必须及时进食，补充能量。对于一些患有糖尿病的老年人，在腹中空空时，血糖的调节能力会下降，极容易引发低血糖。如果空腹跑步，后果可能更明显。同样道理，血压不稳的老年人，一宿睡眠后，体内血容量会下降，血压调节功能随之降低。如不及时补充能量，运动后的血管扩张，再加上血容量的不足，很容易导致大脑供血不足或缺氧，引起体位性低血压。尤其是老人的血管收缩功能没有年轻人好，更易产生眩晕感，以致发生意外。

因此建议老年人在晨练前，最好补充一些水分高、易消化且热量高的食物，如豆浆、麦片、稀饭或吃些蛋糕、面包等。需注意的是，喝牛奶后容易胀肚子，运动起来很不舒服，最好不喝。

精血亏虚，不能上荣于脑，或肝阴不足，肝阳上亢，或膏粱厚味，化湿生痰，痰浊蒙蔽清阳，或脾气虚弱，气血生化不足而引起，常予补益肝肾、养血活血、滋阴潜阳、健脾补血、化湿通络法治疗。

9.对于头晕最好的解决办法是预防

（1）保持良好的心态。遇到不愉快的事，要尽量控制情绪，避免肝火太大。这样，既可以正确地解决问题，又可防止因肝火太大而致头晕。

（2）处理好生活、工作中的各种压力，避免思虑过度，防止心脾两虚导致的血虚性头晕。女性在月经期尤其要保证充足的休息，避免劳累过度。

（3）保证充足睡眠。人们都有这样的体会，睡眠长期不足或熬夜后都会感到头晕、乏力，这正是大脑没有得到休息造成的。科学的睡眠能有效地预防头晕，中小学生应保证每天9小时的睡眠，大学生8小时，成人8小时，老年人6~7小时。

（4）保证充足的运动时间。科学、持续的锻炼能够不断地调节身体机能、平衡系统失调。

（5）注意饮食。比如戒烟酒，忌生、冷、油腻以及过咸过辣过酸的食物；适当饮水；多食新鲜蔬菜、水果、豆芽、瓜类、黑木耳、芹菜、荸荠、豆、奶、鱼、虾等；控制茶水和咖啡类饮品的饮用等，以降低脑前庭系统的兴奋，减轻头晕症状。

（6）端正体形。信息时代的人们离不开电脑，一些人每天坐在电脑前工作十几个小时，这样很容易患颈椎病而致头晕。预防的方法是每工作1~2小时起来活动一下，还可把电脑放高一点，平视或仰视屏幕，从而预防颈椎病的发生。练习正确的坐姿，上身坐直，颈部不要下弯太久。

（7）防止体位性头晕。坐了很长时间后，站起来时一定要慢，以防体位性头晕。尤其是老年人，早晨起床应缓慢，坐起后过2~3分钟再站起，可预防头晕的发生。

（8）生活规律。生活无规律、熬夜工作，或房事劳累过度，皆可导致头晕。每周以1~2次性生活为好，劳累时要暂停。如果你做粗重工作，如搬家具，或在花园挖土，每小时须休息1次。在读书或写作时，确定光线足够，但不能太亮；也不要斜视，因为斜视会让肌肉紧绷，此外应每小时休息10分钟。

头痛可能是哪些疾病的信号

在日常生活中我们每个人应该都有过头痛的感受。大多数人都是忍忍就过去了，实在忍不了就随便找点止痛药来吃。其实头痛看似小事，却是身体向你发出的信息，警示你身体有了疾病，甚至很可能隐藏着致命的疾病。因此，头痛绝不可忽视。

头痛是临床上常见的症状之一，通常是指局限于头颅上半部，包括眉弓、耳轮上缘和枕外隆突连线以上部位的疼痛。头痛产生的原因十分复杂，有颅内的、颅外的，有头颅局部的，也有全身性的，也有许多至今仍找不到病因的头痛。临床常见的主要致病因素有以下几类：

1.血管扩张

颅外动脉扩张最常见于偏头痛及额动脉炎。颅内外患急慢性炎症时，病原体及其毒素可引起血管扩张性头痛；代谢性疾病、中毒性疾病、脑外伤、癫痫发作后、高血压脑病、大量服用脑血管扩张药等均可引起血管扩张性头痛。

2.血管被牵引、压迫或伸展移位

急性脑膜炎和脑炎、中毒性脑病、脑水肿、脑积水、静脉窦血栓形成、脑肿瘤或囊虫的压迫堵塞造成脑脊液循环障碍等所致的颅内压增高；还有见于腰穿、腰麻后脑脊液流出较多，颅内压下降，导致颅内静脉窦及静脉扩张引起的头痛。

4.头颈部肌肉痉挛性收缩引起头痛

头颈部肌肉紧张、炎症、局部肿块、慢性脓肿等颈部疾病，反射性地引起颈肌痉挛、持久收缩，导致头痛。如颈椎病变引起的头痛，又称肌肉收缩性头痛。

5.脑膜受刺激引起头痛

颅内急、慢性炎症性渗出物（如腹膜炎等），或出血性疾病（如蛛网膜下腔出血等）的血液刺激脑膜，或脑水肿使脑膜及血管受牵拉而产生头痛。

6.头部附近器官的放射性或牵涉性头痛

常见于眼、耳、鼻、鼻窦、牙齿等部位的病变，可扩散或反射到头部而产生头痛。

3.神经刺激

脑神经（如三叉神经等）、颈神经炎症及压迫、移位等均可引起相应的神经痛。

7.其他原因所致

常见有心因性头痛，主要由于精神或情绪因素引起的头痛，如常见的神经官能症性头痛、癔症或抑郁症等，还有一些如"游泳镜性头痛"、良性咳嗽性头痛、冷刺激性头痛以及与性活动有关的"性交性头痛"等。

正是由于引起头痛的原因多而复杂，面对头痛时，要建立"身体有疼痛，立即要行动"的正确观念，因为这是身体向你发出的警讯，千万不可小觑。

治疗头痛，从临床应用上看，如果是轻度患者，运动疗法不失为较好的辅助治疗。如失眠时间较长或较为严重的患者，建议结合运动疗法并服用药物治疗，会有较为显著的疗效。另外，头痛患者应该培养起较好的生活习惯，如晚饭后多散步，平常多运动等，这些对于头痛的恢复均有很好的帮助。对于服用西药控制头痛的患者，在可能的情况下应尽量避免服用西药以免产生依赖性，让病情进一步恶化。

头痛患者的饮食注意事项：

（1）因外感头痛膳食宜清淡、慎用补虚之品。宜食有助于疏风散邪的食物，如葱、姜、豆豉、藿香、芹菜、菊花等。风热头痛者宜多食绿豆、白菜、萝卜、芹菜、藕、百合、生梨等具有清热作用的食物。

（2）因内伤头痛虚证者以补虚为主，同时应辨明具体病因和症状等不同情况，选用性味适当的食疗方剂，配合富于营养的食物，如肉类、蛋类、海味类以及山药、龙眼、木耳、胡桃、芝麻、莲子等；肝肾亏虚及气血不足者，宜食大枣、黑豆、荔枝、龙眼肉、鸡肉、牛肉、龟肉、鳖肉等滋补肝肾，补益气血的食物。

（3）内伤头痛的实证，治以攻邪，属痰湿、瘀血者，宜食有健脾除湿或活血化淤作用的食物，如山药、薏苡仁、橘子、山楂、红糖等。

头痛的病人，应禁食火腿、干奶酪、保存过久的野味等食物，少进食牛奶、巧克力、乳酪、啤酒、咖啡、茶叶等食物，还应禁烟、禁酒、禁喝浓茶，因为它们可导致心率加快、小动脉痉挛，而导致头痛加重。而紧张性头痛的患者，多与肝脾有关，应注意晚饭可进食早一些或适当减少晚餐的量。

♥ 头痛伴一侧瞳孔改变

头痛每个人都有可能遇到，但如果在头痛时伴随一侧瞳孔扩张，同时头脑不清，且同侧眼睛后方有固定的疼痛时就应该立刻就医，因为这有可能是颅内出血的症状。

如果你一次次感到剧烈头痛甚或偏头痛，且这种头痛伴有对光敏感、恶心和呕吐，你可能发现头痛时你的眼睛对光更敏感，无论何时何地睁开眼睛，双侧瞳孔都是扩张的。通常头痛过后，瞳孔就恢复到正常大小。然而，如果你头痛时仅有一侧瞳孔扩张，且头脑不清，感到恶心且同一侧眼睛后方有固定的疼痛时，要立即看医生。当然这种情况很少见且通常出现在50岁以下的男女，但这些身体信号是脑内出血，即颅内出血的征象。这种情况通常由一根位于威勒氏（willis）环的薄弱的血管或动脉瘤所引起，威勒氏环位于脑的基底部且控制脑的血供。脑肿瘤或脑膜炎也可引起伴有精神状态改变的剧烈头痛，但颅内出血常由过度的体力活动如移动重物或搬卸重物引发，这似乎是颅内出血发展的一个基本方面，颅内出血可危及生命，故要立即采取必要的医疗措施。

几十年前，因为颅内出血的情况几乎总是意味着死亡，当一个人被诊断为颅内出血时，多数医生常选择放弃治疗。现在如果颅内出血尚处于早期，通过显微外科治疗是可以治愈的。医生就会采用CT扫描检查颅内出血的征象并可能做一个腰穿：一旦诊断确定，就可开始外科手术以修复血管或动脉瘤。如果动脉瘤发生在早期，就可完全恢复。

美国有个52岁的病人，一天早晨在地铁站台经历了一次剧烈头痛并失去知觉。之后她告诉医生在失去知觉前几天她已有恒定的头痛，这之前她从未头痛过。她从地铁站迅速被送到纽约的一家大医院，在那儿医生迅速诊断她有脑动脉瘤且正在出血，她的不等大瞳孔说明了这一点。医生进行了急诊手术夹闭了出血的血管并止住了出血。因为这个手术，她没有留下后遗症且可像往常一样生活。手术后，她在医院住了两周，一个月后她重新工作了，一年后没发现动脉瘤的征兆。

所以即便是遭遇颅内出血也不要觉得生命就此走到尽头，只要随时注意身体的变化，及时就医，就可以远离危险。

♥ 头痛伴对光敏感、恶心和呕吐

头痛可能是由饮食不当或者脑肿瘤等多种原因引起的。如果头痛时伴随着对光敏感、恶心以及呕吐的症状，应该及时就医，查找病因。

如你头痛，感到恶心及呕吐，眼睛对光敏感，你就应去看医生。伴有这三个附加症状的头痛属于偏头痛范围，且有时疼痛十分剧烈，几乎不能忍受。有些人儿童时期就出现了偏头痛。另一些人，通常是30多岁的女性，中年时期出现偏头痛并持续十年或更长时间，通常在绝经时消失。

偏头痛是反复发作的一种搏动性头痛，属众多头痛类型中的"大户"。发作前常有闪光、视物模糊、肢体麻木等先兆，同时可伴有神经、精神功能障碍。它是一种可逐步恶化的疾病，发病频率通常越来越高。

如果你认为自己有偏头痛，就需要就医。医生也将记录你的病史，查体并进行一些实验检查，包括血液检查，也可能要求进行CT扫描来排除脑肿瘤的可能。治疗偏头痛的第一步就是禁吃某些可能引起头痛的食物，如奶酪、巧克力及乳制品等。市面上可买到的止痛药对有些人效果很好，但另一些人需要用一种强效的处方药，如Fiorinal，从偏头痛开始到消除每

日3~4次，抗抑郁药如Elavil（阿米替林）和β–受体阻滞剂作为生物反馈也被成功地用于治疗偏头痛。有一种用于治疗偏头痛的新药叫Imitrex或Sumatriptan。在恶心和呕吐症状出现，而眼睛和头痛症状出现前注射。如果12小时后症状没有减轻，可再注射一支：通常这种药是有效的，然而，患有心脏病的人不能用Imitrex，因为它可引起冠状动脉痉挛。麦角胺宁是另一种用于偏头痛开始时的药物，除了口服或舌下含服外，可每隔30分钟重复一次，或根据需要重复直到症状减轻。

如果你要服用麦角胺宁，应该在医生指导下服用，因为这种药可引起一种少见的称为麦角中毒的疾病发生。由于麦角胺宁通过收缩血管，使血管变窄、疼痛减轻而缓解偏头痛，这种药的副作用包括心率增快，肌肉疼

小贴士

偏头痛的食疗偏方

偏头痛有外感和内伤之分，外感头痛多属实证，常因风邪袭于少阳所致；内伤头痛多属虚证，每因肝虚痰火郁结所致。偏头痛患者平时要注意多休息，保持心情舒畅，还要多食用易于消化、营养丰富的食物，多吃新鲜蔬菜、水果。此外，还可根据情况选用以下食疗方：

1.山药枸杞炖猪脑

取怀山药30克，枸杞30克，猪脑1个，黄酒、精盐少许。将猪脑浸于碗中，撕去筋膜备用，再将怀山药、枸杞分别用清水洗净，与猪脑一起放入锅里，加水适量，炖两小时后，加黄酒、精盐，再炖10分钟即可。此汤具有滋养肝肾、补中益血之功，适

用于偏头痛之血虚为主者。

2.芹菜粥

取连根芹菜12克，粳米250克。将粳米淘洗后煮成粥，加芹菜（连根洗净切碎）再煮沸即可。此粥具有清热止痛之功，适用于肝火而致偏头痛者。

3.菊花粥

取菊花末15克，粳米100克。先用淘洗后的粳米煮粥，待粥将成时，调入菊花末稍煮一二沸即可。此粥具有清肝火、散风热之功，适用于肝火所致偏头痛，证见心烦易怒面红者。

4.桑菊豆豉粥

取桑叶10克，甘菊花15克，豆豉15克，粳米100克。先将桑叶、甘菊花、豆豉水煎取汁，再将洗净的粳米放入沙锅煮成稀粥，加入药汁，稍煮即成。此粥具有疏风清热、清肝明目之功，适用于风热所致偏头痛，证见头痛而胀、口渴便秘者。

5.疏肝止痛粥

取香附9克，玫瑰花3克，白芷6克，粳米或糯米100克，白糖适量。将香附、白芷水煎取汁，再将粳米洗净后加入药汁和水，煮至水沸，将漂洗干净的玫瑰花倒入，用文火慢熬10分钟，服时加糖。此粥具有疏肝解郁、理气止痛之功效，能防治偏头痛，经常服用能明显减少偏头痛的发作次数。

6.绿精茶

取绿茶1克，谷精草10克，蜂蜜25克。将绿茶和谷精草放入锅内加水煮沸5分钟，去渣，加蜂蜜温饮。此茶具有祛风止痛之功，适用于各种偏头痛。

7.菊花白芷茶

取菊花、白芷各9克，研成细末，开水冲泡，代茶饮。此茶具有祛风平肝、解痉止痛之功，适用于偏头痛。

8.葱白川芎茶

取葱白两段，川芎10克，茶叶10克，放入杯中，开水冲泡，去渣温饮。每日1剂，多次冲饮。此茶具有祛风止痛之功，适用于风寒之邪引起的偏头痛。

9.止痛饮

取白芷6克，细辛3克，蔓荆子9克，防风9克，蜂蜜适量。将白芷、细辛、蔓荆子、防风浸泡半小时，然后用武火煎煮，水沸后用文火再煎10分钟即可，服时加适量蜂蜜。此饮具有祛风解痉止痛的功效，适用于偏头痛属于风寒外袭、循经上犯者。

痛，手足冷，淡漠和癫痫发作，故麦角胺宁是不可轻易使用的药物。治疗中最重要的是识别偏头痛开始发作的时间并立即用药物治疗，同时禁止食用易引发偏头痛的食物。

预防偏头痛的发作，首先应消除或减少偏头痛的诱因，如避免情绪紧张，避免服用血管扩张剂等药物，避免饮用红酒和进食含奶酪的食物，以及咖啡、巧克力、熏鱼等。

偏头痛患者在饮食上应注意以下几点：

勿饮用过量咖啡，勿食过凉的冰激凌。据专家统计，易诱发头痛的食物排行分别是：巧克力、酒精饮料、生乳制品、柠檬汁、奶酪、红酒、熏鱼、蛋类。

多吃些含镁丰富的蔬菜、水果，增加大脑中的镁含量，包括小米、荞麦面等谷类，黄豆、蚕豆、豌豆等豆类及豆制品以及雪里红、冬菜、冬菇、紫菜、桃、桂圆、核桃、花生等。并且饮食要节制，不要吸烟。

尽量避免过度劳累和忧虑、焦虑等情绪，保证良好的睡眠，谨防是由眼、耳、鼻及鼻窦、牙齿、颈部等部位的病变引发偏头痛。此外应注意个人卫生，防止感染，如有牙科疾病，应首先治疗牙病。

下面为大家介绍六个可有效缓解偏头痛的方法：

1.冰袋冷敷

将冰块放在冰袋里或用毛巾包好，敷在头痛部位。等冷却的头部血管收缩后，症状自然会减轻。

2.躺下来休息一会儿

如果有条件的话，在偏头痛发作时，不妨在光线较暗、四周安静的房间里休息一会儿，一般来说，只要睡上半个小时，偏头痛就会有所减缓。

3.按摩头部

对头部进行力度适中的按摩，是缓解偏头痛的有效方法。太阳穴是通过按摩治疗偏头痛的重要穴道，你可以用食指来按压，也可以用拳头在太阳穴到发际处轻轻来回转动按摩。

4.饮用绿茶

绿茶中的物质对缓解偏头痛有效果，所以，可以适量地饮用绿茶来克服严重的偏头痛。

5.静心冥想

瑜伽和冥想是治疗偏头痛的新方法。你可以购买一盘此类的CD，在头痛发作时随着音乐闭目冥想一会儿，让优美的旋律使你忘却病痛。

6.头缠毛巾

看起来可能会很可笑，不过这的确是治疗偏头痛的好方法。疼痛时，使用毛巾或柔软的布条松紧适宜地缠在太阳穴周围，如此可达到抑制血管扩张、缓解疼痛的目的。

❤ 头痛伴颈僵硬、发热、恶心和全身痛

当你离家在外过夜又没有那种你多年已用惯的枕头时，醒来后你可能觉得颈项发硬甚至可能头痛。这种僵硬几天后可减轻，但如你没有回家并睡在自己的枕头上的话，可能第二天早晨仍感到同样的不舒服。

有一种颈僵硬不是如此容易对付的，事实上这是一个严重情况的信号。如果当你试图上下移动头部时颈僵硬，且有头痛和发热并感到恶心，你就可能得了脑膜炎，这是一种脑表面的炎症。如果当你把头从一侧转向另一侧时颈发僵并感到疼痛，可能得的是不同于脑膜炎的假性脑膜炎。这种情况与脑膜炎不同的是，颈部肌肉痉挛是原发表现，而不是继发于脑的感染。同时脑膜炎有一个体征是当试着用下颌接触胸部时出现颈僵硬，而假性脑膜炎的最初特征是整个颈部疼痛。

虽然脑膜炎常由病毒引起，但也可由细菌引起。细菌性脑膜炎较由病毒引起的脑膜炎更严重。初期细菌性脑膜炎和病毒性脑膜炎的症状是相似的，细菌性脑膜炎最终较病毒性脑膜炎更易产生意识不清和发热症状。

细菌性脑膜炎是一种特别严重的疾病，需及时治疗。如果治疗不及时，可能会在数小时内致死或造成永久性的脑损伤。为了诊断脑膜炎，医生需要进行腰椎穿刺，有时还要做CT扫描。如果最初是病毒所致的脑膜炎，也需要住院来确保适当的碳水化合物及抗病毒治疗。通过适当的休息、补充液体和适当的药物治疗，通常两三周可以痊愈。如果你患上细菌性脑膜炎，医生将会使用大剂量抗菌药物，可能用静脉注射。抗生素被广泛应用于治疗细菌性脑膜炎，但因为抗生素对病毒性脑膜炎不起作用，应该加用抗病毒的药物。脑膜炎是传染性的，所以你将会被安置到隔离房间至少48小时。如果因为脑膜炎使你对光敏感，住的房间光线将被调暗。你应摄取大量液体并服用阿司匹林以减轻发热和头痛。医生可能需要给病人感染的鼻窦部和乳突（耳朵后的骨头处）导流以防止再感染。如果被诊断合并有脑炎，对脑膜炎的治疗措施也有助于减轻

脑炎的症状。医生也可能开一种皮质激素制剂如强的松来减轻炎症。

因为脑膜炎发病快且有生命危险，所以在发病后往往应接受急诊治疗。在病情得到缓解后，还应该进行全身治疗或看中医，目的是帮助你恢复身体和重建免疫系统以防复发。中医可能建议你实施针刺和针压法，或结合中草药疗法以增加免疫力。按摩师或按骨术师也可以帮你恢复体力。

脑膜炎的预防措施如下：

（1）早期发现的病人，就地隔离治疗。

（2）流行期间做好卫生宣传，应尽量避免大型集会及集体活动，不要带儿童到公共场所，外出应戴口罩。

（3）药物预防：国内仍采用磺胺药，密切接触者可用碘胺嘧啶（SD），成人2克/日，分2次与等量碳酸氢钠同服，连服3日；小儿每日为100毫克/千克。在流脑发生期内，凡具有：发热伴头痛，精神萎靡，急性咽炎，皮肤、口腔黏膜出血等四项中两项者，可给予足量全程的磺胺药治疗，能有效地降低发病率和防止流行。国外采用利福平进行预防。利福平每日600毫克，连服5日，1～12岁儿童每日剂量为10毫克/千克。

（4）菌苗预防：目前国内外广泛应用A和C两群荚膜多糖菌苗。经超速离心

小贴士

流行性脑膜炎食疗药膳

1. 大蒜5～10克，去皮捣烂，加凉开水500毫升，泡水取汁，放适量白糖，分2～3次服用，连服5～7天，可以防治流脑。

2. 银耳30克，红枣10枚，加冰糖炖，每日1剂。

3. 核桃仁00克，红枣12枚，加冰糖炖服，每日1剂，直至病情全部好转为止。

4. 山楂15枚泡水饮服，有利于疾病的缓解和治愈。

5. 豆浆500毫升，蜂蜜2汤匙，分两次服用。

6. 绿豆50克，红枣10枚，加水煮至豆烂，放白糖适量，分次服食。

7. 宜多吃新鲜橘子、苹果、红枣、葡萄、胡萝卜、番茄等，量不限。

8. 橄榄10枚，萝卜250克。二味洗净加水煎汤，当茶饮。

9. 鲜荸荠不拘量，水煮汤，代茶饮。可防治流行性脑膜炎。

10. 莲花10克，粳米100克。莲花阴干，研末备用；先将粳米煮粥，将熟时放入花末、蜂蜜调匀，空腹食用。有助于流行性脑膜炎病人康复。

提纯的A群多糖菌苗，保护率为94.9%，免疫后平均抗体滴度增加14.1倍。国内尚有用多糖菌苗作"应急"预防者，若1～2月份的流脑发病率大于万分之一，或发病率高于上一年同时期时，即可在人群中进行预防接种。

（5）保持健康的免疫系统和防止再次感染脑膜炎，应食用低脂肪、高纤维有营养的食谱，尽量避免吃糖和加工食物，维生素也很有作用。维生素A（每天2500～10000国际单位），复方B族维生素（500毫克，一天3次服用），维生素C（每天500～2000毫克）。

头颅形态、面色与疾病预测

据中国古代文献记载，颅面形态可以推测人的气质及寿夭。如《灵枢·阴阳二十五人》论为：

小头、长面、青色之人属于木型人，气质有才多疑，劳心少力，能春夏不能秋冬。

面形尖而色赤之人，属火型人，精力充沛，气质外向，思维敏捷，性急，能春秋不能冬夏。

圆面大头者，属土型人，稳重，敦厚，勤恳实干。

而方面色白者，属金型人，气质内向，精明沉着，能秋冬不能春夏。

大头者，为水型人，藏而不露，性格多变，能秋冬不能春夏。

从以上论述来看，木型人，聪明有才华，好用心机，肝胆主之，故易患肝胆疾病，无病亦有时感肝经不适，如巅顶似有压物感，左胁易痛，这种人对时令的适应能耐受春夏，而在秋冬季节时易感受病邪的侵袭，多于秋冬发生疾病。

火型之人，讲求实效，对事物认识很深刻，有气魄，轻财，很讲信用，多忧虑，性情急躁，易患急性心脏病。对时令的适应，能耐受春夏的温暖，不能耐受秋冬的寒冷，秋冬季易感外邪发生疾病。

土型之人，待人诚恳而忠厚，宽心不计较，做事取信于人。人喜安静，不急躁，好帮人，不争逐权势，善于团结人。但是，对事物的理解和认识能力稍迟钝而不敏感。因土属中央戊己，故易患脾胃和风湿性疾病。对时令的适应，能耐受秋冬，不能耐受春夏。春夏季感受外邪就容易生病。

金型之人，行动轻快，性急，其人清廉，洁身自好，不动则静，动时则猛悍异常。此种人易患肺部疾病。对时令的适应，能耐受秋冬，不能耐受春夏，春夏季感受外邪易患病。

水型之人，多谋善虑，勇于创新，

性稳而坚之，对人的态度既不恭敬也不畏惧，善于欺诈。此型人易患肾和膀胱疾病。对时令的适应，能耐受秋冬，不能耐受春夏，若春夏感受外邪易发生疾病。

以上论述可见，不同的头部形态，则标志人的不同性格、对自然界的适应程度，以及可能发生疾病的预后情况，这些都可作为临床诊断的参考。

近年来日本学者在中医学理论基础上，对头形特征与疾病的预测研究比较深入。他们把头面部分为三个区域，即眉以上为上亭，显示脑的部位；眉与鼻孔之间为中亭，显示呼吸部位；鼻孔以下为下亭，显示消化部位，因此，根据不同的头形特征归纳为呼吸型、消化型、肌肉型、脑型。

1.呼吸型

头面呈两头小中间宽，从颧骨到下巴的线条细长，面颊骨突出，脸颊微凹，下巴棱角分明，两眼瞳孔间隔窄。

此型人消化功能弱，肌肉组织薄；肌肉和韧带很柔软，容易受外伤或是扭伤肌肉；肺部发达，肺活量大，呼吸能力较强，得病后大都先从嗓子开始感到不适；胸部发育健康，脖子细长。由于体壮积热，易患咽痛、气管炎等咽部及肺部疾病。

2.消化型

头面呈上小下大的正梯形，此型又称"中风型"，其头下部肌肉柔软膨胀，嘴大，唇厚。

此型人消化力较强。由于消化力强，常因过食而易患腹胀、腹泻等消化系统疾病及胆囊疾病。

3.肌肉型

头面呈长方形，面部各部位匀称。

此型人运动力较强，由于肌肉型者体强过劳，易患关节、肌肉各部位的疼痛，以及关节炎等运动疾病。

4.脑型

头面呈上大下小的倒梯形，头盖骨大，前额宽，下巴尖细。

此型人智力较为发达。脑型人因自恃智强而过用，故易患神经衰弱、失眠、头痛、精神病等。

♥ 突发的精神异常意味着什么

突发的精神异常可能是由于各种原因引起的，而最常见的诱因之一就是脑肿瘤，而且多发于老年人中间。所幸的是无论精神异常的原因如何，多数情况下经适当的治疗都可能恢复正常。及时就医是关键。

脑部肿瘤常常会引起精神异常，其发生率可高达25%～40%。因此，老年人出现精神异常，除了患精神病之外，不能完全排除脑内肿瘤的存在，需做进一步检查。

一般认为，脑内肿瘤发生在额、颞、胼胝体等部位者较多产生精神症状。临床上以情感淡漠、精神迟钝、记忆力下降为多见，有时表现为傻笑、语言错乱、定向障碍、缺乏自制力。例如语言障碍可出现语言增多、欣快感、说话颠三倒四、表达困难，重复刻板语言较多见。有些表现为情感障碍如表情淡漠、反应迟钝、少语、忧郁症状、不知道或不认识自己亲人、有情感倒错现象、记忆力下降，甚至对家人姓名、年龄均遗忘。还有表现为动作和行为障碍的，如无故摸索、强握、乱跑、随地大小便甚至出现幻觉和幻听。例如，有些病人说"脑内有开关声"，"有水流灌入颅内使头部发胀"；或听到自己脑髓流出来的声音；或出现幻嗅，鼻孔内恶臭，难以忍耐；或幻视，看见有人跑过来与他亲吻，等等。因此家里如有突然精神异常患者，需去医院做全面、定期神经系统检查，及早确定病因及治疗。尤其对一些年老患者，无明显精神刺激史，而突然发现这些精神症状者，需去神经科或精神科诊治，以明确诊断。

目睹一个思维清醒的人变成一个头脑混乱的人是一种可怕的经历。当一个年老的亲戚用你姐姐的名字喊你时，预示着情况不妙了，但多数人认为这是人衰老过程的一部分。另一方面，如果你最近看见家里的老人在几天甚至几小时内变得精神异常和不稳定，需要立即去医院。例如，当突发精神异常与其他的身体信号如尿失禁、丧失身体活动能力或者言语不清同时出现时，说明这是中风的信号。中风是因脑中一部分血供被阻塞引起的。典型的中风仅影响一侧身体，如一只胳膊，或在同侧的胳膊和腿，甚至同侧的面部、胳膊和腿。中风的人也可能短暂地失去意识，且呼吸也可能受到中风的影响，因为中风可能累及脑控制呼吸的区域。精神异常也可由服用一种新的药物所引起。老年人特别容易服用产生精神异常的药物，因为他们容易将催眠药、抗抑郁药和其他药物混淆。

在老年人中一个引起精神异常的最常见的原因就是温度异常。多数情况下，夏天当一个老人暴露在极热的环境中时，会发生中暑，而精神异常是其常见的症状。同样的，在冬天极低的温度也会引起一个人精神异常，因为机体将大部分血液供应给躯干，脑和四肢的血供减少而由于寒冷引起的精神异常的情况变得更加常见。

有时一个人突然变得精神异常而没

有其他症状。即使原因不清，如果你有一个患有阿尔茨海默病（老年性痴呆）或其他类型痴呆的亲属突然变得更加精神异常或更难应付，这可能是他有了躯体的问题，这使他的情况更糟。突然的精神异常也可由心脏病发作、心率过快或过慢、尿路感染、肺炎、脑膜炎或称为脓毒症的血液感染所引起。

所幸的是无论精神异常的原因如何，多数情况下经适当的治疗都可能恢复正常。及时就医是关键，如延误就医，有时完全恢复了，但近期记忆可能受到永久影响。脑控制近期记忆的区域似乎极端脆弱且易受任何机体变化的改变。

如一个老年人突然变得精神异常，医生将记录一份完整的病史并进行体检，针对一些容易处理的问题进行某些血液检查。这些问题包括过高或过低的血糖、冠心病、机体的钠—钾失衡——多发生于服用利尿剂及某些药物，特别是用于治疗心脏病的地高辛和常用于癫痫的大仑丁的人。感染也能引起一个人精神异常，无论是肺炎、尿路感染或皮肤感染。医生也许会根据一些特殊症状要求患者做X光片和其他的检查。

小贴士

精神异常的中药治疗处方

处方1：A方：龟板胶、鹿角胶、枸杞子、熟地、当归各15克，补骨脂18克，巴戟天、何首乌、黄芪、党参、金毛狗脊各30克。B方：荸荠60克，天葵子、白花蛇舌草、石决明、半枝莲各30克，重楼、半夏、白术各15克，三七、白僵蚕、天麻各10克，全蝎3克。

用法：水煎服，以上二方交替使用，间日1剂。

处方2：全蝎、川芎各4.5克，蜈蚣6条，丹参20克，僵蚕、地龙、半夏、白术、天麻、贝母各9克，钩藤、天葵子、女贞子、枸杞子、云雾草、分心草各15克，夏枯草30克。加减：呕吐者加姜竹菇；头痛者加藁本、蔓荆子、白芷、菊花；视力障碍者加蕤仁、青葙子、蜜蒙花、石决明、石斛夜光丸；多饮多尿者加生地、花粉、石斛、桑螵蛸、龟板、远志。

用法：水煎服，每日1剂，分2～3次服。

发展缓慢的精神异常意味着什么

当一个老年人突然变得精神异常并有其他症状一起出现时，可能是一种潜在的疾病。这些症状包括做一些以前认为简单的工作感到困难；经常迷路和定向力障碍；丧失记忆和卫生不良。也可能会有某些个性改变，变得有攻击性和抑郁。

当父母或其他老年亲属在一段时间出现精神异常时，很多人会自然联想到发生了老年痴呆。所谓的老年痴呆症，又称阿尔茨海默病，是发生在老年期及老年前期的一种原发性退行性脑病，是一种持续性高级神经功能活动障碍，即在没有意识障碍的状态下，记忆、思维、分析判断、视空间辨认、情绪等方面的障碍。其特征性病理变化为大脑皮层萎缩，并伴有β-淀粉样蛋白沉积，神经元纤维缠结，大量记忆性神经元数目减少，以及老年斑的形成。

与公众的看法相反，老年痴呆实际上是一种少见的疾病，且当它发生时，并不总是很严重。实际上，很多老年痴呆患者只是有某些记忆丧失的轻微病情，或者他们只是在与数字打交道的工作中和计算账本的收支平衡时有困难。当这种疾病变得更严重时，老年痴呆病人的日常生活会遇到困难。基于这一点，需要考虑留人陪伴在这名老人的身边，因为此时病人的安全已成为问题。

不幸的是医学界目前尚未发现老年痴呆的病因和治疗方法，一些研究人员推测可能是基因决定的，另一些则认为环境和食物可能起着关键的作用。在做出老年痴呆的明确诊断前，医生首先要寻找那些可以引起头脑混乱和记忆丧失的潜在疾病，如维生素缺乏症或甲状腺疾病等。

如果一个人带他的父亲或母亲来看病并述说最近他的父（母）亲变得头脑不清和健忘，医生会要求这个老人在纸上手绘一个钟表来确认并诊断。如这个老人能画出钟和指针及正确的数字，那么医生会告诉他们没有什么可担心的。随着正常的衰老，老年人掌握时间和空间概念的能力逐渐减弱，所以只要他们能数清手指就没有问题；然而，如果发现一个老年亲属在很长一段时间变得精神异常加重且开始影响他的生活质量，第一步是带他去看内科医生，医生可能让他做一些血液检查来寻找有无维生素缺乏、甲状腺疾病或其他可能的疾病。如果医生确定你的亲属的确得了老年痴呆，治疗将根据疾病的严重程度而定。

有一种叫Cognex（盐酸他克林）或Tacrine（他克林）的新药对某些老年痴呆患者有所帮助。这些药物通过提高对神经递质的反应似乎可减缓甚至扭转某些认知能力的减退。开始医生给病人用一个较小剂量的药物并在几个星期中逐渐增加剂量，但效果通常不很明显，减缓老年痴呆的病程需几个月后才能看出。Cognex或Tacrine也可能对肝脏有很大的毒性作用，所以病人需要进行常规的血液检查监测其毒性程度。这些药物给老年痴呆患者带来一线希望，但并不是对所有患者有效。

小贴士

天麻

根据中国医药学院中国医药研究所实验发现，天麻可改善学习记忆障碍，除可保健养身，更可预防或治疗老年痴呆症。

中医研究发现，天麻中主要活性成分天麻元，可增加肾上腺激素分泌，增加体内血糖利用，进而活化脑部功能。除了克服记忆障碍，在治疗老年痴呆症方面，传统中医药典已证实天麻主"语多恍惚、多惊失志"，指的就是老人说话颠三倒四的症状。经过动物实验，也发现天麻用于治疗老年痴呆症比西医目前使用的处方较佳，且西药较具肝毒性，并有头痛、肠胃不适等副作用。

在采购上，市场中经常有不良药商以伪品或劣品取代天麻，消费者在购买时要选择质地坚实沉重，有鹦哥嘴、纵皱纹纹细，断面明亮较佳的天麻，这些正是云天麻的主要明显特征。

天麻治疗老年痴呆症的方法如下：

配方：取天麻10克，猪脑1个，粳米250克。

配制方法：

（1）天麻切成碎末。

（2）粳米淘洗干净，与天麻碎末和猪脑同时入锅，加水煮粥，以脑熟为度。

食用方法：每日晨起服用1次，连服2～7天。可经常服用。

天麻治疗中风后遗症的方法如下：

配方：天麻10克，全蝎3克。

配制方法：共研为细末，和匀。

食用方法：每服2克，热酒送下。每天1～2次，30天为1疗程，可连服2个疗程。

老年痴呆不光是由于生理原因引起，其实老年的生活方式和孤独也是导致老年痴呆的重要原因，给老年人一个健康的生活环境和良好的生活心态是预防老年痴呆的最好办法，望大家多抽空陪陪年老的父母，不要让他们感到寂寞孤单。

由于痴呆的病因不同，预防的方法也不同，主要有以下几个方面：

（1）饮食均衡，避免摄取过多的盐分及动物性脂肪。一天食盐的摄取量应控制在10克以下，少吃动物性脂肪及糖，蛋白质、食物纤维、维生素、矿物质等要均衡摄取。

（2）适度运动，维持腰部及脚的强壮。手的运动也很重要，常做一些复杂精巧的手工会促进脑的活力，做菜、写日记、吹奏乐器、画画、养小动物等都有预防痴呆的效果。

（3）避免过度喝酒、抽烟，生活有规律。喝酒过度会导致肝机能障碍、引起脑机能异常。一天喝酒超过0.3升的人比起一般人更容易得脑血管性痴呆。抽烟不只会造成脑血管性痴呆，也是心肌梗死等危险疾病的重要原因。

（4）预防动脉硬化、高血压和肥胖等生活习惯病，做到早发现、早治疗。

（5）小心别跌倒，头部摔伤会导致痴呆。高龄者必要时应使用拐杖。

（6）对事物常保持高度的兴趣及好奇心，可以增加人的注意力，防止记忆力减退。老年人应该多做些感兴趣的事及参加公益活动、社会活动等来强化脑部神经。

（7）要积极用脑，预防脑力衰退。即使在看电视连续剧时，随时说出自己的感想便可以达到活用脑力的目的。读书发表心得、下棋、写日记、写信等都是简单而有助于锻炼脑力的方法。

（8）随时对人付出关心，保持良好的人际关系，找到自己的生存价值。

（9）保持年轻的心，适当打扮自己。

（10）避免过于深沉、消极、唉声叹气，要以开朗的心情生活。高龄者常须面对退休、朋友亡故等失落的经历，很多人因而得了忧郁症，使免疫机能降低，没有食欲和体力，甚至长期卧床。

直立时的头晕和晕厥意味着什么

不同于体位或头位改变时产生的眩晕感，直立时的头晕甚至晕厥可能是过于激动的情绪使然，不过也有可能是药物作用的结果。

如当你从躺着或坐着的位置站起来时感到头晕和晕厥，其原因可能是暂时的且容易发现的。最常见的是一种激烈的情绪状态，使用某些降压药物或用于治疗心脏病和精神病的药物，甚至卧床时间过长也可使人感到眩晕和虚弱。有时，快速改变体位也可引起眩晕的感觉。

然而，有个别病例包括出血性溃疡或严重贫血患者因血压降低会有眩晕和虚弱的感觉。这些疾病造成的血压改变称为直立性低血压。

如你认为是由于快速改变体位引起的眩晕，试着转慢一些来看看，如仍引起眩晕就需要治疗。如你最近身体不适，那么只要当你恢复健康的状态时眩晕就将消失。如你近来改变或增加了一种新药，换一种没有此副作用的药物头晕症状就会缓解。

如这些建议都对你没有帮助，就应该去看病了，医生将进行全面的病史调查及体检，并分别测量站立和躺着时的血压以检查有无明显差别。如你患有贫血或出血性溃疡，医生将针对这些情况制订一个治疗计划，包括药物、饮食和运动等治疗手段。

下面为大家提供一些"对付"贫血的食疗方：

（1）多吃含铁量高的食物。包括动物性食物如动物肝脏、瘦肉、蛋黄等；植物性食物如海带、黑芝麻、菠菜、黑木耳、黄豆、黑豆、紫菜、大米、玉米、麦芽等；水果类如李子、桃、杏、苹果等。

（2）足量的高蛋白食物。高蛋白饮食可促进铁的吸收，也是合成血红蛋白的必需物质，如肉类、鱼类、禽蛋等。

（3）常吃富含维生素C的新鲜水果和绿色蔬菜。如橘子、山楂、西红柿、苦瓜、青柿子椒、青笋等。维生素C有参与造血、促进铁吸收利用的功能。上述食物在日常饮食中应注意调配，尽量做到食物的多样化。

（4）黑木耳15克，用温水泡发。红枣15枚，放入碗中，加10克冰糖和适量的水，放入锅中蒸煮1小时，1次或多次食用。糯米100克，黑豆30克，放入开水中煮，煮至半熟加入红枣30克，煮熟后放入适量红糖，每日一次食用。

（5）鸡蛋2个取蛋黄，待水开后放少许食盐，将鸡蛋打散，倒入锅中煮熟，每日服2次。

（6）吃刺少而且营养丰富、能补血的鱼——野生黄鳝鱼。方法是：黄鳝鱼、红枣、杞子、猪尾椎骨（只用与猪尾相接的那一截）与米一同下锅煮，待黄鳝鱼煮得可以脱骨拨肉时，用筷子把黄鳝鱼肉剥离主骨，与粥一同继续煮至可以食用（黄鳝鱼肉与粥一同吃）。

（7）血糯红枣粥。做法：将血糯米50克、红枣10枚与适量的冰糖一起熬煮成粥即可。

（8）桂圆莲子汤。桂圆20个、莲子50个，加适量清水，煮至莲子软熟即可。功用是健脾、安神、养血。

（9）龙眼粥。取龙眼肉15克、红枣10枚、粳米50克，一起熬煮成粥。功用是养心健脾，最适合贫血兼有失眠健忘者。

（10）猪肝汤。猪肝洗净，切薄片。滚水中放入姜丝、猪肝片，稍滚一会儿，再加入葱段、酒，以盐调味后即可食用。功用是补血。

（11）羊骨粥。先将新鲜羊骨捶

碎，加水煎汤，弃骨，以汤代水煮粥。粥成加入葱、姜、盐等调味后，食用。对于贫血者有良效。

（12）阿胶芝麻核桃羹。先将阿胶250克烊化、芝麻250克与核桃肉150克共捣细末，再加入桂圆肉50克、适量冰糖，一起隔水蒸2小时即可。每次加热吃2匙。本品有补肾安神益血的功效。

（13）参枣汤。红枣5枚、人参片

10克、冰糖1小块。红枣洗净，和人参片一起放在小锅内，加水1杯，小火焖煮1小时。本品有补中益气、生津补血的功效。

（14）杞子南枣煲鸡蛋。枸杞子20克、南枣10枚、鸡蛋2个。将枸杞子、南枣、鸡蛋加适量的水一起放在锅中煮熟。蛋熟后去壳取蛋再同煮10分钟。功效是补虚劳、益气血、健脾胃。

❤ 目眩神不迷，哪里有问题

有些人常常会有这样的现象，在毫无预兆的情况下，虽然头脑清醒，可是会突然感到眼睛看东西有些恍惚模糊，这可能是目眩。一般情况下自己调节一下，活动活动，一会儿的工夫症状便会消失，但也可能是某些疾病引发的。

目眩，眼前发黑，视物昏花迷乱的征象，是由肝肾精血不足、肝阳风火、痰浊上扰所致。很多人认为这是小毛病，饿时会目眩，经期前后会目眩，蹲久了站起来会目眩，应无大碍。不过，如果长时间目眩，就当小心，因为这可能是重病的先兆。

1.脑血栓

轻度的脑血栓可引起眩晕。这是因为动脉硬化造成动脉管腔内膜病变出现狭窄后，其远端部分仍可通过自动调节，使血管阻力减低，并建立侧支循环而维持"正常"的血流量，暂时不使脑

血栓形成。但是患者仍可出现头晕或眩晕、一侧肢体麻木或无力等症状。

2.高血压

主要是因情绪变化、精神紧张或受精神刺激等因素的影响，使血压产生波动所引起。也有的是滥用降压药，使血压突然大幅下降，发生眩晕。

3.低血压

低血压引起的目眩多发生在年轻人身上，在起立或起床时突然眩晕，旋即消失，再做同样动作时又觉眩晕。

4.脑瘤

脑瘤若发生在中枢前庭系的小脑、脑干易发生旋转性眩晕。脑瘤引起的眩晕一方面是由于颅内压增高，另一方面则是由于脑瘤的压迫而致血循环障碍，使前庭神

经核区及其通路直接或间接受损而造成眩晕。

5.动脉硬化症

动脉硬化造成脑血栓附着可诱发脑缺血发作。这种脑缺血如果来自颈内动脉，就可出现浮动性眩晕和眼前发黑。

6.贫血

贫血容易引起脑缺氧而出现眩晕，恶性贫血眩晕尤为明显。患者可因中枢神经系统缺氧，导致神经系统的器质性变化。因此，患者的运动或位置感及下肢震动感均可丧失，眩晕加重。

7.甲状腺功能减退

本病患者血压低、心脏输出血量减少、血流迟缓而致前庭系缺氧出现眩晕。此外，新陈代谢较低，血中乳酸聚集波及内耳，也可引起眩晕。

如果出现了目眩的症状应该积极参加体育锻炼。体质差者可提高身体素质，体胖者可增强气血运行，加强排泄功能。

此外还要注意饮食宜清淡和容易消化，不宜食用浓茶、咖啡、韭菜、辣椒、大蒜等刺激陆食物，应远离烟、酒。

最后要记得不要过多饮水，注意异体蛋白的摄入，如鱼、虾、蛋、蟹、乳等。

可用来辅助治疗目眩的食疗方有如下几种：

乌鸡粳米粥。取乌鸡1只，剖洗干净，浓煎鸡汁；将黄芪15克煎汁；与粳米100克共煮粥，早晚趁热服食。适用于气血两亏引起的目眩患者。

荔枝山药粥。取荔枝肉50克，山药10克，莲子10克。加入适量水同煎煮至软烂时再放入大米250克，煮成粥即可。日服2次，用于脾虚血亏之目眩者。

龙眼枣蛋粥。龙眼肉50克，鸡蛋1只，枣30枚，加粳米适量同煮常服。用于气血不足之目眩患者。

芹菜苦瓜粥。芹菜250克，苦瓜30克，用沸水烫2分钟，切碎绞汁，加砂糖适量，开水冲服。每日1剂，连服数日。适用于高血压、阴虚阳元之眩晕。

此外目眩可通过点按中渚穴得到缓解。中渚穴位于手背的第四掌骨上方，在离小拇指和无名指指根约2厘米处。用一只手的大拇指和食指分上下用力揉按另一只手的此穴，先吸一口气，然后慢慢呼出，按压5～7秒钟。做完之后，换手按同样程序做一遍。每只手做5次，可以治疗目眩症。

头晕伴呕吐、头痛或口周麻木是怎么回事

不管什么情况下发生的头晕，如果头晕的同时伴随有呕吐、头痛或口周麻木等现象。此时我们又该如何应对呢？

如无论是旋转还是一直坐着你都感到头晕，并伴有呕吐、头痛、失语、口周麻木及可能有一侧肢体丧失功能，就应立即去医院。这种头晕可能是因脑的问题引起的，而非内耳。若若除了头晕及其他症状，还有行走困难，这可能是轻度中风或小的肿瘤引起的症状。

医生将记录你的完整病史并进行全面体检，包括使用CT或MRI（核磁共振成像）扫描检查旧的或新的中风灶以了解神经系统，进行超声心动图检查有无心率失常或血凝块，或做颈动脉多普勒检查以测量从颈部到脑的血流。

如医生认为你已经中风，将对你进行包括低脂饮食（如是高血压还包括低钠食）的治疗，及每日服用小剂量的阿司匹林，它可阻止血液凝固以防止脑血流不畅的进一步发展。如医生确认你已有一些小的中风灶存在，可能给你开一种叫Ticlid（抵克立得）的药，它有助于血液抗凝且作用强于阿司匹林。如你正在服用Ticlid，医生会要求你做外周血检查。因为这一药物有时可引起血细胞计数下降。

另一种药物是华法林，其作用实际上是稀释血液，仅用于当阿司匹林不足以阻止血液高凝状态的严重病例。如你正在服用法华林且又患有溃疡，你可能还需要对抗溃疡的药物，来保护胃以防止华法林的伤害。你需要医生密切注意你的健康情况，如你发现有一小口子就流很多血或在粪便和尿中有血时，要立即去看医生。所有这些症状可能是由香豆定引起的消化道出血的现象。

精疲力竭伴缺乏兴趣该怎么办

如果你总是感到疲惫，无论睡多久还是没有精神。而且对任何新的事情都很难提起兴致，那么你在心理方面存在问题的概率可能更多于生理方面。

近几年的社会新闻中，常有报道上班族精英离奇暴毙的新闻，其中"慢性疲劳综合征"是造成死亡的因素之一。多年前，美国发现了第一宗与感冒症状相似的病例，后来，它正式命名为"慢性疲劳综合征"。从医学观念来看，那是一种因过度工作或运动，造成严重疲劳的病症。

小贴士

慢性疲劳综合征的药膳疗法

中医认为，疲劳综合征是人体阴阳失调，脏腑气血失荣的表现。在日常生活中，采用药膳疗法简单易行，无明显的副作用。下面简单介绍几款饮茶、药粥疗法：

1.银杏茶

取银杏叶5克，开水冲代茶饮，新鲜银杏叶更佳。常饮能扩张心脑血管，改善心脑血管供氧量，消除疲劳，抗衰老。

2.荷叶粥

取粳米100克、鲜荷叶1张，将荷叶洗净，剪去蒂及边缘，再将粳米淘洗干净，加水适量，把荷叶盖在粳米上。开火煮粥，待粳米熟透，揭去荷叶，放入白糖，分次服用。常服能健脾利湿，助消化，缓解疲劳。

3.山楂薏米粥

取生山楂10克，生薏米100克，加水适量，共煮成粥。常服能活血，健脾消食，缓解疲劳。

4.核桃大枣粥

取核桃仁50克，大枣10枚，粳米80克。将核桃仁、大枣、粳米洗净，同放锅内，加水适量，共煮成粥。常服补肾健脑，可辅治失眠、健忘、肾虚腰痛。

5.柏子仁粥。取柏子仁15克，粳米60克，蜂蜜适量。先将柏子仁去尽皮壳，捣烂，同粳米煮粥，待粥将煮熟时，兑入蜂蜜。常服能养心安神，可辅治心悸、失眠、健忘。

6.冬瓜薏米粥

取冬瓜100克，生薏米100克。将冬瓜洗净切块，加水适量，与生薏米同煮粥。常服能轻身，解除疲劳。

7.百合煲猪骨头汤

取鲜百合50克、猪脊骨500克剁成小块，入锅加水大火煮沸，去浮沫后用小火煮熟烂，加盐、味精调味即可食用，亦可饮汤。常服可养阴润燥、清心安神，适应于咳嗽、痰黄或带血、失眠多梦等。

8.蜜饯雪梨

取雪梨或鸭梨500克、蜂蜜100克，将梨洗净去皮、核、柄，切片，加水煮至七成熟，加入蜂蜜搅拌，小火煮至熟透收汁，每日早晚各一汤匙。常服可滋阴润燥、清心安神，适应于肺热肺燥、干咳无痰或痰黄黏稠、口渴咽干、酒后烦渴、心烦失眠等。

一般来讲，正常的人经过一段时间的劳累之后，休息一宿就可恢复充沛精力。如果你不属于这类型，而是隔天起身，还是觉得十分疲倦，并且持续了一段时间，这种状态就是"慢性疲劳综合征"。然而，大部分的上班族根本不把这种症状视为病症，而掉以轻心，其实这种症状应引起重视，因为它会影响个人的学业、工作和日常生活，严重的长期性疲劳，可能会成为其他病症的征兆。

这种强烈的疲劳感如果持续半年或更长，便会出现轻微发烧、咽喉痛、淋巴结肿大、集中力降低、全身无力，等等。身体长期处于疲劳状态，还会造成体内激素代谢失调、神经系统调节功能异常、免疫力减低，同时也会引起肩膀酸痛、头痛等自律神经失调症状，感染疾病的概率也会提高。疲劳症状强烈的人，较一般人患上呼吸、消化、循环系统的各种感染症的机会也会增加许多。

除了工作或运动过度外，一些病症也会带来慢性疲劳综合征，这包括恶性肿瘤，肾脏、肝脏等脏器的疾病，甲状腺机能不足等。酗酒者和服用药物所引起的副作用，以及压力、忧郁症患者等，也会出现慢性疲劳综合征。

慢性疲劳综合征是亚健康状态的一种特殊表现，是以持续或反复发作的严重疲劳（时间超过6个月）为主要特征的综合征，常见的伴随症状有记忆力减退、头痛、咽喉痛、关节痛、睡眠紊乱及抑郁等多种躯体及精神症状。由于在中高收入、有较高的教育背景的三四十岁的人群中类似症状和寻求帮助的较多，慢性疲劳综合征一度被形容为"雅皮士感冒"。

流行病学调查提示人群中慢性疲劳综合征发病率为0.2%～0.7%，好发于20～50岁，以女性多见。在美国，有40000～80000人正经受着慢性疲劳综合征的困扰。美国年度国民生产总值因此减少了91亿美元。日本劳工部在2000年3月公布了日本全国有1/3的工龄人口患有慢性疲劳综合征。我国大约有1/3的人口处于这种亚健康状态。美国疾病控制与预防中心预测，慢性疲劳综合征将成为21世纪人类健康的主要问题之一。最近的研究表明，慢性疲劳综合征在儿童及青少年中的发病率呈现上升趋势。慢性疲劳综合征的流行影响了世界各国社会和经济的发展，已经引起许多国家的重视。

慢性疲劳综合征一般有以下几方面的症状体现：

1.心理方面的症状

慢性疲劳综合征患者心理方面的异常表现要比躯体方面的症状出现得早，自觉也较为突出。多数表现为心情抑郁，焦虑不安或急躁、易怒，情绪不稳，脾气暴躁，思绪混乱，反应迟钝，记忆力下降，注意力不集中，做事缺乏信心，犹豫不决。

2.身体方面的症状

慢性疲劳综合征患者的体型常呈现为瘦、胖两类。应该说多数为身体消瘦，但也不能排除少数可能显示出体态肥胖。面容则多数表现为容颜早衰，面色无华，过早出现面部皱纹或色素斑；肢体皮肤粗糙，干涩，脱屑较多；指（趾）甲失去正常的平滑与光泽；毛发脱落，蓬垢，易断，失光。

3.运动系统方面的症状

全身疲惫，四肢乏力，周身不适，活动迟缓。有时可能出现类似感冒的症状，肌痛、关节痛等，如果时间较长，累积数月或数年，则表现得尤为明显，可有一种重病缠身之感。

4.消化系统方面的症状

主要表现为食欲减退，对各种食品均缺乏食欲，尤以油腻食物为著。无饥饿感，有时可能出现偏食，食后消化不良，腹胀；大便形状多有改变，便秘、干燥或大便次数增多等。

5.神经系统方面的症状

表现出精神不振或精神紧张，初期常有头晕、失眠、心慌、易怒等；后期则表现为睡眠不足、多梦、夜惊、中间早醒、失眠等，甚至嗜睡、萎靡、懒散、记忆力减退等症状。

6.泌尿生殖系统方面的症状

伴随精神异常，可出现尿频，尿急等泌尿系统症状。此外，疲劳过甚的人，在容器中排尿最容易起泡沫，且泡沫停留时间长久。生殖系统症状，在男子出现遗精、阳痿、早泄、性欲减退；女子出现月经不调或提前闭经、性冷淡等。长此下去，可能发生不孕不育症。

7.感官方面的症状

在视觉系统主要表现为眼睛疼痛，视物模糊，对光敏感等；在听觉系统则主要表现为耳鸣，听力下降等。

要治疗此病，就得先找出病源，而长时间休养可取得最佳疗效，适度运动对病情也有帮助。运动可舒缓压力和减轻疲劳，因为运动可活动筋骨，使平时较少活动的肌肉得以松弛，对于消除局部疲劳有效用。

治疗筋疲力尽最好的方法是挤出时间来，放松一天或什么事也不安排。短期度假或尽情地满足一下业余爱好或体育锻炼会给你沉闷的生活一些新意，且可使你焕然一新。对某些人而言度假或开始一种新的业余爱好是不够的。当筋疲力尽感特别严重时，有人可能需要停止他们的工作并换一个地方不再重复以前的生活方式，虽然这种情况很少，但当症状严重时却是十分必要的。

有部分医学界人士认为，慢性疲劳综合征跟免疫力有关，一个人的免疫力增强，患上慢性疲劳综合征的概率相对减低，所以平时多注意增强免疫力，可避免慢性疲劳综合征来袭。要预防积劳成疾，必须在发现不妥时，给予适当的治疗。疲劳症如果跟心理和精神因素有关，就应接受心理辅导，配合医生的安定剂和抗忧郁药物等治疗。

❤ 行走困难及手抖的原因有哪些

生活中有时我们会看到一些人，通常是老年人，他们行走困难甚至双手会不停地抖动。其实这很有可能是患上了帕金森氏病。

如果一个老年人表现出任何以上的症状，都有可能是患了帕金森氏病，这是一种少见的常发生在60岁以上的人身上的疾病。这种疾病的典型特点包括：第一，主要发生在不活动时的手的震颤，通常在哪怕是轻微的动作中停止。这种震颤称为静止性震颤，看起来就像在手指间一遍又一遍地搓一个药丸。第二是肌肉变得僵硬。第三是面部肌肉变得僵硬和呆板，像戴了一个面具在脸上。第四是当病人开始走路时，由于肌肉不灵活起动很缓慢，且不得不以一种小的、慌乱的脚步行走，躯体也可能前屈。

我们至今尚不清楚帕金森氏病是怎样引起的。虽然一种曾在1900年引发流感的病毒被偶然确认为帕金森氏病的病因，但并不是每个患帕金森氏病的人都得过那种特殊的流感。用于治疗精神病的药物在某些病例中可引起与帕金森氏病相似的症状，特别是像氟哌啶醇这种常用于家庭护理的药物。

帕金森氏病的起病是缓慢的，最初的症状往往不被人所注意。但出现以下症状时，临床上就基本可以诊断为帕金森病了。该病主要是因位于中脑部位"黑质"中的细胞发生病理性改变后，多巴胺的合成减少，抑制乙酰胆碱的功能降低，则乙酰胆碱的兴奋作用相对增强。两者失衡的结果便出现了"震颤麻痹"。

黑质细胞发生变性坏死的原因迄今尚未明了，可能与遗传和环境因素有关。有学者认为蛋白质、水果、乳制品等摄入不足，嗜酒、外伤、过度劳累及某些精神因素等，均可能是致病的危险因素。

如果你认为一个老年亲属所表现出

的症状很像帕金森氏病，应立即带他就医。医生将记录一份完整病史，并进行常规检查。首先，将检查是否是药物引起的症状。一旦医生排除了这些情况就会开始进行帕金森氏病的治疗。

常用于治疗帕金森氏病的药物不仅要控制疾病引起的震颤，还要减缓其功能退化，Sinemet（复方左旋多巴）就是一种用于治疗这种病的常用药物。你也许发现外界帮助很有必要，但事实上在没有任何额外帮助的情况下，大多数帕金森氏病人可成功处理他们的家务事。

帕金森氏病是发生于中、老年的一种慢性疾病，目前病因不清，预防尚困难。本病一旦发生，一般不会自动缓解，但病情大多发展缓慢，药物治疗须长期进行。因长期用药，会有一定副作用，故早期治疗用药量不可太大，如能用较小剂量达到较好的治疗效果是最理想的。药物的调整必须在医师指导下进行。由于本病的主要症状是震颤、强直、运动减少，故在疾病早期应鼓励病人多活动，尽量继续工作，多吃水果、蔬菜、蜂蜜，防止跌倒，不吸烟、饮酒。不能起床者应勤翻身，在床上做被动活动，以防并发症。

许多帕金森氏病患者在服用美多巴或息宁时，常常是跟其他药物一样在饭后服用，效果往往不佳。其实，应该在饭前半小时左右服用，这样可避免饭后高蛋白抑制多巴的吸收。

另外，很多人还认为，得了慢性病就要"补一补"。常有患者服用多巴类制剂的同时，食用甲鱼等高蛋白食品。结果，病人非但没有壮实起来，反而病情反复、症状加重。

帕金森氏病本身没有忌口，应本着均衡饮食的原则安排饮食。对于咀嚼能力正常的帕金森病患者，可以参照正常人的饮食结构；对于咀嚼能力和消化功能不良的患者，应该根据情况给予软食、半流食和流质，以保证热量、蛋白质、维生素和矿物质的摄入。

帕金森氏病患者一般都会服用左旋多巴类药物，这种药有个特点，它会与食物中的蛋白质相结合，影响吸收，所以服药必须与进食肉类、奶制品的时间间隔开。例如，牛奶中的蛋白质成分对左旋多巴类药物的吸收有一定影响，会降低其疗效，因此建议在晚上睡觉前喝牛奶。另外，建议使用植物油烹调食物。至于谷类、蔬菜和瓜果等食物，对左旋多巴的影响较小，可以放心食用。

总之，帕金森氏病患者的饮食应考虑病情、营养及服药情况，最好向医生和营养师咨询。尚未服用左旋多巴的患者，则无需过分关注蛋白质的摄入问题。

❤ 人为什么会出现幻觉

幻觉是指在没有客观刺激作用于相应感官的条件下，而感觉到的一种真实的、生动的知觉。幻觉是知觉障碍的一种，主要分为幻听、幻视、幻触等，最常见的是幻听和幻视。

幻觉多出现在精神病状态下，正常人有时在紧张、疲劳、高烧时等，也可出现幻觉。比如在焦虑地等待某人到来时，忽然听到敲门声，实际却没有人来。这种幻听的出现与期待的心理有密切关系。此外，正常人在殷切盼望、强烈期待、高度紧张情绪影响下，也可出现某种转瞬即逝的幻觉，如一个母亲突然失去儿子，悲痛万分，有时会幻听到儿子在同她讲话等。这种幻觉往往持续时间不会太长，随着心情的好转，适当的治疗，便会痊愈。

幻觉可分为真性幻觉、假性幻觉和残留性幻觉三类。

真性幻觉：大脑皮层感受区的自发性兴奋使以往映像活跃化而重现出来，此即表象。由于表象特别强烈、鲜明、生动、详尽，而"投射"到外部客观世界。"投射"是指当表象活化的强度大到与现实刺激产生映象的同样程度时，在人的意识中就无法与现实刺激映象相区别，而是按照生活惯例习以为常地认为它是来自客观空间，所以这是一种自然而然的向外投射过程。

假性幻觉：如果映象痕迹的重现只是达到相当于表象的程度，不那么鲜明、生动、详尽，只活跃于脑海之中，不向客观世界"投射"，且是随机产生的，则为假性幻觉。

残留性幻觉：这是一种持续时间较长、与心情无密切关系的幻觉，往往见于精神分裂症患者。

幻觉可以出现在高烧、癫痫等疾病的状态下，也可以出现在一些异常心理的状态下，在这种心理状态下，患者放弃了基于客观的、真实的观念，以自我的心理状态为反应的对象，把它们当成了外部刺激的特征。有些专家认为，大脑需要某种最低程度的来自环境的刺激，如果达不到这种最低的条件，或这种条件被一些心理障碍因素给破坏掉了，可能会促使大脑根据过去的经验、人格因素等重新构建现实与环境的意义，便导致了幻觉的产生。一些药物也可以导致幻觉产生，不过这并不是真正的幻觉，与自我产生的幻觉是不同的，而只是这些药物对大脑产生作用的结果。

人为什么会做噩梦

也许每个人都经历过这样的时刻：从噩梦中惊醒，浑身都是冷汗。那么人为什么会做一些噩梦呢？是心理的原因还是身体的原因？

关于梦的生理机制和心理机制问题，目前在科学上还未得到圆满的解决，但有两点是十分肯定的：其一是外界刺激可以致梦。如有的学者曾分别将冰水泼在睡眠者身上，以及用闪光、音响刺激睡眠者后，将其唤醒，结果发现，三种刺激被编入梦境的比例分别为42%、23%和9%；其二是日有所思，夜有所梦。许多研究梦的内容的科学家发现，梦里往往会重现白天的经历。

而造成人们做噩梦的原因主要有以下几种：

1.焦虑和压力

生活中，一件痛苦难忘的事常常造成焦虑和压力。有时，它们会使人做噩梦和坏梦。国际梦研究协会（IASD）研究发现，一个大手术或疾病、对失去爱人痛心不已、经历或目睹殴打或重大事故可引发坏梦和噩梦。创伤后应激障碍（PTSD）是造成周期性噩梦的普遍原因。但是，并非所有噩梦的触发原因都是精神创伤。工作或财政焦虑等每天的紧张性刺激，搬家或离婚等重大生活转变，也可能引发噩梦。

2.辛辣食物

什么时间吃东西和吃什么东西都会影响人晚上的休息。一项发表在《国际精神生理学》杂志上的小规模研究显示，科学家分析了一组晚睡前吃辛辣食物的健康男子的睡眠情况，然后又让他们在不吃辛辣食物的情况下休息，最后比较了两者的睡眠质量。这些志愿者吃辛辣食物后休息时，醒来的次数更多，睡眠质量更差。这说明辛辣食物能提高体温，从而扰乱睡眠。这还可能是有些人说他们临近睡觉时吃东西然后产生坏梦的原因。虽然几乎没有相关研究证实这一点，但接近就寝时吃东西确实会加快新陈代谢和大脑活动，由此很可能引发坏梦或噩梦。

3.食物的脂肪含量

尽管还没有更多令人信服的科学证据，但有人研究发现白天吃高脂肪食物越多，睡眠质量变差及其数量增多的概率就越大。2007年一项发表在《心理学报告》上的研究显示，吃有机食品的人的梦和吃"垃圾食品"的人的梦是不同的。研究人员猜测，脂肪含量高的食物可能对梦有消极影响，容易让人做坏梦。

4.酒精

酒精是使人短时间内入睡的镇静剂，但是一旦它的作用逐渐消失，就会使人过早醒来。饮酒过多还可能导致噩梦和坏梦。那些有戒酒经历的人也经常做噩梦。

5.药物

抗抑郁药、巴比妥类镇静剂等药物有副作用，可能会使人产生噩梦。2008年《心理药理学》杂志发表的一项研究显示，科学家研究了一种用于贫血症和消遣、名叫克他命的高效麻醉剂，最后发现比起安慰剂来，它的使用会使人产生更多让人不愉快的梦，增加坏梦发生率。另外，任何人在服用抗疟药甲氟喹后，都会产生一些和它有联系的噩梦。

6.疾病

噩梦还可能预示着身体发生了某些尚未被察觉的疾病。一般说来，器质性疾病的发生，总会有某些特定的症状。但是从病理学的角度看，许多疾病在潜伏期间症状并不明显。特别在白天人们大脑活动频繁脑细胞十分兴奋的状态下，更是难以觉察到在体内潜藏病变的微弱信号。而在睡眠时，脑细胞进入休息状态，工作机能降低，白天影响细胞的刺激信号会刺激皮层有关中枢，使相应脑细胞出现应激反应，产生预见性梦境。流感、发烧等疾病常引发噩梦。呼吸暂停和嗜睡病等睡眠紊乱也会增加坏梦和噩梦的发生率。

虽然坏梦和噩梦被认为是对日常生活作出的正常反应，但国际梦研究协会

小贴士

如何避免"鬼压床"

所谓"鬼压床"是指在睡眠中虽然意识清醒但无法动弹的一种现象，不光是有睡眠障碍的患者会出现这种情况，正常人有时候也会出现这种情况，做到以下几点，可以避免"鬼压床"的发生：

1.日常生活有规律，按时入睡，按时起床，按时用餐。

2.平时要适量运动，但切忌在睡前剧烈运动。

3.应该避免熬夜，保持睡眠充足。

4.设法减轻生活压力也是很重要的一方面。

5.睡觉姿势要避免仰卧。

6.少看点可以引起奇怪想象力的电影或电视，杜绝看恐怖片。

建议，如果它们的强烈和严重程度持续下去，就要咨询治疗专家。而努力消除上述的六个因素或许是使人做美梦和夜间远离噩梦的最好的办法。

睡眠障碍该如何缓解

睡眠障碍是指睡眠量不正常以及睡眠中出现异常行为的表现，也是睡眠和觉醒正常节律性交替紊乱的表现。睡眠障碍可由多种因素引起，常与躯体疾病有关。

人一生中有1/3的时间是在睡眠中度过的，五天不睡就会影响人的生存，可见睡眠是人重要的生理需要之一。睡眠是生命所必需的过程，是机体复原、整合和巩固记忆的重要环节，是健康不可缺少的组成部分。

睡眠障碍首先表现为睡眠量的不正常。可包括两类，一类是睡眠量过度增多，如因各种脑病、内分泌障碍、代谢异常引起的嗜睡状态或昏睡，以及因脑部病变所引起的发作性睡病，这种睡病表现为经常出现短时间（一般不到15分钟）不可抗拒性的睡眠发作，往往伴有摔倒、睡眠瘫痪和入睡前幻觉等症状。另一类是睡眠量不足的失眠，整夜睡眠时间少于5小时，表现为入眠困难、浅睡、易醒或早醒等。失眠可由外界环境因素（室内光线过强、周围过多噪音、值夜班、坐车船、刚到陌生的地方），躯体因素（疼痛、瘙痒、剧烈咳嗽、睡前饮浓茶或咖啡、夜尿频繁或腹泻等）或心理因素（焦虑、恐惧、过度思念或兴奋）引起。一些疾病也常伴有失眠，如神经衰弱、焦虑、抑郁症等。

长期失眠可以引起免疫功能下降，抵抗力减弱，引起记忆力减退，影响工作学习，导致自主神经功能紊乱。经常失眠还可以引起老年痴呆症，使人过早衰老，儿童失眠可影响生长发育。

其次是睡眠中的发作性异常，指在睡眠中出现一些异常行为，如梦游症、说梦话、夜惊（在睡眠中突然骚动、惊叫、心跳加快、呼吸急促、出现幻觉等）、梦魇（做噩梦）、磨牙、不自主笑、肌肉或肢体不自主跳动等。这些发作性异常行为不是出现在整夜睡眠中，而是发生在一定的睡眠时期。例如，梦游和夜惊多发生在正相睡眠的后期，而梦呓则多见于正相睡眠的中期；甚至是前期；磨牙、不自主笑、肌肉或肢体跳动等多见于正相睡眠的前期；梦魇多在异相睡眠期出现。

可能引起睡眠障碍的外界原因有不少，环境因素是很重要的一种。房间过于明亮、有噪声，或是冬天烧暖气、室

小贴士

改善睡眠的食疗方案

以下是有利于改善睡眠不足证候的常见食疗方，教你应对"睡眠债"：

1.西洋参煲乌骨鸡

西洋参20克，乌骨鸡1只（去毛和内脏），香菇6只发水攥干，陈皮5克，再加蜜枣3粒，洗净后共同煲汤，1至1.5小时后加入适量食盐调味即成。喝汤吃鸡。

西洋参，性味甘寒微苦，能补气养阴。《本草从新》认为西洋参"补肺降火，生津液，除烦倦。虚而有火者相宜"。长期睡眠不足的人最易虚火上炎，使咽痛头晕，心烦口疮，西洋参是很适宜的。乌骨鸡滋阴养血，含有丰富的氨基酸和脂肪酸。香菇清新除油腻，陈皮理气开胃，略加蜜枣，可以和中补益。本食疗方适宜长期熬夜、阴液耗散、神疲乏力、口干食少、头晕面黄者服食。

2.鳗鱼山药粥

鳗鱼1条，剖开去内脏，山药、粳米各50克，各种调料适量。先将鳗鱼切片放入碗中，加入料酒、姜、葱、食盐调匀，与山药、粳米共同煮粥服食，每天1次。

鳗鱼性温，富含高蛋白，填精强壮补益，尤其适宜男性服食。山药能"健脾补虚，滋精固肾，治诸虚百损，疗五劳七伤"。所以该粥具有很强的补益能力，能使人精气充沛，精神旺盛，可改善因睡眠障碍导致的次日精神不济的状况。

3.参灵甲鱼汤

甲鱼1只，宰杀，剖开洗净，火腿50克，党参、浮小麦各15克，茯苓10克，灵芝、大枣各6克，葱、姜各20克，鸡汤、盐、味精各适量。砂锅内煲透，喝汤吃肉。

甲鱼即鳖，中医认为其性阴，擅长养阴填精，清热平肝。火腿含有多种人体必需氨基酸，《纲目拾遗》说火腿"和中养肾、养胃气、补虚劳"。党参益气，浮小麦宁心，茯苓健脾利水。灵芝可以镇静安神，提高机体免疫力。大枣和胃健中。所以本食疗方对长期睡眠缺乏、眼圈发黑、体质下降、中气不足、神疲乏力的人士是比较适合的。

除这些药膳之外，有许多药（食）饵，如人参、枸杞子、红景天、蜂蜜等，都具有很好的抗疲劳、提精神作用。经常熬夜的人，难免会造成维生素和矿物质的缺乏，要注意补充这些营养成分，平时需要多吃水果、蔬菜，如香蕉、草莓、鲜枣、柑橘、苹果等，可以消除体内的酸碱失衡，有利于消除疲劳。另外，工作中要经常合理地中断一会舒展筋骨、按摩头面、做做深呼吸，是保障生机活力的窍门所在。

内空气太干燥都可以影响到人的睡眠质量。另外，更多的患者是因为工作压力大，过于疲惫和总是想生活中不顺心的事情而阻碍良好的睡眠。

针对睡眠障碍的治疗，目前最常用的就是镇痛安眠垫。其中钕铁硼永磁体产生的是一种模拟人体磁场特点的生物磁场，性能稳定，可对人体本身的磁场进行纠偏，并通过增强人体经络的生物电磁能，推动经气运行，从而达到通经络、增加脑部供血供氧、降低大脑皮层末梢神经的兴奋性，达到促进组织新陈代谢、催眠、镇痛、镇静、活血的效果，让众多患者彻底摆脱睡眠障碍。

另外还可采用经颅微电流刺激疗法这种物理疗法，通过微电流刺激大脑，能够直接调节大脑分泌一系列有助于改善抑郁病症的神经递质和激素，如5-羟色胺、乙酰胆碱，这些激素参与调节人体多项生理和心理活动，能够全面改善失眠患者多梦、早醒、入睡困难等，另外还能够缓解患者由于失眠而在次日白天所出现的头晕、注意力下降、情绪烦躁等症状。

在生活中要想克服睡眠障碍要从以下几方面入手：

第一，给自己一个舒适的睡眠空间，床要舒服，卧室内最好悬挂遮光效果好的窗帘，同时把门窗密封工作做好，以免受到外界噪音的干扰。

第二，冬天气候干燥，在卧室里放一个加湿器会对睡眠起到好的作用。床头边放上一杯水，万一夜里渴了也不用起来找水喝，免得困意全消。

第三，睡前不要服用让中枢神经兴奋的药物或饮食，如咖啡、浓茶、巧克力都是睡前不该选择的。有人认为，喝点酒可以帮助睡眠，其实不然，不少人酒醉睡醒之后感到自己浑身无力、头也昏沉沉的，正是酒精使睡眠质量下降了。

♥ 打鼾只是一个坏习惯而已吗

打鼾是一种普遍存在的睡眠现象，目前大多数人认为这是司空见惯的，而且不以为然，只不过是把打鼾定义为一种不好的生活习惯而已。而且不少人都把它看成是睡得香、睡得熟的征兆。殊不知，打鼾其实是一种病症，这是一种常见的睡眠障碍，严重地影响睡眠质量；与此相同的睡眠障碍还有睡间呼吸暂停和嗜睡。这些睡眠障碍一方面影响人体本身和他人的睡眠，而且很有可能是身体发生疾病的警号，应该及时地发现和治疗。

打呼噜也叫鼾症。当人进入深度睡眠时会全身放松，在这个时候如果咽、喉、鼻有堵塞时就会打呼噜。由于打呼噜使睡眠呼吸反复暂停，造成大脑、血液严重缺氧，形成低氧血症，很容易诱发高血压、脑心病、心率失常、心肌梗死、心绞痛等疾病。

根据统计数据显示，打鼾问题以男性较为严重，男与女的比例是6：1。另一方面，男性打鼾开始得较早，大约在20岁以后就有可能发生，女性较男性为迟，多数发生在40岁以后。一般来讲，打呼噜的主要原因有如下几点：

（1）肥胖是最常见的原因，因脂肪堆积在咽喉部，造成咽腔狭窄诱发打鼾。

（2）吸烟和饮酒可以使人入睡后咽喉部肌肉松弛，诱发或加重打鼾。

（3）老年人，特别是男性，由于熟睡时咽喉部肌肉松弛导致堵塞引起打鼾。

（4）患有肥大型扁桃体炎、糖尿病、类风湿性关节炎、高血压及心血管疾病患者容易打呼噜。

（5）外界声音干扰越大，打鼾的声音也越大，打鼾的频率越高。相对在比较安静的环境中，打鼾的概率明显有所降低。

1994年4月在北京召开的国际鼾症研讨会上，各国专家、学者把打呼噜确定为"睡眠呼吸暂停综合征"，将其定性为病症。那么，不论打呼噜次数多少，严重程度如何都是病吗？如何界定呢？一般认为，每停顿10秒钟以上为一次呼吸暂停。睡眠一小时，有5次以上大于10秒钟的停顿，或睡眠7小时中，大于10秒钟的停顿在30次左右，即为睡眠呼吸暂停综合征。它对人体的危害极大，正常人在睡眠时呼吸均匀，氧气摄入量满足身体各部位的需要。而每晚7小时睡眠，呼吸暂停的人则有300～400秒钟处于无氧吸入状态，血氧浓度低于正常值8%～10%，这样夜复一夜，年复一年，支离破碎的睡眠，使氧气摄入明显减少，身体各重要部位缺血缺氧，诱发各种严重疾病。而如果脑细胞组织持续缺氧4～6分钟就会引起脑细胞的不可逆性死亡。53%的患者脑血管意外发生在夜间睡眠时，近来研究表明打鼾与呼吸暂停是脑血管病发病的主要原因之一。打呼噜会导致在夜间死亡率急剧增加，未经治疗的打呼噜，病史在5年左右的死亡率为11%～13%，每小时呼吸暂停大于15次，8年打呼噜病史者，死亡率为37%。因丈夫打鼾而有72.5%的妻子每晚睡眠减少1～2小时，或有30.6%从鼾声中惊醒。9.7%的妇女因丈夫的鼾声而导致神经衰弱。由此可知，打呼噜绝不是正常现象而是严重疾病，是诱发其他疾病的罪恶之源。

专家表示，如果晚上打鼾，且伴有以下症状，则是身体发出的危险信号，需立刻到医院就诊：睡眠打鼾、张口呼吸、频繁呼吸停止；睡眠反复憋醒、睡眠不宁、诱发癫痫；睡不解乏、白天困倦、嗜睡；睡醒后血压升高；睡眠浅、睡醒后头痛；夜间睡眠心绞痛、心律失常；夜间睡眠遗尿、夜尿增多；记忆力减退、反应迟钝、工作学习能力降低；白天似睡非睡，工作、开会、吃饭时也难以抑制睡欲；阳痿、性欲减退；老年痴呆。

除了上医院治疗外，在日常生活中可以采取下列办法减轻打鼾的症状：

（1）增强体育锻炼，保持良好的生活习惯。

（2）避免烟酒嗜好，因为吸烟能引起呼吸道症状加重，饮酒会加重打鼾、夜间呼吸紊乱及低氧血症，尤其是睡前饮酒。

（3）对于肥胖者，要积极减轻体重，加强运动。

（4）鼾症病人多有血氧含量下降，故常伴有高血压、心律失常、血液黏稠度增高，由此造成心脏负担加重，容易导致心脑血管疾病的发生，所以要重视血压的监测，按时服用降压药物。

（5）睡前禁止服用镇静、安眠药物，以免加重对呼吸中枢调节的抑制。

（6）采取侧卧位睡眠姿势，尤以右侧卧位为宜，避免在睡眠时舌、软腭、悬雍垂松弛后坠，加重上气道堵塞。睡眠时可在背部放一个小皮球，以强制自己保持侧卧位睡眠。

（7）手术后的患者要以软食为主，勿食过烫的食物，避免剧烈活动，否则也容易导致打鼾。

此外，这里还有两个根治打鼾的食疗偏方：

（1）花椒5～10粒，睡前用开水泡一杯水，待水凉后服下（花椒不服下），连服5天，可治疗打鼾。

（2）只要在临睡前将3～4滴漱口液用温水稀释后漱漱口就可以使鼾声减弱、停止。这种漱口液中含有一种树脂油，具有特效止鼾作用，能提高咽喉部黏膜的血液供应，使咽喉腔黏膜处于充分供血状态，软腭和悬雍垂就不会因松弛而振动，鼾声也就会减弱、停止。

❤ 为什么我永远也睡不够

生活中有很多人是夜猫子，他们是夜生活的核心人物，但白天往往要挤出时间来睡觉；而有的人既不是夜生活的拥护者也不是加班的工作狂，但他们白天总是无法控制地想睡觉——这是嗜睡症最为明显的症状。

嗜睡的最初症状通常是白天时感到很严重的睡意，有很多原因都能引起白天睡意过多这种症状，所以通常需要好几年才能确诊病人的确患有这种疾病。

嗜睡的人总是抓住一切的机会睡觉，带着一副永远都睡不够的样子，出现在各个场合，但即使这样，他们看上去仍然萎靡不振；而白天他们的睡意过多，就会影响晚上的睡眠，也有部分人说他们晚上一样睡得很好，实际上，其睡眠的质量远远达不到健康的指标。

中医古书中关于总想睡觉这一症状早有记载，脾胃之虚，怠惰嗜卧。夏天嗜睡，因为暑热耗伤元气，有损精神；冬天如果经常嗜睡，表示身体阳气不足或脾虚湿热异常。经常思虑多，好动脑或饮食控制失当的人，往往伤脾，导致脾运化能力异常。脾胃的一项重要功能是代谢湿气，当脾胃功能欠佳，体质又偏湿热时，往往无法有效化解湿气，容易气血不足，这就是为什么会出现脑部供氧不足，出现身体沉重、精神不振、瞌睡、总想睡觉或胸闷症状的原因。

造成嗜睡的原因有很多，但很多人只是单纯地将白天嗜睡归因于夜间睡眠不好或者睡眠不足。其实则不然，一项研究表明，白天嗜睡还可能是抑郁症甚或是糖尿病的信号，因此当出现嗜睡情况时，不可单纯认为是休息不好的原因，如长期嗜睡，则应去正规医疗机构检查确诊，以免耽误病情。

如果是老人出现嗜睡情况，不分白天、夜晚都出现一种昏昏欲睡，倒头就想睡的状态，这时需引起足够的重视，及时到医院检查，排查病因。临床研究认为老年人出现嗜睡有多种因素，脑部病变应该是首先考虑的。脑部的炎症、脑瘤、脑萎缩、脑动脉硬化症和脑血管疾病等，都会出现嗜睡状态。所以应及时到医院做详细检查，以便及早诊断，及时治疗。

嗜睡具体表现出来的症状是不同的：

猝倒：这种症状并不十分常见，轻微症状表现为说话含糊不清、口吃、眼皮下垂或手指无力拿不住东西；严重的猝倒会引起膝盖弯折，使人虚脱；这种症状可以持续几秒钟或几分钟，在此过程中人是清醒的、没有丧失意识的状态。引起猝倒的典型性原因有大笑、兴奋或生气。

睡眠瘫痪：这种症状和猝倒类似，当人入睡或要醒来时暂时不能运动，一般会持续几分钟。

催眠性幻觉：指精神、梦境般的影像，通常很恐怖，常见于入睡时或发生睡眠瘫痪前。

嗜睡的人比常人更容易感到疲劳以及工作、学习和社交关系的表现不佳。白天过度的睡意会使人丧失应有的能力，记忆力下降，胡说或胡写、放错东西或撞上东西。严重的是他们在这些阶段中不能控制自己的行为，而且事后记不清发生的事，因此大大降低工作质量，到了晚上又继续失眠，造成恶性循环，长期如此必然会严重影响身体健康。

如果你有嗜睡症状，那么可以通过以下方法来缓解：

（1）白天提神：茶和咖啡并不是总影响睡眠，在白天适当地饮用这些饮料，可以起到提神的效果，减少睡意。

（2）午睡时间要适当：为了解除疲劳，午间小睡是科学的做法，但是一定要控制好时间，不可睡的时间过长，以免影响到夜间睡眠。

（3）正确看待嗜睡症，取得他人的理解，积极配合治疗。

现代医学研究认为，嗜睡与人体缺少蛋白质、机体处于偏酸环境和维生素摄入不足有关。能量摄入降低了，会引起困倦，多吃一点蛋白质食物就会好转。

（1）增加蛋白质的摄入，如适当增加鱼类、鸡蛋、牛奶、豆制品、猪肝、鸡肉、花生等富含蛋白质的食物。

（2）多食新鲜的水果、蔬菜对治疗嗜睡症更有利。蔬菜中含碱量较多，可中和体内酸性产物，消除疲乏状态，因此多吃蔬菜、水果对改善嗜睡非常有帮助。

（3）补充维生素：如维生素C有制造细胞间粘连物质的作用，对人体细胞的修补和增长很有帮助；B族维生素有防止神经系统功能紊乱，消除精神紧张的作用。所以，多食含有丰富维生素的食物和蔬菜，对治疗嗜睡症很有帮助。

另外，营养专家还提出治疗嗜睡症注意以下几点：

（1）一日三餐不要吃得太饱，最好一天能吃三到五顿，否则胃过度膨胀，人容易犯困。

（2）合理的早餐饮食：很多人早上不吃早餐，这会造成大脑供糖不足，注意力不易集中、昏昏欲睡。其实，早餐一杯牛奶外加几片面包是不错的选择。但牛奶最好别空腹喝，一定要与淀粉类食物结合。

（3）适当补充锌：缺锌会影响认知和注意力的集中，而海产品诸如紫菜、海带中，蕴含有丰富的锌，每周适当注意补充，这样对治疗嗜睡症也是有很大帮助的。

翻来覆去怎么也睡不着

你常因躺在床上辗转反侧、无法入眠而感到心烦气躁吗？有些人越是躺在床上，脑子里的思绪就越活跃，想着白天的工作，想着明天的计划，人际的沟通，经济的问题，总有许多事情在脑海里徘徊不去，一个接一个，即使好不容易睡着了也是时睡时醒，多梦，搞得自己精疲力竭，工作时头昏脑涨、无法专心，睡觉时又无法获得充足的睡眠。长期下来不但容易头痛，也容易造成脑神经衰弱，无法让体内的器官获得适度的休息，容易过度消耗而在外观上呈现未老先衰的现象。

导致失眠的原因有很多，有的与内科疾病有关，如心脏病、气喘、甲状腺亢进等；有的与内分泌有关，如更年期、经前期综合征等；或是工作有关，如必须轮值大小夜或是旅行时因生理时钟错乱所致的失眠；或是睡前饮用含咖啡因等刺激性饮料所致的失眠，以上这些失眠的情况通常是暂时的，只要将导致失眠的原因去除，通常都可以恢复原本的睡眠质量。

但是有一种失眠是没有特定原因的，发生的原因与个性有很大的关系，主要发生在容易操心、紧张性格的人身上。这样的人心中只要一有点事就神经绷紧、焦虑、放不开，即使没事的时候睡眠质量也不好，容易多梦、梦呓、易惊醒、总处于浅睡眠状态。遇到重大压力如亲人死亡、离异、公司倒闭、失业、股票起落等事件，使精神负荷增大时，就更睡不着了，久而久之，就成了习惯性失眠，即使压力消失了，也很难安睡。

有习惯性失眠的困扰者，有些人会求助于医生，或是自己购买安眠药来服用，但是长期服用安眠药容易造成对它的依赖性，以至于不服药根本无法自然入睡。而且安眠药会造成肝脏的负担，长期服用弊多于利。

如果能通过自我训练、饮食、作息等方式来改善失眠或睡眠品质不佳的状态，才是最自然也是最根本的办法。

（1）尽量养成每天同一时间上床睡觉的习惯，上床后除了睡觉之外，不想其他的事。营造一个优质的睡眠环境：关灯、安静或点一盏有助睡眠的熏衣草薰香油，避免太冷或太热的环境。每天下午以后避免喝刺激性饮料如酒、咖啡、茶、可乐，睡前避免吃大餐等。

（2）睡前避免观赏紧张刺激恐怖的电视、电影如鬼片、凶杀片等，以免造成心理不安而影响入睡。当你在床上翻来覆去辗转难眠时，躺在床上只会使你更加紧张、更难入睡。这时可起床离开房间做些轻松活动如看书、听音乐、静坐等，累了再进房间睡觉。

此外，有几种食物具有安神、镇静功效，常吃对神经系统有安抚作用。

莲藕茶：藕粉一碗，水一碗入锅中不断搅匀，再加入适量的冰糖即可，当茶喝，有养心安神的作用。

玫瑰花茶：具有很好的清香解郁的作用。

龙眼加百合茶：龙眼肉加上百合，很适合中午过后饮用，有安神、镇定神经的作用。

多吃钙质丰富的食物有助眠与安定神经的作用，如奇异果、豆浆、芝麻糊、玉米粥。

每晚睡前可喝牛奶来助眠，同时

要搭配饼干、面包之类的甜点。因为虽然牛奶中的钙质可以安神助眠，但是牛奶还含有丰富的蛋白质可以促进血液循环，反有提神的作用，如能搭配一些高糖食物可以促使血管收缩素的分泌，较能产生睡意。

研究发现，令人困倦的神经介质是血清素，脑神经元在制造血清素时，需要色氨酸。因此，适量食用富含色氨酸的食物，能更好地促进人脑分泌血清素，以利睡眠。很多食物中都含有丰富的色氨酸，如牛奶、酸奶、小米、全麦饼、核桃、葵花子等，香蕉、无花果、大枣、龙眼、葡萄柚、苹果、梨等，也含有较为丰富的色氨酸。晚餐时多吃这些食物，效果很好。

中医还认为，一些食物或药物有补心益脾、养血安神、镇惊之功效，可有效促进睡眠，如百合、桂圆、莲子、蜂蜜、小麦、银耳、枸杞、桑葚、灵芝和西洋参等，睡前食用或泡水饮用也能帮助你"做个好梦"。

按照辨证施治的原则，不同类型的失眠者，有不同的食疗方。专家介绍说，对于心火上炎、烦躁不眠者，可饮用莲心茶。以莲心2克，开水冲泡，当茶睡前饮用。莲心味苦性寒，有养生安神之功效，《中药大辞典》也记载它可治"夜寐多梦"。

阴虚不眠并有口干、干咳者，吃百合粥较合适。用生百合100克和粳米100克洗净，加水1000毫升煮至米烂，可时常食用。不但可以帮助入睡，减少噩梦，还有美容养颜的作用。

心脾两虚失眠者，可用龙眼30克、粳米50克、大枣2颗熬粥食用，效果较好。龙眼味甘、性温，补心益脑，粳米

小贴士

自助催眠妙方

当你躺在床上无法控制脑中的思绪时，你可以这样做：

1.平躺，不垫枕头，将双手双脚伸开呈大字形，手心朝上，眼睛闭上，下巴往内收，将注意力集中在腹部，开始用腹部呼吸，并将每次的吸气、吐气的时间一次一次拉长变慢，约五六个回合。

2.除了呼吸之外，一面想着自己身体的每一个部位，顺序从脚趾、脚板、脚踝、小腿渐渐往上，不漏掉身上任何一个部位，慢慢在心中默念，想到哪个部位时，尽量使这个部位彻底放松，渐渐的连腰部都可以平贴在床面上（需要多练习几次即可），渐渐的你会发现你已将心中的杂念都甩掉了。试试看这是一个不错的方法，即使只有几个小时的睡眠也可以让身体各器官获得足够的休息。

清热安神，大枣益脾养血，三者组合，可起到益心神、和脾胃、安睡眠之功。

老年人或体质虚弱者睡眠不好，可在晚餐时吃些小米粥或牛奶燕麦片。小米富含色氨酸，还兼有健脾、和胃、安眠等功效，熬煮成粥，也易吸收。而把燕麦片加入3倍牛奶中同煮15分钟，根据个人口味，还可加入少许白糖，不但安神，还能润肺通便。如果觉得燕麦片煮起来费时间，可以使用速溶燕麦片来代替。

💙 为什么醒来就头痛，总是睡不醒

有的人睡眠时间比较长，但是醒来非但不觉解乏，反而会有头痛的表现。这究竟是怎么回事呢？

有"睡眠学研究第一人"之称的日本东邦大学名誉教授鸟居镇夫先生对该问题做出了解释：这种情况是浅睡眠时间过久的缘故。正常情况下，人的睡眠是有节律的，深睡眠和浅睡眠交替反复进行，直至清醒以后。一般说来，睡眠的前半段多为深睡眠，而后半段则多为浅睡眠。当人们进入浅睡眠阶段，脑的血流量增加，因而血管扩张时分布在血管里的神经就会被拉伸而受到刺激，很可能就是由于这种刺激形成了隐隐的血管性头痛。人在长时间睡眠的情况下，深睡眠并不增加，而只是延长了浅睡眠的时间，于是会因长时间处于浅睡眠状态，而使神经持续受到刺激。这样就容易导致人们在头痛中醒来，或在醒转以后出现头痛的感觉。

正常的睡眠也有浅睡眠，为什么不会产生醒来后出现头痛的感觉呢？这是由于浅睡眠的时间比深睡眠的时间要少得多，人在没有意识到有疼痛感觉时就已经醒了。另外，由于深睡眠时，脑的血流量减少，所以这时醒来也不会发生头痛。此外，若是睡眠时间过长也会造成醒来就头痛和感觉没有睡醒的感觉。

与我们生活中物极必反的道理一样，能给人带来最佳健康效益的睡眠也应适度，而不是睡得越多休息得就越好。

最近美国科学家所做的一项研究表明，如果人们每天晚上睡觉时间过长，其效果如同睡觉时间过少一样，可引起许多睡眠问题。每天晚上睡眠时间超过8小时的人，和那些每天晚上睡觉时间少于7小时的人，都抱怨自己睡眠有问题。而那些每天晚上睡觉时间介于7至8小时的人，所遇到的睡眠问题则比较少。

研究人员表示，尽管目前并不十分

清楚为什么睡觉时间过多的人和过少的人都会有"睡眠不好"的抱怨，但是他们的研究结果对以前有人提出的一种睡眠理论，即每天晚上睡眠时间多于8个小时能产生更佳的健康效益，提出了质疑。

研究人员介绍说，他们对100名成年人的睡眠数据进行了研究。结果发现，与每天晚上睡7~8小时的人比较，那些睡觉时间过长的人常常会有不容易入睡、半夜容易醒来、醒得过早、醒后感觉体力并没有得到有效恢复，以及白天容易打瞌睡等症状。

此外，在喜欢超长睡觉时间的人群中，女性比男性多。研究人员告诫说，人体所需的睡眠时间与恢复体力的需要有关。如果刻意延长或缩短，都会影响人体恢复过程的正常循环，打乱人体固有的生物钟，从而使自己陷入老睡不踏实的恶性循环中。

❤ 打鼾、持续疲劳及过易入睡怎么办

如果用肘部碰你的伴侣都不能让他停止打鼾，且他可在最不合时宜的瞬间睡着，那么他可能患有睡眠性呼吸中断。

如果患有睡眠性呼吸中断，一个人一晚上可能要醒来几百次，只是他可能完全没有意识到而已。睡眠性呼吸中断出现在腹部胀满并推向膈肌时，使得进入肺部的空气通过困难。其结果是典型的震耳欲聋的鼾声，改变颈部的位置也可引起睡眠性呼吸中断。有时候罪魁祸首是肺内的阻塞，但这种情况是很少见的。

几乎所有患有睡眠性呼吸中断的人都缺乏完整的深睡状态，这就造成了白天的持续疲劳。

如果医生推测是肺部问题导致睡眠性呼吸中断，他将推荐你去看一下肺科专家以进行一些相应检查。如果他认为问题出在你的喉部，他将推荐你到一位耳鼻喉科专家那儿，耳鼻喉科专家将用喉镜检查你的喉部并检查气流通过的情况，及声带有无息肉或其他新生物。多数情况下，肥胖是引起睡眠性呼吸中断的最常见原因，绝大多数有睡眠性呼吸中断的人超重10％以上，而减轻体重往往可以解决问题。

我很焦虑，但又不清楚在焦虑什么

焦虑不安是现代人经常会遇到的心理障碍，随着社会结构、社会关系以及人们价值观念的变化，人们面对的焦虑状况只会越来越多。

在职场上，竞争的压力处处存在，使得职场中人心理的那根弦似乎从来就没有放松的时刻。刚进公司不久的职员，有些是刚刚毕业的学生，有些是中途招聘进来的有过一定工作经验的人。作为新职员的他们，经常陷在同一种困境中无法自拔。例如，李先生在他现在所就职的公司属于新员工，但以前在别的公司也有过一定的工作经验的积累，但对于新工作的流程仍然不是很了解。可是，已经30有余的他在遇到模棱两可的问题时，由于诸多顾虑，再加上些微的胆怯，怎么也说不出口："我还没明白您的意思，可不可以再说一遍？"他只能靠自己暗中摸索，揣测上司指派给他的任务。无形之中，压力便像滚雪球一样越滚越大。李先生的情况对于刚从学校毕业，在公司定期招聘中加入公司的小谢来说，似乎不存在。所谓初生牛犊不怕虎，小谢的勇敢在李先生看来是既愚蠢但又很难得的，但小谢也有小谢的苦恼。在遇到问题向前辈们请教意见的时候，几乎每次都会遇到两位前辈各执一词的情况，这个时候，就是小谢最为难的时候，想来想去，只觉得前辈们的意见都很中肯，但不知如何抉择，于是焦虑便慢慢形成了。

焦虑不仅仅是在面对一次选择的时候出现，在你面对一场重要的考试，或者和某位要人进行一次重要的会面之前，当你得知你的亲人或者自己得了某种疾病的时候，都会产生焦虑。虽然说，适当的焦虑可以激发人的积极性，对促进个人和社会的进步都有好处。焦虑还能促使你鼓起力量，以谦虚谨慎的心态迎接即将到来的调整。但是很多人都无法控制到这个度，以至于形成焦虑症。

在心理学上，焦虑有三种严重的发作形式：其一是濒死感。发作时你会感到胸闷，喘不过气来，心里难受得要命，就像快要死了一样。这种状况一般不会造成真的死亡，但对人的身体健康是非常不利的。其二是惊恐万分。无论何时何地心中都充满了莫名的恐惧，害怕黑暗，担心财务遗失，担心会遇到不测等，即便是平时很大胆的人，遇到焦虑发作的时候，也会惊恐万分。其三，精神崩溃感。这个时候会觉得想找到一处发泄情绪的通道，但又觉得六神无主，心乱如麻，时刻感觉自己要疯掉了，但又不会真的精神错乱。

这些状况发作的时候往往只有几个小时，逐渐平息下来之后，就一切都正常了。若经常因为焦虑过度而发作的话，很可能是患上了焦虑性神经官能症、高血压、神经性皮炎等疾病。有些有心脑血管疾病的人，更是要学会控制好焦虑的情绪，否则后果不堪设想。

缓解焦虑症状可以从下面几点入手：

（1）从心理的认知活动以及人格特点入手，改变对事物的一些看法。

焦虑症不是一朝一夕就会产生的，它有一个积累的过程。在这个过程中，一些偏激或者不健康的人生观和价值观会直接影响人对事物的看法。比如对待相同的事情，有的人会表现得异常的烦躁不安，而有的人能静下心来按部就班地处理。

不过分地追求完美。那些在工作、生活中都追求完美化的人，一旦遇到不顺心的事或者难解决的问题就会焦虑不安。把自己逼得太紧太累，就无法逃脱焦虑的魔爪。若能学会"知足而乐"、"随遇而安"，把自己精神上的枷锁解开，别让自己活得太累，便可渐渐摆脱焦虑的状况。

做好迎接苦难的准备。没有人能够活在一帆风顺的境地之中，这只是存活于大家头脑中的一个美好的祝愿。适者生存的进化论观点告诉我们，只有能够面对各种突如其来的状况的人才能在这个社会上求得生存。苦难也是人生的一笔财富，敢于迎接苦难，也是一种抵抗焦虑的办法，因为它可以给你勇气。

矫正神经质的人格。这类人心理素质十分不好，对任何小小的刺激都会异常敏感，一触即发，常常无病呻吟，杞人忧天。在他们眼中，世界就是残缺不全的，总是找不到安全感，每天心惊胆战地过日子。他们是最容易患上焦虑症的人群，情况严重的话，应该积极就医，通过专业手段帮助你克服神经质的人格缺陷。

（2）心理的焦虑与肌肉的紧张联系十分紧密，所以要缓解焦虑，可以从肌肉放松入手。肌肉放松过程中可以运用一些积极的心理暗示，不断地暗示自己"放松""放松"，并且配合适当的呼吸法，可以有效地缓解焦虑症。

（3）冥想对于焦虑也是一个很有效的解决办法。平时可以多做做静思冥想之类的训练，从生活的点滴入手，可以预防焦虑症的爆发。

（4）气功、瑜伽、太极拳都是教人在练功中心态归于平静的方法，也可以消除人心中的焦虑。

（5）情况很严重的焦虑症状可以在医生的指导下服用一些对抗焦虑的有镇定舒缓效果的药物。

此外，当感觉到焦虑时可以吃一些：燕麦。燕麦富含B族维生素，而B族维生素有助于平衡中枢神经系统，使你慢慢平静下来。且燕麦中富含的胆碱和烟酸结合可形成乙酰胆碱，有利于缓解焦虑不安的情绪。

❤ 点火就着，脾气为什么这么暴

现实生活中，有的人很容易发怒，周围的人都只知道此人脾气大，却很少想到此人很可能是患了一种疾病。中医将容易发怒称为"善怒"，是指无故性情急躁、易于发怒、不能自制的症状，又称"喜怒"、"易怒"，属于疾病的范畴。

中医理论认为："肝为刚脏，喜条达而恶抑郁，在志为怒。"意思是说，肝属于刚强、躁急的脏器，喜欢舒畅柔和的情绪，而不喜欢抑郁的情绪，其情绪表现主要为发怒。所以，善怒主要与肝有关，主要是肝郁气滞、肝火上炎、脾虚肝乘等三种症候。

肝郁气滞所致的善怒，还同时表现为频频叹气、胸胁胀痛或串痛等症状。肝郁气滞证的病因多是郁闷、精神受到刺激或因精神创伤史所致。肝郁气滞引起的善怒，首先要通过精神养生的方法来调节神志和情志，并针对病因采取疏导的方法来进行治疗。饮食上可多吃些具有疏肝理气作用的食物，如芹菜、茼蒿、西红柿、萝卜、橙子、柚子、柑橘、佛手等。

肝火上炎症所致的善怒，还同时表现为睡眠多梦、目赤肿痛、口苦口渴等症状。肝火上炎症的病因多为肝气久郁，或吸烟喝酒过度，或因过食甘肥辛辣之物所致。肝火上炎所引起的善怒，除应戒烟限酒、忌食甘肥辛辣的食品外，要适量多吃清肝泻热的食物，如苦瓜、苦菜、西红柿、绿豆、绿豆芽、黄豆芽、芹菜、白菜、包心菜、金针菜、油菜、丝瓜、李子、青梅、山楂及柑橘等。

脾虚肝乘证所致的善怒，还同时表现为身倦乏力、食少腹胀、两胁胀痛、大便稀溏等症状。脾虚肝乘证的病因多是由于脾气虚弱，肝气太盛，影响脾的运行功能所致。脾虚肝乘引起的善怒要以健脾理气为主，饮食上应多吃一些有健脾益气功效的食物，如扁豆、高粱米、薏米、荞麦、栗子、莲子、芡实、山药、大枣、胡萝卜、包心菜、南瓜、柑橘、橙子等。

中医认为，过度的情绪反应会损伤人体的脏腑而引发疾病。我国传统的精神养生法对克服不良情绪有很好的效果，有助于通过自身的调节而平息怒气，但当情绪特别激动时，也应该通过异地发泄、理智消解、转移注意力等方法来消除怒气，使心情得以平静。

❤ 老年人患了抑郁症怎么办

现代社会老人独居的现象比比皆是。平素子女们忙于工作，很少有机会去探望父母，而住房的改善、厨卫的独立又大大减少了邻里间的接触、交流，以往东家长、西家短、邻里和睦亲如一家的场面已一去不复返，相继而来的只是孤独和寂寞。所以许多老年人宁可住在没有独立厨卫设施的老房子，也不愿搬到新的居室，即使和子女生活在一起，白天也是无人相伴。由于长期的孤独，缺少交流，便导致了老年性焦虑症、抑郁症的发生。中医把焦虑症、抑郁症归属于"郁证"范畴，认为是情志内伤所致。其临床表现有多种形式、各不相同。而精神抑郁、情绪不宁、失眠健忘、烦躁则是共有的症状。

在老年人焦虑症、抑郁症的防治方面，调整生活习性与服药同等重要。其一，子女要经常回家看望双亲，有机会多与老人讲讲话，或者带老人外出旅游。老年人也要勇于走出家门，融入社会，到花园或老年活动室走走，与同龄

小贴士

老年焦虑症吃什么好

1.多食用化痰、顺气的食物，如竹笋、冬瓜、萝卜、橘子、海带、海白菜。

2.肉食主张食用鸭子、鹅、鸽子、鹌鹑、乌骨鸡等。

3.一些粥类食品也能起到养生静心的功效，如枣麦粥、人参莲子粥、山药大枣粥、肉桂粥、小米粥、南瓜粥等。

4.多吃偏寒凉的食物和偏酸甜的食物。偏寒凉的食物有百合、芹菜、萝卜、薄荷和多种绿叶蔬菜；偏酸甜的食物可以缓解人的紧张不安，如西红柿、红薯、山楂、苹果、赤豆、大枣、山里红、芍药花等。

5.老年焦虑症患者容易失眠，加上心理的焦躁情绪会消耗掉体内的大量能量，因此及时补充营养有利于老人的身心健康。建议以高蛋白、高纤维、高热能饮食为主，并注意服食润肠的食物，以保持大便的通畅。

6.补充足量的水分，维持脏腑的正常需要，润滑肠道，利二便，促进体内有害物质的排泄。

7.忌食辛、辣、腌、熏类等刺激性食物，此外患者应按自己的体质有选择地食用适合自己的食物。

人甚至年轻人多交流、多接触，看书、打牌均可视为社交的一种形式。全社会要注意对老人的关爱，尤其是精神上的。社区居委会应组织老人参加多种形式的活动。其二，老人一旦出现情绪不宁、失眠健忘、烦躁的表现，还需到医院就诊。乌灵胶囊乃纯中药制剂，为天然珍稀乌灵菌组成，无毒无害，具有补肾健脑、养心安神功能，可治失眠健忘、神倦、乏力、精神抑郁等症，可长期服用。推荐剂量为3粒，一日3次，或遵医嘱。

有自杀倾向该怎么办

现代社会快节奏的生活方式无形中给人们带来了很大的压力，也使一些人产生了自杀的倾向。如果你的生活中出现了有自杀倾向的人，那么该怎么办呢？

据中国心理卫生协会资料显示，自杀在中国已成为位列第五的死亡原因，仅次于心脑血管病、恶性肿瘤、呼吸系统疾病和意外死亡。而在15～24岁的人群中，自杀更是首位死亡原因。在中国，从2000年以来，每2分钟就有1人自杀、8人自杀未遂，每年约有25万人死于自杀，至少有100万人自杀未遂，自杀未遂者往往也会造成不同程度的功能残疾。

一系列名人自杀事件，让人感觉世事无常，而很多公众人物在面临事业和感情的困境时，也往往会选择这种方式结束生命，更加让人唏嘘不已。其实自杀作为一种社会现象，古今中外都是存在的。但是在现代社会中，由于科学技术飞速发展和社会状况的迅速变化，给人们的精神生活造成巨大的压力，人际关系的淡漠和精神寄托的匮乏，也严重影响着人们的身心健康。那么，他们为什么自杀？面对有自杀念头的人，我们可以做什么？

有自杀倾向或多或少都与精神上的抑郁有关。很多人对抑郁症并不陌生，但抑郁症与一般的"不高兴"有着本质区别，它有明显的特征，综合起来有三大主要症状，就是情绪低落、思维迟缓和运动抑制。

情绪低落就是高兴不起来、总是忧愁伤感、甚至悲观绝望。

思维迟缓就是自觉脑子不好使，记不住事，思考问题困难。患者觉得脑子空空的、变笨了。

运动抑制就是不爱活动，浑身发懒，走路缓慢，言语少等。严重的可能不吃不动，生活不能自理。

具备以上典型症状的患者并不多见。很多患者只具备其中的一点或两点，严重程度也因人而异。心情压抑、焦虑、兴趣丧失、精力不足、悲观失望、自我评价过低等，都是抑郁症的常见症状，有时很难与一般的短时间的心情不好区分开来。这里向大家介绍一个简便的方法：如果上述的不适早晨起来严重，下午或晚上有部分缓解，那么，你患抑郁症的可能性就比较大了。这就是抑郁症所谓昼重夜轻的节律变化。

抑郁症患者由于情绪低落、悲观厌世，严重时很容易产生自杀念头。并且，由于患者思维逻辑基本正常，实施自杀的成功率也较高。自杀是抑郁症最危险的症状之一。据研究，抑郁症患者的自杀率比一般人群高20倍。社会自杀人群中可能有一半以上是抑郁症患者。有些不明原因的自杀者可能生前已患有严重的抑郁症，只不过没被及时发现罢了。由于自杀是在疾病发展到一定的严重程度时才发生的，所以及早发现疾病，及早治疗，对抑郁症患者非常重要。不要等患者已经自杀了，才想到他可能患了抑郁症。

抑郁症目前已成为全球疾病中给人类造成严重负担的第二大疾病，对患者及其家属造成的痛苦，对社会造成的损失是其他疾病所无法比拟的。造成这种局面的主要原因是社会对抑郁症缺乏正确的认识，偏见使患者不愿到精神科就诊。在中国，仅有5%的抑郁症患者接受过治疗，大量的病人得不到及时的诊治，导致病情恶化，甚至出现自杀的严重后果。另一方面，由于民众缺乏有关抑郁症的知识，对出现抑郁症状者误认为是闹情绪，不能给予应有的理解和情感支持，甚至对患者造成更大的心理压力，使病情进一步恶化。

抑郁症是一种常见的精神病，主要表现为悲观、绝望、烦躁，饮食习惯改变，失眠，兴趣减少或注意力分散，有自杀念头，对履行社会职责有抵触感，极度疲劳感，反应迟钝或敏感等。若长期存在上述症状，应尽快找专家就诊咨询，以便得到及时治疗。另外，自我调养对尽早康复也至关重要。

（1）做最感兴趣的事。如果事业上没有获得成功，应想办法增进自己的技能，从最感兴趣的事入手；或者再寻找其他成功的机会。有计划地做些能够获得快乐和自信的活动，尤其在周末，譬如打扫房间、骑赛车、听音乐、逛街等。另外，生活规律化也很重要。尽量按时吃饭，起居有规律，每天安排一段时间进行体育锻炼。参加体育锻炼可以改善人的精神状态，提高自主神经系统的功能，有益于人的精神健康。

（2）广交良友。经常和朋友保持交往的人，其精神状态远比孤僻独处的人好得多，尤其在境况不佳时，"朋友是良医"。交朋友首先是可以倾诉衷肠的知心，还要结交一些饶有风趣、逗人发笑、使人愉快的朋友。

养成和朋友经常保持接触的习惯，这样可以避免和医治孤独和离异感，减轻抑郁症状。

（3）避免服用某些药物。口服避孕药、巴比妥类、可的松、磺胺类药、利血平可引起抑郁症，应尽量避免使用。

（4）饮食疗法对抑郁症病者有辅助治疗之效。若症状较重，病程长，便应积极求医，找出抑郁的根源，对症治疗才可以治愈。

对一些起病突然，急躁易怒者，可用夏枯草、菊花各25克，佛手15克，水略煎代茶饮，有清泻肝火之效。

龙眼肉具有补心安神，养血益脾的功效。现代研究发现它含有蛋白质、维生素等多种营养物质，对脑细胞特别有益，能增强记忆，消除疲劳，且有明显抗衰老作用。用龙眼肉炖冰糖水，可镇定神经，对神经衰弱和抑郁病者有疗效。

另外，多吃些富含B族维生素和氨基酸的食物，如谷类、鱼类、绿色蔬菜、蛋类等，对于摆脱抑郁症也有裨益。

人们曾经希望能够研究出"自杀类型"，能够据此识别潜在的易自杀者，从而挽救更多人的生命。但有实证研究表明，这样的类型是不存在的。对任何一个人作预测，都是复杂的、困难的。即使这样，也并不等于

说人们完全无可作为。事实上，正因为难以预测，所以预防自杀才是每一个人都有可能面对的命题。每个人都需要了解预防自杀的知识。

当你身边的人流露出自杀的想法时，不要惊慌失措或回避，而是温和地问其更多信息："你考虑过自杀？""为什么？""在哪里？""什么时间？"一般而言，自杀的计划越周密细致，实施的可能性越大，越有必要干预。从自杀方式的选择上也可以看出对方自杀意愿的强烈程度。那些选择惨烈、决绝方式的人，如跳楼、跳崖等，有更强烈的自杀意愿。

不要对其进行说教，或辩论自杀的对错，或对其自杀的想法提出批评。尽管我们可以不同意对方的看法，但接纳的态度是非常重要的。倾听才能让对方敞开心扉，在紧急情况下，让对方安心、安定最为重要。

给对方温暖感。自杀是与世界的决裂，所以自杀者此前会有与周围隔绝的信号。家人、朋友或同事可以注意这些信号或线索，给对方多一些心理上的支持，理解其遇到的困难或挫折，肯定其已做出的贡献或价值，并且帮助对方接受不完美，接受现实。这些温暖的支持有时是维系有自杀想法者和现实世界的唯一纽带，尽管脆弱，但却关乎生死，所以不能断掉。

小贴士

判断自己是否患有抑郁症的简便方法

请仔细阅读以下问题，圈出最适合自己情况的分数，然后将分数累加，得分在15分以上，说明你应到医院就诊。得分在5～15分之间，说明你有一定的抑郁情绪，也应寻求医学帮助。如果你有自杀或伤害他人的念头，请立即告诉医生。每一项的得分为："不是"为0分，"偶尔是"为1分，"有时是"为2分，"经常是"为3分。

1.你是否感觉沮丧和忧郁？

2.过去常做的事，现在做起来是否感到吃力？

3.你是否无缘无故地感到惊慌和恐惧？

4.你是否容易哭泣或感觉很想哭？

5.过去常做的事，你现在是否兴趣减低？

6.你是否感到坐立不安或心神不定？

7.你是否晚上不服药就很难轻松入睡？

8.你是否一走出自己的房间就感到焦虑？

9.你是否对周围的事物失去兴趣？

10.你是否毫无原因地感到疲倦？

11.你是否比平时更爱发脾气？

12.你是否比平时早醒，醒后就再也睡不好了？

第二章 观脸知健康

◎ "脸面"自古就很被人们重视，它不仅是人的尊严的象征，其实更透露着人体健康的密码。零星冒出的痤疮，面部的斑点或者血丝，这些看似小问题，实际上可能是身体疾患的信号灯。因此，在日常生活中不仅要爱"面子"，更要学会对自己的面部察颜观色，从而及早预防疾病的发生。

❤ 激素与内分泌是痤疮元凶

相信很多朋友都有长过青春痘的历史，青春痘不仅仅象征着青春，同时也会带来很多烦恼。其发病会严重影响患者的外形美观，医学上将青春痘称之为痤疮，俗称粉刺，是毛囊皮脂腺极其常见的慢性炎症性皮肤病。

痤疮的病因是多方面的，产生的原因很复杂，且常因人而异，而且多种原因又相互关联。仅由一种原因引起痤疮的情况是很罕见的。其中被公认的青春期性激素平衡失调、雄性激素分泌增高是痤疮发病的一个重要因素。现代医学研究证明，皮脂腺的发育与分泌是受雄性激素直接支配的。不论男女都有雄性激素和雌性激素，只是在男女体内有不同的比例，比例的改变可能使痤疮出现。青春期中，雄性激素的分泌增强，刺激皮脂腺增生，导致皮脂高产，很容易造成皮脂排泄受阻而发生皮质滞留引发痤疮。男性如此，女性的雄性激素

水平在这一时期同样也会相对上升。此外，女性在排卵后的一段时间内黄体酮的增加也刺激皮脂腺使皮脂分泌增加，因此女性在月经前常有痤疮发生。常有这样的情况出现：女性经期前，雌性激素水平下降，雄性激素水平相对较高，这时有痤疮的患者往往伴随其症状加剧，月经后随着雄性激素水平回升，其症状又会有减轻的趋势。

另一个重要的原因就是皮脂分泌过剩。正常情况下，皮脂腺产生的皮脂，通过排出管、毛漏斗部分分泌到皮肤表面。但由于雄性激素水平增高，使皮脂腺激素的分泌发达起来。特别是在面部、背部和胸部的皮脂腺分泌机能旺盛，皮脂的产生量和皮脂排出能力的平衡被破坏，使排泄不能顺利进行，导致皮脂淤积，毛囊口堵塞，形成栓子，在皮肤上形成一颗颗米粒大的疙瘩，并可挤出细条状乳白色豆渣样的物质，这就

是粉刺的由来。

从中医上来说，内分泌失调是阴虚的表现，是由气血淤滞所造成。瘀血滞留体内、脉络受阻、外毒入侵人体、产后恶露不下等都可能会引致气血淤滞。很多女性常见病，其实都是由于内分泌失调所引起。因此，治疗这些病症，要从内分泌失调的调理入手。

中医主张通过通畅气血，使精血滋养全身，促进血液循环，由内而外的全面调理。根据中医的辨证施治原则，对功能亢进者应多注意养阴治疗，而对于功能减退者往往表现有气血两虚、肾虚等，一般是给予补血益气、补肾等治疗，使情况得以改善。

调理内分泌失调更重要的还是要从饮食、运动上入手，必要时辅以药物治疗；要养成良好的饮食习惯，多吃新鲜果蔬、高蛋白类的食物，多喝水，补充身体所需的水分；同时多参加各种运动锻炼，加强体质；还要保持科学的生活规律，不要经常熬夜，以免破坏正常的生理规律，造成激素的分泌失衡甚至不足，进而引发其他疾病；还要保证注意休息、充足睡眠；避免过度劳累与激动，保持精神愉快，以免不良情绪影响到内分泌系统；预防感染；不要购买塑料制的生活用品，尽量避免环境因素的危害。

♥ 面部麻痹：看似小事的顽疾

在日常生活中有些人会遭遇这样的尴尬，即面部麻痹，中医称之为"中风"。引起中风的原因多种多样，要避免遭遇中风需要我们从日常生活中的各方面来加以注意。

面部麻痹，又称面瘫，也称面神经炎、贝尔氏麻痹、亨特综合征，俗称"歪嘴巴"、"歪歪嘴"、"吊线风"、"吊斜风"、"面神经炎"、"歪嘴风"等。面部麻痹以面部表情肌群运动功能障碍为主要特征，是由于面部的肌肉失去平衡控制能力，嘴唇被牵向一边，一侧的面部肌肉发生

麻痹导致，一般症状是口眼歪斜。它是一种常见病、多发病，不受年龄和性别限制。患者面部往往连最基本的抬眉、闭眼、鼓腮、努嘴等动作都无法完成。多数人会发生得突如其来，往往会在一觉睡醒后，发现一边的面部肌肉失控，由于面部肌肉不能配合一致，闭眼睛时嘴巴和脸颊会受到牵拉。面瘫的具体表现为口眼歪斜、言语不清、口角流涎。还有一些人在睡眠时眼睑不能闭合，也有人在进食时，眼睛里会流出眼泪。现代医学认为，脑血管阻塞会引起面部血液循环

不畅，致使面部神经传导失调。面部的神经分布较多，如果神经因为水肿引起组织变化而受到压迫时，则会造成面部麻痹，如果面部麻痹兼有严重的淤痛，或伴有淋巴结、耳下腺体肿大，则须细心寻找形成面部神经麻痹的原因，导致这一症状最常见的疾病有骨折、肿瘤、中耳炎、颅骨乳突部分发炎、带状疱疹及结节癌等疾病。

对面瘫、面瘫后遗症、面肌痉挛、三叉神经痛的传统治疗，都采用针灸、贴药、拔罐、割治、火针、电针、理疗、鼻塞药、介入治疗、面部注射药物等，还有一些民间的土办法如擦鳝鱼血等。

但这些方法弊端很多。因为面部肌肉都呈扁平、扁薄的皮肌和条状的扁平肌，这些肌肉起自于颅骨的不同部位，分布在眼裂、口裂、鼻孔的周围，呈扁平环形肌和扁平辐射形肌肉与周围的肌肉组织联结在一起。在这些肌肉收缩和舒张时，有开大和缩小眼、口、鼻孔的作用。同时牵动着面部皮肤活动，表现出喜、怒、哀、乐等各种表情。面部的肌肉大约有26块之多，它们互相重叠在一起各有各的功能，而针灸、拔罐、贴药、电针、火针、面部注射营养神经的药物，介入治疗等治疗方法，会造成这些肌肉的损伤、出血、纤维化及炎性反应。所以面瘫最好以针灸治疗，并以手法为主，治疗过程中不加用药物或电针。

面部麻痹的患者多为突然起病，难免会产生紧张、焦虑、恐惧的情绪，有的担心面容改变而羞于见人，有的担心治疗效果不好而留下后遗症，这时要根据患者不同的心理特征，耐心做好解释和安慰疏导工作，缓解其紧张情绪，使病人情绪稳定，以最佳的身心状态接受治疗及护理，以提高治疗效果。

由于眼睑闭合不全或不能闭合，瞬目动作及角膜反射消失，角膜长期外露，易导致眼内感染，损害角膜，因此眼睛的保护非常重要，应尽量减少用眼，外出时戴墨镜保护，同时滴一些有润滑、消炎、营养作用的眼药水，睡觉

小贴士

面部麻痹自我按摩疗法

脸颊：先从下颌处，用双手三、四指指腹由下向上，画小圈按摩到耳朵旁边的听会穴，再从颌下的地仓穴画小圈，按摩到耳边，然后从鼻翼旁边的迎香穴由下向上，画小圈按摩到双眼外侧的太阳穴。

嘴唇：用双手食指绕嘴唇做环形按摩，然后用第一、二指节，按住嘴唇向外做牵拉动作。

时可戴眼罩或盖纱块保护。

患者可以用生姜末局部敷于面瘫侧，每日1~2次；温湿毛巾热敷面部，每日2~3次，并于早晚自行按摩患侧，按摩时力度要适宜、部位准确；只要患侧面肌能运动就可自行对着镜子做皱额、闭眼、吹口哨、露齿等动作，每个动作做2个8拍或4个8拍，每天2~3次，坚持这样对于防止麻痹肌肉的萎缩及促进康复是非常重要的。此外，面瘫患者应注意不能用冷水洗脸，避免直接吹风，外出时需戴上帽子和围巾保暖；注意天气变化，及时添加衣物，防止感冒。

♥ 脸色是健康状况的晴雨表

人体是一个有机整体，面部不同部位与脏腑有着密切的联系，人体脏腑功能失调，也可引起面部相应的变化。可见，脸面不仅是人们情绪的"表演舞台"，还是健康状况的"晴雨表"。

病人患病之后在面部五官所呈现出来的异常起色，称为病色。病色在疾病过程中伴随着疾病而发生，是疾病在面部独特的显现形式，可以随着病情的发展而变化，还可能预示疾病的演变和转归。所以病色是中医色诊的主要依据，是察颜观色的基础。面部的色泽是血气通过经络上注于面而表现出来的，气血的盛衰及运行情况，必定会从面色上反映出来。健康人的面色通常是微黄，显红润而有光泽，否则就是不健康的表现，需要就诊。

1.满面白色主血虚

血液是维持所有动物包括人的生命的基本保障。血液是红色的，因此面色发白显然是血液的供应不足。血虚病人的面色特点是面色淡白而缺少光华，或者颜面黄白如鸡皮状，面色憔悴，毛发枯萎。血虚多数由于出血引起，如吐血、便血、尿血；也有的是因为过度劳神损伤心血；或者是心不生血、不容于色。此外，脸色苍白很有可能是贫血、慢性肾炎、甲状腺功能减退等疾病的征兆。

2.脸色发黄

脸色发黄是脾虚的表现，如果突然出现脸色变黄，则很可能是肝胆"罢工"的迹象，急性黄疸型肝炎、胆结石、急性胆囊炎、肝硬化、肝癌等患者常会发出上述"黄色警报"。

3.面色发赤

面部发红与身体的血液循环系统直接有关。可由风吹、日晒、高温刺激，伤及颜面经络，导致血脉扩张而发病；或有瘀血阻滞经络，血脉运行不畅，瘀

小贴士

女性气血滋补方法

女人要想脸色好，活血很重要。下面介绍的7招滋补方法，大家可以坚持做下去，相信它们会让你的肤色焕然一新。

1.猪蹄皮冻

材料：猪蹄2只，红枣5颗，枸杞15颗。最好买新鲜的猪蹄。做法：猪蹄洗干净后先用热水烫一下，然后捞出，倒入半锅的水，加一些红枣、枸杞，然后小火慢炖，大约一个小时后，汤就会变黄，加盐、鸡精，葱末就可以。喝完汤之后，把吃剩的猪蹄处理一下，把骨头都剔掉，把这些猪蹄放回锅里跟剩下的汤再煮一会，然后捞出来，装在一个平口的盘子中，套上保鲜膜，放在冰箱的冷冻层里，15～20分钟后，你就可以拿出来了。它已经成了软软的皮冻。然后用刀切成若干小块就可以品尝了。猪蹄含丰富的胶原蛋白，可保持皮肤弹性，减少皱纹，保持好气色。

2.补血补气四物汤

很多女性在月经期可能都会有肚子疼、脸色苍白的症状，此时喝四物汤可补血补气，温暖子宫。

材料：熟地（用手抓一小把），党参6～8条，枸杞40～50粒，当归3～5片（这些材料中药店里都可以买到），猪骨适量。

将所有的药材跟猪骨放在一起褒汤，用小火大约褒40分钟，就差不多了，记住是小火。此汤可以滋润皮肤，改善肤色。

3.醋姜猪蹄

这一食疗方比较适合想胖一点的女性，因为这一食疗方能很快恢复体力，还可以去皱补血，常食还会使脸色变得红润起来。较胖的女性也可以喝，只是不要晚上喝，一个星期一次就可以。

材料：猪蹄2～3个，姜6～7片，香醋两勺。

所有的食材放在一起用小火煮，时间长一些，因为猪蹄需要煮得烂一些，大约一个小时就可以了。你要是吃不惯酸就放一勺红糖，酸酸甜甜的味道也很不错。当然你要是不喜欢甜也不喜欢酸，那就放一些葱、香菜，味道也很好。

4.枸杞银耳汤

枸杞和银耳两者搭配效果很是不错，既可以补血，又可以美白肌肤。

材料：枸杞15～20颗，银耳2块（泡水备用）。

先把银耳放在锅里小火炖10分钟，然后加入枸杞，两者一起煮10～15分钟，加入冰糖，直到汤液黏稠即可。

血阻滞肌肤，使血脉扩张；血液循环不好，导致体内的毒素难以排出体外，也会形成红血丝。血液循环的不好与身体缺乏维生素和微量元素也有关系，这些物质的缺乏会导致毛细血管壁缺乏弹性，造成扩张。由此可知，面部发红现象不仅有必要治疗，而且迫在眉睫。

4.面部发黑

中医认为脸色发黑是肾亏损的表现，故常用补肾药物予以治疗。此外，肝硬化、肾上腺素功能减退症、慢性肾功能不全、慢性心肺功能不全、肝癌等患者，也会出现脸色变黑。

人们常说，"不爱看别人的脸色"，殊不知脸色的变化也是生物特征的一种，可以及时反映出身体内部健康与否的信息，反映体内将要发生的各种问题，值得认真学习、推广应用。从今天起，我们就开始关注脸色，仔仔细细地察颜观色！

♥ 异常笑容是怎么回事

正常人的笑，是心情愉快的表露。医学家们发现，许多长寿的人都有一个共同的特点：爱笑。我国神话中的老寿星就是一副笑容可掬的形象。然而，笑容也有异样的表现，其中也可能藏匿着某种疾病的蛛丝马迹，医学上称这种与疾病相伴随的笑为"病理性的笑"。因此，在一定程度上可以通过观察笑容来判断疾病的种类和发展程度。

1.苦笑

可见于破伤风患者。症见张嘴困难、咀嚼肌抽搐、牙关紧闭、面部肌肉痉挛、表情牵强等，这是典型的苦笑面容，需要引起注意。

2.怪笑

可见于面部神经麻痹或面瘫患者。由于这类人群的神经支配功能有所减弱或丧失，无法调控面部肌肉，造成一侧面部肌肉松弛，鼻唇沟变浅，笑时仅有健康一侧的嘴角向外牵拉，以至于面部口歪眼斜，看起来表情怪异。

3.假笑

隐形忧郁症患者会出现假笑的情形。由于精神忧郁，内心情感压抑，笑容并非发自内心，故往往显得不够自然，面部表情较为僵硬，常常能看到嘴角咧开在"笑"，眼睛和面容中却没有任何笑意。

4.傻笑

傻笑表现为特殊的憨里憨气地笑，多见于大脑发育不全和老年性痴呆等患者。有一位精神病专家指出："傻笑是精神分裂症的一个显著而具有特征性的症状。它是不能自制的。无需任何刺激就会在任何情况下出现，且不伴情绪特色。"所以，病人虽然经常乐呵呵的，但由于智能障碍的影响，面部表情却给人以呆傻的感觉。

5.阵发性笑

阵发性笑即不由自主地发笑，多则每天发作几次到十几次，少则几天或几周发作一次，每次时间不等，笑过后即恢复正常，这是发笑性癫痫的特征。该症除发笑外，在临床上还伴有形形色色的自动症、脑电图改变、持续时间不定和程度不同的意识障碍等。

6.强笑

强笑即强制性笑。它是一种无法克制的笑，多见于老年性弥漫性大脑动脉硬化和大脑变性等脑部器质性病变的患者。

7.狂笑

狂笑多见于大量酗酒后大发酒疯，或癔病患者呈现的歇斯底里大笑时。

8.痴笑

见于精神分裂症病人。这类患者由于大脑功能不全，笑时不分场合、地点、人员多寡，可以独自偷笑，亦可以是狂笑。对于精神分裂症来说，痴笑是一项重要特征，仿佛有感染性，往往可以引起整个精神病病房在突然之间出现热闹的笑声。但是，这种情感并不稳定，有时可突然收敛笑容，表情严肃，有时又可变笑为涕，反复无常。

由各种疾病引起的异常发笑，虽然形态各异，但具有共同的异常特征，即笑的发作与情绪不协调，成为情不自禁、无法控制的笑。一旦发现自己或他人笑容有异常，则应马上引起警惕，防范疾病萌芽，切不可对此掉以轻心。

防治异常笑容应加强面部肌肉的运动，平日多做咧嘴、抿嘴、撅嘴等动作，以锻炼面部神经的灵敏度和肌肉的灵活度。还可以练习下面这套动作来活跃面部：先用力睁大双眼，用力闭上，再睁开；接着紧缩两腮肌肉，紧闭双眼；然后张大嘴巴，眼睛往上看，使面部肌肉呈紧张状态，合拢嘴巴；再将双唇向内扣进，紧闭，两腮交替鼓气。

实际上，说话闲聊也能使面部肌肉得到充分运动，并可令发声器官、呼吸器官、听觉、视觉神经都得到协调锻炼。因此，经常说话也能增强面部肌肉的神经功能，对于预防和改善异常笑容大有益处。

面部疼痛，无碍大局吗

面部疼痛通常由局部组织感染或炎症引起，有的是隐隐的跳痛，有的是剧烈的刺痛，表现出的病症不太一样。

1.颞颌关节异常

这种情况是最为人所熟悉的脸痛原因，是肌肉发炎所引起。颞颌关节炎，俗称挂钩疼，是指由于颞颌关节功能紊乱或结构损伤而引起的疼痛、活动障碍等症状的综合征。疼痛位于耳前的深处，并且可由该处放射。疼痛可弥散到整个一侧面部，性质为钝痛，程度为轻度或中度，咀嚼、说话、咬牙等活动可诱发和加重疼痛。

2.三叉神经炎

这种疼痛会沿着双颊的三叉神经走向而发展，疼痛一般比较剧烈。三叉神经痛是一种突发性的严重面部疼痛，它可以由非疼痛性的刺激（如刷牙、吃东西、触摸脸颊等）而产生。脸部的疼痛神经共可分为上支（眼支）、中支（上颌支）及下支（下颌支），而以中、下支最易受到影响。此疾病常见于女性患者，且右侧脸较多。

3.带状疱疹

如果现在疼痛之处，最近长过红色起水疱的皮疹，可能是带状疱疹，应及时到医院神经科或皮肤科就医。带状疱疹是由水痘带状疱疹病毒引起的急性炎症性皮肤病，中医称为"缠腰火龙"、"缠腰火丹"，民间俗称"蛇丹"、"蜘蛛疮"。其主要特点为簇集水疱，沿一侧周围神经作群集带状分布，常伴有明显神经痛。

人是水痘带状疱疹病毒的唯一宿主，病毒经呼吸道黏膜进入血液形成病毒血症，发生水痘或呈隐性感染，以后病毒可长期潜伏在脊髓后根神经节或者颅神经感觉神经节内。当机体受到某种刺激（如创伤、疲劳、恶性肿瘤或病后虚弱等）导致机体抵抗力下降时，潜伏病毒被激活，沿感觉神经轴索下行到达该神经所支配区域的皮肤内复制产生水疱，同时受累神经发生炎症、坏死，产生神经痛。本病愈后可获得较持久的免疫，故一般不会再发。

带状疱疹发病期间，患者会出现多种不适症状，神经疼痛最明显，使人寝食难安。一般医疗机构无特效疗法，加上高额费用，更使人难以承受。如治疗不当或体质虚弱诸多因素所致，会转为"带状疱疹后遗神经痛"，少则年余，多则数年，患者将长期忍受痛苦折磨。一人发病，全家受累，影响生活质量。带状疱疹还有其特殊类型：眼疱疹、耳疱疹、内脏疱疹、疱疹性脑膜炎、无疱疹型带状疱疹等。这些疱疹既有特殊性，又对人体有严重的危害性，有些可致失明、耳聋，甚至死亡。这些病早期极易误诊，医患双方均应重视。

若在面部的一边由眼到鼻子当中的部位有疼痛感，伴有流泪和流鼻涕，可能是群集性头痛的表现，这是周期性偏头痛的一种类型。如果反复出现，则应尽早去医院就诊，正确使用药物镇痛。

若是太阳穴突然发生跳痛，有可能是颞动脉炎，若不及时治疗还会影响视力。为了防止失明，一旦疑有颞动脉炎的诊断时，应即刻开始治疗。多数病人

对60毫克/天的强的松有效，需维持2～4周。根据治疗反应，可逐渐减少强的松的剂量，通常每周减少5～10毫克，到40毫克/天时，每周减2～5毫克，一直减到20毫克/天，然后每周减1毫克。不一定要等血沉降到正常才开始减量。如减药过程中症状复发（主要是头痛，发热和肌痛），强的松应加量，直到症状得到控制。有些病人在一年内可停用强的松，但更多的病人需用药数年。对激素有严重副反应的病人，可应用硫唑嘌呤、甲氨蝶呤或氨苯砜。

若感觉眼睛及颧骨附近软肿并有钝痛，可能是患上了鼻窦炎，这可能是头颅内空气腔黏膜的炎症引起的疼痛。

♥ 面部网状血丝不仅是美观问题

脸部皮肤薄而敏感，过冷、过热、情绪激动、温度突然变化时脸色容易发红，严重者还会形成沉积性色斑，难以治愈。脸部红血丝主要包括以下几种类型：

1.地域性毛细血管扩张症

由于长期居住在高寒地区或曾经受过冻伤，致使血液循环受阻，就会使面部呈现一条条的红血丝，另外，如果受寒冷刺激、风沙气候、空气干燥、阳光曝晒等，也会使毛细血管耐受性超出正常范围，引起毛细血管扩张、破裂，从而出现红血丝。

在治疗上，首先是脱离恶劣的生活和工作环境，其次是根据情况对症治疗。如果短时间内不能离开恶劣的环境，要经常用冷水洗脸，以便增强皮肤的耐受力。

2.遗传性毛细血管扩张症

据医学研究证明，有15%的毛细血管扩张症与遗传性关系密切，目前医学上尚无较好对策来解决因为遗传而导致的红血丝问题，只能在日常生活中加强对皮肤的护理和保养，可以在生活中经常按摩红血丝部位，这样有助于促进血液流动，增强毛细血管的弹性。

3.生理性毛细血管扩张症

由于害羞、紧张、愤怒、激动等原因致使肾上腺激素分泌一过性增高而引起毛细血管扩张，一般不属治疗范围，但平时要注重皮肤的保养，因为皮肤特别敏感，所以在使用护肤品时，应先试用，确保不过敏后再使用。每天洗脸的次数要少一些，不宜经常化妆，以使肌肤得到充分休息。平时应注意饮食均衡，摄取足够的钙质、蛋白质及B族维生素、维生素C，多喝开水或果汁，少吃辛辣食物。

4.内脏性毛细血管扩张症

由于心、肺等疾病而引起的继发性毛细血管扩张症。因这种原因出现的红血丝，首先应抓紧治疗原发疾病。当原发疾病治愈后，此症状可自行消退。

5.皮损性毛细血管扩张症

由于在治疗一些皮肤疾患时长期使用激素类外擦药物，或滥用乱用化妆品，或诸如脱皮换肤等错误的治疗措施，以及过于频繁的皮肤护理均会导致皮肤结构和功能严重受损，皮肤免疫力低下，致使毛细血管扩张。这种情况下，首先要停止使用激素类药物，不要再度刺激皮肤，尽量不使用含重金属的化妆品，避免色素沉积，毒素残留表皮，同时要服用天然无刺激的产品进行

对症治疗，症状可减轻或消退。

6.目前国内治疗面部红血丝以下几种方法

（1）光子嫩肤：光子机对红血丝有特定的治疗波长，通过光扫，真皮中毛细血管内血液的血红蛋白吸光受热后凝固，封闭异常扩张的毛细血管，皮肤看起来就没有红血丝了，一般治疗见效后，会保持一段时间。但是，这种强加外在刺激的治疗方法显然不是长久之计，会出现很多反弹的迹象。

（2）激光治疗：采用激光治疗时照射剂量要适当，否则很容易因照射过度而形成瘢痕。激光主要是利用电子的光热作用，迫使毛细血管内的血红蛋白吸收激光能量，发生凝固，阻塞毛细血管，使毛细血管萎缩，以达到治疗目的。

（3）中医治疗的方法：关于中医治疗红血丝的方法并不多见，但是患者可以尝试一下下面的这些小偏方。

（1）蜂蜜麦片配方，功效：可以减少红色素沉着，闭合毛细血管，减少刺痛感；

（2）银耳冰糖退红方，功效：可以镇定、消炎，具有去除红血丝的功效；

（3）芦荟蛋白方，功效：芦荟消炎镇定，蛋白清热解毒，蜂蜜所含的维生素、葡萄糖、果糖能抑制红血丝的发作。中医治疗红血丝的效果尽管不错，但是需要红血丝患者长期的坚持才能看到效果。

为什么会有面具脸

面部肌肉运动减少，很少眨眼睛，双眼转动减少，表情呆滞，像戴了面具一样，俗称"面具脸"。

造成面具脸的因素有很多，但主要包括以下几种：

1.硬皮病

硬皮病又称系统性硬化症（SSc）。临床上以局限性或弥漫性皮肤增厚和纤维化为特征，各年龄均可发病，但以

小贴士

硬皮病预防护理食疗偏方

1. 独活乌豆汤

独活9～12克，乌豆60克，米酒适量。将乌豆泡软，与独活同置瓦锅中，加水约2000毫升，文火煎至500毫升，去渣，取汁，兑入米酒，1日内分2次温服。

用于风寒湿阻之病人。汤中独活性味辛苦微温，可祛风除湿、散寒止痛，尤善祛肾经伏风；乌豆性味甘平，长于祛风、利水、活血、解毒、滋肾，辅助独活炖汤，以米酒为引，既收祛风除湿、活血通络、散寒除痹之效，又扶助正气，制约独活辛燥之性。

2. 虫草鸡汤

冬虫夏草15～20克，龙眼肉10克，大枣15克，鸡1只。将鸡宰好洗净，除内脏，大枣去核与冬虫夏草和龙眼肉一起放进瓦锅内，加水适量，文火煮约3小时，调味后食用。

用于肺脾肾虚之病人。汤中冬虫夏草味甘性温，入肺、肾经，滋肺补肾；大枣味甘性温，入脾经，补脾和肾，益气生津；龙眼肉味甘性平，入心、脾经，补心安神，养血益脾；鸡味甘性温，入脾、胃经，益五脏，主下气，治反胃。

3. 参附回阳汤

人参10克，制附子10克，龙骨30克，牡蛎30克，淡豆豉50克。先将制附子、龙骨、牡蛎加水煎煮，去渣取汁，加入豆豉煮至软烂，人参另煎，合并两液服用。

用于脾肾阳虚、寒凝淤阻之病人。汤中人参味甘微苦性温，入脾肺经，大补元气、补肺健脾、益气生津；熟附子大辛大热，入心、脾、肾经，回阳补火、温中散寒；龙牡安神潜阳；淡豆豉解表除烦。

20～50岁为发病高峰。女性发病率为男性的3～4倍。硬皮病患者的皮肤出现变硬、变厚和萎缩的改变，依据其皮肤病变的程度及病变累及的部位，可分为局限性和系统性两型。局限性硬皮病主要表现为皮肤硬化；系统性硬皮病，又称为系统性硬化症，可累及皮肤、滑膜及内脏，特别是胃肠道、肺、肾、心、血管、骨骼肌系统等，引起相应脏器的功能不全。发病时皮肤变紧、异常光亮和色素过度沉着，如病变部位在面部，则面部皮肤变紧导致面部表情丧失，呈"面具脸"。

2.帕金森综合征

"面具脸"是帕金森的典型症，患者的肌肉会显得很僵直，有的病人会最先表现在面部肌肉上，病人很少眨眼睛，双眼转动减少，表情呆板，即使自己有意地做表情也显得很僵硬，好像戴了一副面具似的。

3.一般治疗"面具脸"的方法

（1）皱眉动作：尽量皱眉，然后用力展眉，反复数次。用力睁闭眼。

（2）鼓腮锻炼：首先用力将腮鼓起，随之尽量将两腮吸入。

（3）露齿和吹哨动作，尽量将牙齿露出，继之做吹口哨的动作。

（4）对着镜子，让面部表现出微笑、大笑、露齿而笑、噘嘴、吹口哨、鼓腮等。

女性还要小心拉皮拉出面具脸。拉皮变脸术不是万能的，必须小心谨慎对待，欲做"变脸术"的人要注意：小心拉皮拉出面具脸。因为每一次拉皮手术都会损失百分之十几到二十几的表情，多次拉皮有可能使你从大笑变成微笑，从微笑变成不笑，最后没有了喜怒哀乐，成了面具脸。

此外，注射肉毒杆菌也可能引发面具脸。肉毒杆菌素注射可除皱兼去头痛，可说是时下最流行的整形术，而且相较于其他整形手术而言更为简便、安全、不易被察觉，但肉毒杆菌素的时效、剂量的控制、注射技术、施打部位、甚至医师的审美观，都会影响施打成果或副作用的呈现，所以一旦造成注射后脸部表情不自然或疗效不佳，就有可能出现"面具脸"！

❤ 满面通红意味着什么

很多人总是认为面色红润就代表健康，其实不然，有一部分面红的人主要是由于循环血量充足，血液流动加快，致使体温升高，毛细血管扩张，形成"满面红光"。

面色发红与身体内部的发热关系

密切。《灵枢·五色》说："黄赤为热。"在日常生活中，正常人常会因为周围气温升高、情绪激动、饮酒等出现两颊泛红的状态。这是面部暂时性皮肤毛细血管扩张的表现。病态的脸红多见于热症，尤其是发生高热时。还有一种类型的结核病患者，由于长期低热，一到下午，两面颧部总是呈绯红色。原因就是体内血容量减少，甲状腺分泌增加，甲状腺素的分泌高峰又多在午后。因此，结核病人两颧发红多见于午后。

当煤气中毒时，脸部会泛出樱桃红色；如皮肤呈现赤红，显示体内的红细胞含量偏高，或心脏、肝脏出了问题，特别是红色见于面颊及腮上时，更要提防心脏病的发生；如果是面色通红，且伴有口渴甚至抽搐，则以急性感染所引起的高热性疾病最为常见。

此外，造成皮肤发红的皮肤疾病也非常普遍。如患有红皮病者，全身的皮肤都会变红，且会有鳞屑脱落；若感染荨麻疹，皮肤会突然发痒，且有形状和大小不定的红色扁平肿块；若是感染药疹、风疹、中毒疹、猩红热等疾病，则会产生红色小颗粒；在发红的皮肤上，若长出一粒粒小疙瘩，而且会痒，则是感染汗疹的症状；若是感染急性湿疹或接触性皮肤炎，也会有同样症状，疙瘩最后会变成小水泡，用手抓后容易糜烂，流出分泌物。

面色苍白意味着什么

面色苍白是由于脸部毛细血管充盈不足而引起的，中医认为这是体质差的表现。此外，如大出血、休克引起毛细血管强烈收缩，甲状腺功能减退、慢性肾炎、铅中毒等，也会引起脸色苍白的现象。

健康人的脸色是白里透红，经常不出门在家里待着的人皮肤也白，可病态的白是色如白蜡，常见于如下病症：虚寒病症、贫血及某些肺症患者，可见面色苍白；心脏病二尖瓣关闭不全者，其面部也可能呈现苍白之征象；面色灰白而发紫，表情淡漠，是心脏病晚期的病危面容，倘灰暗之色日重，则是风湿性心脏病二尖瓣狭窄的特征；肝病见白色为难治之病；白色见于两眉之间，是肺脏有病；甲状腺机能减退症、慢性肾炎等患者的面色，较正常人苍白；铅中毒时，患者以面色灰白为主要特征，医学上称为"铅容"；寄生虫病、白血病等患者，长期室内工作及营养不良者亦见此色。肠道寄生虫病，面部可见白点或白斑；此外，出血性疾病、经常痔疮出血、妇女月经过多，也会造成面色苍白；休克病人因面部血液循环受阻，脸色也会发白。中医认为，面色苍白属于虚症和寒症。如有些人，面色较白，体型肥胖，中医称这些人为气虚，或阳虚之体。这些人尽管体胖，但体质较差，容易得感冒。

为数不少的女性看上去面无血色，皮肤苍白或萎黄，这些人常有疲乏无力、头晕健忘、心慌气短、月经失调等症状，并伴有皮肤萎缩、干燥，毛发干燥易脱落，或指（趾）甲脆薄而扁平、凹陷、易分裂成层等现象，这些都是缺铁性贫血的表现，化验血即可明确诊断。缺铁性贫血是由于体内储存铁的缺乏，影响血红蛋白的合成所引起的。患者多有缺铁的病史，如分娩失血过多、月经量过多等引起的失血；多次分娩、哺乳、妊娠所致的需铁量增多；钩虫病等寄生虫感染影响铁的吸收；食物中铁缺乏以及铁吸收障碍等。改善缺铁性贫血，首先要除去引起贫血的病因，还要补充含铁丰富的食物。治以补血，可选择以下食疗方：

菠菜猪肝汤：新鲜连根菠菜200～300克，猪肝150克。将菠菜洗净，切段，猪肝切片；锅内水烧开后，加入生姜丝和少量盐，再放入猪肝和菠菜，水沸后肝熟，饮汤食肝及菜。可佐餐食用。猪肝、菠菜两味同用能补血，用于缺铁性贫血、面色苍白者的补养和治疗。

三红补血益颜粥：红枣12枚，枸杞30克，血糯米50克，红糖30克。洗净红枣、枸杞、血糯米，置于铁锅中加清水，先用旺火煮沸，改用文火煨粥，粥成时加入红糖，调匀。每日1剂，早、晚分服。此粥有养肝益血、补肾固精、丰肌泽肤的功效，适用于营养不良、缺铁性贫血、面色苍白、皮肤较干燥及身体瘦弱者。体胖者忌食此粥。

胶芪枣汤：阿胶9克，黄芪18克，大枣10枚。先水煎黄芪、大枣，水沸1小时后取汤，将阿胶纳入汤药中溶化，服用。每日1剂。阿胶补益血液，黄芪、大枣补气生血，三味同用能补气养血，用于贫血的补养和治疗。

面黄虚浮意味着什么

如果你不仅面色发黄，还伴随着皮肤虚浮，那么可能是你的脾出现了问题。

面黄虚浮者，属脾虚湿蕴。因脾运不健，机体失养，水湿内停，泛溢肌肤所致。脾虚湿盛症的临床表现是带下量多、色白或淡黄、质稠无味、绵绵不断、面色萎黄、四肢不温、神倦乏力、足跗时肿、舌淡、苔白或腻、脉缓而弱。

脾为后天之本，气血生化之源。脾能把吃进去的食物化为水谷精微，再进一步转化成气血。脾脏功能健运，则气血旺盛，让人面色红润，肌肤弹性良好，反之，脾失健运，气血、津液不足，不能营养颜面，人必然精神萎靡，面色苍白或萎黄不泽。

脾有运化水湿的功能，当脾虚后，最常见的症状就是湿的代谢失调，也就是说湿气代谢不出，留滞体内，形成湿邪而致病。临床上所谓的湿盛，就是我们经常所说的水湿（分），它有外湿和内湿的区分。外湿是由于气候潮湿或涉水淋雨或居室潮湿，使外来水湿入侵人体而引起；内湿是一种病理产物，常与消化功能有关。若体虚消化不良或暴饮暴食，吃过多油腻、甜食，则脾就不能正常运化而使水湿内停；脾虚之人也易招来外湿的入侵，外湿也常因阻脾胃使湿从内生，所以两者既各自独立又相互关联。脾虚的人要及时调养，假如在脾虚期间受孕，那么后代也会有脾虚的症状出现。

脾虚的人群要多食清淡、清利、凉性食物，如各种瓜类、梨、葡萄、柚子等，并多饮水，禁忌辛辣煎炸和热性食物，忌烟、酒。也不宜暴饮暴食，且要少吃肥腻食品、甜味品，以保持良好的消化功能，避免水湿内停或湿从外入，这是预防湿热的关键。

对于脾虚湿盛，我们可以用一些食疗药膳来缓解：

白果黄芪乌鸡汤

配方：白果30克，黄芪50克，乌鸡1只（约500克），米酒50毫升。

制法：将乌鸡去内脏、头足，洗净，把白果放入鸡腹中，用线缝口，与黄芪一起放入砂锅内，加酒及水适量，用文火炖熟，调味即可。

功效：健脾益气，固肾止带。

用法：分次饮汤食肉。

扁豆山药茶

配方：白扁豆、山药各20克。

制法：将白扁豆炒黄，捣碎，山药切片，二者水煎取汁，加糖令溶。

功效：健脾益气，化湿止带。

用法：代茶频饮。

三味薏米羹

配方：薏米、山药、莲子各30克。

制法：以上三味洗净，加水适量，用文火熬成粥。

功效：健脾益气，化湿止带。

用法：早晚食用，连用7日。

🖤 面色黧黑意味着什么

面色黧黑见于黄褐斑、阿狄森氏病、皮肤黑变病等疾病，以颜面部或周身皮肤出现黄褐、青紫，甚则灰黑色为主要表现。

一般而言面色黧黑分为以下三种情况：

1.肾阳不足面色黧黑

由于久病劳损，或房事不节，肾气虚弱，渐至肾阳不足，不能温养血脉，气血凝滞所致。所以出现腰膝酸软，耳鸣耳聋，形寒肢冷，尿少身肿，脉沉细无力等症状。治宜用温补肾阳之法，方选右归丸化裁；若肾虚水泛，宜用温肾利水之法，方选真武汤与济生肾气丸化裁。

2.肾精亏耗面色黧黑

由于房劳过度，或热病伤及肝肾之阴，肾精亏损，精气不能上荣于面，所以面黧黑无泽，耳轮焦干，又见腰膝酸软，头晕耳鸣，遗精早泄，发脱齿摇，口燥咽干等肾精匮乏之症。治宜补肾益精之法，方选左归丸加紫河车等。本证与肾阳不足面色黧黑的病因有相似之处，但肾阳不足面色黧黑以肾阳虚衰（腰酸肢冷，尿少身肿，舌淡胖嫩）为主症；此则以肾精不足（头晕耳鸣失听、遗精早泄、脚心热、舌质红）为主症。

3.瘀血内阻面色黧黑

由于久病或外伤等原因使气滞血结，或因寒凝血滞，使血行不畅，或因内出血，血不归经，淤于脉外所致。除见面色黧黑外，尚有肌肤甲错，毛发不荣，妇女兼有月经不调，腹内肿块，唇青舌暗，或有瘀斑，脉细涩等瘀血内阻的表现。治当活血化瘀，方选大黄蟅虫丸或膈下逐瘀汤等化裁。

🖤 面色萎黄意味着什么

虽说我们中国人天生是黄种人，但并不是所有的黄皮肤都是健康的表现。精神或是身体的异样都会造成人面色呈现不健康的萎黄。

一般脸色发黄的原因有：心情紧张、抑郁、烦闷，此时体内某些营养物质就会消耗过多而呈现不足，激素（女性激素）分泌随之减少，可导致月经稀少、经量减少或闭经，继而体内代谢功能下降、精神萎靡、形体消瘦、面色干黄。

身体有病的人，其正常的代谢机能

紊乱，肠胃功能下降，肌肤因消耗过多而吸入不足导致干燥，体内病变代谢物排除不畅显露于肌肤而萎黄。因此，面色不佳、精神不振的人应随时就医，查找病因，做到无病早防、有病早治。已婚育龄妇女，应每年做一次妇科普查，若身体稍有不适，面色欠佳应及时就医。

面色枯黄的女性，在排除甲亢、糖尿病、肺结核、月经过多等疾病外，要考虑饮食习惯和皮肤护理。不少女性为保持体形苗条而节食减肥，如果饮食控制不得当，就会造成营养不良，出现面色萎黄的症状。以下是几种改善面黄症状的验方：

治面黄食少。用苍术500克、熟地黄250克、干姜（炮）25~50克（夏天25克，冬天50克），共研细，加糊成丸，

小贴士

生理期不做黄脸婆的健康疗法

女性因其生理有周期耗血多的特点，若不善于养血，就容易出现面色萎黄、唇甲苍白、肢涩、发枯、头晕、眼花、乏力、气急等血虚症。严重贫血者，还极易过早发生皱纹、白发、步履蹒跚等早衰症状。

血足，皮肤才能红润，面色才有光泽，女性若要追求面容靓丽，身材窈窕，必须重视养血，养血则要注意以下几个方面：

1.神养：心情愉快，性格开朗，不仅可以增进机体的免疫力，而且有利于身心健康，同时还能促进身体骨骼里的骨髓造血功能旺盛起来，使得皮肤红润，面有光泽。所以，应该经常保持乐观的心态。

2.睡养：保证有充足睡眠及充沛的精力和体力，并做到起居有时、娱乐有度、劳逸结合。要学会科学生活，养成科学健康的生活方式，不熬夜，不偏食，不吃零食，戒烟限酒，不在月经期或产褥期等特殊生理阶段同房等。

3.动养：要经常参加体育锻炼，特别是生育过的女性，更要经常参加一些力所能及的体育锻炼和户外活动，每天至少半小时。如健美操、跑步、散步、打球、游泳、跳舞等，可增强体力和骨髓造血功能。

4.食养：女性日常应适当多吃些富含"造血原料"的优质蛋白质、必需的微量元素（铁、铜等）、叶酸和维生素B_{12}等的食物，如动物肝脏、肾脏、血、鱼、虾、蛋类、豆制品、黑木耳、黑芝麻、红枣、花生以及新鲜的蔬菜、水果等。

5.药养：贫血者应进补养血药膳。可用党参15克、红枣15枚，煎汤代茶饮；也可用麦芽糖60克，红枣20枚，加水适量煮熟食用；还可食用首乌20克，枸杞20克，粳米60克，红枣15枚，红糖适量煮粥，有补血养血的功效；贫血严重者可加服硫酸亚铁片等。

如梧子大。每服50丸。温水送下。

脾胃有虫，食即痛所致面黄无色，用芜荑仁100克，和面炒成黄色，研为末。每服二匙，米汤送下。

五疳八痢所致面黄肌瘦，用大干蟾蜍1个（烧存性）、皂角（去皮弦）5克（烧存性）、蛤粉（水飞）15克、麝香5克，共研为末，糊成丸子，如粟米大。

每服三四十丸，空腹服，米汤送下，一天服两次，此方名"五疳保童丸"。

湿痰咳嗽所致面黄体重，贪睡易惊，消化力弱，脉缓，用半夏、天南星各50克，白术75克，共研为末加薄糊做成丸子，如梧子大。每服50～70丸姜汤送下。此方名"白术丸"。

♥ 脸上长斑痕意味着什么

本来白皙清秀的面庞，莫名生出了一些细小的斑点，深深浅浅地极影响面容，而且也影响着好心情。实际上，脸上的斑点不仅影响外表的美观，更有可能是身体疾病所致。

面部产生色斑的原因很多，比如日光照射、疾病、药物、化妆品、情绪因素等。中医认为，大多数面斑产生的原因都是肝郁气滞，是内在循环系统被气滞阻断的表现，常常由不良情绪等引发。很多女性长斑者还伴有某些妇科疾病，如卵巢囊肿、子宫肌瘤、乳腺增生、月经不调等，所以女性长色斑时要特别警惕身体疾病。

此外，不同部位的色斑意味着身体的不同地方出现了状况：

1.发际边长斑

多和妇科疾病有关，如女性激素不平衡、内分泌失调等。

2.额头长斑

多见于性激素、肾上腺皮质激素、卵巢激素异常者，因此额头长斑者要注意自己的体内激素分泌问题。

3.眼皮部位长斑

多见于妊娠与人流次数过多和女性激素不平衡者。

4.眼周围长斑

子宫疾患、流产过多及激素不平衡引起的情绪不稳定者经常会有这种情况。

5.面颊部长斑

多见于肝脏疾患和更年期者，肾上腺机能减弱者面部也有显现。

6.太阳穴、眼尾部长斑

这种情况多和甲状腺功能减弱、妊

娠、神经质及心理受到强烈打击等因素有关。

7.鼻下长斑

卵巢疾患者经常会出现这种情况。

8.嘴巴周围长斑

常见于进食量过多者以及胃肠功能不良者。

9.下颌长斑

常见于白带过多、异常等妇科疾患。

针对引起面部色斑的不同原因，在日常生活中应该通过不同的方式来预防与调理。

如果是与疾病相关的色斑就应该及早去医治。尤其是妇科病，如乳腺增生、痛经、月经不调等就应该及时就医。这是预防长斑的根本方法。

睡眠与饮食对皮肤很重要，特别是睡眠。只有在不缺氧、不缺水的情况下，皮肤才会光彩照人，因此要多喝水，多喝汤，多吃水果。鸡蛋和瘦肉中的优质蛋白质对皮肤的光滑细腻也有帮助。

夏季应适当补充糖分，因为肝、肾、脾等脏器都需要糖分，而这些器官健康的人才能拥有红润光滑的肌肤。

注意防晒。由于斑点大部分都是因为肌肤老化、黑色素沉淀而引起，所以应在日常生活中注意防晒，帽子、遮阳伞、防晒护肤品都是防晒的好帮手。值得提醒的是，若不需要长时间暴露在阳光下就不需要使用防晒系数（SPF）很高的防晒品，一般SPF15的指数就足够了，使用SPF30以上的防晒品应在2～3小时内清洗掉，因为防晒系数太高的产品对皮肤有刺激作用。

黄褐斑意味着什么

黄褐斑是一种发生在面部的常见的色素沉着病，中医学又称为"黧黑斑"、"肝斑"，俗称"蝴蝶斑"。

黄褐斑多发生于中青年女性，因其严重影响面部皮肤的美容，往往给患者造成极大的心理负担和精神压力，属于一种损容性的皮肤病。近年来发病有增多的趋势，皮肤科门诊几乎每天都要接待大量的黄褐斑患者，其中很大一部分人由于不了解黄褐斑的发病原理及防治知识，盲目相信化妆品和美容换肤等治疗方法，不仅没有达到预期的效果，反而给皮肤造成了不必要的损伤。而且黄褐斑很有可能是内在疾病引起的，若忽略这一点而盲目祛斑，还会延误疾病的治疗。

黄褐斑的发病原因虽不十分清楚，但与下列因素有密切关系：

（1）生理变化：孕妇常始发于妊娠

中期，故又称"妊娠斑"，分娩后逐渐消退，但也有部分人持续存在多年，这可能同孕激素和雌激素增多有关。

（2）身体内部的疾病在面部皮肤的一种表现。

生殖器官疾病所致：月经失调、痛经、子宫慢性疾病、附件慢性炎症、卵巢囊肿等生殖器官疾病可同时伴有面部黄褐斑。

内分泌病变：甲状腺功能减退、肾上腺皮质功能低下等可产生黄褐斑。

慢性疾病：慢性胃肠疾病、慢性肝肾疾病、慢性酒精中毒、结核病、恶性肿瘤等也可导致黄褐斑的产生。

（3）药物所致：口服避孕药引起的黄褐斑最为常见，停药后色斑可消退，也可持续存在。长期服用苯妥英钠、螺内酯、西咪替丁、己烯雌酚等药物也可诱发黄褐斑。

（4）化妆品可诱发：黄褐斑的产生也可能与化妆品的某些成分有关，如氧化亚油酸、水杨酸盐、香料、防腐剂、铅、汞等重金属，劣质化妆品尤甚。

（5）日光照射：日光中的紫外线是促发本病的重要原因。皮肤经过强烈的紫外线照射，刺激皮肤黑色素细胞分裂、增殖，产生更多的黑色素颗粒，从而使皮肤晒黑，形成色素沉着。

（6）精神因素与本病也有密切关系：过度疲劳、休息不足、长期失眠、精神负担过重、精神创伤等都可以引起色素加深。

若出现黄褐斑，可尝试以下几种治疗手段：

（1）积极去看医生，排除原发病。

（2）去除病因：避免日光暴晒，选用宽光谱的防晒霜；避免口服避孕药或其他易致黄褐斑的药物；注意选择适合自己肤质的优质化妆品；注意情绪、心理的调整，保持良好的人格及心态；注意劳逸结合，保证充足的休息睡眠。

（3）内用治疗：西药可用维生素C、维生素E，二者合用有抑制黑色素形成。淡化色斑的作用。中成药可选用杞菊地黄丸、六味地黄丸、加味逍遥丸、参苓白术丸等。

（4）外用治疗：治疗黄褐斑的外用药较多，有氢醌霜、维A酸霜、过氧化氢溶液、SOD霜以及各种中药外用制剂，但其中一部分药物对皮肤有刺激性，可引起皮肤发红脱皮，甚至发生过敏反应，所以最好在医生指导下使用。

最后值得一提的是，黄褐斑对化学剥脱术（俗称换肤）和皮肤磨削术（俗称磨皮）的反应是无法预测的，这两种疗法均易发生瘢痕和严重的色素沉着，一般不主张使用。

此外，在饮食上要注意多摄取富含维生素C和维生素E的食物。这是因为维生素C为强还原剂，能抑制皮肤内多巴醌的氧化作用，使皮肤内的深色氧化型色素转化为还原型浅色素，从而抑制黑色素的形成。所以，我们在日常生活中，应多吃新鲜的蔬菜、水果，以防止黄褐斑的形成。

另一方面，随着年龄的增长，人体内过氧化脂质会增多，过氧化脂质的增多会使皮肤色素沉着产生斑点。而维生素E具有抗氧化功能，可抑制过氧化脂质的产生。因此，经常食用富含维生素E的食物，如新鲜的青色卷心菜、白芝麻、麦胚油等，也有助于防治黄褐斑。

❤ 脸颊上为什么会长出黑斑

黑斑又称"色斑"，多发生在面部，常见于女性，是一种严重影响美观并使人心烦的"病症"。研究证明，引起面部皮肤黑斑的成因有许多，归纳起来主要有以下几种因素：

（1）人们面部的皮肤如长时间暴露在阳光下，特别是在无遮掩的情况下受到紫外线的直接照射，容易引起色素沉着。使用劣质化妆品或长期使用与自身皮肤属性不一致的化妆品后，一部分人的皮肤会出现过敏反应或炎症，也可导致色素沉着而形成黑斑。

（2）女性内分泌（激素）失调、消化功能紊乱（如长期便秘者）以及肝脏机能减退、精神压力过重、严重的睡眠不足、贫血等多种原因，都可以引起黑斑的产生。

（3）皮肤的过早老化，也是导致黑斑产生的重要原因之一。面部的表皮细胞通常每隔25天至30天更换一次，如皮肤新陈代谢旺盛，即使色素沉着也会在较短的时间内随着角质层的脱落而自然消失。而随着年龄的增长，皮肤的新陈代谢日渐衰退、皮肤角质层的自然修复能力降低，结果使沉着的色素难以消退而变成黑斑。

医学专家认为，防治黑斑要讲究正确的方法，必须内外兼顾、科学合理，平常须注意以下几个方面：

（1）避免阳光直接照射，尤其是盛夏季节，紫外线对面部皮肤的损害较大，外出时须注意防护，带上遮光用品或涂擦防晒霜。

（2）多摄取一些富含维生素C的食物，如草莓、西红柿、西瓜、柑橘、杨梅、红枣等水果和绿叶类蔬菜。同时适量补充维生素E，避免食用辣椒、大蒜之类刺激性的食物。

（3）女性朋友如发现自己患有内分泌失调以及便秘等消化功能紊乱的疾病！应及时到正规医院治疗。常言道："内疏外通、永葆青春；肠道好、气色才更好。"切忌听信不实广告的鼓吹，自作主张乱服一些调理内分泌和清肠排毒的药物。

（4）避免长时期熬夜，注重补充水

分，这点对于女性十分重要。

（5）冷冻及激光疗法，冷冻用的液态氮保存和使用要求特定的技术，激光需要专用的设备，所以只能限定于在正规的医疗机构进行治疗。治疗时间选择在春秋两季最为适宜。

♥ 面部为什么会有皮屑

湿疹和牛皮癣是造成面部皮屑的最主要原因，不过面部的缺水或过敏也有可能造成面部出现皮屑。

湿疹是一种皮肤病，表现为部分皮肤，包括头皮发红并易剥落，也可发痒。牛皮癣是皮肤细胞不能正常地被新生的细胞覆盖，这是因为皮肤的新陈代谢不如细胞脱落快所致。这些未脱落的细胞就堆积在皮肤的表面并形成白色易剥脱的区域，最终以我们所熟知的皮屑大块脱落。

有时看起来像皮屑的情况实际上是头发上的洗头剂没有完全清洗干净，这种留在头发和头皮上的皂样物干后就剥脱下来。

除了湿疹和牛皮癣，面部出现皮屑还可能是以下原因造成的：

（1）皮肤缺水，这种情况须适当补水，平时常用化妆水，且一定要用化妆棉蘸着均匀地涂抹在脸上；

（2）使用美白功效的化妆品，有时候会引起角质层不均匀脱落，可适当用

小贴士

预防皮肤干燥的DIY妙法

蜂蜜蛋黄补水面膜：此面膜能够供给皮肤充足的水分和营养，做法是取适量蛋黄，搅拌后加入鲜蛋和杏仁油并搅拌，均匀涂抹到面部后休息10分钟左右，然后用温水洗净即可。

猕猴桃补水面膜：此面膜能够供给皮肤充足的水分，同时还能有效去除皮肤暗斑、色斑，令皮肤变得更加白皙光泽。将猕猴桃粉碎后加入适量海藻粉后搅拌均匀，再将制作好的面膜涂抹到面部，10分钟后洗净。

黄瓜眼部补水面膜：此面膜能够令皮肤变得更加光亮，非常适合深夜使用，将黄瓜切碎后和酸奶混合，然后用2个绿茶袋，并在其中加入混合好的黄瓜，放入冰箱5分钟，然后取出冰袋放在眼睛上部10分钟左右。

茶叶红糖补水面膜：茶叶所含的营养成分甚多，经常饮茶的人，皮肤显得滋润好看。将红茶和红糖各两汤匙，加水煲煎，以面粉打底，调匀敷面，15分钟以后用湿毛巾擦净脸部。每月涂敷一次，一个月后容颜就会变得滋润白皙。

去角质的化妆品去一下角质；

（3）过敏，这种情况最好去医院看看，有时候过一阵就会慢慢改善，不用担心，多补充维生素就行；

（4）可能是天气的原因，等过了换季的时节会好点。

❤ 腮肿意味着什么

一侧或两侧腮部以耳垂为中心肿起，边缘不清，按之有柔韧感或压痛者，常为痄腮。

痄腮即流行性腮腺炎，冬季易发此病，多见于5～10岁的儿童，是一种由病毒引起的急性传染病。该病主要通过飞沫及与病人接触后传染，多发于人群聚集处，如幼儿园、学校、军营等。一旦你的孩子患过流行性腮腺炎，将永远不再患此病，因为他已经能终身免疫。

本病前期症状一般较轻，表现为体温中度增高、头痛、肌肉酸痛等。腮腺肿大常是本病的首发体征，一般会持续7～10天，常一侧腮腺先肿，2～3天后对侧腮腺亦出现肿大，有时肿胀仅为单侧。腮腺肿大的特点是以耳垂为中心，向前、后、下扩大，边缘不清，触之有弹性感，有疼痛及触痛，表面皮肤不红，可有热感，张口、咀嚼特别是吃酸性食物时疼痛加重。流行性腮腺炎会给患儿带来很大痛苦，腮腺疼痛难忍，少数病人的胰腺、脑膜、脑、肝和心都会受到不同程度的损害。本病对机体的严重危害并不只是腮腺本身，而是它的并发症，应高度警惕和防治并发症。

治疗流行性腮腺炎可选用针灸治法，以手少阳经穴为主，毫针刺用泻法。此外还有一些其他的疗法：

1.外治法

（1）青黛散以醋调敷腮部，每日3～4次。

（2）紫金锭（玉枢丹）或金黄散以水调匀后敷患部。

（3）天花粉、绿豆各等份，研成细末，加入冷开水调成糊状，外敷患部，每日3～4次。

（4）鲜蒲公英、鲜马齿苋、鲜芙蓉花叶、鲜丝瓜叶，任选一种，捣烂外敷患部。

2.针灸疗法

针刺翳风、颊车、合谷等穴，强刺激。发热者，加曲池、少商；烦躁者，加神门；并发睾丸炎者，加血海、三阴交；抽搐者，加印堂、百会、人中。

3.饮食疗法

银花牛蒡粥：金银花30克、牛蒡子15克，水煎取汁200毫升，另取粳米100克加水煮成稀粥，将起锅时加入药汁，并以白糖调味，分次服用。

蒲菊饮：蒲公英30克、野菊花30克，水煎取汁200毫升，加适量白糖调味，代茶频服。

板蓝根夏枯草饮：板蓝根30克、夏枯草20克，水煎取汁200毫升，加白糖适量，代茶频服。

海带海藻汤：海带、海藻各120克，水煎服。适用于疖腮合并睾丸肿痛。

❤ 眼睑下的黄色扁平新生物

如果你某天醒来发现一侧眼睑下缘有一黄色扁平新生物，你所做的第一件事就是让医生检查一下你的胆固醇。

这种黄色扁平的新生物称为黄斑瘤，是胆固醇在眼睑下方的沉积。黄斑瘤是黄色瘤的一种，是指发生在眼睑周围的黄色斑块，多见于老年人、女性。这个病多由体内的脂质代谢不正常而造成脂质的堆积，为脂肪代谢障碍性的皮肤病，多数患者都有血脂高的问题，黄色扁平新生物也可偶尔出现在糖尿病患者身上。

根据国外的报告，眼睑黄斑瘤的患者患有高脂血症的比例较高，故有必要对病患作全面性的血脂检查。若眼睑黄斑瘤患者是并有高脂血时，把血脂降低后，眼睑黄斑瘤的情况也可稍微改善。如果还是不满意，可用激光治疗、手术切除、局部用三氯醋酸涂抹或是液态氮冷冻治疗予以去除黄斑瘤。

合理的饮食营养对高脂血症的综合治疗非常重要，若饮食不当还可能引起或继发于糖尿病、肾病综合征、肝病等疾病。如能及早进行饮食控制可预防其发生发展。

1.单纯血胆固醇增高者

应采取低胆固醇、低饱和脂肪酸饮食，并适当补充含多不饱和脂肪酸丰富的食物，胆固醇摄入量每日控制在300毫克以内。可选食糙米、全麦粉、玉米、燕麦、绿色蔬菜、水果、鸡蛋白、脱脂奶、除去脂肪的瘦肉、鱼虾类等。可多食新鲜蔬菜及瓜果，增加食物纤维，以利胆固醇的排出；也可选食洋葱、香菇、海带、紫菜、山楂、淡茶、魔芋、大蒜、木耳、大豆制品等降低胆固醇的食物。

2.单项血清甘油三酯增高者

治疗重点是限制总热量，控制碳水化合物，同时补充蛋白，尤其是植物蛋白如大豆蛋白。对食物中胆固醇不必严格限制，每周可食鸡蛋三只，此外瘦肉类、鱼虾类及新鲜蔬菜可增加食物纤维及饱腹感，又可供给丰富的维生素和矿物质，也可适量摄取。

3.高胆固醇及高甘油三酯血症

治疗重点是控制总热量，控制胆固醇摄入量，每天控制在200毫克，禁食含高胆固醇的食物，如肥肉、蟹黄、脑、

沙丁鱼、肝、肾、松花蛋等；禁食蔗糖、冰糖、蜂蜜、巧克力、冰淇淋、各种水果糖、甜点心等。可适当增加蛋白质的摄入，尤其是大豆蛋白，多吃新鲜蔬菜及水果，增加食物纤维及各种维生素和矿物质，戒烟、限制饮酒。

丘疹意味着什么

丘疹的形成是由于位于毛囊周围的皮脂腺被皮脂堵塞。男性及女性均可产生雄激素，雄激素在皮脂的产生中起作用。因为雄激素的增加，即意味着皮脂的增加。

丘疹为高出皮肤的局限性突起，小如针头，大如黄豆，可能高耸或平坦，平滑或疣状结构，或有色素与周围皮肤颜色相同（直径超过1厘米者，称为斑块），许多皮肤病开始的病损起自丘疹，应予密切观察。

丘疹好发于头皮、项背部、四肢及外阴部等多毛部位（多见于成年男性），初起为粟粒大小炎性小丘疹，中心有毛发贯穿，呈鲜红色或深红色，周围有红晕，数日后形成脓疱，疱壁薄，破后有少许脓性分泌物，微痛或瘙痒。脓疱破后结黄褐色痂，大约7天左右可愈，也可经久不愈及反复发作。丘疹也可能是下列疾病造成的：

1.毛囊炎

发生于身体任何部位的多形性皮

疹，表现为小丘疹、丘疱疹，对称性分布，皮疹边缘不清，具有明显的渗出倾向、糜烂、结痂及鳞屑，有时可伴有浸润肥厚，有剧烈瘙痒，常反复发作。

2.湿疹

好发于皮脂腺分布较多的部位，如头皮、面部、上胸、上背、腋窝、阴部等处，症见红斑、丘疹、表面有黄色油腻性鳞屑或痂，有不同程度的瘙痒；分布对称，可造成头发稀疏、脱落。

3.脂溢性皮炎

好发于易受摩擦部位（多见于青年或中年人）如项颈部、肘关节伸侧、骶部、眼周（尤其是上眼睑），局部皮肤先有剧烈瘙痒、由于反复搔抓可出现与皮纹一致的三角形或多角形、皮色或淡褐色扁平丘疹，皮疹干燥无渗出、表面干燥，触之坚实，可密集成片，形成苔藓样斑块，表面可有抓痕、血痂及色素沉着。

4.神经性皮炎

多见于青年男女（女性比男性发病早，而男性比女性病情重），好发于颜面、胸背部皮脂腺较丰富的部位；有白头粉刺和黑头粉刺两种；用手挤压可见乳白色脂栓被挤出。常由于细菌感染而发生毛囊性炎症性小丘疹，丘疹顶端有脓疱，愈后遗留点状萎缩性瘢痕。

5.痤疮

又称寻常性痤疮，俗称"青春痘"、"暗疮"、"酒刺"。皮损大多骤然出现（多见于青少年），好发于面部、手背、前臂，为米粒至绿豆大小的扁平坚实丘疹，略高出皮面，表面平滑，境界清楚，圆形、椭圆形或略带不规则形，正常皮色或灰褐色，数量不定，散在分布。搔抓可引起自身接种，出现数个丘疹沿抓痕呈串珠状排列，常无自觉症状，可自行消退。

6.扁平疣

好发于指背、手背、足背、甲缘等处（多见于青少年），损害初起为针头大扁平角质丘疹，数月后逐渐长大成玉米或花生米大的半球形或不规则形乳头状角质物，表面粗糙不平，呈皮色、灰色、灰黄色以至污褐色，境界清楚，数目不定（少则一两个，多则数十个），无自觉症状，部分可自行消退。

7.猴子

又称寻常疣，千日疮，俗称刺瘊。

一侧面部痛性丘疹意味着什么

如果在面部的一侧出现像年轻时长的水痘似的一串疼痛的丘疹，这就是带状疱疹。

在丘疹出现之前，面部可能会感到锐痛，并伴有烧灼感。丘疹常持续一周，但疼痛在丘疹消失后一个月仍可能存在。如果皮疹发生在眼睛附近，则可能出现暂时性或永久性的视力障碍。

带状疱疹也可出现在胸部以下身体的一侧，它是由带状疱疹病毒所致。这种病毒也会引起儿童的水痘。

成年人可能因不活动的病毒被再激活而出现带状疱疹，病毒可能在脊神经末梢已潜伏了多年。病毒是怎样被激活的尚不清楚，并且不是每一个年轻时患过水痘的成人都会得带状疱疹。

一旦发生带状疱疹，你只能采用减轻其严重程度的方法。可用阿司匹林和炉甘石液治疗疼痛及丘疹所致的炎症。冷敷可用5%的醋酸铝浸泡，以减轻炎症，这比炉甘石的效果要好，尤其是丘疹严重时。

从毛发的变化自诊疾病

◎毛发作为我们身体的末梢看似没有什么作用，事实上毛发的异常或者病变是人身体病变的信号灯。因此在日常生活中不仅要让自己的毛发，尤其是头发看起来美观而已，更要注意毛发的异常，从而及早发现身体的病变。

♥ 须发早白多悲哀

每个人都希望自己拥有乌黑靓丽的头发，但实际上偶尔我们会看到一些年纪轻轻却一头白发的人，当然故意染成白色的除外，这种现象在医学上被称为"少白头"。

决定头发颜色的是头发中色素颗粒的多少，它与发根乳头色素细胞的发育生长情况有关。头发由黑变白，一般是毛发的色素细胞功能衰退，当衰退到完全不能产生色素颗粒时，头发就完全变白了。正常人从35岁开始，毛发色素细胞开始衰退。而有的人20来岁头发就白了，即少白头。

少白头的发生原因比较复杂，既与遗传性、体质性因素有关，又与后天的各种因素有关。

后天性少白头引起的原因很多：营养不良，如缺乏蛋白质、维生素以及某些微量元素（如铜）等，都会使头发变白；某些慢性消耗性疾病如结核病等，

因会造成营养缺乏，头发也比一般人要白得早些；一些长期发热的病人，头发会黄脆甚至变白脱落；有些内分泌疾病，如脑垂体或甲状腺疾患，可影响色素细胞产生色素颗粒的能力而导致头发过早变白；脑炎、神经系统病变等也可使头发变白；白化病病人的皮肤、头发、眉毛都是白的；白癜风如发生在头皮上，也会令头发变白；还有人认为，用脑越多，头发白得越早；有些年轻人在短时间内头发大量变白，则与过度焦虑、悲伤等严重精神创伤或精神过度疲劳有关。

至于先天性早老性白发病大都是由于遗传造成的，如遗传性早老病、布科氏综合征、沃登伯格氏综合征往往有家庭内数代遗传的历史。

少白头一般在青少年或青年时发病，最初头发有稀疏散在的少数白发，大多数首先出现在头皮的后部

或顶部，夹杂在黑发中呈花白状。随后，白发可逐渐或突然增多，但不会全部变白，有部分人长时间内白发维持一定数量而不增加。一般无自觉症状。如果是骤然发生者，可能与营养障碍有关。部分患者在诱发因素消除后，白发会在不知不觉中减少甚至消失。而有些人连胡须都变白，中医称须发早白。

专家介绍，压力是导致白发的重要因素，因此，年轻患者需要适当的调节精神状态，工作之余多多放松心情，加强锻炼身体，可以起到防治白发的作用。

合理健康的饮食习惯也能防治白发，平时需要注重饮食的质量，多吃些富含蛋白质、维生素和微量元素的食物等；另外，还应该尽量避免辛辣刺激性食物，杜绝一些富含精制糖和面粉类的食物，不利于头发的生长。

此外，大多数年轻人都喜欢喝软饮料，酒精类饮品，喜欢吃糕点等，专家介绍，这样的饮食在很大程度上会消弱人体的力量，导致脱发，易于长皱纹，刺激皮肤，提早进入衰老期。

由压力而导致的白发并不足以造成永久性白发，只要患者补充定量的营养元素，以及调节好精神状态，便可起到很好的效果。

"少白头"的食疗方法：

（1）黑芝麻：又名胡麻，性甘、平、无毒。

作用：补益肝肾，滋润五脏。由于肝肾不足所引起的身体虚弱、津枯便结、须发早白、未老先衰等均宜，具有美容乌发等效果。

食用方法：取黑芝麻25克捣碎，加适量大米煮成粥，每天一次食用，对"少白头"的白发变黑有良好作用。也可与海带放在一起煮食。或取黑芝麻30克，粳米60克。先将黑芝麻淘洗干净，晒干后炒熟研碎，用时与粳米兑水煮粥即可。此粥有补肝肾、润五脏之功，适用于身体虚弱、头发早白。

（2）枸杞子：性甘、平、无毒。

作用：补益肝肾，对肝肾亏损致头目昏花、头发早白有治疗效果。

食用方法：内服煎汤、炖食，每次9～15克；熬膏浸酒或入丸、散均可。

仙人粥：何首乌30～60克，红枣5枚，红糖10克，粳米60克。

先将何首乌放入小砂锅内，煎取汁液，去渣后放入淘洗干净的粳米和红枣，加水适量煮粥，粥熟后加入红糖即成。此粥有养血益肝、固精补肾、乌须发之功，适用于须发早白和头发枯黄的人。每天一剂，分两次食用，连食7～10天为一疗程，间隔5天再进行下一疗程。大便溏泄者不宜食用。

❤ 头发枯黄显得很憔悴

每个人都希望拥有乌黑亮丽的头发，但实际上生活中的很多因素都有可能造成我们的头发枯黄。

头发干枯是指头发失去水分和油脂的滋润，而导致头发干枯易折断，发尾出现分叉现象。头发枯黄让爱美的女人烦恼不已，下面就介绍一些头发枯黄的原因和治疗护理方法。

防止头发枯黄要避免日晒和烫发。不少人认为，头发泛黄是天生的，不可改变。其实，只要摄取适当营养，避免过度日晒及烫发、染发，头发色泽仍可改善。阳光中的紫外线会破坏存在于头发中的黑色素，而使头发褪色，变得枯黄、无光泽，强碱性的烫发剂也会破坏头发的组织腱，致使头发变色。所以，防止头发泛黄的关键在于避免过多日晒和烫发。

导致头发干枯的原因很多：人体内气血不足，内脏功能失调，会使头发失去濡养，导致头发干枯；营养不良，营养失调，如维生素A缺乏，蛋白质缺乏等；遗传因素；大气污染的侵害；日晒，阳光中紫外线的伤害；化学物的伤害，如染发、烫发、热吹风等；长期睡眠不足和疲劳过度；吸烟过多；某些疾病的伤害，如贫血、低钾。

从病理上来说，导致头发枯黄的主要病因有：甲状腺功能低下；高度

营养不良；重度缺铁性贫血和大病初愈等，这些因素都会导致机体内黑色素减少，使乌黑头发的基本物质缺乏，黑发逐渐变为黄褐色或淡黄色。另外，经常烫发、用碱水洗发，也会使头发受损发黄。下面介绍几种针对不同病因所致的黄发的饮食疗法。

1.营养不良性黄发

主要是高度营养不良引起的，应注意调配饮食，改善机体的营养状态。鸡蛋、瘦肉、大豆、花生、核桃、黑芝麻中除含有大量的动物蛋白和植物蛋白外，还含有构成头发主要成分的胱氨酸及半胱氨酸，是养发护发的最佳食品。

2.酸性体质黄发

与血液中酸性毒素增多，以及过度劳累及过食甜食、脂肪有关。平时应多食海带、鱼、鲜奶、豆类、蘑菇等，多食用新鲜蔬菜、水果，如芹菜、油菜、菠菜、小白菜、柑橘等也有利于中和体内酸性毒素，改善发黄状态。

3.缺铜性黄发

在头发生成黑色素过程中缺乏一种重要的含有铜的"酪氨酸酶"。体内铜缺乏会影响这种酶的活性，使头发变

黄。含铜元素丰富的食物有动物肝脏、西红柿、土豆、芹菜、水果等。

4.辐射性黄发

长期受射线辐射，如从事电脑、雷达以及X光等工作而出现头发发黄，应注意补充富含维生素A的食物，如猪肝、蛋黄、奶类、胡萝卜等；多吃能抗辐射的食品，如紫菜、高蛋白食品以及多饮绿茶。

5.功能性黄发

主要原因是精神创伤、劳累、季节性内分泌失调、药物和化学物品刺激等，这些因素会导致机体内黑色素原和黑色素细胞生成障碍。此种黄发要多食海鱼、黑芝麻、苜蓿菜等。苜蓿中的有效成分能复制黑色素细胞，有再生黑色素的功能；黑芝麻能生化黑色素原；海鱼中的烟酸可扩张毛细血管，增强微循环，使气血畅达，消除黑色素生成障

小贴士

头发枯黄护理步骤

步骤一：洗发前先以宽齿梳子将头发梳顺，由发尾开始，先将尾端易纠结的部分梳开后，再一次从发根往发尾方向梳顺。

步骤二：把头发充分打湿，要用温水洗发，因为热水会让发干变得更加干燥。

步骤三：将洗发精挤在手中搓揉起泡，并均匀地涂抹在头发上，用指腹轻轻按摩头皮与头发，以温水将泡沫洗去。再重复用一次洗发精的步骤，这次按摩的时间可以拉长（2～3分钟），再将头发冲干净。

步骤四：取适量润发乳以双手手掌按压涂抹均匀，从发尾开始涂抹至发根，并轻轻按摩发丝及头皮，让护发产品停留在发丝上一段时间，可让养分有效地渗入发丝进行修护。如果想要吸收效果更佳，可以包上热毛巾热敷，让热蒸汽帮助营养成分渗透。

步骤五：5～10分钟之后用温水冲干净就可以了。冲洗润发乳的目的是在关闭毛鳞片，这是因为在洗发过程中，毛鳞片会被打开，因此洗去润发乳时的水温，应比洗发时稍微低一些，运用热胀冷缩的原理，顺利关闭毛鳞片，发丝才不会受伤。

步骤六：将洗后擦干的头发均匀地分成3束，将秀发护理乳液涂于手上，将手指张开伸入头发，均匀地将乳液涂抹于发丝，从最下面的一束头发开始。将发束置于两手之间，轻柔按摩发束以使头发充分吸收产品。另外两束头发也同样操作。最后用梳子梳理全部头发，进行顺滑吹风。

身体疾病信号自查全书

碍，使头发祛黄健美。

6.病原性黄发

因患有某些疾病，如缺铁性贫血和大病初愈时，都能使头发由黑变黄。此种情况应多吃黑豆、核桃仁、小茴香等。黑豆中含有黑色素生成物，有促生黑色素的作用。小茴香中的茴香醚有助于将黑色素原转变为黑色素细胞，从而使头发变黑亮泽。

❤ 脱发为什么没完没了

睡醒后发现枕头上落满了头发，或者用梳子一梳就有头发不断地掉落，没完没了的脱发自然非常让人烦心。

脱发是指头发脱落的现象，可分为正常的生理性脱发和病理性脱发两种。正常脱落的头发都是处于退行期及休止期的毛发，由于进入退行期与新进入生长期的毛发不断处于动态平衡，故能维持正常数量的头发，以上就是正常的生理性脱发。如果头发异常或过度的脱落，可能是由以下几种原因造成的：

（1）脂溢性脱发：常常出现在中青年身上，表现为头皮上有较厚的油性分泌，头发光亮，稀疏而细，或者头发干燥，头屑多，无光泽，稀疏纤细。

解决办法：应注意饮食清淡，少食刺激性食物，多吃水果、青菜或内服维生素B_6、B_2等。

（2）病理性脱发：主要由于病毒、细菌、高热对毛母细胞产生损伤，抑制了毛母细胞正常分裂，使毛囊处于休克状态而导致脱发，如急性传染病、长期服用某种药物等。

解决方法：多休息，身体康复或停药后头发会重新长出。

（3）化学性脱发：有害化学物质对头皮组织、毛囊细胞的损害导致脱发。

解决办法：不使用刺激性强的染发剂、烫发剂及劣质洗发用品。

（4）物理性脱发：空气污染物堵塞毛囊、有害辐射等原因导致的脱发。

解决办法：不要使用易产生静电的尼龙梳子和尼龙头刷，在空气粉尘污染严重的环境戴防护帽并及时洗头。

（5）营养性脱发：消化吸收机能障碍造成营养不良导致脱发。

解决方法：加强营养，多吃蔬果、海带、桑葚、核桃仁。

（6）肥胖性脱发：大量的饱和脂肪酸在体内代谢后产生废物，堵塞毛囊导致脱发。

解决方法：少吃油腻重的食物，加强体育锻炼。

（7）遗传性脱发：脱发也是有遗传性的，一般男性呈显性遗传，女性呈隐性遗传。

（8）神经性脱发：是"虚"症，表现在头上，因为内伤"七情"（指喜、怒、忧、思、悲、恐、惊）外感六淫，使气血失和，运行不畅，不能养发，使毛囊缺血缺氧，营养断流，迅速大面积脱落。

面对脱发不用怕，在生活中可以通过调理饮食，从食物中摄取有益成分来滋养我们的头发从而远离脱发。

（1）多食蔬菜防止便秘。如蔬菜摄入减少，易引起便秘而"弄脏血液"，影响头发质量，得了痔疮还会加速头顶部的脱发。

（2）补充铁质。经常脱发的人体内常缺铁。铁质丰富的食物有黄豆、黑豆、蛋类、带鱼、虾、熟花生、菠菜、鲤鱼、香蕉、胡萝卜、马铃薯等。

（3）补充植物蛋白。头发干枯，发梢裂开，可以多吃大豆、黑芝麻、玉米等食品。

（4）多吃含碱性物质的新鲜蔬菜和水果。脱发及头发变黄的因素之一是由于血液中有酸性毒素，原因是体力和精神过度疲劳，长期过食纯糖类和脂肪类食物，使体内代谢过程中产生酸毒素。肝类、肉类、洋葱等食品中的酸性物质容易引起血中酸毒素过多，所以要少吃。

（5）补充碘质。头发的光泽与甲状腺的作用有关，补碘能增强甲状腺的分泌功能，有利于头发健美，可多吃海带、紫菜、牡蛎等食品。

（6）补充维生素E。维生素E可抵抗毛发衰老，促进细胞分裂，使毛发生长。可多吃鲜莴苣、卷心菜、黑芝麻等。

（7）生发黑豆。黑豆500克，水1000毫升（夏季各用1/4量）。将黑豆洗净，放入沙锅中，加入水，以文火熬煮，至水浸豆粒饱胀为度。然后取出黑豆，撒细盐少许，贮于瓷瓶内。每次6克，每日2次饭后食用，温开水送下。此方具有生发护发之功效。

❤ 男性秃发怎么办

男性秃发，在医学上称为雄激素性脱发，没有任何可担心的，至少在医学上没有什么可担心的。这是雄激素过多造成的一种遗传状况。（女性也有雄激素，不过量比较少。）不过，最近的一项关于45岁左右的男人与男性型脱发的研究发现，与没有脱发的男性相比，那些前额秃发的男性患冠心病的风险只略高一些。那些头顶秃（叫做地中海秃）的男性患冠心病的风险则要明显高于不脱发的同龄男性。秃发的面积越大，患冠心病的风险越大。那些秃顶且胆固醇水平高或者血压高的男性患冠心病的风险最大。

秃发分先天性秃发与后天性秃发两种。先天性秃发可能为常染色体显性遗传，有家族史，有近亲结婚史。

先天性秃发在临床上较少见，可分为全身性与局部性。患者出生时全身或局部（如头皮、眉部）无毛发：有的出生时毛发正常，6个月以后开始脱毛，形成秃发，有的是全身毛发发育不良、稀少，缺少正常毛发所具有的长度、强度和色泽。这类病人一般不会恢复，只有极少数的患者到青春期可以恢复。患者除毛发脱落以外，常还会合并有其他先天性异常，如指甲、牙齿、骨骼的发育缺陷或畸形。

后天性秃发包括各种因素引起的秃发，如斑秃、脂溢性秃发等。脂溢性秃发最多见，可能与脂代谢异常有关。

斑秃：斑秃是一种局部的、不规则的斑状秃发，常常骤然发生。它的特点是，发生病变的地方（亦即时发生斑秃的地方），头皮没有任何炎症或异常的现象，患者常常没用自觉症状，都是在无意中发现的。斑秃的形状有圆形或椭圆形或不规则的形状，秃发区边缘的头根部较松动，很容易拔起。斑秃的病程可持续数月至数年，大多能自行痊愈，但是也有一些会反复发作。

早秃：未到年老即已秃顶，称为早秃，多发生于男性青壮年，脑力劳动者。其特点是从前额两侧开始脱发，然后逐步向头顶延伸，头发渐渐变得稀少而纤细，秃发区往往只剩下一片均匀、稀疏、细软的头皮，头发常有微痒的感觉。

脂溢性脱发：又称男性型脱发，俗称秃顶。多发生于男性青壮年，患者平时头皮往往油腻发亮，发质枯干，有大量头皮屑、脱皮，常有痒感。脂溢性秃发的特点是：前额两侧几头顶的头发对称的变得稀疏而幼细。患者由于毛囊萎缩，常致永久性秃发，药物无效。

应根据病因采取相应的措施治疗：

（1）去除可能引起脱发的诱发因素，如精神紧张、睡眠不好等。

（2）注意劳逸结合，经常进行适当的户外活动，愉快的心情利于毛发的生长。

（3）根据秃发性质，遵医嘱外用适当药物。

（4）斑秃病人外用药后可在秃发区轻轻按摩数分钟。

（5）脂溢性脱发病人应忌食油腻、肥肉，多食水果、蔬菜及服维生素类药物。

发色异常：怎一个"黑"字了得

正常情况下，黄种人的头发多为黑色或黑褐色，发色黑润而有光泽，是人体健康的标志，中医认为是精血充足、肾气充盛的表现，毛发中的黑色素越多头发则越黑。

而在生活中我们的头发有时会出现

发色异常的情况，主要包括以下几种：

白发：人到中老年后，头发出现斑白或全白，属于正常的生理现象，并非病态。青年人的头发早白，则有可能是因为动脉硬化、结核病、贫血、胃肠病等疾病引起；白发还常见于斑秃、白癜风等。

红发：有少数黄种人的头发略呈棕红色，属于正常现象。如果头发由黑色变成红色或者红褐色，则有可能是因为铅、砷中毒引起。

黄发：头发发黄，而且干枯稀疏，一般为身体虚弱的表现，久病体弱或营养不良，都会引起头发变黄、稀疏干枯，多因为精血不充足所致，是不健康的信号。

黑发：虽然黑发是黄种人特有的发色，但如果头发过黑，也属于不正常现象。如果头发突然变得过黑，或以前不太黑突然变黑，则提示身体某些部位有肿瘤的威胁。

所以，头发颜色异常，应当注意观察，并结合身体的其他征兆，进行必要的检查，尽早了解身体状况，及时采取应对措施。

要想让自己的头发乌健康且乌黑亮丽，在饮食中要注意多摄取含铁和铜较多的食物。动物肝脏、蛋类、大豆、芝麻酱、海带、黑木耳等含铁量较高；含铜多的食物有动物肝、肾、虾蟹类、干豆类和坚果类。富含B族维生素的谷类、豆类、干果类、动物内脏类、蛋类和叶菜类食物也要多吃，因为缺乏B族维生素也会导致发质变差。黑色素的形成，是由酪氨酸酶氧化而成，所以还应当多吃一些酪氨酸含量丰富的食物，如鸡肉、瘦牛肉、瘦猪肉、兔肉、鱼类和坚果类。

斑秃意味着身体该调养了

斑秃是脱发症中的一种，一般指头皮上出现片状、圆形脱发，可能仅仅出现一小块，更有可能一片或者多片脱发，事先并没有什么明显征兆。

多数斑秃症出现者，在发病前，往往曾经有过度的劳累或精神过度紧张等不良刺激史，引发因素有可能自工作疲劳、压力过大、家庭不和睦、情绪抑郁、过度悲伤等。

如果这些不良刺激因素仍然持续存在，局部小块的脱发斑片则有可能继续增多、扩大，甚至连成大片，严重者还可能使头发全部脱落。在排除精神、生活起居等致病因素后，多数人能自我恢复正常，在脱发区再生出新的头发来。进入恢复期，新生出来的头发显得纤细、柔软，而且是灰白色，逐渐变黑变粗，最终恢复正常。然而，这种较顽固的脱发，一旦发生，常常会再度复发，能持续数月之久。

斑秃患者在生活中首先要积极尝试以消除紧张心理，防止患者烦躁、悲观或动怒，要调节情绪，保持乐观舒畅的心情，这样就可控制疾病的发展，有利于疾病的康复。在生活中要注意以下几点：

（1）夏季要戴遮阳帽或撑遮阳伞，以防紫外线直接照射头皮，于斑秃防治不利。

（2）洗头、洗澡不宜过勤。洗头时，可以用双手指指肚摩擦头皮，避免用指甲搔抓，以免损伤发根。不要用碱性强的洗发用品。洗头完毕时，一定不要让头发残留洗发液。

（3）理发时，尽量少染发、烫发及使用电吹风吹头发，如确有必要使用电吹风时，一般将头发吹至八分干即可。

（4）生活要有规律，注意劳逸结合，不要经常熬夜，保证足够的睡眠时间对斑秃防治有利。

饮食调养对斑秃患者也十分有益，具体如下：

（1）应少吃辛辣刺激性食物，少喝或不喝浓茶与咖啡，以免影响休息与睡眠，使脱发加重。

（2）补充富含维生素的食物，以促进毛发再生。含维生素B$_1$丰富的食物有各种粗粮、花生、黄豆及豆制品、猪瘦肉、蛋黄及动物内脏等；含维生素B$_2$丰富的食物有动物内脏（肝心肾）、蛋黄、豆制品、花生、葵花子、核桃仁、新鲜蔬菜、蘑菇类、粗粮等。

（3）补充富含蛋白质的食物，以利于毛发再生。含蛋白质丰富的食物有蛋类、乳类、鱼类、鸡肉、猪瘦肉、牛肉、兔肉、豆制品、芝麻、花生等。

下面介绍几种治疗斑秃的中药配方，以供参考：

养血补血方：如神应养真丹加减，由地熟、当归、女贞子、菟丝子、羌活等养血、补肾、去风药物组成。少数服药后如觉口干等反应，加用六味地黄丸或胆草泻肝丸。

滋补肝肾方：熟地、当归、巴戟肉、肉苁蓉、熟女贞、桑葚子、羌活、赤勺、白勺、丹参各12克，川芎、荆芥各10克，对青少年病程短、脱发区少者效果尤佳。

养阴凉血方：生地、女贞子、泽泻、山楂、黄芩、白芷、桑叶各9克，首乌、旱莲草各24克，龙胆草、黄柏各6克，丹皮12克。

💙 绿头发是怎么回事

亚洲人正常的头发应该是黑色或者偏黑色，如果头发发黄倒还可以理解，但如果头发变成了绿色那是怎么回事呢？

头发之所以会呈现不同的颜色，是由色素细胞产生的色素颗粒决定的，色素颗粒来源于毛乳头的色素细胞。而色素颗粒的颜色，又同它所含有的微量元素有关。锌与黑色素的产生有关，锌是人体必不可少的营养素，所以处于生长发育的青少年，营养充足，头发总是乌黑光亮的。当然黑色头发的色素颗粒还含有钢、钴、铁；有人发现，金发女郎发中的锌含量比棕色发低，它还含有钛；红棕色发除铜的含量较多外还有钴；赤褐色头发含有钼；当头发中镍的含量增多，锰含量低时，就会变成灰白色；绿色头发则含有过多的铜。

若头发颜色呈绿色，可能是因为你最近常游泳，且游泳池里加氯过多了，或者是水管中的铜渗入游泳池的水中。实际上，在以前，绿色的头发在炼铜和黄铜工人中是相当常见的。

如果近期没有游泳，而你的头发呈海绿色，那可能说明你喜欢用含氯的清洁剂清洗浴缸。如果这两点都不是，那么就有可能是过多地接触汞的迹象，这个问题就比较严重了，过量的汞会影响人体的神经、肌肉、感觉和认知。

如果头发颜色变绿，可以用柠檬汁或者醋洗头发，这样有助于头发恢复到原来的自然颜色。

❤ 头皮痒，在哪里都想挠挠

明明洗头很勤快，可头皮还是瘙痒难耐，总是忍不住去使劲挠呀挠，没想到越挠情况越严重，简直让人难以忍受，恨不得抓破头皮。这到底是怎么回事？

头皮瘙痒是常见的头发问题之一，发作起来让人痛苦不堪。除了头发养护不当这一因素造成外，头皮瘙痒往往也预示着头部及身体出现了一定程度的异常状况。

如果出现头皮瘙痒且经常洗头都没有作用，则很可能是有头虱或皮炎。虽然通常只有儿童才有头虱，但成年人也偶有出现。

头虱具有很强的传染性，可通过身体接触和衣物传播。虽然很难看见虱本身，但可在毛发上看见虱巢或卵，它们看起来与粟粒相似。

头虱的传染途径非常多，如接触患者的头部，用头虱患者的梳子、发夹，戴头虱患者戴过的帽子，与患者共用毛巾、头巾等物都可遭到传染。因此在日常生活中一定要养成好的习惯，以防治头虱。

（1）不使用他人的梳洗用具，如发夹、帽子等。

（2）养成良好的清洁习惯，常洗头，至少每周一次。勤洗澡，洗手，洗衣服。

（3）不与患有头虱者接触，避免受传染。

（4）头虱患者应采取积极有效的治疗与预防。

此外，以下几种情况也会导致头皮瘙痒。如果你有接触性皮炎，头皮将会红肿并且发痒。如果这种情况变成慢性，也可能有小疮或者易剥脱的片状物；血液循环水平下降，也会出现头皮瘙痒的现象；体内湿热郁结，上行至头部，会导致头皮瘙痒不止；精神焦虑。头皮瘙痒的症状还可能由于一个人常处于精神紧张状态，受情感困扰所致。尤其是焦躁情绪引起的心理异常往往是病变的祸根。

小贴士

治疗头虱的中药疗法

1.食醋150毫升，清水200毫升。放在火上加热，趁热洗头。每天1次，有助于止痒，同时还可使头发润泽光亮。

2.茯苓20克，茵陈、白术、苍术、山栀、黄芩、泽泻、竹叶各12克，生大黄（后下）、甘草各6克。以上药物一起放入锅中，加水煎服。每日1剂，分2～3次服。

3.生地、生石膏、白茅根各30克，元参、知母、白芍、牛蒡子、荆芥、防风各9克，银花15克，升麻3克，甘草6克。以上药物一起放入锅中，加水煎服。每日1剂，分2～3次服。

我怎么成条纹发了

条纹发叫做旗帜征，即有几束头发褪色或者没有色素。

条纹发的条纹通常是黄色、灰白色或者浅红色，往往是严重营养不良的危险信号，如严重缺乏蛋白质或者铁。尽管条纹发在不发达国家更为常见一些，不过在世界各地，生活贫困地区的孩子都有可能表现出旗帜征。

条纹发还可能是溃疡性结肠炎的表现，这是一种局限于结肠黏膜及黏膜下层的炎症。病位多在乙状结肠和直肠，也可延伸至降结肠，甚至整个结肠。病理漫长，常反复发作。本病见于任何，但20～30岁最多见。

消耗蛋白质的其他疾病或状况也会引发条纹发，如肠易综合征或者大范围肠手术。它也可能是神经性厌食症的证据，神经性厌食症属于饮食失调，这样的患者所摄入的蛋白质会被消耗光。

想要改善条纹发，进而彻底改善自己的发质，从而拥有乌黑亮丽的头发可以从改善饮食做起，芝麻是公认的护发食材，对改善发质有很好的作用。

芝麻酱含丰富的铁、钙、蛋白质及不饱和脂肪酸——亚油酸，这在其他食品中是少见的。据统计：芝麻酱每100克含铁为58毫克，比猪肝含量高出1倍，比鸡蛋黄的铁含量高出7倍。如果每天吃一汤匙芝麻酱（约10克），可摄入铁5.8毫克，对防治缺铁性贫血有一定作用。

芝麻酱含蛋白质也高，每100克含21克，高于鸡蛋和瘦牛肉，经常吃芝麻酱，也不失为补充蛋白质的可靠途径之一。

♥ 先天无毛发也是身体疾病信号

如果你是家族中和朋友中唯一一位不用刮胡子，而且胸毛、阴毛和腋毛都很少的男人，那么你可能天生就存在一种染色体异常，叫做克莱里菲尔特综合征。

克莱里菲尔特综合征有不同的病名：曲细精管发育不全、硬化性细精管退行性变、先天性睾丸发育不全、原发性小睾丸症、青春期曲细精管衰竭和先天性生精不能症。这种染色体异常相对比较罕见。除了毛发少外，克莱里菲尔特综合征的其他表现包括身材高大、梨形身材、睾丸小、乳房过大等。不过也有许多带有这种异常染色体组合的男性根本不发生临床症状。

在每一个病例中，并不是所有可能的症状都会出现，可是该病却有着相同的病因：患者多出了一条额外的X染色体（XXY，或非常罕见的XXXY），而不是正常的性染色体组合XY。其根源在于双亲的卵子和（或）精子发生过程中的障碍，至于如何发生和为什么发生了障碍尚不完全清楚。

不过，患有这种综合征的男性也可能不出现这些体征。实际上，一个患有莱里菲尔特综合征的男人可能知道因为不能生育，而和伴侣一起向生殖内分泌医生或者其他生育专家咨询的时候才会发现这一事实。由于患有可莱里菲尔特综合征的男性通常睾丸激素水平过低，而雌激素水平过高，因此他们往往需要忍受不能生育以及性功能障碍的困扰。

患有克莱里菲尔特综合征的男性属于骨质疏松症和某些自身免疫性疾病高风险人群，这些自身免疫性疾病包括类风湿关节炎和狼疮。而且他们患睾丸癌、肺病以及性腺外生殖细胞肿瘤的风险也比较高。性腺外生殖细胞肿瘤少见，可为恶性。

眉毛或者睫毛脱落

如果你发现你从前密密的睫毛或者浓浓的眉毛变得稀稀落落了，那么这可能是衰老的另一个令人遗憾的信号。

睫毛减少，医学上称为睫毛脱落，可能是甲状腺能亢进的一个早期健康警示，或者是摄入了太多维生素A的提示。如果只是外侧的眉毛脱落，可能意味着你患上了桥本氏甲状腺炎（也叫做桥本氏病，一种慢性甲状腺机能减退）。

眉毛脱落是一个很普遍的现象，它的出现可能源于以下几种原因：

西蒙氏病：短期内眉毛、头发、腋毛、阴毛和全身的汗毛变稀或全部脱净，全身消瘦，精神萎靡，表情淡漠，这种眉毛脱落的原因比较常见，一般不太容易治疗。

神经麻痹症：神经麻痹一侧的眉毛较低，单侧上睑下垂时，病变一侧的眉毛显得较高，如果是这种情况的眉毛脱落，我们可以采用消除神经麻痹的方法改善。

麻风病：麻风病患者早期可出现眉毛脱落。

斑秃：斑秃患者也有眉毛脱落的症状。

一些医学研究者提出，眉毛与健康有着密切的关系。眉毛属于足太阳膀胱经，它依靠足太阳经的血气而盛衰。因此，眉毛浓密，说明肾气充沛，身强力壮。而眉毛稀淡，说明肾气虚亏，体弱多病。

所以说眉毛脱落很可能隐藏着危险的健康信号，一旦发现自己的眉毛脱落，应该及时到医院接受相关的检查，这样才可以有效治疗眉毛脱落，获得一个更健康的身体。

当然，掉毛发的原因有多种，而且后果也可大可小，如果只是眉毛掉落而其他地方没有（如头发），那就有可能是以下原因引起的：

（1）日常饮食不均衡及不当的生活习惯：日常饮食不均衡及不当的生活习惯如熬夜、烟酒过量、运动过度等，会造成内分泌、激素分泌失常，因此造成掉发。

（2）情绪问题：当情绪处于过度紧张、焦虑等状态时，同样也会造成内分泌、激素失常，因而造成掉发。

（3）化妆品和护肤品的化学作用影响：用了不适合自己皮肤的化妆品或护肤品可能也会造成掉毛发的情况，尤其是用了含有有害化学物质的护肤品就更容易出问题。如果是这种情况，建议暂停使用你现在用的化妆品或护肤品，试试看会不会好转。

好害羞，阴毛脱落了……

阴毛作为人的第二性征之一，是受性激素刺激的结果。而阴毛的自然脱落则可能是衰老的象征，也可能是疾病的前兆。

对于我们身体各部位不想要的那些毛发，很多人会选择拔掉，刮掉，用蜡粘，烧掉或者用其他各种办法把它们去掉。实际上，近年来，在某些年轻姑娘们当中流行一种疯狂时尚，即刮去自己的阴毛。不过，如果阴毛开始自行脱落，那么就可能难以达到我们想要的时尚效果了。女性阴毛稀疏是衰老的自然表现，说明雌激素水平在下降。女性一般在更年期时阴毛开始慢慢脱落。男性变老的时候阴毛也会减少，不过通常减少得不是那么明显。对于任何年龄，任何性别的人，阴毛稀疏同时伴随腋毛减少，都可能是垂体机能减退的信号。还有可能预示着另一种严重但是罕见的激素紊乱——阿狄森氏病，一种可能危及生命的疾病。这种疾病会破坏肾上腺组织，不但会影响到黏膜和皮肤，还会影响到毛发。

引起阴毛脱落的常见原因还有：甲状腺功能低下、炎症、肿瘤或外伤等，使得下丘脑－垂体－肾上腺轴的结构破坏功能受损，影响性激素的分泌。

一些药物也可能引发阴毛脱落，在青春期前开始长期大量地应用糖皮质激素，抑制下丘脑－垂体－肾上腺轴的功能，造成肾皮质功能减退甚至萎缩，分泌的雄性激素减少或不分泌，由此造成阴毛稀疏或阴毛稀少。

如果阴毛稀少或阴毛稀少是疾病引起的，疾病治愈后，阴毛就会长出，一般不会影响婚姻和婚后的性生活。

身上毛发多是怎么回事

毛发过量生长在医学上称为先天性全身多毛症，是非常罕见的一种情况。不过，还有不太严重、也更常见的一种类型，叫做后天性多毛症，它可能是对某些局部应用的类固醇药物、抗生素、抗癫痫药物以及促生发药物的反应。通常在停止用药后毛发的过度生长也会停下来。患有迟发性皮肤卟啉症的男性也会表现为多毛，同时在太阳照晒到的部位会出现水疱。迟发性皮肤卟啉症是一种代谢性皮肤病，可能与严重的肝脏疾病有关，其中包括丙型肝炎。患上丙型肝炎后，如果不做治疗，会发展成肝硬化，甚至肝癌。

女性多毛症，是指女性体毛异常增长，甚至呈男性体毛分布特征的病理表现。轻者仅见于局部，严重者可呈全身性多毛。目前研究认为，此症发生有家族遗传倾向，并与肿瘤、内分泌疾患及某些药物的影响密切相关。此外，尚有一种病因不明的特发性多毛症占多毛妇女的大多数，据推测可能是这些妇女的毛发对正常雄性激素过于敏感所致。治疗方面，现代医学多采用皮质激素及抗雄激素如地塞米松、口服避孕药、醋酸塞普罗特隆、西咪替丁、螺内酯等药物，目前看来效果不理想，而且停药后易于复发，同时，尚有性欲减退、情绪抑郁、皮肤干燥、瘙痒、恶心、血压升高等副作用。

多毛症的发病与进展有其他加重因素掺杂其间，这些因素，既可加重多毛症状，还能带来诸多并发症，并直接影响多毛症的治疗与痊愈。要注意以下几个注意事项：

（1）心情不舒畅，有长期的愤怒和抑郁、忧虑、焦虑等不良情绪刺激。

（2）饮食结构不合理，有过食油腻、辛辣食物及过量饮酒的不良习惯，且多伴有长期便秘。

（3）生活节奏紊乱，有长期熬夜的历史。

（4）平时对皮肤、毛发护理不当，使用不适合自身条件的化妆品或洗浴用品。

（5）治疗失误，不正确的拔、脱毛方法或过于频繁的拔、脱毛等。

双眼是透视内脏病变的窗口

◎眼睛不只是心灵的窗户，更是人身体健康的信号灯。眼部不仅包括眼睛，还包括眉毛，它们的异常都传递着身体疾患的讯号。因此，在生活中要时常留意自己的眼部，小小的毛病里也可能隐藏着大的隐患。

♥ 你读得懂"眉头语言"吗

眉毛是眼睛的"卫士"，是保护眼睛的一道天然屏障。细心观察眉毛的细节，你能发现一些身体的讯号。

眉毛长在眼睛上方，在面部占有重要的位置。当脸上出汗或被雨淋了之后，眉毛能把汗水和雨水挡住，防止流入眼睛刺激眼睛，也能防止眼睛上方落下来的尘土和异物。眉毛还能丰富人的面部表情，双眉的舒展、收拢、扬起、下垂可反映出人的喜、怒、哀、乐等复杂的内心活动。通过眉毛的形态不但可以看出一个人的内在情绪，还可略读其健康情形。

《黄帝内经》有云："美眉者，足太阳之脉血气多，恶眉者，血气少也。"由此可见，眉毛长粗、浓密、润泽，反映了足太阳经血气旺盛；如眉毛稀短、细淡、脱落，则是足太阳经血气不足的象征。眉毛浓密，说明其肾气充沛，身强力壮；而眉毛稀淡恶少，则说明其肾气虚亏，体弱多病。

1.眉毛脱落

正常的头发可长6年，眉毛则3～5个月便会脱落更新，这就是为什么眉毛长不长的原因。如果眉毛经常脱落，特别是眉毛外侧脱落，可能患有甲状腺功能减退和脑下垂体功能减退症；麻风病患者早期可出现眉毛外部1/3的皮肤肥厚和眉毛脱落现象；有的斑秃患者眉毛会在一夜之间突然脱落；有营养缺乏症的患者，还会出现倒眉与脱眉；一些较严重的疾病，如脑垂体前叶功能衰退、西蒙氏病、梅毒、急性肿瘤及严重贫血等，均会引起不同程度的眉毛脱落。

其他像服用某些抗癌或抗代谢药物，也会导致眉毛脱落。

2.眉毛僵直

假若发现有眉毛僵直且毫毛上翘

者，多为膀胱疾病的征兆；另外，眉毛末梢直且干燥者，在男性大半患有神经系统疾病，女性则会出现月经失调。

3.眉毛浓密

中医认为，眉的浓密与人的气血循环关系密切，眉浓粗黑者，气血旺盛，身强体壮；眉疏易落者，则气血衰弱、体弱多病，且常会手足冰冷。

4.眉毛枯燥

眉毛末梢直而干燥者，如果是女性可有月经不正常，是男性则多患神经系统疾病。有些小孩或营养不良患者，眉毛黄而枯焦，为肺气虚的征象。

5.眉长茂盛

古人认为眉长者寿长，故称长眉为"寿眉"。文学著作中，形容老年人强壮，描写为"两眉秀美而长"，所谓的眉长即眉毛中偶然有几根特别长，可达4～5厘米，有的为2～3厘米。但据临床观察认为，"寿眉"的出现并非吉兆。寿眉主要与调控失衡有关，青中年期出现寿眉可能是肿瘤、免疫性疾病等某些疾患的早期外在表现。寿眉发生的愈早，提示机体调控失衡发生亦愈早，走向衰老的步伐愈快，肿瘤发生的概率愈高，故认为，45～50岁以后出现寿眉较符合生理性衰老规律。对青中年期出现寿眉，尤其是丛状、束状分布者应定期体检，跟踪观察，以期早发现、早治疗。

这里需要特别提醒爱美的女性，眉毛与健康有很重要的关系，任何时候都不宜拔眉。拔眉不但容易导致皮肤毛囊发炎或蜂窝组织炎等感染，也会刺激眉毛周围的血管、神经，造成眼轮匝肌的运动失调，引起视力模糊和复视的现象。建议女性在修眉的时候用眉刀或眉剪代替眉捏，尽量减少毛囊破坏。在美容整形方面，眉毛稀疏过短者，可采用文眉术，如果是眉毛全部脱落者，通常都采用植眉术治疗。手术后，植皮成功的话，约两到三个月后新毛即开始生长。

❤ 有了针眼该怎么办

针眼在医学上叫睑腺炎，又叫麦粒肿，是睫毛毛囊附近的皮脂腺或睑板腺的急性炎症，相当于皮肤的疖肿。一年四季均能够发病，尤其是儿童和少年的发病率偏高。睑腺炎又有内、外两种：

外睑腺炎，是指睫毛根部的皮脂腺或毛囊的急性炎症。它的特点是眼睑局限性红肿、疼痛、局部有小硬结，并有压痛。卫生条件差、体质弱或屈光不正的人，易得此病。得病时，眼睑局部红肿、充血和触痛，近睑缘部位可触到硬结，严重时整个眼睑红肿，患侧耳前淋巴结肿大、压痛，甚至有怕冷、发热、全身不适等症状。数日后，毛囊根部出现黄色脓点，，脓排除后症状逐渐好转而痊愈。外睑腺炎化脓后如任其自破排脓，常因疤痕收缩而引起眼睑变形、外翻、上下睑裂闭合不全等后遗症，所以应引起注意。

内睑腺炎，是指眼睑里的睑板腺的急性化脓性炎症。其症状与外睑腺炎相似。但因炎症位于较坚实的睑板组织内，故疼痛较剧，炎症持续的时间也较长，严重时整个眼睑红肿，患侧耳前淋巴结肿大，并有压痛。数日后在睑结合膜面出现黄色脓点，最后溃破睑结合膜排脓，炎症逐渐消失而痊愈。

无论内外睑腺炎，如果加压挤脓，细菌、毒素容易倒流到颅内，引起眼眶蜂织炎、海绵栓塞的严重并发症，重者可危及生命，所以长"针眼"时，切忌挤压。

那么在生活中有哪些因素会诱发针眼呢？

（1）眼睛过度劳累，使眼睛四周的眼轮肌收缩，而把腺体开口堵塞；

（2）用不干净的手去揉擦眼睛，使

细菌自腺体开口处跑进去；

（3）与食物有关的过敏，如有些人嗜食海鲜、巧克力等；

（4）如果反复发作睑腺炎，要注意检查有无糖尿病。

小贴士

睑腺炎自我护理保健

1.自我护理保健

（1）注意眼部清洁，可减缓病情，加速复元。

（2）病发初期，可采局部热敷，以化解硬结。

（3）点用抗菌素眼药水或眼药膏，但需请医师诊治开药方。

（4）不可自行挤压排脓，以免导致并发症。

2.饮食保健

（1）少吃能引发油脂分泌旺盛的食品，如油炸品、花生、果仁、巧克力等。

（2）少吃热性、刺激性食品，如海鲜类、羊肉、辣椒、葱、姜、大蒜等。

（3）多吃清热解毒食品，如绿豆、冬瓜、黄瓜、紫菜、苋菜等。

（4）多吃富含维生素A的食品，如鸡蛋、猪肝、牛奶、胡萝卜等。

眼干燥是怎么回事

"干眼症"或称干燥性结膜、角膜炎（干性角、结膜炎），是由于角膜前泪膜的质或泪液量的不足造成的结膜、角膜上皮不能维持正常功能的一种疾病。

干眼症是一种慢性疾病，产生原因

有以下几个方面：

（1）由于高龄、睡眠不足，精神紧张等生理原因，引起泪液质量下降。

（2）服用部分降压药及部分精神安定剂对泪膜产生有影响，如服用氯苯那敏会对泪膜产生有害作用，服用心得安和某些避孕药能减少泪液产生。

（3）环境，如所处房间干燥等，引起泪液的蒸发增加。

（4）长时间从事计算机操作，汽车驾驶，读书及其他精细作业，瞬目次数减少。

（5）由于隐形眼镜，过敏性结膜炎，大气污染，紫外线等其他原因，而引起的泪液减少，质量下降。

（6）长期使用抗生素，菌群失调。

如果你在日常生活中眼睛感觉异常，应检查是否患有"干眼症"。当患者注意力集中时，瞬目频率降低，角膜暴露在空气中的时间超过泪膜破裂时间，所以干燥感特别明显。夜间或清晨醒来时眼干燥感严重，因为睡眠时泪液的产生会减少。烟雾对泪液缺乏的患者几乎是不能耐受的，因为烟雾本身是空气中悬浮的粉粒，会形成对角膜表面的

小贴士

干眼症食疗方

1.百合红枣粥：百合10克，山药15克，薏仁20克，红枣（去核）10个。将上述材料洗净，共同煮粥食用。

食疗功效：百合滋阴降火；山药滋肾润肺；薏仁利湿健脾、清热排脓；红枣素有天然维生素丸之称，不但富含维生素C，也含有大量的维生素A。此粥不但防治干眼效果好，而且还用于明目。

2.菊杞茶：菊花茶中加入枸杞浸泡。

食疗功效：《本草纲目》中记载菊花"性甘、味寒，具有散风热、平肝明目之功效"。现代药理分析表明，菊花里含有丰富的维生素A，是维护眼睛健康的重要物质。菊花茶能让人头脑清醒、双目明亮，特别对肝火旺、用眼过度导致的双眼干涩有较好的疗效。需要注意的是，菊花性凉，虚寒体质，平时怕冷，易手脚发凉的人不宜经常饮用。

3.核桃仁：每晚嚼食两个，可缓解症状。

食疗功效：核桃仁富含脂肪油、维生素A、维生素B$_1$、维生素B$_2$、维生素C、维生素E等营养成分，有补肾固精，滋肝明目的功效。

4.枸杞子：每日15克，洗净后嚼服或煮水服。

食疗功效：枸杞子养阴明目，能促进修复病变的角膜，提高机体抗病能力。

直接撞击而产生不适。

另外需要了解的是干燥感和少泪并非是特异性的症状，相反，有部分干眼症病人诉说有流泪或溢泪，这些听上去似乎是矛盾的，但实际上干眼有可能刺激泪液反射性地分泌增加。

此外，患有风湿性关节炎的男女易有干眼症，而女性较男性更易感染此病。有时患有干眼症的人发现睡眠时他们的眼睑不能完全闭上，不过这并没有什么可担心的。

如果你的眼睛较过去经常感到干燥，就应去看一下眼科医生。他可能建议你使用人工泪来湿润眼睛，人工泪是一种处方药，有滴眼液或眼膏，你可在需要时使用。此外不要误把一些市售药水，像强生Visine这种用来减轻眼睛充血和刺激感的药物作为干眼症的药物使用。在没得到医生许可的情况下，长期使用任何市售制剂都不好，且有些产品如Visine有收缩眼内小血管的作用。

除此之外还可以参考以下解决办法：

（1）当你发现症状严重或持续不能缓减时，就得接受眼科医生的诊断与治疗。如果诊为干眼症，应严格按照医嘱接受药物等治疗；如果是眼镜或隐形眼镜不适引起的视疲劳，应重新配置适合的眼镜，并注意日常生活中的眼保健。

（2）日常生活中注意眼保健，可以减轻干眼症的症状，如平时注意精神放松，感到眼睛疲劳时进行适当休息；尽量不向上看，将电视机或计算机放置在低于眼水平的位置，且看电视或使用计算机时间不宜过长；使房间保持一定的湿度。

💗 强光下眼痛是怎么回事

一般人在太阳底下或是碰到强光照射时，眼睛会有怕光及不舒适感，正常反应会将眼睛眯小或使用其他物品帮忙隔离阳光的照射，以减轻眼睛不适的症状，但有些人在普通的光度下也会觉得不适，我们就可称这些人的眼睛有畏光的情形。

首先我们应先了解有哪些眼睛或身体的疾病会造成眼睛畏光的情形，再针对引起原因对症下药，即可改善眼睛畏光的情况。

最常见的造成眼睛怕光的是眼睛前段的炎症反应，其中包括结膜炎、角膜炎、角膜异物、角膜破皮、角膜溃疡、虹膜炎及虹膜睫状体炎等。这类眼疾应迅速至眼科求诊，在适度的治疗之后即可改善眼睛畏光的情形。另外，干眼症患者因缺乏足够的泪液滋润，对外界的刺激会较敏感，也会有眼睛怕光的情形，此时应减少对眼睛不必要的刺激，在医师的指示下使用人工泪液，即可稍加改善畏光情形。

有些非炎症性的眼睛疾病也会引起怕光，如白化症、无虹彩症、自体遗传造成的全盲症等。此类疾病造成的眼睛畏光因目前医学上尚无可以根治的方法，所以只能采取消极的治疗方式，如外出时佩带墨镜或帽子等以遮阳，室内的光线不宜过强等。

有些全身性疾病也会引起眼睛畏光的情形，如偏头痛、三叉神经痛、脑膜炎、蜘蛛膜下腔出血、甲状腺机能亢进及头部外伤者。先天性的青光眼或本身的虹膜颜色较淡者，对于光线也较无法阻挡。这些疾病所造成的眼睛畏光经开刀或药物治疗后，皆可获得相当程度的缓解及改善。

总之，突如其来的眼睛畏光发生，其实是一种眼睛的保护警讯，千万别轻易地忽视它。

眼有异物感是怎么回事

我们或多或少都感觉过眼睛内有什么东西刺痛且不能把它弄出来，在仔细检查眼睛并流了不少眼泪后，这种感觉没有了。但有时候却没这么容易。

若感觉眼中有异物，首先要检查是否真有异物进入眼内。异物最易藏身的地方在上眼皮内面及黑眼珠表面。此时，切不要用手揉眼，以免异物嵌入更深，或对黑眼珠造成伤害。正确的做法是轻轻闭上眼睛，这时会产生大量泪水，即可把异物冲出。有时异物粘的比较牢固，用泪水没法冲掉，可请别人或医生轻轻提起上眼皮，并将其翻过来，在亮光下仔细观察，如有沙子、灰尘、小虫等异物，可用棉签将异物拭去，或用嘴将异物吹出。如果异物是在黑眼珠上，则一定要请医生处理。

如果你感觉到似乎有什么在眼睛内但对着镜子照什么也没发现的话，就应该立刻去看医生。因为你的角膜，即覆盖于眼球前面的一层透明胶状层可能由于创伤或感染已被损伤。而角膜与视网膜联合作用将图像传递给大脑，角膜的任何损伤都可导致你的视力暂时或永久地损害。

如果感染或创伤已引起角膜损伤的话，视力将下降，眼睛可能疼痛和充血。感染的原因常常是单纯疱疹病毒，这种病毒也可引起疼痛和损伤。

如果有一个白色的小点出现在眼的表面，就可能是角膜溃疡，溃疡可由外伤引起，但也可由真菌感染引起，这种感染非常严重但很少见。

无论何种原因，角膜的损伤经适当治疗可在几天内愈合。如果原因是异物划伤或细菌感染，医生可能会开一种抗生素类的眼膏，如庆大霉素眼膏，一天用2~3次，直至损伤愈合。当原因是单纯疱疹病毒时，医生可能会开一种特殊的抗病毒药物，加入滴眼液或眼膏内。

如果角膜溃疡或感染是由真菌所致，这种溃疡在眼睛上通常看不见，但是很痛。如果是这种情况，医生将推荐一种抗真菌的药物。

无论什么因素所致的角膜损害，在愈合中你都应注意不再接触你的眼睛，此时异物和新的细菌、真菌或病毒株的引入都会延长角膜的感染期。

此外，随着年龄增长，泪腺内结缔组织增多，泪水产生逐步减少（65岁以上的老年人较年轻时约减少一半），从而使眼球前部表面干涩发粘，有时还有线状黏性分泌物粘在眼球表面，遂引起异物感。此时，可到眼科医院检查，如果是单纯因泪水减少而引起的异物感，则可滴入人工泪液，一天数次，异物感即可消失。

眼中有异物感也有可能是由于下眼睑眼皮肤松弛，眼皮边缘向内卷，眼睫毛触及黑眼珠引起的。轻者自己通过轻轻按摩眼皮即可恢复，也可以临时贴细胶布条，将下眼皮向下拉紧，让眼毛不接触黑眼珠。老年性睑内翻严重者，需到医院进行手术治疗，以矫正下眼皮的位置，消除异物感。

需要特别注意的是，任何时候你有了眼睛的感染，都应注意以下建议：

（1）不要使用上次感染的滴眼液或眼膏。

（2）经常洗手，特别是在接触眼睛后。

（3）不要戴角膜接触镜（即隐形眼镜），直到医生许可。

（4）当你不得不接触受感染的眼睛时，注意不要接触另一只，因为这很容易使感染扩散。

❤ 眼睛发痒和灼痛是怎么回事

过去似乎仅在春夏鲜花烂漫时，易过敏的人才会发生眼睛发痒或灼痛的过敏现象。然而，现在过敏在全年都会发生。如果你的眼睛出现发痒或者灼痛，它可能也是过敏的反应之一。

在现代社会已经不仅仅只有花粉会造成过敏，我们在家里和工作中使用的化学物质成为了过敏的罪魁祸首。它可能来自污染、化妆或由复印机散发的化学成分。除了花粉和化学物品，空气中越来越多的粉尘和一些食物都有可能造成过敏症状。而眼睛出现发痒和灼痛通常是发生过敏的反应或者症状之一。

如果出现了眼睛发痒或灼痛的症状，首先要考虑是否是身体出现了过敏。如果确定是过敏，首要的就是认真排查过敏源。如果过敏源是在房间内，就要及时清除，此外经常保持通风。而如果过敏源出现在室外，就要注意避免外出接触，房间也要做好封闭，避免过敏源进入。

此外，如果身体出现过敏反应，可以采用一些药物来改善过敏症状，普通的抗过敏药物从丸药、胶囊到喷鼻液及滴眼液应有尽有。盐酸苯海拉明制剂如苯海拉明，或马来酸氯苯吡胺如氯苯那

敏均有助于减轻过敏的症状，但可引起困倦。如果有这方面的问题，可以咨询医生以获得一些新的不会引起困倦的抗过敏药。不过后者的疗效通常较前者弱，故应根据你的需要采用。在任何情况下，如果你的过敏症状特别严重并有气喘或气短，你应该去看医生，因为你需要使用使支气管扩张的喷雾剂来帮助呼吸。

为什么我的眼睛总是泪汪汪的

偶尔流泪可以起到宣泄情绪，释放压力的作用，还可以湿润眼睛。但如果眼睛总是泪汪汪的，那就不仅仅是会被别人认为过于多愁善感这么简单了，它很有可能是疾病的征兆。

一般情况下，当眼睛受到冷空气的刺激时，泪液的分泌会暂时增多。这主要是因为泪小管本身很细，在冷空气的刺激下，其周围的肌肉会发生收缩使泪小管变得更细，从而导致泪小管在短时间内难以将过多的泪液全部排到鼻腔，就出现流泪的现象了，这就是通常所说的"迎风流泪"，属于生理现象，不是病态。

流眼泪是人类情绪表达的方式之一，它是自然的生理作用，然而若是在平时也不停地有泪液溢出，就会造成日常生活的不便，同时它还可能是许多眼

部疾病的表征，不可轻视。

流泪过多的原因主要包括以下几方面：

1.眼部慢性炎症

如结膜炎、沙眼、外伤、异物、肿瘤等原因使泪道狭窄，泪道不完全阻塞，排泪功能降低，正常分泌量的泪液不能完全流入鼻腔而流出眼睑外，出现流泪。

2.泪点外翻

下泪点离开眼球，眼泪不能流入下泪点，因此发生流泪症状。

3.泪点狭窄或闭塞

因睑缘炎、烧伤、其他外伤或睫毛进入泪小管引起。也有先天性的症状。

4.泪小管狭窄或闭塞

多因沙眼感染后的瘢痕组织、结石或睫毛进入而发病。

5.外眼部异物

任何角膜或结膜上的异物都会刺激泪液的分泌。

6.外眼部伤害

如各种热灼伤、化学灼伤、穿透性伤害等。

7.泪液本身的异常

泪液覆于角膜上，有三层成分，依次为脂质层、水液层及黏液层，任何一层的异常均可能导致溢泪。

8.眼睑异位

包括眼睑内翻或外翻、睫毛倒插等。

9.眼轮匝肌异常

泪液分泌量正常，泪道无阻塞冲洗通畅但眼轮匝肌松弛，泪液泵作用减弱或消失使泪液排出障碍，出现流泪。

在日常生活中可以通过以下几个方面来预防和改善眼泪过多现象：

（1）注意饮食。应以清淡为主，多吃胡萝卜、动物肝脏、牛奶、柠檬等富含维生素A的食物，同时还要积极补充水分。

（2）注意眼面部卫生。如遇到风沙进入眼睛和到灰尘较多地方，及时清洁面部。如果风尘过大，应考虑带纱巾遮挡面部，阻挡风沙。

（3）注意鼻部疾病治疗。慢性鼻炎、伤风感冒都易导致鼻夹肿大，鼻夹肿大易阻塞鼻泪管出口，导致泪囊炎，造成流泪。如感到经常遇风流泪，应及时到医院冲洗泪道，早期冲洗泪道可以解决轻微泪道阻塞问题。

（4）每天空闲时用力闭眼数次，锻炼眼肌。对上下眼睑作环形按摩，每次5分钟，能促进局部血液循环，增强眼轮匝肌的功能。

（5）轻度下眼睑内翻者，可剪一小块胶布粘在下眼睑上，将眼睑边缘向外拉，也可到医院眼科进行泪道冲洗。

（6）积极治疗眼睑的感染性疾病，如睑腺炎、睑缘炎、结膜炎等。

（7）不用袖口擦眼。如有眼泪溢出，要用干净的手帕或纱布轻拭眼睛。拭眼的手帕要专用，不能又擦鼻涕又擦眼。

❤ 眼疲劳可能有多样起因

眼睛疲劳，又称视力疲劳，是因为用眼睛持续看近处，睫状肌长期紧张导致的结果。表现为眼内发胀、发酸、灼热，严重时会发生头痛、头晕、注意力不集中、恶心、呕吐等症状。

造成眼疲劳的原因很多，一般包括以下几种：

眼镜屈光度：眼镜屈光度不合适，度数过深或高度散光，导致瞳距不合理，都可能加重眼睛的负担，出现眼疲劳。

工作姿势和距离：工作距离太近或姿势不正确，过度接近计算机屏幕，容易受到辐射的伤害。

计算机屏幕画质和清晰度：计算机因为使用时间过久，导致画质降低，清晰度下降，会形成阅读困难，久之会使眼睛疲劳。

工作环境：环境中的光线太弱或太强，导致计算机屏幕与外界产生强烈反差，容易对眼睛产生刺激。

此外还有一些眼病，如沙眼、睑缘炎、慢性结膜炎、角膜炎等，以及头部外伤、精神紧张、结核病、贫血、营养不良、神经衰弱等，也容易引起眼疲劳。

中老年人出现眼疲劳，伴有眼胀、头疼、呕吐，看灯光时出现彩虹样光环，有可能与青光眼有关。

现代社会的生活使眼睛疲劳对于我们来说越来越如影随形，那么在生活中我们又应该采取哪些措施来缓解和改善眼睛疲劳呢？

充足睡眠：要保持每天睡足7个小时，使眼睛能够胜任整天的工作。

不用冷水洗脸：尤其是不能用冷水来洗眼睛，否则容易使眼球表面起保护作用的泪液中所含的油脂等物质流失。

佩戴度数适合的眼镜：矫正近视，应当以精确的验光度数为准，过高或过低都会引起眼疲劳。

看书和看屏幕保持适当距离：看电视要保持1米以上距离。盯着屏幕和看书时，要保持30厘米的距离。距离太近，眼睛四周的肌肉会紧张，容易疲劳，长期下去会形成近视。看书用眼的光线亮度要适中，太亮或太暗都容易引起眼睛疲劳。

经常望远：每次用眼30分钟左右就应远眺。因为，远眺时眼内的睫状肌处于松弛状态，而看近时睫状肌须用力收缩，才能看清东西。睫状肌长时间用力收缩，眼球处于疲劳状态，就容易造成近视。

此外通过一些简单的方法，常加练习也可以达到保护眼睛，防止眼睛疲劳的功效。

眼珠运动法：头向上下左右旋转

时，眼珠也跟着一起移动。

　　眨眼法：头向后仰并不停地眨眼，使血液畅通。眼睛轻微疲劳时。只要做2～3次眨眼运动即可。

　　热冷交替敷法：一条毛巾浸透比洗澡水热一点的热水，另一条毛巾浸透加冰块的冷水，先把热毛巾放在眼睛上约5分钟，然后再放冷毛巾5分钟。

　　视距调节法：看远方3分钟，再看手掌1～2分钟，然后再看远方。远近交换调节几次，可以有效消除眼睛疲劳。

💛 眼痛是敏感部位的信号

　　人的眼部组织痛觉灵敏，任何原因使眼部组织内三叉神经受刺激，都可能引起眼痛。眼痛多表现为刺痛、牵拉痛、压痛、胀痛、锐痛和钝痛等，有时甚至会引起整个头部疼痛或偏头痛。

　　眼睛疼痛常常是身体发出的疾病信号。

1.青光眼

　　由眼内压升高，引起视野缺损和视神经乳头损害的一种疾病，有急、慢性闭角型青光眼之分。慢性闭角型青光眼症状较轻，常有反复发作的视力下降和眼轻度胀痛和劳累，在黑暗环境中久留容易发作，经过充分休息后症状能消失。急性闭角型青光眼则两眼同时或先后发病，常由精神创伤、情绪波动、着急生气诱发，发病时表现为剧烈的眼胀痛，伴有视力下降、眼充血等。

2.急性内囊炎

　　多由慢性内囊炎转化而来，发病时多以内囊为中心，出现发热、红肿等现象，严重时会涉及眼睑和鼻根部，伴有淋巴结肿大、体温升高。

3.巩膜炎

　　表现为眼球胀痛。如果炎症发生部位在眼外肌处，则眼球转动时疼痛更明显。

4.急性睑腺炎

　　俗称"针眼"，在眼睑组织的深部，有眼睑的睑板腺和脂腺，如果出现化脓性炎症和细菌感染时，会出现明显的眼睑疼痛和红肿。如果发生在外眦部位则疼痛更明显，严重者耳前淋巴结肿大，有压痛感。

　　眼部疼痛时，要及时到医院检查，以便排除疾病隐患。同时在平常应做好预防保健，防止眼部疼痛。具体应做到注意休息，劳逸结合，睡眠充足和保证营养，加强锻炼，增强体质；保护好视力，除了定时休息，注意补充富含维生素A类丰富的食物之外，最好注意经常远眺，经常做眼保健操；清洗眼睛，如果眼睛里进了灰尘或者沙粒，可以用生理盐水清洗眼睛，不能用自来水、蒸馏水或眼药水；如果灰尘掉进了眼结膜，可以用浸湿的棉花棒轻轻地拭擦出来。

想睁眼，却被粘住了

早晨起来想睁眼，却尴尬地发现双眼被粘住了，原来是太多的眼屎在作怪。稍微用力想要睁开，睫毛被拉拽得生疼，无奈只得勉强睁开一条缝隙，爬起身来赶紧用清水冲洗干净。为什么早晨眼睛周围会布满眼屎？

正常人在晨起或早晨洗脸时，会发现在眼角处有极少量的分泌物存在，这与夜间睡觉时眼睑运动降低，泪液分泌减少，排出迟缓有关。正常人的眼分泌物主要来自泪腺、睑板腺、眼表细胞分泌的黏液及脱落的眼表上皮细胞等。大多为透明或淡白色，平常不易察觉。这些分泌物，就是人们常说的"眼屎"，与不少眼科疾病关系密切。因此，通过对眼分泌物的观察，可以帮助人们早期发现某些眼科疾病。

根据分泌物的黏稠度、颜色等，可以将其分为水样、黏性、黏脓性、脓性、血性分泌物等。不同性质的分泌物有助于初步判断眼部疾病，以便采取相应的治疗措施。

1.水样分泌物

为稀薄稍带黏性的水样液体，这种分泌物增多往往提示病毒性角结膜炎、早期泪道阻塞、眼表异物、轻微外伤等。

2.黏性分泌物

常出现在干眼症和急性过敏性结膜炎病人身上，常表现为黏稠白色丝状物质，与常用的胶水性状十分相似，可能还会伴有异物感、眼痒等症状。尤其过敏性结膜炎患者，清晨醒来时，眼屎甚至可以从眼睛里拉出丝来，这就是黏性分泌物。

3.黏脓性分泌物

为较为黏稠的略带淡黄色的物质，这类分泌物增多，应考虑慢性过敏性结膜炎、沙眼的可能。

4.脓性分泌物

脓性分泌物的出现常提示有细菌的感染，须及时到医院就诊。新生儿出生3～4天内，如果双眼发现大量脓性分泌物，很可能是淋球菌性结膜炎，俗称"脓漏眼"。化脓性泪囊炎的患者，也常出现脓性分泌物，一般集中在内眼角。

5.血性分泌物

如果发现眼分泌物呈淡粉色或明显的血红色，应该考虑眼睛外伤。眼分泌物呈淡粉或略带血色，应考虑急性病毒性感染。

要想改善眼屎过多的情况，首先要注意室内温度和湿度的调节，注意经常通风，尽量保证眼睛接触到干净新鲜湿润适宜的空气环境。

通常长时间用眼不休息，眼睛的分泌就会增多，几个小时后就会在眼角积聚眼屎。所以平时应该注意用眼卫生，不要让眼睛过度疲累。每隔一段时间，可以用手指轻轻抚摸一下眼角，看看有没有积聚眼屎，如果有的话，可以用纸巾将其擦掉，保持眼部周围的清洁。

平时注意饮食，不吃辛辣燥热的食物，保证足够的饮水，都有助于减少眼屎的产生。

"电脑眼"了，该怎么办

常常连续几个小时对着电脑，眼睛一眨都不眨，这是多数现代都市人群普遍的工作状态。下班回家之后，许多人也毫不放松，继续上网浏览网页或沉迷于网游中。长此以往，眼睛终于感到了异常，经常感到干干的。没有水分的眼睛好难受，怎么办？

长期坐在电脑前或者处于空调环境中，人们往往会感到眼睛发涩，这都是眼睛干涩症的症状。国外眼科专家近日就此对人们提出警告，应当重视这一疾病，否则长期持续下去容易对眼睛造成伤害、甚至失明。医学家介绍说，眼睛有烧灼感，或者发生红肿以及感觉眼内有异物等，都是眼睛干涩症的症状。有

意识地流泪可以缓解这一症状，但并非治疗良方。

根据不同的诱发原因，眼睛干涩症主要可分为三类。

1.实质性结膜角膜干燥症

见于睑结膜、球结膜广泛瘢痕，因破坏了结膜本身的分泌腺甚至泪腺、泪管所致。如严重的沙眼、严重的慢性结膜炎等。

2.口—眼干燥—关节炎综合征

又被称为干眼综合征，这是一种病因不清的疾病。近年来发现，可能是由于先天性免疫系统异常所致。其主要表

现为干燥性角膜结膜炎、口腔干燥，且常常并发结缔组织病，其中最为常见的是类风湿性关节炎。

3.结膜上皮性干燥症

这是维生素A缺乏的眼部表现之一，也就是说缺乏维生素A会导致眼睛干涩症。造成维生素A缺乏的原因，主要是身体内维生素A消耗量大，日常饮食的摄入量少，不足以满足体内需要所致。避免这一现象的直接方法便是大量补充维生素A，多摄入胡萝卜、红枣、豆制品、鱼、牛奶、青菜、西红柿等维生素A含量较高的食物。

为了改善眼睛干燥的情况，平时应注意精神放松，感到眼睛疲劳时进行适当休息；尽量不向上看，将电视机或计算机放置在低于眼水平的位置，且看电视或使用计算机时间不宜过长；计算机的显示屏应放置在不受阳光直接照射的地方，因为屏幕对阳光发生的反射会引起眼睛疲劳；另外，房间平时还要保持一定的湿度，避免空气过于干燥。

预防眼睛干涩症最直接的方法是让眼睛湿润，最健康的方法就是打呵欠。平时还要养成多眨眼的习惯，眨眼次数不够，会破坏泪液层的完整性，引起和加重干眼症症状。

如果频繁出现眼干的现象，在生活中还可以辅以食疗来改善这种情况。

（1）黑豆核桃牛奶羹：黑豆500克，核桃仁500克，牛奶1包，蜂蜜1瓶。将黑豆炒熟后待冷，磨成粉。核桃仁炒微焦去衣，待冷后捣如泥，取以上两种食品各1匙，冲入煮沸过的牛奶中，加入蜂蜜1匙。每天早晨或早餐后服用，或与早点共进。

（2）枸杞桑葚粥：枸杞子5克，桑葚子5克，山药5克，红枣5个，粳米100克。将原料一起放入锅中加入适量清水，熬煮成粥食用即可。

❤ 眼前发黑，好害怕

起床太猛或者久蹲之后猛地站起来眼前发黑，这是大多数人都会遇到的现象。除此之外，在日常生活中有些人也会偶尔或时常眼前发黑，这到底说明什么情况呢？

1.血压变化

眼前发黑大多是一种正常的生理反应，是由于一个人体位的突然改变引起低血压所致。当人蹲着时腰和腿都是曲折的，血液不能上下畅通。如果此时猛地站起来，血液便快速向下流去，造成上身局部缺血。而大脑和眼睛对氧气和养料的要求特别严格，来不得半点松懈，短暂的供应不足，也会使它们的工作发生故障，因而会有眼前发黑、天旋地转的感觉。如果身体本身就虚弱，情况会更严重些。不过，出现这种状况不用惊慌，不必去医院，因为心脏会加紧工作，把血液输送上去，用不了多久，人体就会恢复正常了。

2.运动性晕厥

参加运动时精神过于激动或久立久蹲突然起动，出现全身发软、头昏、眼前发黑，甚至昏厥，为休克前驱症状，此时应立即停止运动，适当休息一会儿可自然恢复。

3.脑血管疾病

视觉器官的血液主要由颈内动脉系统和大脑后动脉供应。如果大脑后动脉栓塞，往往会出现一时性视力低下的现象，即眼前发黑。这就说明脑血管疾病发作了，应及时就诊。

4.其他因素

人在受到突然的感情打击、极度

饥饿的情况下，也会出现眼前发黑的情况。

为了避免眼前发黑状况频频发生，一般情况下，从蹲着、躺着或坐着等姿态起身时动作不要太猛，尽可能缓慢一些，让血液不要向下流动得过猛，心脏供血就能跟上，就会避免眼前发黑。

在日常生活中，应多休息双眼，抽出时间为双眼做按摩。用电脑或看电视时，采取轻松坐姿，最好是戴上荧屏防护眼镜。看一会儿屏幕，眨一眨眼睛，保护眼睛敏感面。不要长时间地盯着屏幕，两个小时后就该休息一会儿，远眺一番，或闭目养神约10分钟。

虽然不同的因素都可能造成突然眼前发黑，但在生活中我们都可以通过调理饮食来改善这种情况。可以参考的食谱如下：

（1）红枣鸡：红枣15枚去核，粟子150克，净鸡1只。鸡切成块状，大火煸炒，后加少许食盐，煮至八成熟，加红枣、粟子焖熟食之。

（2）鲫鱼炖糯米：鲫鱼1条，糯米60克。将鱼洗净，注意不要去鳞，与糯米共煮成粥。每周用2次，连服两月。

♥ 眼睛酸胀睁不开

如今的工作学习大多需要人们大量用眼，因此眼睛酸胀是许多人都会出现的眼部不适现象，而大多数人都并未对此引起足够的注意。

眼睛酸胀可能只是暂时的疲劳引起的，但也有可能是已经形成了的疾病所致。具体来说，以下这几种情况都会引起眼睛酸胀。

1.屈光性眼酸胀

因为近视、散光、远视的患者眼部肌肉调节幅度要大于普通人，如果调节过度，或出现障碍就会导致眼压过高，从而出现眼睛酸胀、疼痛等症。一般情况下，保持充足的休息、进行冷敷即可缓解。

2.闭角型青光眼

主要表现是眼部酸胀、疼痛等，多有视力下降、雾视等并发现象，严重者还会伴有头痛、恶心、呕吐等。

3.疲劳性眼痛

多伴随眼部屈光性问题，也是引起眼睛酸胀的常见原因之一。

4.巩膜炎

巩膜炎可以引起眼部酸胀、疼痛等现象，同时还多伴有其他症状，如畏光、流泪、眼红、视力下降等。

在日常工作生活中重视眼保健和用眼科学，可有效预防和缓解眼睛酸胀，还有利于视功能改善。通常闭目、眨眼、仰望俯视、远眺近观、按摩眼周，均可消除或减轻眼睛酸胀症状，但若是由远视、散光、老花、斜视或近视未矫正等引起的眼睛疲劳，则应重视原发病治疗。

在日常膳食中，少吃糖及烧煮过度的蛋白类食物，注意补充体内微量元素铬、钙。含铬丰富的食物包括豆类、小麦、蛋、鸡肉、猪肉、黄油等；含钙丰富的食物包括豆制品、蛋奶制品和鱼贝等水产类食物。若人体内铬、钙含量处于正常平衡的状态，眼内液压就能保持正常，这样就得以预防眼睛酸胀。

除了调理饮食，在生活中还可以通过按摩来及时有效地改善眼睛酸胀的情况。

（1）推睛明穴。睛明穴位于眼眶内上角，眼内眦旁一厘米。用两手拇指端分别按于眼眶内上角穴位上，做向内向上推揉50次。用力宜轻柔，避免挤压眼球，以局部有酸胀感为佳。

（2）按揉鱼腰穴。鱼腰穴位于瞳孔直上，眉毛连线的中点。用两手中指指端，同时按揉鱼腰穴50次，局部有酸胀感即可。

（3）按揉承泣穴。承泣穴位于瞳孔直下，眼眶下缘与眼球之间。用两手食指同时按摩承泣穴50次，用力轻柔，避免挤压眼球，局部出现明显酸胀感即可。

（4）熨双眼。两手掌心相对搓热，用掌心分别熨捂双眼5次。注意手的卫生，熨捂时双眼闭合，以两眼有明显温热感为佳。

眼皮跳究竟是福还是祸

俗话说"左眼跳财、右眼跳灾"，在日常生活中，时不时地眼皮就会不由自主的"跳起舞来"。有人认为眼皮跳具有一定的命运暗示意义，然而这一说法并没有科学依据。实际上，眼皮跳很可能是身体某种疾病的先兆。

眼皮跳，是控制眼睑肌肉的神经不正常兴奋，引起部分眼轮匝肌肌纤维在短时间内收缩颤动，以致牵动其上的皮肤出现跳动的现象。眼皮跳可分生理性和病理性两种。几乎所有人都经历过生理性眼皮跳。其发作是一过性的，发作时间很短，常常只有几秒到几分钟，跳动程度也不严重，过后会自动恢复。一般在疲劳、用眼过度、强光刺激或睡眠不足时，眼皮跳的发生会较为频繁。这种眼皮跳一般不需要治疗，只要闭上眼睛休息一会儿，进行局部按摩或热敷一下，眼皮跳就会消失。

病理性的眼皮跳动，是由疾病引起的眼皮持续跳动，甚至逐渐发展为嘴角和半边脸一起抽动，并感觉到恶心、头晕。引起这种眼皮跳动的疾病包括以下几种。

（1）良性肌纤维抽搐。在疲劳、紧张等情况下出现。为单侧、暂时的眼周围肌的抽动。

（2）反射性眼痉挛。由眼局部病变如角膜炎、虹膜炎引起。

（3）面肌肉痉挛。除单侧眼皮跳动外，还伴有同侧面部肌肉的阵发性不规则抽动。多由面神经受血管压迫所致。

（4）特发性眼睑痉挛。以双眼皮间歇性或持续性的不随意紧闭为特征，不伴有眼球病变。

（5）其他疾病。眼睛屈光不正、近视、远视或散光，眼内异物、倒睫、结膜炎、角膜炎等也可导致眼皮跳。

当眼皮刚刚跳动时，不要马上去治疗，而是要多注意休息，放松精神，保持良好的状态；同时，注意观察一下，眼皮跳是逐渐减少还是增加，有没有向下扩大的趋势和从眼周围向口角的线状牵拉感。绝大多数因眼肌疲劳、精神紧张等导致的眼皮跳动，只要通过适当休息就能得到恢复。

如果出现下述情况之一，就必须到正规医院专科就诊：眼皮跳动持续一周以上、有进行性加重趋势、伴有单侧或双侧面肌抽搐、伴有颈部肌肉抽搐、曾有面瘫病史、伴有眼部感染或眼睑内翻等。除最后一种情况需至眼科就诊外，其余情况均应至神经内科就诊。

♥ 眼皮水肿好"沉重"

早晨睁开眼便沮丧地发现眼皮又肿了，看来今天又要拖着"沉重"的眼皮度过一天了。眼皮水肿不仅让人感觉不适，加重用眼负担，而且会对人的形象外表造成影响，让人看起来无精打采、萎靡不振，成为令许多人头痛不已的困扰。

眼皮水肿不仅仅是外表的形象问题，在很大程度上也预示了人体内部的健康隐患。眼皮水肿往往说明以下问题：

1.肾虚

肾脏每天负责制造尿液，通过尿液排出体内多余水分以及最终代谢产物。肾脏如果出现异常，无法彻底排出水分，人体就会出现水肿现象。而水肿的最初表现，就是眼皮浮肿。如果长期在早晨出现眼皮水肿现象，很可能是患了急、慢性肾炎或肾病综合征。如若不及时医治而任其发展，将出现全身性水肿，这表明肾驻已受到严重损害。

2.过敏

由食物、灰尘、花粉引起的过敏，甚至脸上其他部位的过敏性皮肤发疹等，也会引起严重的眼部水肿。如此类病症没有得到很好的治疗，这种暂时性的水肿可能会变成永久性的。因为每当过敏反应造成眼部水肿时，它就正在破坏人体的结缔组织纤维。水肿及过敏症状愈多，眼睑就会变得愈加松浮。所以如果怀疑为过敏所致，就应及时采取行动控制住，绝不可掉以轻心。

3.肺气虚

眼皮肿还有可能是因为肺气虚。肺居脏腑最高位，在中医看来，肺为水之上源，主一身之皮毛。当肺虚时，人体内的水液代谢也会随之失调，早晨起床时就会出现眼皮肿。

4.眼睛疾病

清洁不当或长时间使用电脑会造成眼睛干涩，也易导致一些眼睛炎症，如角膜炎、结膜炎等，容易对眼睛造成损伤，也容易引起水肿。

5.在生活中避免眼睛浮肿可以采取以下方法

（1）适量饮水。为了使体内的水分充足，人们每天都要喝6～8杯的水。合理的饮水安排应当为：早上3杯，中午3杯，晚饭前两杯，最好尽量在晚饭前喝完一天所需要的水分，切记不要待临睡前才急速地喝下两大杯水。这样可以避免睡觉时体内水分积郁过多无法排出而导致眼皮水肿。

（2）清淡饮食。口味淡的饭菜同样

味道鲜美，适当调整一下自己的口味，去接受那些清淡的食物，这会为健康带来很多好处。清淡饮食可以让人避免大量饮水，防止眼皮水肿。如果经常出现眼皮水肿，则更要减少盐分的摄取量。

（3）经常运动眼周肌肉。运动眼周肌肉是预防眼部水肿的长效良方。这里有一个简单的方法：闭上眼睛，用手去感觉眼窝边缘的骨骼，然后用中指由眼窝外向内轻轻打圈，至眉头及鼻梁处稍微加压。

眼皮水肿者还可用下面的方法予以改善：做几分钟眼球运动，两眼球同时向左迅速看10下，再向右看10下，这样还可以使眼睛更明亮。或者可以喝一些绿茶，然后把湿的茶叶袋放在冰箱冷藏室里，每天早上拿出来放在双眼上敷5分钟，消肿效果也很理想。

❤ 眼睛红红的是什么症状

人体最薄弱的器官就要属眼睛了。在日常生活当中，眼睛红红的人不在少数，导致这一情况的原因是来自多方面的：比如用眼疲劳过度、长期日晒、化妆品使用不当等都可能造成红眼睛。但引起眼睛发红的最常见的原因是红眼病。

俗称的"红眼病"是传染性结膜炎，又叫暴发火眼，是一种急性传染性眼炎。根据不同的致病原因，可将红眼病分为细菌性结膜炎和病毒性结膜炎两类，其临床症状相似，但流行程度和危害性以病毒性结膜炎为重。

红眼病全年均可发生，以春夏季节多见。红眼病是通过接触传染的眼病，如接触患者用过的毛巾、洗脸用具、水龙头、门把、游泳池的水、公用的玩具等。因此，该病常在幼儿园、学校、医院、工厂等集体单位广泛传播，造成暴发流行。

红眼病多是双眼先后发病，患病早期，病人感到双眼发烫、烧灼、畏光、眼红，自觉眼睛磨痛，像进入沙子般地滚痛难忍，紧接着眼皮红肿、眼眵多、怕光、流泪，早晨起床时，眼皮常被分泌物粘住，不易睁开。有的病人结膜上出现小出血点或出血斑，分泌物呈黏液脓性，有时在睑结膜表面形成一层灰白色假膜，角膜边缘可有灰白色浸润点，严重的可伴有头痛、发热、疲劳、耳前淋巴结肿大等全身症状。

红眼病一般不影响视力，如果大量黏液脓性分泌物黏附在角膜表面时，可有暂时性视物模糊或虹视（眼前有彩虹样光圈），一旦将分泌物擦去，视物即可清晰。如果细菌或病毒感染影响到角膜时，则畏光、流泪、疼痛加重，视力也会有一定程度的下降。

红眼病发病急，一般在感染细菌1～2天内开始发病，且多数为双眼发病。传染性强，本病由于治愈后免疫力低，因此可重复感染（如再接触病人还可得病），从几个月的婴儿至八九十岁的老人都可能发病。

要预防红眼病的发生，平时应养成良好的卫生习惯，饭前、便后、外出回家后要及时用洗手液或肥皂洗手，同时避免用手揉擦眼睛。

在红眼病流行季节，最好去正规并且消毒条件完善的游泳池游泳，严禁红眼病患者进入游泳池。

患了红眼病要积极治疗，而且症状完全消失后仍要继续治疗1周时间，点眼药水1周左右，以改善充血状态，防止复发。

♥ 无眼屎的眼红是重病

对于没有眼屎的红眼病患者来说，要提高警惕，及时治疗，以免贻误病情。

"红眼病"是引起眼表发红的眼病，其眼病的主要症状是眼结膜充血，眼屎特别多，患者早晨起来时，眼屎可将上下眼皮粘在一块。这种有眼屎的眼病来势虽然凶猛，传染性也很强，但一般不会影响视力，大多患者在数天之内就可以完全恢复。

在眼病中，还有一种"红眼病"，眼睛充血发红，但没有眼屎，其症状由轻到重，同时伴有眼球疼痛，视力也因此而逐渐下降。这种眼病在医学上被称为葡萄膜炎。实践证明，对色素膜炎，发现并重视得越早，治疗得越及时，其效果也就越好，否则，会有导致失明的可能。

另外，眼屎多而且伴有眼红者，一般属于眼外病，治疗起来要容易得多；而没有眼屎的红眼病则属于眼内病，治疗起来也相对要困难得多，因此对于这种情况，应格外引起重视。

♥ 幼儿突现"猫眼"

当你发现家中的小孩子长了一双"猫眼"，这可不是什么可爱的征兆！

视网膜母细胞是婴幼儿中常见的恶性肿瘤，总发病率占眼内肿瘤的90.7%。约有75%的患儿在4岁以内发病，双眼发病率占患儿的30%～35%。

此病常为染色体显性遗传或染色体畸变所致，约有6%的患儿有家族史。

该病早期症状仅限于眼内，仅在睡孔区可见到黄白反射，即俗称的"猫眼"；随着肿瘤生长，眼压可升高，患儿因眼内肿瘤的生长而出现精神不振，哭闹不安；待肿瘤穿破眼球，累及眼瞳、眼眶，具有明显肿瘤外观表现时，病变已到晚期，如不及早治疗，短期内可因颅内转移及全身转移死亡。因此，家长若发现孩子眼睛类似"猫眼"，要及早带孩子去医院治疗。

当发现孩子出现"猫眼"已到晚期时，一般需摘除眼球以挽救生命，所以预防是关键。首先必须杜绝近亲婚姻。其次对父母双方有家族病史者，应在生育前和孕期进行遗传学的咨询和相应检查，防止患儿出生。此外，孕妇妊娠期要避免化学药物或物理因素的损伤。

♥ 婴儿眼珠不断扩大是不良之兆

很多家长认为，小孩子黑眼珠越大越好看，这是个极大的误区，如放任眼珠扩大而忽视孩子的健康问题，可能错过治疗眼疾的最佳时期。

一般说来，小儿出生2周后，眼睛就可以看到周围物体，当大人手拿玩具在小儿面前晃动时，小儿眼球亦会随之转动。

此时家长应观察一下小儿的黑眼珠发育是大还是小。如不断扩大，初看上去小儿显得很漂亮，但过不了多少时间就会有晨光的症状，即一遇到较强的光，眼皮会发生痉挛，随之出现流泪，也可出现白眼球充血现象。这些症状的出现是典型的先天性青光眼的表现。

先天性青光眼是比较常见的一种眼病，由于眼球内液体增多，眼压升高，使眼球外壁扩张，黑眼珠直径增大，从

小贴士

怎样预防先天性青光眼

1.怀孕妇女应注意孕期卫生保健，防止病毒感染，以免诱发本病。定期检查，以便早期发现，早期治疗。特别是有青光眼家族史的40岁以上的人，应定期做眼科检查。平时还应注意休息和睡眠，避免过度劳累和情绪激动。

2.家长须注意对儿童的观察，发现眼球异常增大，伴有畏光、流泪等，应立即去医院检查原因。

3.对于较大儿童，主诉视物不清，诊断为屈光不正但视力矫正不佳者，除考虑弱视外，应注意检查眼底排除本病。

4.对于近视儿童，近视度数加深速度异常者，也应注意眼底、眼压、视野检查，以早日发现早期先天性青光眼。

外观上看眼睛显得很大。先天性青光眼是致盲性病因之一，如果能早期发现并进行手术治疗，可保留一定视力，否则，将使孩子日后失明。

对于青光眼，药物治疗无效，一经确诊应立即手术治疗，尽量争取早日挽救视功能，病程越短，效果越好，在一岁以内手术者，80%～85%均能收到良好疗效。手术前应详细检查，因为这类患儿常合并有全身及眼部其他发育异常。青少年性青光眼可先用药物治疗（同开角型青光眼），如药物治疗无效时，可考虑小梁切除术，小梁切开术等球外引流手术。

❤ 近视不单是视力问题

近视从古就有，但随着现代化的生活方式对人的身体造成的影响，近视的人越来越多。而近视的原因可以分为内因和外因两个方面。

近视眼形成的内因有以下几个方面：

1.遗传因素

近视具有一定遗传倾向。高度近视的遗传性比一般近视的倾向明显。有遗传因素者，近视发病率较早，常在进入青春期以前就开始近视了，且多在6个屈光度（–600度）以上。这种高度近视在医学上叫变性近视。我国高度近视眼的发生为常染色体的隐性遗传，即父母双方都为高度近视，子代100%为高度近视。父母一方为高度近视者，子女50%为高度近视，但也有显现不全的表现。

2.发育因素

刚刚出生的新生儿，眼球的前后直径只有成年人的2/3左右，故均是远视。但随着年龄的增长，眼轴也逐渐变长。到15岁左右，眼球基本上跟成年人一样，前后直径达到24毫米。如果发育过度，眼轴过长，则形成近视。这种近视称为单纯性近视。多在学龄期开始。其近视度一般都低于6个屈光度（–600度），到20岁左右即停止发展。但如果幼年时进展很快，到15～20岁时进展更快速，以后即减慢。这样的近视常高于6个屈光度，可达到20或30个屈光度，即镜片为–2000度～–3000度。这种近视称为重度近视或进行性近视，也称病理性近视，到晚年可发生退行性病变，视力逐渐减退，配镜也不能矫正视力，这样的眼睛大多数最后都造成失明。

近视眼形成的外因如下：

（1）从事文字工作或其他近距离工作的人得近视的比较多。在校学生中的近视人群最多。

（2）环境污染特别是空气污染对眼睛视力有相当恶劣的影响。因为角膜有透气性，它在不断地同外界进行气体交换。而其代谢所需的氧80%来自空气，空气被污染后，其间的有害物质也必然会通过气体交换这一途径进入角膜内，时间长了，肯定要影响眼睛视力。特别是在婴幼儿和青少年时期。

（3）不注意锻炼身体，不注意营养全面、合理膳食也将导致近视的发生。而不注意用眼卫生，长期持续看近，是形成近视的最重要、最直接的原因。如果假性近视不能引起人们的注意，继续在近视环境中过度的用眼，视网膜长期接受近视反射，动眼神经指挥眼外肌持续舒张，巩膜组织在眼外肌的长期机械压迫下，球壁逐渐变薄伸长扩张，弹性减弱。睫状肌环形纤维持续紧张，回弹力降低，不能舒张。

另一方面，近视不仅仅是一种视力上的问题，它还有可能诱发很多其他疾病，尤其是高度近视。

高度近视指的是近视度数大于400度~600度，伴有眼轴延长、眼底视网膜和脉络膜萎缩性等退行性病变的屈光不正。高度近视可发生很多严重并发症，大部分会致盲，是成人常见的致盲原因之一，在我国致盲性疾病中占第6位。其主要的并发症有：

（1）后巩膜葡萄肿：发生率为77.1%。主要表现为眼球后极部向后扩张，视神经和黄斑周围视网膜变性萎缩，矫正视力下降。近视度数越高，后巩膜葡萄肿的发生率越高。

（2）视网膜萎缩变性、出血和裂孔：由于眼轴变长，后巩膜葡萄肿等因素，高度近视患者容易出现视网膜变性、裂孔，引起出血和视网膜脱离，导致失明。

（3）视网膜下新生血管：表现为后极部视网膜下新生血管，引起出血，影响视力。

（4）视网膜脱离：近视眼最常见的并发症。由于近视眼眼轴伸长及眼内营养障碍，视网膜周边部常发生囊样变性、格子样变性等，变性区视网膜非常薄，极易发生穿孔，再加上玻璃体液化、活动度增加，牵拉视网膜发生脱离。在视网膜脱离中，70%是近视眼。

（5）白内障：近视眼眼内营养代谢不正常，使晶状体的囊膜通透性改变，晶状体营养障碍和代谢失常而逐渐发生混浊，视力逐渐减退产生并发性白内障。这种白内障发展缓慢，以核心混浊和后囊膜混浊为主。

（6）青光眼：近视眼眼房角处滤帘结构不正常，所以眼内的房水流出阻力较大，容易引起眼压升高。据统计，高度近视眼30%有青光眼，这种青光眼会造成视力渐渐丧失。

由于高度近视的并发症比较多，有些并发症需要及时处理，有些并发症如视网膜变性、裂孔等需作预防性激光治疗，防止失明。所以，高度近视患者应该经常检查眼底、眼压等，以便做到早期发现、早期治疗。

现代社会无论是先天的遗传因素还是生活方式的变化，近视患者越来越多，尤其是青少年，更是近视的多发人群。那么在生活中青少年又该如何来预防近视呢？

（1）看书时间不宜过长，每看40～50分钟，应休息10～15分钟，闭眼或向远处眺望数分钟或做眼保健操，防止眼睛过度疲劳。

（2）转眼睛：先将眼睛凝视正下方，缓慢转至左方，再转至凝视正上方，至右方，最后回到凝视正下方，这样，顺时针转8圈，逆时针转6圈，共做4次。每次转动，眼球都应尽可能地达到极限。

（3）加强体格锻炼，增强身体素质，可以减轻减慢近视眼的发生，尤其是室外体育运动。让青少年在空气新鲜、视野开阔的郊外进行远眺，也是眼睛最好的保健方法之一。

（4）注意营养补充，尤其是B族维生素、矿物质的补充，因为它们是眼睛发育和功能进展所必需的。

视力模糊是什么病症引起的

视力是指分辨细小的或遥远的物体及细微部分的能力。视力低于1.0为视力减退，0.3以下为低视力，表现为视力模糊。

引起视力模糊的病变所在部位甚为广泛，因而造成视力模糊的原因也多种多样。

（1）炎症：它是引起视力模糊最常见的原因。这种炎病或是由感染引起，如由细菌、病毒、衣原体、真菌、寄生虫等引起的角膜炎、角膜溃疡、虹膜睫状体炎、脉络膜炎、眼内炎、全眼球炎、眼眶蜂窝织炎等；或是非感染性的，如泡性角膜基质炎、葡萄膜炎（包括虹膜睫状体炎、脉络膜炎）、交感性眼炎、原田病等。

（2）屈光不正：近视、远视、散光、老视。

（3）斜视、弱视。

（4）眼外伤：眼球穿孔伤、钝挫伤、爆炸伤、化学烧伤、辐射伤等。

（5）青光眼。

（6）各种眼病所致之后遗症：如角膜瘢痕、瞳孔膜闭、瞳孔闭锁、玻璃体混浊。各种眼病所致之后遗症：如角膜瘢痕、瞳孔膜闭、瞳孔闭锁、玻璃体混浊。

（7）全身循环障碍和代谢障碍以及遗传性疾病：高血压性视网膜病变，糖尿病性视网膜病变，肾炎性视网膜病变，妊娠高血压综合征性视网膜病变，血液病性视网膜病变，视网膜色素变性，黄斑变性，缺血性视神经病变等各种眼底病变。

（8）视网膜血管病和视网膜脱离：视网膜动脉阻塞，视网膜静脉阻塞，视网膜血管炎，视网膜脱离等。

（9）老年性和变性病变：如老年性白内障，角膜变性，老年性黄斑变性。

（10）肿瘤：眼内肿瘤、眼眶肿瘤或侵及眼球的眼睑肿瘤等。

（11）用眼过度疲劳：过度用眼造成视疲劳而未及时有效治疗日久而渐成近视；经常性近距离读书、写字、一次看书时间超过两小时以上；长时间看电视、玩游戏；经常在光线太强或太弱时读写；经常在车上看书、学习等，都会造成视力下降，视力模糊。

（12）膳食结构不合理：爱吃甜食及辛辣食品，造成体内血液环境成酸性血钙减少，影响眼球壁的坚韧性，促使眼轴超长导致近视发生与发展；营养不良，爱偏食致使缺乏眼肌所需的特殊营养，维生素及微量元素。

视觉扭曲是怎么回事

视觉扭曲即是视物变形，看到的东西比原物更大或更小，或者直线变弯曲。它可能只是随着人体衰老而出现的无害退变，不过也有可能是疾病造成的。

当你某一天早晨醒来时，可能发现与平时不同的是你的视觉被扭曲了，钟的指针可能显得有点弯曲，或者你家的猫比实际上看起来瘦些。通常眨几次眼睛或坐起来恢复平衡就能使你的视觉恢复正常。这是随衰老逐渐出现的一种无害的退变。因为视网膜的功能就是对输入最终处理器大脑之前的，经过晶体进入眼的光线进行编码，但随着衰老视网膜灵敏性有所减退，脑中所见的图像将以某种方式发生暂时的扭曲。有些人发现了他们视觉有轻微不同，而另一些人的变化可能十分明显。

以上现象在医学上称为视物变形，即看到的东西比原物大或小，直线变弯曲。除衰老所致外，它还有可能是疾病造成的，最常见的是中心性浆液性视网膜脉络膜病变。该病多发于成年男性，通常为单眼发病，也偶有双眼发病，能自愈，但易复发，如果反复发作，会留有后遗症。该病常由精神紧张和过度疲劳等因素诱发。

屈光不正，特别是散光，有时也能引起视物变形，同时伴有视物模糊与视力疲劳。造成屈光不正的原因很多，其中遗传因素是很重要的原因。当然不合理的用眼也是不可忽视的原因，如不注意用眼卫生，看书、写字的姿势不正确，或光线不好，看书时眼与书的距离太近，或看书时间过长，或走路、坐车时看书等都可看书时眼睛过度疲劳，促成屈光不正。

另外，视网膜脱离和癔症，也有可能出现视物变形。

❤ 视力突然改变是怎么回事

1. "视力变化之一" —— 视力下降

视力下降，可见于维生素B_2缺乏。中老年人视力突然下降，要警惕是否患了糖尿病。糖尿病人常会发生视神经损害，或引起眼底血管病变，使视网膜组织缺氧而形成微血管瘤，或形成视网膜静脉扩张、白斑、出血、动脉硬化，甚至发生视网膜剥离，这些均会导致视力下降、模糊。老年人视力下降还要想到是否得了白内障。白内障是透明的晶状体发生混浊，它是由于晶状体的一种蛋白发生凝固，与新陈代谢障碍有关。

视力下降也可能是由脑肿瘤引起的。患者早期可为一时性黑蒙，并有短暂的视觉丧失，随病情的加重逐渐变成持续性的视力减退，最后可能完全失明。如果一侧视力逐渐减退，甚至失明（应排除单纯眼部疾病），同时伴有嗅觉丧失，则意味着脑肿瘤已压迫视神经。

2. "视力变化之二" —— 视力"好转"

视力"好转"对老年性白内障病人来说，并非是一个好兆头。一些老年性白内障病人有时会自觉视力好转，不戴老花镜也可以看清近距离的细小东西。

这时，一般人都会沾沾自喜，以为是好事。实际上，这是白内障从初发期（第一期）发展进入膨胀期（第二期）的表现。此时晶状体吸收水分膨胀，增厚的晶状体起到了老花镜的作用，因而摘掉老花镜也能看清眼前的东西。膨胀期的白内障把虹膜向前推，使前房变浅，前房角变窄，这时容易并发青光眼，故如有这种"好转"现象，必须警惕，并请医生检查。

3. "视力变化之四" —— 弱视

弱视，即远近视力都不好，戴上矫正眼镜也达不到正常视力，而检查又查不出眼睛病变。弱视，对成人来说，往往是精神病的早期信号。患有精神病的人常伴有严重的视力障碍，精神病患者若要把他们所看到的东西在大脑中组成图像或信息是很困难的，他们往往不能分辨出周围事物的存在和差别。许多精神病人目光呆滞，对周围的事物视而不见，甚至有的病人对将要危及自己生命的现象也不能觉察，这大多与视力障碍有关。美国有研究发现，在最为严重的精神病患者中，有66％出现严重的视力障碍，而健康人群中只有9％的人出现视力障碍。

4."视力变化之六"——幻视

幻视是指眼前无物而自觉看到各种形象。幻视是一种虚幻的知觉，是无客观事物作用于感官时而出现的知觉体验，但患者却有鲜明生动的真实感，并可影响其情绪和行为。幻视可见于精神病患者。但正常人有时在极度疲劳、极度恐惧、长期孤独等情况下，也会产生幻视。幻视的人容易引起交通意外，因此需要及早发现并治疗。

5."视力变化之五"——斜视

健康者眼球转动灵活，可以向任何方向灵活自如地转动。5岁左右的幼儿，因眼外斜肌发育稍慢于眼内斜肌，多少有一点内斜视，俗称"对眼"。但随着年龄增长，绝大部分可以自然恢复正常。如成人眼球发生不自主地外斜或内斜要警惕下列疾病：双眼外斜，可见于癌症和一氧化碳中毒；单眼外斜，可见于糖尿病；高血压患者双眼球发生内斜，多为发生脑出血的前兆；此外，维生素B_1缺乏也会引起斜视。

6."视力变化之七"——眼睛发花

大多数人在40～50岁间开始出现老花，它是视觉器官老化的一种生理现象。这是由于，晶状体的弹性降低，调节本领减弱，看小字书报就会模糊不清，必须放远才能看得见。这时，就需要配上一副老花眼镜。戴上老花眼镜后，射入眼里的光经过镜片和晶状体的两次折射，落到了视网膜上，便能看清近处较小的字体。但是，正因为两次折射，光线集中得太厉害，看远物反而会不清楚。这就是老年人常把老花眼镜一会儿摘，一会儿戴的缘故。

白内障也会导致视力下降，眼睛发花。白内障是透明的晶状体发生混浊所致，开始时视力会逐渐退化，眼前可出现固定不动的黑点，尤其在光亮的背景下更为明显；渐渐地会出现复视或单眼多视现象；最后，眼睛只能辨别明暗，或者仅剩下有光的感觉。中老年人若是视力突然下降，还要警惕罹患糖尿病的可能。糖尿病患者常会发生视神经损害，或引起眼底血管病变，使视网膜组织缺氧形成微血管瘤，或视网膜静脉扩张、出血、白斑、动脉硬化，甚至视网膜剥离，这些都会导致视力下降、模糊。

此外，血压升高也会使眼睛视物发花。患者应注意测量血压，检查高血压的原因，并及时治疗。

❤ 一只眼突然失明是怎么回事

　　如果你的一只眼睛突然看不见了，应该立刻去看医生，一只眼失明最常见的原因是颈动脉的病变或创伤。

　　颈动脉是供应脑部血流以支持其功能的动脉之一。这部分血流的暂时或永久中断都会影响控制视觉的那部分脑。食物中过量的胆固醇和脂肪所致的颈动脉粥样硬化的脂斑也可能阻断某些供应脑的血液，从而导致一只眼突然失明。

　　颈动脉向视神经、虹膜和视网膜供血，当这些部位血流减少时，可出现暂时失明。这种情况下，你可能有一种眼前有一个帘子放下然后又突然打开的感觉。

　　有时有颈动脉疾病和一只眼失明的人会经历身体一侧的上肢或（和）下肢的疲劳和麻木，而对侧眼受累，有人也发现当他们快速弯腰或站起来及注视强光时，一只眼会暂时看不见。

　　颈动脉病变是一种渐进的疾病。单眼看不见是由于颈动脉粥样硬化的人已有某种程度的动脉阻塞。

　　如果医生猜测是动脉粥样硬化引起的一只眼视力丧失，可能会让你进行头、颈部的超声检查来估计阻塞的程度并确定到达脑部的血量。如果超声不清楚或医生认为动脉粥样硬化严重时可能要做动脉造影，即将一种无害的染料注入动脉以获得阻塞的一个清晰的图像。

　　根据颈动脉壁脂斑堆积的严重程度，医生将选择几种治疗措施之一。如果病变在早期阶段，通常需要每日服用一定剂量的阿司匹林。阿司匹林有抗凝成分，这有助于保持血液稀释且阻止血凝块形成。如果阻塞更严重，医生可能开华法林或肝素。

　　如果医生认为你的颈动脉有血凝块或阻塞，而这种血凝块和阻塞随时都有可能导致中风发生，可能建议你进行动脉内膜切除术，或者清除血管壁的斑块。虽然动脉内膜切除术有风险，因为在操作过程中由颈动脉流向脑的血流会被阻断，但是进行了这个手术后，就不可能再在动脉壁发生斑块了。

　　有两根颈动脉，而有时两根都可被阻塞。首先对情况最糟的一支进行动脉内膜切除术，而另一支目前不能碰它，要稍后才能处理。

❤ 双眼突然失明是怎么回事

　　谁都不希望自己心灵的窗户突然被关上，但眼睛突然失明的情况却并非不会发生。不同的原因都有可能造成眼睛突然失明。

有些眼病来势凶猛，在瞬间即可失明。造成双眼突然失明的病症有以下几种：

1.视网膜中央动脉栓塞

这是一种在几分钟甚至几秒钟之内即可造成失明的严重眼病。其主要原因是动脉硬化和心脏病，由于动脉硬化，动脉管壁增厚，管腔变窄，血液逐渐形成血栓。这个过程是在不知不觉之中进行的，一旦眼球内的视网膜中央动脉形成血栓造成堵塞，视网膜失去血液供应，可立刻造成失明。预防措施为：

（1）如果有动脉硬化或心脏病应加强治疗。

（2）有些人在患病前已有先兆，出现阵发性失明，几秒或几分钟内看不清，之后又自然恢复正常。发现此现象后应及时就医。

（3）出现突然失明时，立即应用血管扩张药——亚硝酸异戊酯，将其包在手帕中弄碎，立即放在鼻部吸入。

（4）及时到医院诊治。

2.眼底和玻璃体积血

患病时突然感到眼前发黑，呈烟雾状，有时能看到黑色或红色物体在眼前漂动。发病的原因多见于高血压动脉硬化、糖尿病等。眼底出血可发生在眼底的任何部位，如发生在中心的部位，则发生失明。

3.急性视神经炎

这是一种急重的眼病，会很快失明，病因是视神经的炎症。体内的一些病灶，如副鼻窦炎、扁桃腺炎、坏牙、中耳炎都能引起，流行性感冒、肺炎、糖尿病、脚气病等也可造成急性神经炎的发生。一旦发生视神经炎，传导作用即受到影响，造成失明。目前，对急性神经炎的治疗有较好的疗效，如果能及时到医院治疗，视力多能得到恢复。

4.急性青光眼

其症状为突然出现眼痛、雾视，视力严重下降，白眼球充血，黑眼珠混浊，瞳孔散大，眼压升高。其治疗方法有手术、应用毛果芸香碱滴眼，口服醋氨酰胺、甘油等。

💗 眼痛伴管状视野是怎么回事

望远镜的出现可以帮助人们把远处的东西看得更清楚，但如果在日常生活中你眼前的视野突然变成管状，即类似于通过望远镜在看东西，同时眼部疼痛，那么就是眼睛出现问题了。

视野就是当眼睛向正前方注视一个固定的物体时，同时还可看到该物体周围一定空间内的其他物体，所能看到的这种空间范围叫做视野。视野是视觉功能的重要组成部分，它对人们的工作学习和日常生活都非常有用，能辨别周围环境及各种物体的活动情况，并提高识别物体方位的能力，从而对周围环境作出正确的判断和反应。当视野损害而缩水到一定程度时，只能看到很窄的范围，就像通过一条管子看东西，即管状视野。

如果你注意到自己一只眼的视野正逐渐变窄成为管状视野，你最大的可能是患上了青光眼，这是目前最常见的眼疾之一，且是致盲的因素之一。除了单侧眼管状视野外，青光眼的其他症状还可能有眼痛、视力模糊和充血。虽然青光眼始发于一只眼睛，但最终将累及双眼视力。

那么，青光眼为什么会导致管状视野呢？这是因为患有青光眼的人润滑眼球外方的液体不能正常流出眼睛，常因液体引流出眼并进入眼周静脉的引流通道阻塞所致。当引流通道被阻塞时，液体引流比平时慢或完全阻断，这时，液体在眼内积聚，构成眼球内部的胶样物质，造成眼睛玻璃体压力升高。随之压迫供应视神经血流的血管使血液减慢或完全停滞。当

血流停止时，视神经开始坏死，导致视野的变窄和视力的下降。

青光眼通常出现在40岁左右的人身上，也具有遗传倾向。如果有亲属患此病，你应该警惕你的视力，且如果你发现一侧眼视野丧失或感觉像从管道中看东西，就应引起适当的关注。

如果你发现自己有管状视野的症状，就要赶快引起重视。因为一旦流向视神经的血流减慢下来，你的视力可能会永久受损。在青光眼的早期，通过适当的治疗将有助于挽救大部分视神经功能及视力，医生将给你开一种特殊的滴眼液及药物，如毛果芸香碱，可开放引流通道并减少眼中房水的量，房水的引流同样可降低玻璃体的压力，你的视野将立即恢复。

在很少一部分青光眼病例中，药物不能有效地降低视神经的压迫。如果是这种情况，你可以考虑通过外科手术的方式增加引流。这个手术是做一个小切口来增大引流通道。通常使用激光手术或植入一个小管子让液体流出，任何一种方法都能保证你的视力得到挽救。

特别需要注意的是，一旦你被诊断为青光眼，就需要至少一年做一次常规眼检查，对于60岁以上的老人，或患有高血压、糖尿病的病人来说，更是如此。

小贴士

降眼压食疗法

治疗青光眼的关键是降低眼压，以下食物疗法具有较好的降眼压作用，可选择食用。

1.蜂蜜与甘油

急性青光眼，口服蜂蜜或甘油100毫升，可缓解症状；慢性而眼压持续偏高者，可用50%蜂蜜或甘油，每次口服50毫升，一日2次。蜂蜜和甘油属于高渗剂，服后可使血液渗透压增高，利于眼内房水吸收，从而使眼压降低。

2.利水食物

多食赤豆、苡仁、西瓜、冬瓜、丝瓜、金针菜等利水食物，可辅以中西医惯用利水（尿）药对青光眼进行治疗，故又称辅佐疗法。

3.润肠食物

青光眼患者常有便秘症状，这对机体十分有害，可引起自体中毒，能溶解血管内皮及细胞间质，影响正常的血液循环，可促使眼内房水分泌增加而致眼内压升高。可多服蜂蜜、麻油、菜油等植物油，以改善肠道的润滑度。还可多食香蕉、萝卜、生梨、柠檬、柑桔、西瓜、香瓜、西红柿等瓜果与富含纤维素的蔬菜与粗粮等，以通便。

♥ 部分视野丧失是怎么回事

突然看不见一个小区域或视野，或仅能看见这个区域内的一些物体，被称为部分视野丧失。它可能是各种原因造成的，因此就需要找到病因，进而对症下药。

在暴力损伤下突然丧失部分或全部视野几秒钟是常见的。例如，在汽车事故的碰撞中你会眼冒金星。但视力通常在几天内可完全恢复。

视野的部分丧失一般认为是盲点，且它以各种不同方式影响人们。一个盲点可导致受累视野对所有物体全盲，或者受累的人能够认出大的物体，但不能认出更小的物体，有时当闪烁光仅出现于部分视野内时这个盲点将被看见，这称为闪光盲点。

一些健康问题都会引起盲点。某些眼疾患，如青光眼，视神经炎，黄斑蜕变都可引起一个盲点。闪光盲点经常出现在有偏头痛的人身上。为了防止对你视力造成永久性损伤需要进行适当的治疗。

要治疗盲点，医生首先必须确定引起部分视野丧失的根本原因。由青光眼或黄斑蜕变所致的盲点会因这些疾病的治疗而减轻或消失。当偏头痛缓解时，闪光盲点将消失，然而，伴随视神经炎的视觉丧失将持续至视神经炎症减轻，这可能要三个星期或更长时间。由于有时视神经炎会引发疼痛，医生可能会让你保持安静并尽可能限制眼的活动以加快恢复。视神经炎也可能是多发性硬化的一个早期症状，故医生需密切监测你的健康状况以检查此病的进展。

视力逐渐退化是怎么回事

我们中的大多数人，随着衰老而发生一定程度的视力退化几乎是不可避免的。这种通常发生在中老年人群中的视力退化现象通常被称为"老视"。"老视"最常开始出现于40岁，你也可能发现当你从远处物体转向近处时需要更长的时间来调整视力。你眼睛的暗适应也可能延长，有时在你调整视觉灵敏度时，老视可伴有头痛和眼紧张。

这些症状是正常衰老过程的表现，当我们衰老时，眼的某些结构会发生改变，晶体会变硬，这使它的调节更困难，以致难以聚焦近处的物体。老视与近视和远视一样，是由进入眼的光线没有被适当折射所致的视觉问题。

但视力衰退有时并非是因为眼睛老化本身引起的，而是一些疾病在眼部的表现。

1.糖尿病

患有糖尿病可有程度不同的视力减退，特别是在发生糖尿病性视网膜病变时，糖尿病病人眼部最突出的表现是急剧出现屈光不正，也就是视力高度减退，对远或近的事物看不清。如出现近视性的屈光不正常，而且通常表示糖尿病正处在急性期或复发期，远视性屈光不正常一般发生在血糖、尿糖已经得通过到控制并开始下降的时候。糖尿病所造成的屈光不正常往往是双眼同时骤然发生，并常伴有散光。

2.眼部感染

无论是细菌、微菌还是病毒都会经常引发角膜破坏性溃疡，反常的角膜突起（锥形角膜突出），白内障外科手术引起的角膜水肿或浑浊肿胀及一些细胞老化过程中都会影响视觉清晰度及角膜健康，一些角膜病症被遗传下去还可能导致角膜混浊肿胀，最终丧失视力。

3.白内障

白内障的主要症状是视力障碍，它与晶状体浑浊程度和部位有关。严重的白内障可致盲。白内障按病因分为年龄相关性（老年性）、外伤性、并发性、代谢性、中毒性、辐射性、发育性和后发性白内障等。白内障引起的视力退化在一段时间之后会减轻，但不要高兴得太早，过不了两三年视力退化程度还会加重，而且远近视力都渐渐模糊，那时就得通过手术将白内障摘除了。

❤ 老花眼突然消失非良兆

老花眼突然消失，实际上是老年性白内障的早期表现。

人类眼部的晶状体和身体其他部位一样，也会衰老，其表现就是水分减少，晶体核心部失水而质地变硬，且年龄愈大，硬化程度会愈高。如果这种情况长期发展下去，其硬化部分就会变白，最终发展成为"白内障"。当然，水分的减少并不是唯一的表现，还有蛋白质中部分水溶性的物质，也会变成不溶于水的类蛋白而成为硬蛋白等。

老花眼突然消失，实际上是老年性白内障的早期表现。这是因为晶状体的成分改变后，光学密度日益增加和屈光力增强，形成"晶体性近视"，对存在的老花眼产生了抵消作用，从而一时提高了阅读或近距离工作的效能。

一旦得了白内障，即应用药物治疗。治疗的药物虽然种类繁多，实则大同小异，早期治疗可使病情稳定。若由于各种原因而使白内障加剧，则可施行手术复明。

如是并发性白内障当积极治疗原发病，若由糖尿病引发则应控制血糖；慢性葡萄膜炎应积极查找病因，并坚持治疗，预防复发。老年性白内障是多发病，原因复杂，包括营养、代谢、内分泌变化、紫外线照射、环境因素等，预防应根据情况采取不同的措施。

强大的抗氧化剂能够对抗氧化伤害所累积的影响，使眼睛免受阳光紫外线的损害，进而起到防治白内障的作用。尤其是叶黄素和玉米黄质等物质，具有很强的抗氧化剂作用，它可以吸收进入眼球内的有害光线，预防眼睛的老化，延缓视力减退，达到最佳的晶状体保护效果。叶黄素和玉米黄质常见于深绿色蔬菜之中，如菠菜、青椒、绿色花椰菜、芥蓝等。

另一种抗氧化剂就是维生素C。维生素C已被公认为能够保护眼睛晶状体中蛋白质和其他成分，它能帮助胶原加强微血管的力量，从而营养视网膜，避免紫外线的损害。已有研究显示，健康眼睛晶状体里有很高的维生素C，而在白内障患者眼睛的晶状体里维生素C的含量就少得多。因此多吃富含维生素C的新鲜蔬菜和水果，尤其是深绿色蔬菜，对老人预防白内障是有利的。

同时也要尽量避免其他食物对白内障预防所带来的影响。油炸食品会加速氧化反应，使人容易患白内障，如人造脂肪、人造黄油、动物脂肪等。其次是全脂奶粉、牛奶、奶油、奶酪、冰淇淋等含乳糖丰富的乳制品。如牛奶中含有的乳糖，通过乳酸酶的作用，分解成半乳糖，一些人对牛奶中的半乳糖的代谢能力下降。另外，半乳糖会干扰奶制品中维生素B$_2$的利用，使其沉积在老年人眼睛的晶状体上，使蛋白质发生变性，导致晶状体透明度降低，容易诱发或加重白内障。

研究发现，食盐量大者也容易增加患白内障的危险。摄取高剂量盐的人除了易患白内障，还易患糖尿病、高血压。

宝宝看不清东西是为什么

有的宝宝在学走路的时候，老是摔跟斗，家长看着别人家同龄的孩子都已经稳稳当当走路了，总是又着急又心疼。但是，带孩子去医院检查，腿脚的发育也完全没问题。直到来到眼科，才发现孩子学步晚的原因是因为看不清东西，学走路当然东倒西歪了。这种看不清东西的症状，便是小儿弱视。

小儿弱视是一种发育性的疾病，也是儿童发育过程中的常见病、多发病。儿童弱视的发病情况，国内外报道不甚一致，最低仅0.8%，最高的达4.4%。根据我国各地区的统计报告，我国儿童弱视发病率为3%～3.8%。也就是说，有大约1000万儿童是弱视患儿。那么孩子为什么会得弱视？小儿弱视该怎么办呢？

弱视的定义是：凡眼部无明显器质性病变，以功能因素为主所引起的远视力低于0.9，且不能矫正者均为弱视。弱视的本质是双眼视觉发育紊乱，不仅单眼或双眼矫正视力低于正常，而且没有完善的立体视觉，甚至是立体视盲。

弱视的最大危害是患儿不仅双眼或单眼视力低下，而且没有完善的双眼视觉功能，没有精细的立体视觉。

专家认为弱势的危害大于近视，因为患有单纯近视的儿童，看远处模糊，看近处清楚，视觉细胞和神经还能受到外界物象的刺激而不会衰退；弱视则不同，由于患眼的视觉细胞长期受不到外界物象的准确刺激而衰退，远视力低于0.8。如果不及时防治，患眼的视力便会永久低下，成为单眼视觉。长此以往，必然会加重患眼的负担，健眼的视力也会逐渐衰退。因此，弱视眼对于患者来说，将一辈子影响生活、学习和工作。在他们的眼里，立体视觉模糊，因而不能准确地判断物体的方位、位置和远近。对于弱视儿童来说，弱视眼如果得不到及时的防治，将严重影响他们的学习。

怎样才能早期发现宝宝的弱视？对所有儿童都应在三岁左右详细检查视力是发现弱视的最佳方法。一般来讲，在日常生活中，父母发现孩子看书写字时两眼离书本太近、看人时歪头等，都应到医院做常规的眼部检查。

弱视虽然对儿童危害很大，给他的生活造成诸多困扰，但父母也可以从不同的方面来帮助孩子改善这一状况。而调理饮食，辅以食疗就可以达到一定的效果。

（1）熟花生仁粉2汤匙，鸡蛋1个，牛奶1杯，蜂蜜2汤匙。将鸡蛋搅碎，冲入煮沸的牛奶中，加入花生仁粉，待温加蜂蜜食用。每日早餐时服用。

（2）党参9克，陈皮6克，猪肝30克。将猪肝切成片，再和党参、陈皮一起放入锅内，加入适量的水，煎煮30分钟，吃猪肝，喝汤。每日分两次吃完。

（3）绿豆30克，小米60克。慢火煮粥，当早餐吃，吃时加蜂蜜2汤匙。

（4）枸杞15克，红枣20克，鸡蛋2枚，加水煮熟，吃蛋喝汤，每天1次。

（5）冬虫夏草10克，鸡肉200克，加水炖熟，调味后吃肉喝汤，每天1次。

（6）枸杞叶100克，猪肝200克，加水炖熟，调味后食用，每天1次。

（7）平时还朱砂5克，鸡肝100克，加水炖熟，调味后食用。

平时还应该注意多吃动物性食品，如：动物的肝脏、蛋类、鱼类、奶类、甲壳类、根茎类食品、绿色蔬菜、新鲜水果等。

"夜盲症" 究竟是什么

天色稍一黑，眼前就一片漆黑，行动走路必须有人作陪，如果只有自己，就只能在黑暗中摸索着前进了，晚上一定要待在有灯光的地方。这该死的夜盲症真要命！

夜盲症属于较为常见的眼部疾病之

一，但许多人并未对其引起足够的重视。顾名思义，夜盲就是在暗环境下或夜晚，视力很差或完全看不见东西。造成夜盲的根本原因是视网膜杆状细胞缺乏合成视紫红质的原料或杆状细胞本身的病变。夜盲虽不致命，但会对人们的日常生活、工作、学习造成一定困扰。

夜盲症发生的主要原因如下：

1.暂时性夜盲

由于饮食中缺乏维生素A或因某些消化系统疾病影响维生素A的吸收，致使视网膜杆状细胞没有合成视紫红质的原料而造成夜盲。这种夜盲是暂时性的，只要多吃猪肝、胡萝卜、鱼肝油等，即可补充维生素A的不足，很快就会痊愈。

2.获得性夜盲

往往由于视网膜杆状细胞营养不良或本身的病变引起。常见于弥漫性脉络膜炎、广泛的脉络膜缺血萎缩等，这种

小贴士

改善夜盲症的食疗方

1.胡萝卜炒鳝鱼片

材料：胡萝卜150克，鳝鱼片250克，花生油、精盐、酱油适量。

制法：先将胡萝卜去皮，洗净，切片备用。鳝鱼洗净，切薄片备用。大火将锅烧热，加少许花生油，烧至八成熟，放入鳝鱼片和胡萝卜片一起炒熟，然后放入精盐、酱油调味食用。

2.胡萝卜粥

材料：胡萝卜100克，粳米80克。

制法：将胡萝卜洗净切碎，与粳米同入锅内，加清水适量，煮至米开粥稠即可。早晚餐温热食。

3.溜肝尖

材料：鲜猪肝350克，花生油750克，水发木耳、黄瓜、酱油、精盐、味精、水淀粉、豆瓣葱、蒜片、香油各适量。

制法：将猪肝洗净，切成薄片，加酱油、水淀粉拌匀；木耳去耳根，洗净撕碎；黄瓜洗净，去蒂切成片。将锅洗净，倒入花生油，烧至五六成热时，放入浆好的猪肝片，划熟，捞出控油。锅内留少许底油，用豆瓣葱、蒜片爆锅，烹入酱油，加入木耳、黄瓜片及2勺清水和适量精盐、味精烧沸，撇去浮沫，用水淀粉勾浓溜芡，倒入猪肝，淋上香油，炒几下即成。

夜盲随着有效的治疗、疾病的痊愈而逐渐改善。

3.先天性夜盲

先天遗传性眼病,如视网膜色素变性,杆状细胞发育不良,失去了合成视紫红质的功能,所以导致夜盲。

夜盲症的发生主要和缺乏维生素A有关。人眼底的视网膜上有圆锥体细胞和细长形杆状细胞,这两种细胞中都存在同一种光感物质即视紫红质。其中圆锥体细胞管白天观看物体,细长形管状细胞管黑夜观看物体,这两种细胞中的感光物质实际上是由维生素A(视黄醇)参与的蛋白质。当光照射时,这种蛋白质发生结构的改变随之引发神经冲动传入大脑形成影像,而视紫红质自身则"褪色",若此时进入暗处,由于视紫红质消失,眼就对光不敏感了,这时就看不见物体。在正常情况下,人体内有足够的维生素A,在视网膜和肝脏酶的作用下,促进视紫红质再生,恢复对光的敏感性,使人在暗处可以看见物体的形和色,如果机体缺乏维生素A,视紫红质的再生不仅缓慢而且不完全,当人从亮处进入暗处时,很长时间看不见物体。

茶树鲜叶中含有丰富的维生素A原——胡萝卜素,其含量为每100克干茶含17～20毫克,这种含量水平可与胡萝卜和菠菜的含量相比拟。胡萝卜素被人体吸收后,在肝脏和小肠中可转变为维生素A,而维生素A可与赖氨酸作用形成视黄醛,增强视网膜的辨色力。因此,多饮茶,尤其是绿茶,对夜盲症有一定预防效果。

富含胡萝卜素的食物主要是橙黄色和绿色蔬菜,如菠菜、胡萝卜、油菜、荠菜、马兰头等,每500克均含胡萝卜素14毫克以上,每天只要吃120～150克就能满足儿童对维生素A的需要。雪里蕻、小白菜、西红柿、柿子椒等,每500克均含胡萝卜素为1.5～7.4毫克。另一方面,由于维生素A和胡萝卜素都属脂溶性质,所以每餐摄入一定量的脂肪,能促进维生素A和胡萝卜素的吸收。

❤ "飞蚊症"究竟是什么

飞蚊症是因为眼前出现黑点飞舞而得名。事实上它是玻璃体内的不透明物体投影在视网膜上产生的。

飞蚊症一般是由玻璃体变性引起的,是一种自然老化现象,也即随着年纪老化,玻璃体会"液化",产生一些混浊物。因而,飞蚊症正式的名称是"玻璃体混沌"或称"玻璃体浮物"。

飞蚊症是玻璃体内的不透明物体投影在视网膜上产生的。在光线明亮或白色背景衬托下，更为明显。敏感的人甚至可以描绘出它们的各种不同形状。很多飞蚊症长时间存在，终年不变，不影响视力，经过检查也没有眼部器病变，临床上没有多大重要性，不必顾虑。有些老年人眼前突然出现一二个黑影而不伴其他症状，往往是由于玻璃体后界膜脱离，一般也没有多大危害。但如突然出现大量黑点，应想到视网膜血管破裂出血或视网膜裂孔形成，可能是视网膜剥离的先兆，应进一步详细检查眼底。脉络膜炎使许多类性细胞或渗出物可以进入玻璃体内，也是病理性飞蚊症的常见原因，但往往因为同时存在视力障碍而不易觉察。近视眼患者所感到的飞蚊症，常与玻璃体液化变性有关。

眼内炎症引起的飞蚊症，感觉眼前黑影多为尘状或絮状，视力可有不同程度影响，检眼镜下见玻璃体有尘状、絮状漂浮物，裂隙灯三面镜可见中周部脉络膜炎症引起的渗出，血管白鞘化等病理改变。

眼内出血引起的飞蚊症感觉眼前如烟云移动或墨汁样下流的黑影，个别有红色或橙色漂浮物，检眼镜或裂隙灯下见玻璃体内厚薄不等的片状、絮状、团块出血，并看到引起出血的视网膜原发病变。

如发现有"飞蚊"症状，既不能不当回事，也不必恐慌，应及时到医院眼科诊治。如是生理性飞蚊症，对视力没有大的影响，不需特殊治疗。值得注意的是，这种退化性的症状渐渐也在年轻人身上出现，可能与部分现代人生活不规律，过度用眼用脑有关，应引起重视。最要紧的是不要劳累过度，同时多运动，睡眠足，适度晒晒阳光。若是病理性飞蚊症，则需查清病因，对症治疗，千万大意不得。

飞蚊症的出现，除造成生活及工作不便之外，还可引起视网膜剥离或并发继发性青光眼等危险重疾，尤其是患有高度近视的人，更应及时预防与治疗。

❤ 眼白为什么不白了

黑白分明的眼睛才能顾盼生姿秋波流转，传神地表达出你蕴含的心意。然而，本应该清白澄明的眼白总是显得浑浊不堪，要不布满血丝红点，要么浑黄不清，为心灵的窗口蒙上了一层灰尘。

人们日常所说的眼白，在医学上被称为巩膜，正常健康的巩膜应为白色，无异常颜色和斑点。如果眼白出现变化，如白色变得浑浊，甚至变黄、变黑、有隆起等，则说明眼睛和身体出现了一定异常变化。通常，根据眼白的不同变化征象可辅助判断人体的疾病状况。

1.巩膜发蓝

医学上称为蓝色巩膜，这种现象多由慢性缺铁造成。铁是巩膜表层咬原组织中一种非常重要的物质，缺铁后可导致巩膜变薄，巩膜无法完全掩盖其下黑蓝色的脉络膜时，巩膜就会呈现出蓝色。而慢性缺铁又往往导致缺铁性贫血。因此，凡是中、重度贫血的人，巩膜都呈蓝白色。

2.巩膜发红

通常是由细菌和病毒感染发炎所引起的充血现象。倘若同时伴有分泌物或严重有异物感以及眼睛发痒、眼痛等症状，炎症可能更严重一些，应当去医院眼科诊治。另外，血压高者发生脑出血之前、癫痫发作之前和严重失眠者以及心功能不全者，都会出现巩膜充血发红的现象。一般来说，由于睡眠不足而导致眼中红血丝密布的现象较为普遍，这是眼白发红的常见原因。另外，巩膜也会出现分布红点的症状，这是毛细血管末端扩张导致的结果，往往多发于糖尿病患者。

如果巩膜出现红色血片，多表明还有动脉硬化，特别是脑动脉硬化。

3.巩膜发黄

眼白发黄可能是由于黄疸造成的。引起黄疸的原因包括胆道疾病、妊娠中毒、传染性肝病以及一些溶血性疾病等。

4.巩膜出现绿点

巩膜出现绿点通常是肠梗阻的早期信号。

5.巩膜出现斑点

巩膜除了颜色会发生变化外，还会出现三角、圆形或半月形的各种异常颜色的斑点现象，如蓝色、灰色、黑色等，通常为肠道寄生虫病的常见症状。

不同的因素都可能造成人的巩膜发生异样，不过在生活中也可以通过多种方式来对巩膜异常加以调理和改善。

睡眠充足有助于滋润眼睛，维持眼部健康。每天保证8个小时的睡眠时间才能让眼睛明亮有神，充满光彩。充足的睡眠同时也有助于增强人体免疫功能，防止其他疾病损害眼部健康。

不要忽视清洁眼睑，以免因残屑、油脂、细菌、化妆品等尘屑导致眼睛发炎。

不要长时间地操作电脑和看书学习，要每隔一小时左右休息10～15分钟，休息时或是看看窗外的绿树或远景，或是做做眼保健操，使眼睛充分放松。不要躺着看书或者在光线差的地方看书以及在移动的载体上看书，如公交车、地铁等。

如果出现眼睛干涩、发红，有灼热感或异物感，眼皮沉重，看东西模糊，甚至出现眼球胀痛或头痛，则要立即停止操作电脑和看书学习，休息一段时间。

晚上睡觉前或眼睛疲劳酸涩时，以冷毛巾敷眼部，可收缩血管，滋润眼睛。

如果眼睛经常有血丝或突然有小范围充血，可以用1/3或1/2张新鲜的荷叶煮水喝。荷叶能解暑清热、升发清阳、散淤止血，可消除眼睛中的血丝和充血，使眼睛明亮。平时也可采用眼珠运动法来锻炼眼睛，即头向上下左右旋转时，眼珠也跟着一起移动。

色觉为什么也会改变

色觉是眼辨别颜色的能力，反映视网膜锥细胞的功能，随着照明度的改变，色觉也发生变化。在照明度减弱时，首先失去的是红色辨别力，最后失去的是对蓝色的辨别力。色觉缺损包括色盲和色弱，色觉缺损并非屈光不正的普遍特征。

正常人的眼睛不仅能够感受光线的强弱，而且还能辨别不同的颜色。人辨别颜色的能力叫色觉。换句话说，是指视网膜对不同波长光的感受特性，即在一般自然光线下分解各种不同颜色的能力。这主要是黄斑区中的锥体感光细胞的功劳，它非常灵敏，只要可见光波长相差3~5纳米，人眼即可分辨。色的感觉有色调、亮度、色彩度（饱和度）三种性质，正常人色觉光谱的范围由400纳米紫色到约760纳米的红色，其间大约可以区别出16个色相。人眼视网膜锥体感

光细胞内有三种不同的感光色素，它们分别对570纳米的红光、445纳米的蓝光和535纳米的绿光吸收率最高，红、绿、蓝三种光混合比例不同，就可形成不同的颜色，从而产生各种色觉。红、绿、蓝三种颜色称为三原色，彩色电视机就是根据这一理论研制成的。

在麻醉药物成瘾的人中，或者对吸食迷幻剂的人会看到东西变形，呈现出奇怪的颜色。不过，如果没有吸毒就看到不正常的颜色可能是糖尿病的早期健康警示，医学上叫做色视症。患上糖尿病眼病后，即使是血糖水平的轻微波动也能够快速引起这些视觉变化。如果确实有糖尿病，那么这种色觉的失真就会令你难以使用色标尿液检测试纸来检测自己的血糖水平。

如果各种东西看起来都发黄，那么可能患上一种叫做黄视症的色视症。黄

视症是一个健康警示，提示你由于严重的肝脏疾病而出现了黄疸。如果看到物体周围发黄或者有光环，而你正在服用洋地黄（用于治疗某些类型的心脏病的常用药物），那么这可能是洋地黄中毒的健康警示。洋地黄中毒是一种急症，能够导致心脏衰竭、心律不齐和死亡。

若男性看到物体发蓝（通常伴随光敏感），可能是伟哥、犀利士和艾力达等治疗勃起障碍药物的最常见的副作用。如果在服用药物治疗勃起障碍时，突然间一只眼睛或者双眼就看不见东西了，你应该立即停药并去看医生。这可能是非动脉炎性缺血性视神经病的信号，这种疾病常常导致失明。视网膜存在病变或者有其他眼睛疾患的男性应避免同时服用这些产品。

❤ 警惕眼形突变

一双楚楚动人的眼睛，能使人增色不少，异常的眼睛外观，则不仅影响到整个脸孔的美感，甚至还是疾病的警讯。

正常情况下，人们看东西时，无论朝哪个方向，双眼的运动都是平行一致的。由于肌肉的收缩是在神经的调节下进行的，看右边的目标双眼都往右转，看左边的目标双眼都往左边转，不会出现右眼往右，左眼不往右的现象。

由于长相的不同，有些人从小两眼即向前鼓起，俗称金鱼眼，不算是病理现象，但有一些眼形异常却是疾病所造成的。

1.眼球突出

单眼突出，即一侧眼球向前突出，严重者可造成睑裂闭合不全。单眼突出的人，约有50%系因颅内疾病所引起，最常见的是脑肿瘤，如血管瘤、纤维瘤、肉瘤、神经胶瘤及皮样囊肿等。

双眼突出的人，除少数因B族维生素、维生素D缺乏引起轻度突出外，大多发生于甲状腺功能亢进患者。此外，如高血压、血友病、继发性青光眼、高度近视以及帕金森氏病等，也常呈现眼球外突。

2.单眼凹陷

突变眼球凹陷普遍出现在营养不良或身体极度消瘦的人身上，其他如痢疾、霍乱、严重脱水及糖尿病患者，也会出现眼球内陷。中医认为，眼窝下陷的人，多为伤津脱液，依眼窝下陷的程度，即可判定病情的轻重。如眼球微陷者，属脏腑精失但仍未脱落，尚可救治；下陷窝内，则五脏六腑精气已衰，病属难治，若陷里已深，视不见人，是阴阳竭绝的死征。所以眼球凹陷的人，即被说成"一副死相"。

3.斜视

眼睛外观的异常，除了上述的外突内陷外，内外偏斜所引起的斜视，也要留意。正常人的双眼注视同一物体，物体分别在两眼视网膜处成像，并在大脑视中枢重叠起来，成为一个完整的、具有立体感的单一物体，这个功能叫双眼单视。而如果眼球由于眼肌麻痹、屈光因素或大脑中负责眼肌活动的中枢功能发生障碍等，使得两眼无法配合，就会引起斜视。

按偏斜的方向来说，若一眼正位，另一眼歪到内侧，就叫内斜视，也就是我们常听到的"斗鸡眼"，一般为远视所引起。素有高血压的患者，若出现内斜时，即是脑出血的前兆。其他如中风后或患有鼻咽癌也常出现内斜视，要格外小心。相反的，若一眼正位，另眼偏外侧，则称外斜视；一般与近视有关。糖尿病及一氧化碳中毒时，也会分别出现单眼或双眼的外斜，俗称"脱窗"，又称"白眼"。

人在婴幼儿时期，是双眼单视形成过程，这时很容易受外界因素影响，致使一眼注视目标，另一眼偏斜而不能往同一目标上看，于是就产生了斜视。若孩子两只眼睛发育不一样，一只眼正常，另一只眼为高度近视或散光；或两只眼睛远视度数差得太远；或幼儿从小就喜欢玩细小的玩具以及常在光线较弱的条件下玩游戏，致使眼肌平衡失调，神经肌肉麻痹，这样就很可能发生"斗鸡眼"。

"斗鸡眼"若不及时治疗，后果会很严重。因为一只眼睛长期内斜，患者不能使用这只斜眼，久而久之，就会影响眼睛发育，甚至发生弱视。若不及时治疗，将来视力也难以恢复。"斗鸡眼"的孩子只用一只眼睛看东西，所以看东西没有立体感，不能分辨东西的远近。例如在做针线活时，线穿不进针眼；灌墨水时，笔插不进墨水瓶；拿细小的东西老是够不着等，会严重影响今后的工作和学习。

一旦发现斜视，应检查有无内眼疾患，若有应针对病因治疗；若没有眼睛疾患，应当先验光，要是屈光不正，即应配戴眼镜，戴眼镜后仍无法矫正，应手术治疗，以便改"斜"归正。

❤ 眼睛发黄意味着什么

一般是有肝胆疾病才会出现巩膜（俗称眼白）发黄，多见于黄疸型肝炎或者淤胆型肝炎。眼睛发黄还可能提示胰腺癌、链状细胞性贫血以及黄热病。黄热病是通过蚊虫叮咬传播的热带传染病。

引起黄疸的原因有两大类，一种是肝细胞性黄疸，即肝细胞坏死引起；另一类是阻塞性黄疸，是由于胆道阻塞而引起的。眼睛发黄只是疾病的一种外在表现，所谓治病求本，把肝（或胆）病治好了，眼睛黄自然就会消失。所以首要的问题是到正规医院检查治疗。如果真是肝病的话，正规的治疗对你以后的一生都很重要，不只是目前眼部美观的问题。

眼睛发黄也有可能是吉尔伯特综合征的表现。本病以男性为多见，可发生于任何，但以15～20岁为多见，病人无明显症状，一般情况良好。临床以慢性或复发性黄疸为特征，黄疸可稳定不变或明显波动。感情激动、劳累、受凉、饮酒、并发感染等可使黄疸加重。黄疸加重时有乏力、消化不良或轻度肝区疼痛等症状。吉尔伯特综合征属于遗传性黄疸，高达10%的白种人会患上这种病，不过一般不会导致其他疾病。

❤ 眼球上的结节和肿块

有时候我们会突然感觉眼睑周围红肿热痛，用手触摸的时候会发现眼球上有结节和肿块。那么是怎么回事呢？

眼球上的结节和肿块可能是睑腺炎与睑板腺囊肿，如果没有痛痒等症状，那么可以判定为睑板腺囊肿。

睑腺炎与睑板腺囊肿是两种容易混淆的眼病，它们有着共同的特点，即均"潜伏"在上睑板，与平时不注意眼部卫生感染细菌及天气炎热、人体火气旺盛有关，而且这两种眼病都对皮脂腺分泌旺盛的人"情有独钟"。此外，睑板腺囊肿若合并细菌感染，早期症状与睑腺炎相似。

睑腺炎，西医称为"睑板腺炎"。睑板腺分泌旺盛、免疫力低下的老年人容易诱发本病。经常用脏手揉眼睛的孩子也可出现睑腺炎，起初潜伏在上睑板，晚期则会自行溃破。在潜伏期，患者会感到眼睑周围红肿热痛，有的眼球结膜会出现水肿，眼睑奇痒，有压痛感，严重时可表现为发烧、怕冷、淋巴结肿大等症状。

睑腺炎有内外之分，外睑腺炎"寄宿"在睫毛毛囊皮脂腺里，侵犯眼睛外部时，局部红肿热痛，或耳前淋巴结肿大等。侵入两三天后在睑缘形成硬结，随后硬结会逐渐软化，在睫毛根部形成黄色脓包，脓液流出后，红肿即逐渐消退，疼痛随之减轻。相比外睑腺炎，内睑腺炎发病时睑板腺被牢固的睑板组织包围，症状不如外睑腺炎明显，但翻转眼睑时，睑结膜上可见黄白色脓点。

对于睑腺炎，切忌不适当挤压，以

防止炎症向眶内、颅内扩散，引起眶蜂窝组织炎、脑膜炎等病症。早期可用冰块或湿毛巾冷敷，控制症状。当眼睛内部脓点形成后，要进行手术治疗。

睑板腺囊肿，当睑板腺出口阻塞，分泌物残留时，它就有机可乘，形成慢性肉芽肿。睑板腺囊肿是上睑板的"常住户"，眼睑表面皮肤会隆起，大小不等，与皮肤没有粘连，患者也不会有压痛感及红肿。

睑板腺囊肿侵袭人体时，睑结膜呈紫红或灰红色隆起，小的可自行吸收，一般结节长期不变，偶尔会自行破溃，排出内容物后，在结膜面上形成肉芽组织。有时它也与葡萄球菌同时作用，使患者眼部发炎，与睑腺炎致炎情况相似。

对于睑板腺囊肿，小而无症状的可不必治疗，可自行吸收消散；大而发生肉芽者，应做手术切除。如老年人经常患此病，就需要手术切除，有时睑板腺囊肿切除不净，仍会再次长出，甚至会引发睑腺癌。

睑板腺囊肿和睑腺炎都与睑板腺感染有关。因此人们平时要注意眼部卫生，不要用脏手揉眼，以免感染。可用棉签或生理盐水擦拭睫毛根部，保证眼睑清洁。若出现炎症并伴有发热、怕冷等症状时，可在医生指导下口服抗生素、磺胺类抗菌消炎药。

❤ 眼睛上的斑点意味着什么

你是否曾经凝视某些人的眼睛，发现他们的眼白上有些斑点呢？事实上这些斑点很可能是身体疾病的预兆。

巩膜上明亮的看起来像血的红色斑点可能是一种无痛的良性疾病的信号，这种疾病叫做结膜下出血。这些红点实际上就是破裂的血管，初期呈鲜红色，以后逐渐变为棕色。一般7～12天内自行吸收。出血量大时，可沿眼球全周扩散。如果反复发作应特别着重全身系统疾病的检查。这些血管由于用力咳嗽、打喷嚏、呕吐或者眼睛受伤而破裂。结膜小血管破裂出血聚于结膜下称为球结膜下出血，中医称为白睛溢血。球结膜下出血的形状不一，大小不等，常成片状或团状，也有波及全球结膜成大片者。少量呈鲜红色，量大则隆起呈紫色，多发生在睑裂区。随着时间的推移，出血常有向角膜缘移动的倾向，也有因重力关系而集聚在结膜下方者。出血先为鲜红或暗红，以后变为淡黄色，最后消失不留痕迹。出血多为炎症或外伤所致，自发的出血多见于老年人、高血压、糖尿病、血液病等。发病时自觉症状不明显，一般多为他人发现，一般1周左右可以消退，不留痕迹。本病轻者一般可以自愈，初起宜冷敷，三天后可酌情热敷。

另外需要注意的是，如果结膜下出血合并有滤泡性结膜炎、结膜水肿、眼皮肿胀、分泌物增加等症状，则要考虑是否为"急性出血性结膜炎"。这是一种由病毒感染所造成的流行性角结膜炎，发作相当迅速且严重，通常是双眼发作，且有极高传染性，易造成大流行，病患因此要小心。

巩膜上的红色斑点也可能是高血压的信号，特别是老年人患高血压后容易出现。眼睛上的红斑还有可能是老年性巩膜病灶性半透明样变，这是由于钙的沉积导致巩膜上出现颜色较暗的斑点。看到这种红斑，人们可能会惊慌失措，其实它只不过是另外一种正常、无害的，然而并不招人喜欢的衰老表现。但是，反复出现的红斑可能提示血压过高，或者存在凝血问题。

虹膜周围的环意味着什么

如果看到某个人的虹膜周围有个环、弧或者晕，那么可能看到的是另一种常见的衰老信号——老年环，也叫做角膜环。

老年环是角周边部基质内的类脂质沉着，见于老年人，双眼发病。起初浑浊在角膜上下方，逐渐发展为环形。该环呈白色，通常约1毫米宽，外侧边界清楚，内侧边界稍模糊，与角膜缘之间有透明角膜带相隔。老年环通常是一种有遗传倾向的退行性改变，但有时也可能是高脂蛋白血症（尤其是低密度脂蛋白）或血清胆固醇增高的眼部表现。偶尔也可作为一种先天性异常出现于青壮年，又称"青年环"，这时病变常局限于角膜缘的一部分，而不形成环状。

这些黄白色的环是胆固醇沉积在虹膜周围或者角膜缘形成的。老年环在有些人身上表现为完整的环形结构，在有些人身上则是弧形半圆环，并随着年龄的增长而增长，且颜色不断加深。近年的医学研究表明，老年环与脑动脉硬化有着密切关系。出现了角膜环的年轻人患上黄斑瘤、高胆固醇、糖尿病等疾病的风险也特别高。丹麦的一项近期研究表明，与没有老年环的女性相比，有老年环的女性寿命可能要更短一些。

老年环临床上较难诊断，容易误诊，且常因治疗不当而造成失明。

在此提醒中老年朋友，每天照镜子洗漱时，注意检查一下自己的眼睛，若发现在黑眼球边缘出现老年环，切不可因不痛不痒、无其他异常感觉而等闲视之，应尽早请医生做系统检查，确诊后妥善施治才是上策。

要预防老年斑，平常应注意以下几点：

（1）养成良好的卫生习惯，勤洗手，常剪指甲。

（2）不要长期佩戴隐形眼镜，更换隐形眼镜时要小心。

（3）切断传染源，并注意眼和手的卫生。

（4）禁止患者在公共场所洗浴、游泳。

（5）治疗以局部用药为主，药物内服及针刺也有一定作用。

（6）多吃一些具有寒性与清热泻火作用的食物与水果，如茭白、冬瓜、苦瓜、鲜藕、甘蔗、香蕉、西瓜等等。

❤ 眼睛颜色改变意味着什么

通常情况下，人眼在外伤作用下可能会改变颜色，但若没有外伤的作用，眼睛颜色还会自动改变吗？对大部分人而言，答案是否定的。眼睛颜色在人幼年时期已经形成，且基本上终生不变。但是，一小部分成年人眼睛的颜色却可以随着年龄的增长明显地变深或者变浅。

基因决定了眼睛的颜色，在与年龄相关的眼睛颜色改变方面，基因也同样发挥着作用。10%～15%的白种人在青春期或者成年后眼睛颜色会发生改变。淡褐色或者褐色眼睛的孩子眼睛颜色往往会变浅一些，灰白色或者绿色眼睛的孩子眼睛颜色往往会变深一些。而很多蓝色眼睛的人则会发现，随着年龄渐渐增长，他们眼睛的蓝色越来越亮，亮蓝色的眼睛就像瓷娃娃的眼睛一样。

科学家指出，决定人眼颜色的是眼球虹膜前部的基质中的黑色素，黑色素含量越多，人眼的颜色就越深，反之越浅。而基质中的黑色素含量在通常情况下是终生保持不变的，除非某些异常情况发生导致它发生永久性的改变。

首先，改变眼部黑色素的可能是眼部疾病，如青光眼（患者瞳孔内出现青绿色的反光）。

其次，是由外伤引起的彩色眼（又名双眼异色症），主要表现为双眼颜色出现差异，如英国著名的摇滚乐手大卫·鲍伊，他的一只眼睛为浅蓝色，而另一只为棕色。据悉，鲍伊曾在幼年时期因脸部受伤而导致眼睛变色。

两只眼睛颜色不同意味着什么

很多波斯猫的两只眼睛会出现两种不同的颜色。但如果是人的两只眼睛出现了颜色的不同，那这意味着什么呢？

如果看到有些人两只眼睛颜色不同，可能会认为他们误戴了不配对的有色隐形眼镜，或者故意这样戴以求看起来很时尚。不过，这更有可能是双眼虹膜异色，更确切地说，是两个虹膜的颜色不同。在狗、猫、和马等动物中，这种虹膜异色相当常见，不过在人类中这种现象非常罕见。这种情况还有另外一种类型即单眼虹膜异色，同一只眼睛有不同的颜色，形成一种花斑或者斑驳的效果。这两种虹膜异色都可能是先天的，或者是后天由于疾病、损伤或者药物反应而导致的。

眼睛颜色不同可能是霍纳氏综合征的另一个表现，所谓霍纳氏综合征，指的是自主神经主要是颈部交感神经节的损伤等引起的眼部症状。颈部交感神经径路的任何一段受损都可发生本病。而由第1胸髓以上的中枢神经系统病变引起者极为少见。还可能是Fuchs异色性虹膜睫状体炎的信号，它是一种以虹膜脱色素为特征的慢性非肉芽肿性葡萄膜炎，90％为单眼受累，此病也被称

作Fuchs虹膜异色性葡萄膜炎。这是年轻的成年人容易罹患的一种眼睛疾病。患上这种眼病的人，通常只有一只眼睛患上这种病，还会出现飞蚊症和视物模糊，而且患白内障或者青光眼的风险会增大。

两只眼睛颜色不同还可能提示患上了一种类型的青光眼——色素性青光眼，这种疾病常见于年轻人。色素性青光眼为色素沉积在小梁网，房水外流受阻导致的一类青光眼。本病多见于25～40岁男性，有一定家族性，为常染色体显性遗传，基因定位在第7对染色体。病人多为近视眼、深前房和宽房角。其发病特点是中周边虹膜向后凹陷，瞳孔运动时，虹膜与其下的悬韧带产生摩擦，色素颗粒脱落进入前房，沉着于角膜后和小梁网，色素性KP典型以垂直的纺锤样分布，色素脱落也可使虹膜出现放射状裂隙透光区。色素性青光眼的其他表现可能包括视物模糊、做运动后或者用力后眼睛偶尔会疼痛。

另外，两眼颜色不同也有可能是警告你一只眼睛有损伤。非恶性皮肤肿瘤和皮肤癌也可能会表现出两只眼睛颜色不同，不过这种情况很少见。

"熊猫眼"不只是"面子"问题

当身体不适、虚弱、疲倦、生病时，身体血液中的碳酸气和废物多了起来，就会增加黑眼圈发生的概率，因此眼睛下缘细嫩的皮肤，还可作为身体健康的参考。

血管性黑眼圈、眼周围血液循环不良及局部静脉曲张等，是造成黑眼圈较常见的原因，其诱发因素是经常熬夜，情绪不稳定，眼部疲劳、衰老，导致静脉血管血流速度过于缓慢，眼部皮肤红细胞供氧不足，静脉血管中二氧化碳及代谢废物积累过多，形成慢性缺氧，血液较暗并形成滞流以及眼部色素沉着。

偶尔的眼圈发黑，只要注意生活节奏，保持充足睡眠，同时采用热敷，并用手轻轻按摩眼睛周围皮肤，即能改善，但如果是长期眼周发黑，可能还是疾病的征兆。临床上常与慢性消耗性疾病、内分泌与代谢异常、心血管病变、微血管循环障碍，以及肾上腺皮质机能紊乱等病理因素有关。

一些常见的化妆品、保养品含有重金属（如银、汞），经长期涂抹或日照之后，也会于眼眶周围出现色素沉着，形成色素性的黑眼圈。

如果不幸遭遇了"熊猫眼"可以参考下面的方法来改善状况：

1.眼部按摩

按摩攒竹（眉头之间稍浅的凹陷）：用大拇指按住双眼外侧，中指按在攒竹穴上，按摩手法有点像把两个穴位向一起推。

按摩丝竹空（眉尾部分稍稍凹陷的部位）：用中指或者食指慢慢地、轻轻地向内侧推揉。

2.中药滋补

中医认为黑眼圈多因肾气虚损、精气不足、脉络失畅、目失所养所致。中医调理主要以补益肝肾、解郁明目为主。肾阴不足者如伴有头晕耳鸣、腰膝酸软、潮热等症状可服用六味地黄丸。肾阳不足者，如有头晕耳鸣、腰膝酸软、怕冷、四肢不温等症状者宜服用温补肾阳的产品，如仲景桂附地黄丸等进行温补。如果出现视力减退、视物昏花、模糊，迎风流泪等症状时，可服用仲景杞菊地黄丸。

3.敷眼法

土豆片敷眼：土豆刮皮、清洗后，切成片。将土豆片敷在眼上约10分钟，再用清水洗净面部。不用长芽的土豆。

茶叶敷眼：将泡过的红茶包敷于黑眼圈上，约5分钟。

4.食疗法

芝麻、花生、黄豆、胡萝卜、鸡肝、猪肝等食物含大量维生素A，有助于消除黑眼圈。此外，还可以用枸杞和红枣炮制枸杞茶。以下几种食疗方也有助于消除黑眼圈：

（1）苹果生鱼汤。

材料：苹果3只，生鱼1条（约150克），生姜2片，红枣10枚，盐少许。

制法：生鱼去鳞、去鳃，用清水冲净鱼身、抹干。用油锅煎至鱼身成微黄色；苹果、生姜、红枣洗干净后，苹果去皮去蒂，切成块状，生姜去皮切片，红枣去核。瓦煲内加入适量清水，用猛火煲滚。然后加入全部材料，改用中火继续煲两个小时左右。加入盐调味，即可饮用。每日两次，早晚饮用。

功效：预防黑眼圈的出现，防止眼下出现眼袋。此外苹果生鱼汤还可治疗脾虚、气血不足、水肿、头晕、失眠。

（2）枸杞猪肝汤。

材料：枸杞子50克，猪肝400克，生姜2片，盐少许。

制法：清水洗净枸杞子。猪肝、生姜分别用清水洗干净。猪肝切片，生姜去皮切2片。先将枸杞、生姜加适量清水，猛火煲30分钟左右。改用中火煲45分钟左右，再放入猪肝。待猪肝熟透，加盐调味即可。早晚各一次。

功效：补虚益精，清热祛风，益血明目。预防肝肾亏虚所引起的黑眼圈。

（3）洋参猪血豆芽汤。

材料：西洋参15克，新鲜猪血250克，大豆芽（去根和豆瓣）250克，瘦猪肉200克，生姜2片，盐少许。

制法：将所有材料用清水洗干净。西洋参和瘦猪肉切成片状，生姜去皮切片。瓦煲内放入适量清水，用猛火煲至水滚。然后放入全部材料，改用慢火继续煲一小时左右，加入盐调味，即可食用，一日一次。

功效：可养神、补血，清除黑眼圈。

（4）当归鸡汤粥。

材料：当归10克，川芎3克，黄芪5克，红花2克，鸡汤1000克，粳米100克。

制法：先将前三味用米酒洗后，切成薄片装入布袋，加入鸡汤和清水，煎出药汁。去布袋后加入粳米，用旺火烧开，再转用文火熬煮成粥。日服1剂，分数次食用。

功效：可消除血虚所致的黑眼圈儿。

瞳孔是病症的透视镜

正常的瞳孔为圆形，两侧等大，直径约2.5毫米，颜色像一池井水，漆黑清湛，可以随着光线的强弱而缩小或扩大。但瞳孔若出现紧缩、散大、浑浊等异常变化，则应提高警惕，及时就诊。

瞳孔与身体各部位有着广泛的联系，它的放大和缩小受各种各样因素的影响，其变化具有重要的临床意义。有时通过瞳孔的变化可反映出躯体内的某些病变，而神经系统的一些病变也可根据瞳孔的变化而做出定位诊断。

两侧瞳孔大小不等。脑出血、脑血栓、脑肿瘤等症都会引起两侧瞳孔大小不等。如果左右瞳孔大小极端不同，或不是圆形瞳孔，则常见于脊髓络核、脑脊髓梅毒等。

瞳孔散大。多见于颅脑外伤、脑血管病以及重症的乙型脑炎、化脓性脑膜炎等。

瞳孔缩小。多见于酒精中毒、安眠药中毒以及老年人的脑桥肿瘤、脑桥出血，也可见于糖尿病。另外，有机磷中毒，也可出现瞳孔缩小，吗啡中毒时可出现针尖样瞳孔，即比正常时候缩小很多。

瞳孔变白。多见于白内障、虹膜睫状体炎、青光眼、高度近视，或全身性疾病，如糖尿病、手足抽搐等并发症，也可因外伤所致。其中瞳孔变白最多见的疾病是老年性白内障。患白内障时，可以透过角膜发现瞳孔里出现白色，这

小贴士

眼保健操的注意事项

做眼保健操有助于缓解眼疲劳，预防瞳孔病变。做眼保健操时应当注意：两眼轻闭，思想要集中，指甲要剪短，双手要洗净，不要太用力，穴位要找准，以产生酸胀感为准，手法要柔松。每日做两次，即能帮助眼睛恢复轻松。

具体的方法如下：

揉天应穴（攒竹下三分）：以左右手大拇指罗纹面接左右眉头下面的上眶角处。其他四指散开弯曲如弓状，支在前额上，按揉面不要太大。

挤按睛明穴：以左手或右手大拇指按鼻根部，先向下按、然后向上挤。

按揉四白穴：先以左右手食指与中指并拢，放在鼻翼两侧，大拇指支撑在下腭骨凹陷处，然后放下中指，在面颊中央按揉。注意穴位不需移动，按揉面不要太大。

按太阳穴、轮刮眼眶（太阳、攒竹、鱼腰、丝竹空、承泣等）：拳起四指，以左右大拇指罗纹面按住太阳穴，以左右食指第二节内侧面轮刮眼眶上下一圈，上侧从眉头开始，到眉梢为止，下面从内眼角起至外眼角止，先上后下，轮刮上下一圈。

是由于晶状体发生混浊的缘故。人到老年，糖尿病患者或眼外伤，都能引起白内障。如发现自己的瞳孔变白，应去眼科、内科做详细检查。

瞳孔变黄。以手电光或灯光照射瞳孔，眼底深处发出一种像夜间猫眼的黄光反射，医生称这类眼病为"黑蒙猫眼"，多半是视网膜母细胞瘤的表现。这类眼病多数见于7～8岁以下的儿童，有一定的家族性和遗传性，恶性度高，如不及时治疗，当母细胞扩散到颅内、眼球外或远处脏器时就可致命。少数见于眼内化脓时。

瞳孔变红。常见于眼外伤或某些眼内出血疾患。根据眼内出血的多少可有不同的形态，视力可有不同程度的损害。

瞳孔发青。正常眼球内具有一定的压力，这对保持眼球内正常的血液循环和代谢，起着重要作用。当眼压过高发生青光眼时，可由于角膜发雾水肿及眼内一系列改变使瞳孔发出一种青绿色反光，青光眼即由此得名。青光眼病人，眼球会变得像硬橡皮一样，自己也会觉得双眼胀痛欲裂，若不及时求医，就有失明的危险。

要想远离瞳孔异常的困扰，首先应养成良好的生活习惯，注意用眼卫生，从细节入手加强眼睛的保护措施。不在强光、昏暗的环境下以及乘车时看书看报，用眼过久时需要及时休息。

其次是合理饮食，保证体内摄入全面均衡的营养元素，养成良好的饮食习惯，克服偏食挑食。各种新鲜蔬菜和水果中含有丰富的维生素A、B族维生素和维生素D，这些对于眼睛和瞳孔的组织健康均大有好处。

♥ 眼睛下方的皱褶是什么

每个人都希望拥有一双美丽动人的眼睛。当然不仅要眼睛漂亮，眼睛周围也是马虎不得。不过有些人好像天生在眼睛下方就会有一些皱褶，这是怎么回事呢？

在看一张全家福照片时，是否曾注意到全家人的一个共同面部特征——下眼睑的下方都有一个皱褶或者明显的皮肤褶痕呢？如果是这样，这可能是一种遗传状况，叫做丹尼-摩根皮折，实际上是湿疹的眼部表现。

有丹尼-摩根皮折的人以及他们的一些亲戚，除了湿疹，往往还患有花粉症或者哮喘。

有的时候，眼下的皱纹只是眼部衰老的征兆。25岁是年轻肌肤与老化肌肤的分水岭，老化肌肤的标志就是皱纹生成，而第一条皱纹多生成在眼周。

身体疾病信号自查全书

随着使用眼霜人群的逐渐偏低龄化，建议18~24岁的年轻女孩也应该养成使用眼霜的习惯。在早晚洁肤后，用无名指取绿豆大小的眼霜，两个无名指指腹相互揉搓，给眼霜加温，使之更容易被肌肤吸收。以弹钢琴的方式，均匀地轻轻将眼霜拍打在眼周肌肤上。着重在下眼窝和眼尾至太阳穴的延伸部位多加涂抹。先从眼部下方，由睛明穴向眼尾轻轻按压。然后从眼部上方，由内向外轻轻按压。

有些女性对于使用眼霜存有一些错误观念，应当摒弃，具体如下：

（1）25岁以后开始使用眼部护理品。一般肌肤在25岁以后开始走下坡，这是自然的衰退，但是在25岁前保养可以防患未然，让肌肤的衰老状况减少许多。眼霜对绝大部分人来说，都是必需的，不能简单根据年龄判断是否需要使用眼部护理品，而要根据肤质、气候、环境等情况来决定是否使用及使用何种眼部护理品。

（2）面霜可以代替眼霜。有些人认为眼霜和面霜是一回事，只不过眼霜更细腻、高级一点，且价格昂贵。她们认为用质量可靠的面霜完全可以代替眼霜，因此常常将营养面霜当做眼霜涂抹于眼部周围。其实这样是非常不科学的！

（3）眼部护理品用量越多效果越好。眼部皮肤极薄，用得太多不但不能吸收，相反会变成眼部皮肤的负担，加速眼部肌肤的衰老。

（4）只在晚上睡觉前使用眼部护理品。眼部护理品的用法和面部保养品一样，应该早晚都用，而不应该想起来就用，想不起来就不用。

（5）眼部护理品能根治鱼尾纹。在当今医学美容领域，暗疮、黑斑、皱纹的医治被称为三大难题。对于眼部皱纹、眼袋和黑眼圈来说，使用眼部护理品其实相当于"亡羊补牢"，仅仅可以防止眼部加速老化。因此，聪明的女人应该防患于未然，在没有皱纹时就使用眼霜。

（6）眼霜只用于眼尾处。面部最早出现的皱纹是眼角的鱼尾纹，所以人们常常用眼霜在眼角做与皱纹垂直的按摩，这无疑是对的。但面部最早松弛的区域并非是眼角，而是眼睛下方，其次是上眼皮。所以最先出现黑眼圈和眼袋，再出现皮下垂。这个区域衰老没有鱼尾纹显眼，却更加脆弱，会因为细小的积累而突然出现很显眼的衰老的外观，一定要防微杜渐。

❤ 黑眼球中的身体密码

1.红色

当黑眼球周围出现红色，初期为双眼球呈现针尖大小的小疮，又有点状白色混浊，伴有流泪、怕光、疼痛及视力不佳等症状，一般以罹患虹膜炎或病毒性角膜炎居多。

2.金绿色或黄棕色

黑眼球周围出现金绿色环或黄棕色带，宽1～3毫米，以角膜上下端较宽，这是体内铜代谢功能障碍，造成的铜积累过多，会导致生命危险，因此若发现有此现象，应及时治疗。

3.灰白色

有一种老人环的眼周色变，又称角膜翳，是平行于角膜边缘部位，有一不透明的灰白色环状，由一条小的白带清楚地与角膜分开，过去认为这是衰老的正常现象。

但近年海外科学家研究发现，白色环常见于血液中胆固醇过高者的身上。

然而如果患者血脂过高，并且出现白色环时，即是脑动脉硬化症患者的高危险群，这类患者与心脏病的发生关系也非常密切，当患有脑出血、脑梗死或脑动脉硬化时，大多患者也会出现白色环。

因此，如发现自己黑眼球周围的颜色异常时，千万不要忽视，应至及早去医院做详细的检查，及时治疗。

❤ 眼睛下方的小颗粒是什么

有时我们还会发现出现很多微小的小颗粒，这又是什么呢？这就是我们常说的"脂肪粒"的真身。

引起原因一：不经意间养成的保养习惯是导致你长脂肪粒的诱因所在，例如使用洗面奶或者是使用面霜的时候，顺手也对眼睛周围进行了涂抹，那你的脂肪粒会翻倍增加，因为眼部周围的皮肤比脸部的皮肤细腻柔弱很多，如果这时候营养品堵在了眼睛周围的皮肤上，那后果可想而知！

引起原因二：错误的化妆手法将你的脂肪粒"拔苗助长"，如果你经常使用磨砂膏或去角质产品，用力涂抹或者手法不当的时候，很容易划伤皮肤，尤其是脆弱的眼部，经常会导致皮肤在自我修复的过程中生成白色的小粒粒。

引起原因三：使用不适合自己的护肤品也是导致你长脂肪粒的原因之一，有些女性总是盲目的选择自认为适合自己的化妆品或护肤品来改变自己，经常在选择护肤品的时候犯下致命错误，例如过油性的眼霜一定会导致你的脂肪粒迅速增加，因为它很难被皮肤吸收，所以多余的油脂就会悄悄堆积在你的眼睛周围从而堵塞毛孔，导致脂肪粒的出现。

引起原因四：喜爱化浓妆的你，可能会在卸妆的时候因为清洗不当而使残留物堵塞毛孔，从而诱发脂肪粒的产生，这些小细节往往都是我们平时很容易忽略的，所以各位女士千万不要图一时省事而造成长期烦恼。

引起原因五：脸上出现脂肪粒很可能是因为近期身体内分泌有些失调，致使面部油脂分泌过多，同时皮肤又没有彻底清洁干净，导致毛孔阻塞，就会出现一颗颗小的脂肪粒。

那么，如何才能消灭掉这些缠绕我们很久的小颗粒呢？

解决方法一：首先要学会预防和抵制，了解自己的皮肤性质，根据肤质选择合适的饮食，加强锻炼，不要使用过油的保养品及眼部护理品，饮食上要少吃油腻食物，多喝水，适量排汗，让皮肤通畅地呼吸，增强皮肤抵抗力。

解决方法二：只要我们平时注意面部清洁、减少去角质次数或者少化浓妆，多用一些清爽型护肤品以及眼霜，那么坚持一段时间后脂肪粒自然会自生自灭了。

解决方法三：选择适合自己的眼霜：只要选择正确，即使不是价格昂贵的名牌产品，效果同样也会非常之好。尤其是过了25岁的女性，就一定要使用眼霜，应使用涂抹开后呈水样或乳液型的眼霜，此类眼霜滋养成分较高且容易吸收。

解决方法四：可以使用消毒过的针，轻轻挑破包裹在脂肪粒上的皮肤，用手指轻柔地将其挤出，再抹上一点红霉素软膏即可；如果数量较多，且较密集，可经专业人士指导，使用专门的药品，将其斩草除根。

解决方法五：如果既有黑眼圈和眼袋，又有脂肪粒，那么建议你使用眼部啫喱产品，因为它的成分中有绿茶精华，透明质酸等成分。不但可以防止眼部脂肪粒的形成，也可以消除黑眼圈、水肿和疲劳，效果极佳。

❤ 眼前方为什么会有"帘子"

视网膜后方，眼球的背面，有一薄层称为脉络膜的血管网。这些血管网提供整个眼的血液和氧供，这有助于保证眼的生理功能。

有时候一只眼的视网膜可能突然从脉络膜上撕脱，造成你所看到的眼前方的"帘子"或阴影。你的视力也可模糊，且可能看见闪烁的光，你有可能不感觉痛，这种情况称为视网膜脱离。此时你需要立即去看医生，因为这有可能造成永久的失明。

视网膜脱离常多发生于视网膜上已有一个洞或破口时，也可由创伤或占据你眼球大部的胶状物即玻璃体衰老而萎缩所致；当玻璃体牵挂视网膜时，可使某些视网膜附着其上，造成视网膜的裂孔。当玻璃体漏到视网膜和脉络膜之间并在那个间隙积聚时，视网膜可从脉络膜上剥脱。

视网膜脱离累及男性多于女性，且不幸的是如果你的父母有一个有过视网膜脱离，你有这种情况的机会就会增多。由于玻璃体的变化，随着年龄增长中年人也更容易发生视网膜脱离。通常在视网膜剥脱前，在你的正对视线前方而不是旁边可看见闪烁的光和黑色浮影，如果你闭上眼，这些光和影还在那儿。虽然一只眼发生视网膜脱离后可能另一只眼也会发生脱离，但一次仅有一只眼受累。

当视网膜开始从脉络膜上撕脱时你眼前将出现一个"帘子"。这被认为是一个急症，一定要去看医生，他将会在视网膜脱离几个小时内进行手术。

多数视网膜脱离的治疗涉及激光手术，手术将把视网膜重新放到脉络膜上，这个过程是无痛的且大约两个小时，你可接受局部或全身麻痹。如果你及时治疗视网膜脱离，你的视力将完全恢复以前的状态。如果你求医前耽误了一天或更长时间，你的视力就可能永久损害了。

❤ 一只眼睛突出是怎么回事

如果你发现你一只眼较另一只轻微突出，可能还伴有充血、疼痛、视力下降及外形改变或虹膜颜色改变，你就应该立即去看医生。

一只眼睛突出是视网膜母细胞瘤的全部征象，这是一种可致盲的肿瘤。除了突眼外，这种肿瘤实际上可通过瞳孔看见有一白色物体形成。

虽然视网膜母细胞瘤是一种通常见于4岁以下儿童的肿瘤，但它也可累及中年人。而且上视网膜母细胞瘤容易遗传，如果你的父母有这种疾病，你最好对你眼睛的任何变化保持警惕。如果你的突眼是一种慢性的变化，伴有剧烈的头痛，可能是靠近眼眶处的脑肿瘤所致的突眼。

出现在眼内或附近并导致突眼的肿瘤通常采用外科和放射治疗，根据肿瘤所处位置的敏感性，也可考虑激光治疗和冷冻治疗，即用一种特殊的探针来冷冻肿瘤的治疗。如果肿瘤在早期被摘除，全面恶变的可能较小。很少一些病例中，肿瘤生长得十分巨大，可能不得不摘除眼球。在一些情况下，肿瘤实际上可缩小，因为它一旦长大到一定程度就会阻断自身的血流。这并不意味着你可以放弃治疗，因为这种自行缓解不一定会出现在你的身上。

❤ 眼睑下垂是怎么回事

如果你的一只眼的上睑显得较另一只更下垂一点儿，且看起来比同龄人更为下垂，你的这种情况称为上睑下垂。

眼睑下垂通常指的是上眼睑下垂，即上睑下垂，表现为上眼睑部分或完全不能抬起，当负责提起上眼睑的肌肉随时间变得薄弱，或因为某些情况使得控制这个肌肉的神经受损时，致上眼睑下缘遮盖角膜上缘过多，从而使病眼的眼裂显得较正常眼裂小，就出现了上睑下垂。

眼睑下垂临床上分先天性和后天性两类。先天性，就是从出生后眼不睁，属动眼神经上睑提肌分支，或动眼神经核发育不全所致。上睑下垂通常具有遗传性，且糖尿病和重症肌无力（一种少见的支配肌肉的神经在一段时间内进行性衰弱的情况）可加重病情，下垂的程度在一天各阶段有很大差异，可能在早晨几乎注意不到，但随夜幕降临，上睑下垂也更明显了。

后天性睑下垂，是因动眼神经麻痹，或因外伤或肿瘤切除时伤及上睑提肌或动眼神经所致，可累及双眼，也可为单眼，表现为睑遮盖了瞳孔，视物困难，病人常耸眉，皱额，仰头形成一种特殊昂视姿态。如自幼发生此症，长期遮住瞳孔，容易成失用性弱视。眼睑下垂是许多疾病的早期症状，若对此症状掉以轻心，任其发展，不仅影响人面部的美观，有的病还会使人致残，甚至死亡。因此，对能引起眼睑下垂的几种常见病有所认识很有必要。

颅内动脉瘤压迫性眼睑下垂：颅内动脉瘤压迫性眼睑下垂主要由于颅

内动脉瘤压迫动眼神经所致的眼睑下垂，发病率较低，但却是导致眼睑下垂的病因中最应该得到重视和及时诊治的致死性疾病。其特点是发病较快，多为单侧完全性眼睑下垂、眼球运动障碍等；往往伴有同侧头部、特别是局限于内眦部的剧烈疼痛，如果单侧动眼神经麻痹突然发作或反复发作，伴内眦部疼痛且早期就出现瞳孔散大应高度怀疑颅内动脉瘤。若伴有剧烈头痛、呕吐、抽搐、昏迷等，很可能是动脉瘤破裂引起了蛛网膜下腔出血，应立即到大医院神经科抢救治疗，以免耽误病情。

慢性进行性眼外肌麻痹：慢性进行性眼外肌麻痹是好发于青少年的眼睑下垂，主要特点是大部分患者仅仅出现双侧缓慢进展的眼睑下垂而不伴有任何其他异常，患者常常发病很多年后才感觉到有病，对照不同时期的相片可以较明显地反映出这种变化。仅有少部分患者合并心脏病、视网膜色素变性、发育迟缓等全身症状。

其他原因导致的眼睑下垂：包括外伤、脑炎、多发性硬化、海绵窦综合征、先天性发育异常、肌营养不良、机械性眼睑下垂等多种原因。由于这些疾病在出现眼睑下垂的同时，常常出现较明显的其他症状，有助于正确诊治。

糖尿病引起的眼睑下垂：年逾花甲的老年人突然一侧眼睑下垂，发病前常感患侧眼眶上区疼痛，有时看东西大多重影，瞳孔大多正常。医生给患者注射新斯的明也无明显改善，而检测血糖增高，这就是糖尿病引起的动眼神经麻痹的表现信号，确诊后及时给予降糖、营养神经的药物和活血中药的治疗，大多可在一个月左右时间治愈。

脑干病变引起眼睑下垂：患者一侧眼睑下垂，瞳孔散大，另一侧上下肢麻木、无力，这很可能是脑干病变所致。儿童常发于脑干肿瘤，老年人则多发于脑血管病。医院的核磁共振可确诊，确诊后可到神经外科找医生治疗，以免病情扩大造成残疾，甚至危及生命。

重症肌无力引起的眼睑下垂：这种眼睑下垂发展较缓慢，先是一只眼，后继发另一只眼。临床症状表现为，早晨轻，晚上重，一天之内有较明显的波动性。医生给患者注射新斯的明药物30分钟后若有明显好转，则可确诊。确诊后应该积极采用免疫抑制疗法，否则不仅可导致双睑下垂、眼球固定，还可发展成四肢无力、吞咽困难，甚至呼吸困难等严重状况。

眼睑抽搐是怎么回事

如果你偶尔发现你的眼睑会无故抽搐几秒钟，不需要对这种抽搐紧张，因为大多数眼睑抽搐都没什么好担心的，且通常会在几秒钟内消失。

眼睑抽搐通常由焦虑或疲劳引起，但多数时间，没有明显的原因。

然而要停止这种令人恼火的眼睑抽搐，你应试一下以下的建议：放松，做一些运动，听一下你喜欢的音乐，如果你很累就休息一会儿。

如果所有的措施都不管用，且你的眼睑抽搐成为一件烦恼事，医生可能给你开一个小剂量的安定，但是这个方法仅能带来短期的效果。要获得长期的效果你需要减轻生活的紧张度。

在很少的情况下，眼睑抽搐可能是一些潜在疾病如多发性硬化，或另外一些影响面部肌群的神经系统疾病的信号。然而，这些疾病常有其他一些严重症状，这需要由医生做出明确诊断。

眨眼不是"挤眉弄眼"那么简单

眨眼，又称"眼睑瞬动"或"瞬目"。一般不受人的意识支配，是眼睑对眼部起的保护作用。

正常人瞬目频率为每分钟3～7次，瞬动超过正常限度，则为病态，即"眨眼症"，是眼睑眨动而不能自主的眼病。其主要症状为两眼频频眨动，经常自觉干燥、痒涩不适，甚则挤眉弄眼、耸鼻努嘴、揉眼抠鼻不能自制，尤其幼儿多见，成年人因疾病也会出现眨眼的症状。无论幼儿或成人，因为难于查出明显诱因，常被人误认为是故意行为而责止。

眨眼症一般分为症状性与自发性两种，前者是某些眼病或全身疾病引起，如浅层角膜炎、干眼症、慢性结膜炎、沙眼、内翻倒睫或蛔虫症等所引起，只要针对病因进行治疗，频繁眨眼就可消除。如果属自发性则为眼睑本身的原因所致，在治疗上则较棘手，采用眼轮匝肌、面神经封闭及药物治疗有一定疗效，但多不能满意。

造成眨眼症的原因还包括以下几种：

（1）感染因素。由于急性结膜炎治疗不彻底或未经治疗，或因致病菌毒力较弱所致。

（2）非感染因素。这也是最常见的病因，如环境起居条件不良，如空气污染、风沙、强光、照明不足、过多看荧屏、睡眠不足、酗酒等。

（3）眼部刺激因素。如慢性泪囊

小贴士

经常眨眼有好处

在正常情况下，人平均每分钟眨眼15～20次。眨眼使泪膜正常分布于眼球表面，可保护眼角膜，避免眼球表面干燥，防止灰尘的损伤。因此为了保护眼睛，看电脑、玩游戏时不可过于"目不转睛"。经常眨眼有好处的，当然也不可频繁。

炎、睑缘炎、睑腺炎、睑内翻、睑外翻、倒睫、睑闭合不全、眼球突出等。此外，屈光不正未经矫治也可引起频繁眨眼。

对于这种症状，在生活可以通过调理饮食和注意生活的细节来加以改善。保证体内钙和锌的含量充足，能够有效预防频繁眨眼。牛奶是钙质的最好来源，此外还有瘦肉、奶类、蛋类、豆类制品、海产品等含钙量也很丰富。多晒太阳也有助于增加体内钙的吸收；富含锌的食物则有瘦肉、蛋类，尤其是禽类、鱼类食品等。

减少铅的吸收也是预防频繁眨眼的重要措施之一。培养良好的饮食习惯，不挑食、偏食，不以零食代替正餐等，做到合理的饮食搭配，减少铅的吸收。吃饭前认真洗手，可以阻止80％甚至更多的铅被人体吸收。洗手时最好使用香皂、洗涤剂等，将手的各个部位包括手腕都彻底地洗净。要勤剪指甲，因为指甲缝特别容易藏匿铅尘。

由屈光不正引起的眨眼，应佩戴合适度数的眼镜。

❤ 小儿下眼睑暗青者脾胃有病

如果小儿下眼睑即下眼皮出现暗青色，则表示脾、胃有病。

小儿下眼睑出现暗青色，多由小儿饮食不卫生、过食、暴食而引起。这种暗青色斑的特点是中央颜色较深，周围的颜色浅。此外，常伴有腹胀或食后呕吐等症状。出现这种情况，多系饮食不当损伤了肠胃功能之故。

如果下眼睑内侧（鼻侧）出现上述暗青色斑，那就意味着体质较差，这表示小儿有偏食、挑食的习惯；若在夏季出现这种情况，多半是因为过多地食用了冷食或绿叶蔬菜所致。

此外，常患感冒（每年10余次）的小儿，眼睑也会出现暗青色斑，只要调整好饮食，感冒可消失，眼睑青色斑也可随之消失。

小贴士

脾胃病症的饮食调理法

中医认为"四季脾旺不受邪"，即脾胃功能强的人抵抗力强，不易生病。脾胃虚的小儿特别容易患感冒，表现为面色萎黄，鼻梁有"青筋"，身体瘦小，食欲减退，睡眠不安，常有腹泻。食疗可以健脾胃。

1.红枣小米粥

取红枣10个，小米30克，先将小米清洗后上锅用小火炒成略黄，然后加入水及红枣，用大火烧开后，小火熬成粥食用。适用于消化不良伴有厌食的脾虚小儿。

2.莲子山药粥

取莲子30克，山药80克，粳米50克。将莲子去皮及心，加山药、粳米及水煮粥食用。适用于消瘦、食欲不振的脾胃虚弱小儿。

3.沙参麦冬扁豆粥

取沙参10克，麦冬10克，扁豆15克，粳米50克。先将沙参、麦冬加水煮20分钟取汁，将汁加粳米、扁豆煮成粥食用。适用于手足心热、便干的脾阴虚小儿。

藏在耳朵中的健康警讯

◎耳朵是人体的听觉器官，包括外耳、中耳和内耳三个部分。中耳介于外耳和内耳之间，是传递声音的主要器官。每个人都希望自己能够耳聪目明，但这小小的耳朵也随时可能出现各种各样的问题。耳朵虽小，却隐藏着诸多的健康预警，因此在生活中我们应该多多关注耳朵给自己的健康讯号。

♥ 耳朵疼痛，原因多多

耳是人体重要的器官之一，它不仅是听觉器官，而且还有保持身体平衡的功能。如果出现耳痛的现象，应引起足够的重视。

外耳道炎是能引发耳朵疼痛的一种疾病。因外耳道炎引起的耳朵疼痛通常伴随有灼热感，重者伴全身发热、不适感，耳周淋巴结肿大。检查可见外耳道弥漫性充血、肿胀，重者外耳道狭窄，皮肤溃烂。

外耳道炎引发的耳痛比较剧烈，张口咀嚼时加重，并可放射至同侧头部；弥漫性外耳道炎急性者表现为耳痛，可流出分泌物。要预防外耳道炎必须注意纠正挖耳习惯，游泳、洗头时污水入耳后应及时拭净，及时清除或取出外耳道耵聍或异物。总之，保持外耳道干燥、避免损伤最为重要。

中耳炎也是可能引发耳朵疼痛的病症之一。它有两种情况，一种是化脓性

中耳炎，就是通常人们所说的"害耳底"，急性期有发热、耳痛等症状，特别是小儿耳痛症状明显，约两三天后耳道流脓，脓出后疼痛减轻；慢性化脓性中耳炎呈常年流脓状态，有时是急性发作，主要是以流脓为主，其常见的并发症有耳源性脑膜炎、脑脓肿、迷路炎、面神经麻痹、耳后骨膜下脓肿等。

第二种中耳炎是非化脓性中耳炎，这一种中耳炎是由于感冒等原因引起的，主要症状是耳闷塞感、听力下降、自听过强、耳鸣等，这是因为耳咽管的水肿，堵塞而引起中耳腔的压力下降引起，治疗主要是消除耳咽管水肿。

耳内异物导致的耳朵疼痛通常见于耳部进水，游泳爱好者对这种耳痛应该不会陌生，因此引发的耳部疼痛也称"游泳耳"。游泳耳常由耳朵积水或用不合适的东西挖耳所致。很多人在耳朵进水或异物后试图用尖发夹、棉签或其

他东西掏耳来减轻症状，但这通常会使情况变糟且可能造成听力的永久受损。

除此之外，还有一些头部或其他部位的疾病，如扁桃体炎、咽部溃疡、喉咙发炎、声带炎、智齿发炎等，也会引发耳朵疼痛。拿扁桃体炎来说，不少患者扁桃体发炎的同时耳朵也跟着痛，也有些患者在做了扁桃体摘除术后，伤口愈合过程中除了咽部创口疼痛外，耳朵里也阵阵作痛。这种耳痛并非耳朵本身的病变所造成的，而是由于耳内某一部位的神经与人体耳外其他部位有广泛的联系。一旦这些耳外部位有了病变，或受到刺激，便会通过神经反射而引起耳内疼痛的感觉，因而称它为反射性耳痛。

为什么听力会逐渐丧失

你是否发觉最近自己在与人对话时总在问"什么"？或者家人是否抱怨你把电视开得太大声了？对于大多数人而言，听力丧失是在潜移默化中发生的。

听力丧失最常发生在老年人身上，这种听力丧失在医学上称为老年性耳聋，这也是身体老化的一个表象。60岁以上的老年人中有75%的人存在老年性耳聋，男性多于女性。这种耳聋发展得非常缓慢，甚至直到有一天你发现自己用眼睛读别人的唇形多过用耳朵听别人说话声的时候，你才会意识到。存在老年性耳聋的人通常两只耳朵的听力都受损，难以听清声调高的声音。好在老年性耳聋很少会发展为完全的耳聋。老年性耳聋是一种缓慢进展的疾病，它不能通过手术或其他办法逆转，但近年来助听器技术的提高使有轻或重度听力丧失的人受益匪浅。

听力丧失绝不只是老年人特有的问题。年轻人也会出现渐进性的听力丧失症状，这可能是耳硬化症的信号。实际上，这种耳朵疾病（十几岁时即可发病）是导致年轻人耳聋的主要原因。耳硬化症通常发生在双耳，偶尔也会只影响一只耳朵，这种情况男性比较多见。耳硬化症的确切病因尚不明确，一般认为这是一种遗传性疾病。因为耳硬化症导致的听力丧失往往是传导性的，涉及骨传导受阻，常可通过手术来重建丧失的听力。

另外，缓慢的听力丧失还可能是某些疾病即将发生的警报，这些疾病包括甲状腺机能减退、类风湿关节炎、糖尿病和肾病。一侧耳聋，特别是如果你同时存在耳鸣和眩晕，可能是听神经瘤的信号，这是控制听觉的神经的肿瘤，不是癌症，但是可能危及生命。

除了因病理性引发的情况外，听力丧失还可能是对你生活习惯的一个警告，提醒你的工作环境或者娱乐环境中的噪声太大了。实际上，经常去嘈杂的饭馆吃饭或者在工厂工作（这两种地方的音量水平都在85分贝左右）就足以逐渐地损坏你的听力。而飞机引擎的音量徘徊在140分贝左右，摇滚音乐会的音量可达150分贝，对于听力来说，它们是更大的"杀手"。

♥ 耳朵痒不是小毛病

如果你的耳朵最近总发痒，这可能是由一个或更多的因素造成的，如耳屎过多或过敏。

耳朵痒也很可能是中耳炎的前兆。中耳炎是婴儿及孩童期相当常见的感染病，发生的部位是在耳鼓后面的小耳骨所在处。其症状包括耳痛、耳朵感到饱胀及受压迫、发烧高达40度或更高。中耳炎初期的症状是耳朵痒。

中耳炎多半是因为游泳、洗澡、洗头，或孩子哭泣或奶水流入耳中造成，若未加以治疗，将爆发细菌感染，引起剧烈疼痛。一旦发生感染，你需要医生的协助，并以抗生素治疗。若中耳炎反复发作，可能会造成听力丧失或更严重的并发症。

如果耳内瘙痒不止，如果用手或物抠挖后，可出现耳痛、灼热等耳部感染表现，这是"外耳道霉菌病"的突发症状。

外耳道霉菌病多由个人不太讲究卫生引起，用手到处乱摸，或者使用了有脚癣者的擦脚毛巾，用抠了脚丫的手再去擦、挖耳道，这就会把真菌带入外耳道。而外耳道潮湿、阴暗，给"喜潮怕光"的真菌提供了繁殖的良好场所，从而使外耳道受到真菌的感染，导致外耳道霉菌病。

上了年纪的人的皮肤对香皂、洗发液和其他化妆品中的化学物质更敏感，如果你最近开始用一种新的香皂或发乳，它可能含有一种使你皮肤发痒的成分。

♥ 听觉发生障碍是怎么回事

听觉障碍是由一些听觉疾病引发的症状，不仅在老年人群体中多有发生，在中青年中发病率也越来越高，值得我们注意。

听觉障碍一般可分为两类，包括传音性听力障碍和感音性重听，下面我们一一来介绍之：

传音性听觉障碍，是由外耳和中耳的疾病引发的。这种听觉障碍的特点是别人高声说话时能听到，也能听到自己说话的声音，但外部声音传到内部的能力低下。通常是由外耳炎、中耳炎、耳管狭窄等引起的。

感音性重听，是由于内耳或从内耳到大脑的听觉中枢神经发生异常，感觉声音的能力低下。其表现在听力的状况与传音性重听相反，低频率（如鼓声）较好，高频率（门铃声或电话铃声）较差。引发的原因，有可能为梅尼埃综合征、流行性耳下腺炎、白血病、梅毒、糖尿病、链霉素中毒或老年性听觉下降。感音性重听，亦称为神经性重听，病变发生在内耳听神经或听觉中枢，常见的原因为老化、高引爆、高撞击、长期处于噪音大的工作环境、药物中毒、病毒

感染或突发性耳聋（发病突然，常因焦虑、压力或惊吓等精神刺激引起）。感觉性重听通常无法治疗。

除了上述疾病，长期处于噪声环境也可引起听觉障碍，较强烈的音响和电子乐器演奏者和爱好者，多因为强烈的声响刺激，发生听觉障碍。

一般认为，突发性听觉障碍是由于细菌或者病毒引起内耳血液循环发生急剧变化导致。

如果因为持续、过度劳累和彻夜工作后，发生突发性听觉障碍，则需要注意休息，消除疲劳，注意保暖，一般体力恢复后，听力也能恢复。如果休息后仍然不能恢复，应去医院就诊治疗。

耳缘的丘疹或皮疹不可小视

如果你耳缘起了一串痛性皮疹，即所谓的带状疱疹，那么你孩提时一定得过水痘。

膝状神经节综合征是一种常出现在耳缘的带状疱疹，是带状疱疹的一种形式，与引起儿童水痘的病毒相同。

是什么原因使引起儿童水痘的病毒突然潜伏了许多年呢？有时很难明确病因，但精神太紧张或过度劳累常使免疫系统功能下降，这可"唤醒"一种迟发病毒。而免疫系统薄弱的人容易引发病毒重新发作，引起带状疱疹。

要弄清楚你耳缘的皮疹是否是你儿时水痘的第二次发作，问一下自己以下的问题：

在我的外耳有痛性的皮疹或丘疹吗？

我小时出过水痘吗？

我丧失味觉了吗？

有时我有一段短时间半边脸不能动吗？

在确认了自己耳缘的丘疹或皮疹的致病原因之后就可以开始治疗了。当医生确认你得了RamsayHunt综合征时，会

用口服或其他常用类型的皮质醇制剂治疗，但因为这种病毒在脊神经内隐蔽了许多年，在潜伏了几十年后可造成永久的神经损伤。虽然这种情况少见，但在第一次发作时就应看神经科医生。

当老年人患了膝状神经节综合征时，有时会出现一种称为带状疱疹后遗神经痛的极度疼痛情况。60岁以上的男女因其免疫功能自然下降容易发生带状疱疹后遗神经痛，它表现初始出疹处的疼痛、面瘫及持续头痛。阿昔洛韦制剂等药物和止痛剂有助于减轻发作。

♥ 耳内的"嗡嗡声"是什么

如果每天早晨你的闹钟响后你耳内的铃响或嗡鸣不断，你可能有耳鸣。它说明你正在因为耳朵衰老而失去部分听力。

耳鸣是指人们在没有任何外界刺激条件下所产生的异常声音感觉，如感觉耳内有蝉鸣声、嗡嗡声、嘶嘶声等单调或混杂的响声，实际周围环境中并无相应的声音，也就是说耳鸣只是一种主观感觉。造成耳鸣的原因主要有以下几种：

1.耳部疾病

外耳道炎、耵聍栓塞、外耳异物、中耳的急（慢）性炎症、鼓膜穿孔、耳硬化症及内耳的美尼尔氏综合征、听神经瘤，都能引起耳鸣。

2.血管性疾病

血管性疾病也会发生耳鸣，如颈静脉球体瘤、耳内小血管扩张、血管畸形、血管瘤等。来自静脉的耳鸣多为嘈杂声，来自动脉的耳鸣与脉搏的搏动相一致。

3.全身性疾病

一些全身性疾病也能引起耳鸣，如自主神经紊乱、脑供血缺乏、中风前期、高血压、低血压、贫血、糖尿病、营养不良。

4.药物副作用

过量使用对耳有毒性作用的药物如庆大霉素、链霉素或卡那霉素等，也可出现耳鸣和听力下降现象，且耳鸣比听力下降出现得早。

5.生活因素

过度疲劳、睡眠不足、情绪过于紧张也可导致耳鸣的发生。

如果是短暂性忽来忽去的耳鸣，一般是生理现象，不必过分紧张，可听之任之。如果是持续性耳鸣，尤其是伴有耳聋、眩晕、头痛等其他症状，则要提高警惕，尽早就医。

有时很难准确预料耳鸣的发作，因为其原因可能是由于感染阻塞，或一些如贫血和动脉粥样硬化的潜在疾病。如果你有耳鸣，重要的是去看医生以排除严重疾病的可能性。

此外，戒除咖啡因、酒精及香烟是个好主意，因为这些常常加重耳鸣。患有持续耳鸣的人可能会发现晚上摆弄无线电可帮助掩盖耳鸣使其入睡，另外有人发现抽水机的声音有助于掩盖耳鸣声，电扇或空调机也可以有些作用。或者如果你居住在城市，只需打开窗子。通常一个标准的助听器有助于减轻耳鸣声，因为它可降低内耳的嗡鸣声并放大外界的噪音。

● 耳内的阻塞感是为什么

你知道坐飞机着陆和驾车下山时的那种感觉：你的耳朵突然感到塞住了，通常一两次吞咽可缓解。但如果这没有用那这又是什么情况呢？

耳的阻塞感常由耳屎造成，解决的方法很简便，多数情况下，你自己就能处理。

首先，检查一下你的耳朵是否充满了耳屎或耳垢。拿一只钟看看你的两只耳朵听的声音是否一样大。如果你一侧听到大声些，另一侧可能充满了耳屎。如果你确实发现一只耳积满耳屎，用矿物油灌满一个滴眼液容器，每天滴几滴入耳，直到耳屎软化。然后用装有热水的塑料注射器冲出耳屎。

小虫子爬进耳朵或从用于疏通的擦耳棉签上掉下的棉花都可能阻塞耳道。通常在滴入矿物油后用水冲可解决这些问题。如果你没有这么幸运，应立即看医生，让医生他取出这些讨厌的东西，不要自己去掏，因为你可能会刺破鼓膜。

老年人的耳屎在没有注意的情况下逐年累积，有些情况下，耵聍可坚硬如石头。这常需医生处理以清除耳屎，以避免常伴有大量坚硬耳屎的慢性感染。

● 孩子耳肿痛，须防腮腺炎

家长一旦发现孩子有轻微发烧，特别是在耳垂部有肿胀疼痛时，一定要抓紧时间到正规医院诊治，不得拖延，更不能存有"患此病的孩子很多，到时候它自己会好的"等侥幸心理。

腮腺炎是流行性腮腺炎的简称，是由腮腺炎病毒引起的一种急性传染病，如诊治不力，易出现多种并发症和严重的后遗症，甚至会造成日后男性不育或耳聋。由于腮腺炎初期发病的部位不甚明显，容易与淋巴结炎相混淆，所以掌握腮腺炎的初期发病特点尤为重要。

冬春季节，尤其是春季是小儿腮腺炎的好发季节。腮腺炎起病急骤，最初先有头痛、发热、厌食和不适。在24小时内，不少患儿会告诉父母，他（她）的耳朵有点痛，如果此时检查一下，可发现他（她）听说的"耳痛"点多在耳垂附近，且耳朵并无红肿亦无分泌物渗出。与"耳痛"相伴随的另一特征性改变是小儿咀嚼或大声说话时，"耳痛"会加剧。

若未及时发现，在腮腺炎突然严重后，除了一侧或双侧患处有红肿外，还容易并发脑炎、脑膜炎、肾炎、睾丸炎和附睾炎或卵巢炎，有少数患者还会并发胰腺炎、心肌炎、关节炎，以及上呼吸道感染等。男孩子如果并发睾丸炎，部分患者会因此出现睾气萎缩，导致成年后不能生育，有极少数患者会并发听神经末梢感受器发炎，从而可导致重度感觉神经性耳聋。

从耳漏中查疾病

"耳漏"是指耳朵里有液体积聚或外溢，又称耳溢液，其性质、量、气味、色泽可因发病的原因不同和病变的部位、程度不同而不同，对耳病的诊断有重要意义。

1.脂性

由耳道内的耵聍腺分泌过多所致，呈黄色或棕褐色胶性油脂状，黏附在耳外道四周及入口处，一般人又叫它为"油耳朵"，有时与尘埃及外耳道脱屑混合成耵聍而堵塞耳道。

2.黏液性

多见于无混合感染的慢性中耳炎，有时亦有中耳黏膜变态反应。分泌物涂片有嗜酸性细胞，是中耳黏膜浆液腺的分泌物或血管壁炎性扩张后的血清渗出。

3.脓性

这种"耳漏"来自中耳或外耳道。来自外耳道者，见于弥漫性外耳道炎和外耳道疖肿，疗肿破溃后可有"脓性耳漏"，脓液较少，刚破溃时带有少量血液。来自中耳者，常为急慢性化脓性中耳炎或鼓膜穿孔，脓液较多。

4.血性

多与外伤、肿瘤有关。见于耳外伤、气压或爆震性鼓膜破裂、外耳道乳头状瘤及急性化服性中耳炎穿孔初期。但还应警惕耳内发生血管瘤或恶性肿瘤，其"耳漏"为脓液带血，有恶臭味，预后不良。

5.水性

颅骨与脑组织之间有一层"液体包装"——脑脊液。水性耳漏多由颅外伤性骨折或乳突手术引起脑膜损伤，使鼓膜破裂而致，这种"耳漏"又叫"脑脊液耳漏"，稍有疏忽，还会造成严重的颅内感染。

擤鼻涕、乘飞机时为什么会耳痛

耳部感觉神经很丰富，和邻近器官的神经联系也很密切，所以，耳痛除了提示耳朵本身疾病外，也可能是由邻近器官发生疾病引起反射性耳痛。

耳痛最主要的诱因是发炎，包括外耳道炎即耳疖肿，或急性化脓性中耳炎。两种耳痛都比较剧烈，重者会影响到睡眠，但疼痛的性质有所不同。

耳疖在不同发展时期，表现为持续性痛或跳痛，用手触压耳道周围、张口和咀嚼运动时，疼痛加重。疖肿化脓破溃后，耳痛即消退。

急性化脓性中耳炎，疼痛部位在耳道深部，外界触压和咀嚼运动无明显影响，在吞咽、打哈欠或擤鼻涕时，耳痛会加重。成年人发生急性化脓性中耳炎，多因上呼吸道感染、急性鼻炎或鼻窦炎引起，炎症经咽鼓管进入中耳。

患鼻炎期间，鼻分泌物增加而影响到鼻子呼吸时，或者在游泳过程中鼻腔进水时，为擤出分泌物或水，而用手捏双侧鼻孔用力向外擤，最容易把分泌物挤压到中耳里。为防止鼻腔分泌物进入中耳，正确的擤鼻涕的方法是：只压着一侧鼻孔，轻轻擤出对侧鼻内的分泌物，然后再换压另一侧鼻孔，轻轻擤出对侧鼻内的分泌物。如果鼻腔不通气，不要勉强用力擤鼻子，更不能不加限制地加大擤鼻力度，否则会把鼻腔分泌物挤到中耳里去。

耳周神经痛，也是耳痛的原因之一。神经痛表现为阵发性、如针刺样剧痛，触压不加重，检查耳朵外观，无任何异常。如果是持续性耳痛、顽固性耳痛应提高警惕，因为这可能是恶性肿瘤的信号。另有一种反射性耳痛，多见于咽部疾病，如扁桃体周围炎、咽部溃疡、咽部肿瘤、智齿周围炎等。

此外，耳痛还有可能是由以下几种耳部疾病引发的：

耳疱疹：与病毒感染有关，多见于耳廓上，引起的耳痛似针刺或烧灼，少数人还伴随有面神经瘫痪、听力减退、恶心、呕吐等症状。

耳肿瘤：耳道或中耳腔内发生恶性癌肿，随着病情的发展，会出现耳道流血和听力下降等，伴有程度不同的耳痛。

耳神经痛：耳朵四周神经较多，在受到过强过久的噪声或不明原因的刺激时常常会出现阵阵耳痛，通常时隐时现，往往能忍受，在检查时却发现不了什么病变。

耳内流液是因为什么

和耳垢一样，耳朵里流出的水样物（医学上称为耳漏）可能是耳朵在进行自我清洁的信号。不过，除了可能是耳朵在进行自我清洁，耳朵流液还可能是几种疾病的信号，如果不给予治疗，可能会发展成更加严重的疾病。以下疾病可引起耳内流液：

1.鼓膜破裂

一般为外界刺激所致。鼓膜破裂的特征是：伤后即感到耳鸣、耳痛、外耳道流出少量血液，听力下降。

2.急性化脓性中耳炎

常见于儿童，初期出现咽鼓管充血肿胀、发热、全身不适、烦躁不安等症状，逐渐发展至内耳剧烈疼痛，耳朵流脓，听力下降，出现这种症状应及时去医院就诊，并要注意防止感染扩散而形成脑内脓肿，还要防止转变为慢性中耳炎。

3.慢性化脓性中耳炎

是耳鼻喉科最常见的疾病之一，俗称"耳朵底子"，急性化脓性中耳炎如没及时治疗，就会转化为慢性化脓性中耳炎。表现为听力减退，耳内间隙性或持续性流脓。应及时清除脓液，并使用抗生素治疗。

4.外耳道发炎

如耳朵流液，且出现严重的耳朵疼痛，咀嚼、张口或打呵欠时疼痛加重，可能是外耳道炎症所致。检查外耳道时可发现突起的小疖，使外耳平息道皮肤红肿、压痛，外耳道变窄，甚至出现阻塞。外耳道炎症应进行消毒处理，可用8％的醋酸铝敷患处，也可用2％~5％的硝酸银涂布，使用抗生素治疗。

5.外耳恶性肿瘤

可能发生于耳外，也可能发生在耳道里。早期没有任何症状，当耳道流出血性分泌物时已到晚期。以手术治疗为主，也可进行化疗或放疗。

如果耳朵流出带有血液的液体，需要立刻去看医生，这也可能是外耳道或者中耳道肿瘤的信号。如果近期头部受到过撞击或者做过头部手术，那么可能出现了脑脊液耳漏，这属于危及生命的紧急情况。

❤ 不要疏忽耳朵后面

不要以为耳朵后面是一个隐蔽的部位，就可以掉以轻心。耳朵后面也常常会出现各种异常现象。并且正是由于耳廓遮盖了耳朵后面的部位，使得这些异常往往被人所忽视，不为所知，从而耽误了早期调理的时机。

耳朵后面的异常现象包括很多，常见的有耳后肿胀、出现红筋等。通常，这些异常现象各自代表着不同的疾病信息。

1.耳后肿胀

耳后肿胀是指耳朵后面的局部肌肤

小贴士

耳后异常的食疗方

要想在生活中远离耳后异常困扰，可在生活中采用以下食疗来调理耳后异常。

1.狗肉黑豆汤

材料：狗肉500克，黑豆100克，精盐适量。

制法：将狗肉洗净、切块，黑豆洗净，与狗肉同放锅内，加适量水，再放入姜片、五香面及少量精盐，炖烂即可。

2.红烧肉饭

材料：萝卜干100克，五花肉350克，米饭150克，大葱5克，姜3克，盐4克，料酒15毫升，酱油15毫升，色拉油30毫升，白砂糖15克。

制法：五花肉洗净后放入烧沸的水中汆过，捞出切块；烧热油锅，爆香姜片；放下肉块，煸炒至出油；加入料酒、酱油和白糖翻炒；放入适量清水烧沸，烧炖后放入蒸好的白米饭搅匀，添上切好的萝卜即可。

肿起胀大，严重者甚至连耳后沟都可能消失不见，同时还往往伴有皮肤变红的现象。耳后肌肤肿胀多是外耳道疖、急性乳突炎、乳突胆脂瘤及中耳乳突结核的先兆。

耳后肿胀可分为炎性和非炎性两类，炎性耳后肿胀会导致耳部疼痛和全身发寒或发热，这些表现比较明显；非炎性耳后肌肤肿胀则多为肿瘤所致，需要尽快予以治疗。由于这两者的治疗手段和治病后果大不相同，因此如发现耳后肿胀，应立即到医院进行检查，实行对症治疗。

2.耳后有红筋

耳后有红筋是指耳背部出现明显的颜色鲜红或暗红的条状凸起，这些条状凸起就是血管。耳朵背后的血管变成红筋，即是局部发生病变的表示。一般情况下耳后有红筋，多是痘疹先兆。红筋色轻者，之后出的痘疹状况也相对较轻。如果红筋色重，甚至偏紫偏黑，则说明接下来的痘疹状况较为严重。除此之外，有时候身体方面的疼痛性疾病也会导致耳朵后面出现红筋。

因此，耳后的异常现象一定要及时发现，及早确诊，尽快治疗，如有必要应实施穿刺和X线拍片。日常生活中，洗脸及洗澡时不要忘记耳后部位的清洁，可拿毛巾蘸清水擦洗耳后，随洗脸一起进行，避免耳后藏污纳垢，为疾病的产生发展提供机会。

耳朵里的垃圾怎么突然变多了

耳朵里的耳屎过不了两天就会积攒一大堆，掏过之后马上觉得听觉清晰了不少。可是没多长时间随着耳屎的继续增多，耳道渐渐又被堵住，真是让人头疼不已。虽然想马上清理干净，可是勤掏耳朵也不是好习惯。面对这样的情况，掏也不是，不掏也不是，真是不知如何是好。

耳屎是人体外耳道内皮肤上的耵聍腺分泌出来的物质，医学上称之为"耵聍"。耳屎一般呈淡黄色片状，附在外耳道的四壁上。一般人会将耳屎视为人体的排泄物，其实不然，它可以保护外耳道，防止水或昆虫、异物进入耳道，并且含有腺体的分泌物及免疫蛋白，所以稍带有抑制细菌生长的作用。一般来说，一段时间之后便会积累出一些耳屎，这些耳屎会随着咀嚼、吞咽、打呵欠、跑跳等运动掉出耳外，不会影响耳部健康。如果发现短期内耳屎骤然增多，则可能表示身体出现异常形态，某些部位可能已经发生了疾病。

（1）外耳道皮肤长期慢性充血。外

耳道皮肤长期慢性充血容易刺激耵聍腺分泌，耳屎会随之增多。

（2）中耳炎。中耳炎会诱发外耳道乳头状瘤，同时，还容易将真菌带进外耳道，使耳道奇痒难忍，耳屎增多，甚至流黄水。

（3）咽喉疾病。当咽喉黏膜出现异常的时候，也会影响到耳朵。某些咽喉疾病，如急性扁桃体炎、急性喉炎、气管炎等均会引起耳朵痒或痛，并会导致耳屎分泌增多。遇到这种情况，只要等咽喉疾病痊愈后，耳朵痒痛的感觉以及耳屎增多的现象也就自然消失了。

要想保持干净清洁的耳朵，在生活中可以通过注意一些细节，养成良好的生活卫生习惯来实现。

·平时要注意喝水，每天保证摄入足够的水分，保持体液充足，防止上火。

·养成良好的生活作息习惯，多吃新鲜的时令蔬菜和水果，保证各种维生素、微量元素以及膳食纤维的摄入。

·最好使用棉签，轻轻在外耳道转动，然后耳朵朝下，则耳屎可自行出来；尽量做到不用指甲、铁签等尖锐物品挖掏耳朵。

·不要形成挖耳习惯而频繁挖耳，一般应一周左右一次；但在灰尘较多的地方或有"油耳"的人可适当缩短周期。

看看你的耳朵颜色

平时也许人们未加注意，其实耳朵也会发生颜色变化。除了天冷耳朵会变红外，实际上，耳朵还会有发黄、变白等多种颜色变化。这些变化多与人体内部的健康状况直接有关。耳朵部位的反射区较多，与人体内部大部分脏器均有对应关系。因此，通过观察耳朵的颜色，即能对某些器官的健康水平进行判断。

耳朵分为外耳、中耳和内耳三部分，平常我们看到的是外耳部分，也即耳郭。从耳郭的形状和颜色可以反映你的身体健康状况，因为人体各组织器官在耳郭上都有相应的反应穴位。早在2500年前，《黄帝内经》上就有关于"观耳"、"望耳"、"诊耳"的记载，"耳高者肾高、耳低陷者肾下、耳坚者肾坚、耳薄不坚者肾脆"。

天气寒冷的时候，耳朵受冻，局部血管紧缩，耳朵就会发红发胀，一旦回到正常温度下，耳朵的颜色也就会随之恢复正常。这种情况下，耳朵的颜色变化是正常现象。除此之外，如果耳朵的颜色出现异常变化，如变白、发黄等，往往说明人体内已经发生了一定程度的不良反应，甚至已经生成疾病。由此可见，通过耳朵的颜色变化可以观察人体的疾病状况，不同的颜色能够反映出不同的疾病。

1.耳朵发白

耳朵发白是指耳郭颜色发白，如耳朵发白且变薄，多是肾衰竭的表现。中医认为肾开窍于耳，因此肾脏病变会通过耳朵予以表现。当肾功能受损时，耳朵会变白，并伴有腰酸腿痛、毛发枯槁、脸色黯淡等症。

2.耳朵青黑

耳朵青黑是指耳郭色暗发黑，表皮干枯，这种症状多见于剧烈疼痛及肾功能严重受损。中医认为，耳起五色，青黑为痛。因此，耳朵的颜色变得青黑多为人体内部某些肿瘤、神经、血管等疼痛型疾病所致。如果耳朵除青黑之外还带有表皮的征象，则多见于热病后期。除此以外，耳朵青黑也常说明体内疾病的发展较为严重。因此如有此种情况，一定要及时去医院进行检查治疗。

3.耳朵发黄

耳朵发黄多为黄耳病所致，除了耳朵外黄外，还会有身体发热或发愣、颈椎强直、背部僵硬等症状。中医认为本

小贴士

改善耳朵变色的食疗方

1.凉拌猪耳朵

材料：猪耳500克，大葱50克，酱油40毫升，辣椒油50毫升，味精10克，花椒粉2克，香油25毫升。

制法：将猪耳朵残毛钳尽，刮洗干净；先用开水汆透，再刮洗一遍，入汤内煮熟，捞出后用冷水漂上。葱切末。将葱、酱油、辣椒油、味精、花椒粉、香油调成料汁；将猪耳朵片成大片，用料汁拌匀即可。

2.龙眼黑芝麻粥

材料：龙眼肉25克，黑芝麻30克，粳米60克。

制法：将粳米淘洗干净，与其他材料一起放入锅中，加入适量清水，先用大火煮沸，再用小火熬煮成粥即可。

3.板栗烧鳝鱼

材料：去壳板栗100克，鳝鱼300克，料酒、葱段、蒜片、姜片、白糖、酱油各适量。

制法：鳝鱼洗净切段，与板栗一起放入锅中加少许清水和料酒，以及葱段、蒜片、姜片，先用大火烧沸，再用小火炖煮，熟后用糖、酱油调味即可。

4.参须枣汤

材料：红参须6克，枣50克。

制法：红枣洗净去核，红参须洗净，两者一起放入锅中加水煎煮，其沸腾后晾温，吃枣饮汤即可。每日早晚分别1次。

病是由于肾虚所致，一旦发生，应立即检查诊治。

3.耳朵鲜红

耳朵易红者往往说明局部血管较为敏感，一旦受到刺激便会出现明显的反应，如受寒受冻会导致耳朵变红，害羞拘谨时也会引起耳朵血液上涌以致变红。耳朵发红还可能是耳朵感染的健康警示，或者是牛皮癣或红斑痤疮等皮肤病的健康警示，也可能是一种被称为红耳综合征的信号。患有红耳综合征的人一只耳朵变得又红又热，有时还很

疼。红耳综合征主要见于儿童和年轻人，各种看起来非常正常的事情都会触发红耳综合征，如触摸一下耳朵、转动脖子、咀嚼食物、打喷嚏或者咳嗽。不过，不论患者年龄多大，红耳综合征往往都与偏头痛相关，头痛的那一侧也就是红耳朵的那一侧。除此之外，耳朵的颜色变得鲜红还是急性热病以及耳部急性炎症的典型反应，如人耳部软骨膜炎、急性化脓性中耳炎、急性化脓性乳突炎等。这些疾病多发展迅速，病情变化多端，并常伴有其他不适反应，应及早进行检查。

耳垂褶意味着长寿吗

很多老人认为耳垂有褶是长寿的象征，但事实上真的是这样的吗？

正常人的耳郭外形饱满红润，且富有弹性。如果照镜子时看到耳垂上有条斜斜的褶痕，可能说明你睡觉时压着这一侧耳朵的时间太久了，或者你打电话的时间太长了。可是，如果这条褶痕始终都在，这可能是由于耳垂对于缺血十分敏感，当动脉硬化影响到耳垂血液供应时，耳垂就比其他部位容易收缩，出现耳褶，这可能就是一个健康警示，提醒你患冠心病或者糖尿病的风险很高。这样的耳垂褶是家族性的，男性比女性更常见。

耳垂上与众不同的倾斜褶皱，也可能是心脏病风险增加的迹象。美国和日

本的科学家进行的几项研究都发现，耳垂的小血管很丰富，一旦硬化变窄，耳垂局部组织缺血缺氧就会形成褶皱。某些女性耳垂上的褶皱是由于子宫中的营养不足引起的，导致细小的血管被堵塞而出现。这种情况一旦出现，还说明其他部位小血管也存在病变，而心脏的小血管最丰富，因而也最容易出现问题。

美国芝加哥大学医疗中心药物学家威廉·埃利奥特，在对一些人行了长期观察后，发现耳垂上有皱纹的人患心脏病的可能性是没有这种皱纹者的8倍。

埃利奥特报告了1000例病人的情况。研究表明，耳垂有皱纹的人有74%患有冠状动脉疾病；而患有冠状动脉疾

病的人中有72%耳垂上有皱纹；既有耳垂皱纹又患有心脏病的病人死亡的可能性是那些被确诊为有心脏病但并无耳垂皱纹的病人的3倍。

美国佛罗里达州病理学家加里·D.埃伯兰认为，耳垂皱纹与心脏病的关系可能是由于失去弹性蛋白而引起。这种蛋白在体内能使血管扩张和收缩，使血液流动能够随时发生变化，特别在运动期间更是这样。他猜测，弹性蛋白的丧失可能会同时引起心脏以及耳垂形状发生变化。

❤ 能听到自己的心跳，这是怎么回事

如果偶尔听到一种声音，就像自己的心跳一样，你的判断可能是正确的。当我们躺在床上，耳朵枕在枕头上的时候，很多人都曾经听到过自己的心跳。

偶尔能听到自己心跳的声音，这是一个正常现象，当然它有些招人讨厌，不但会干扰睡眠，还会令人心绪不宁。因为人的太阳穴靠近耳朵的附近两侧各有1条小动脉，和我们手腕上的动脉差不多，在安静的环境中，当耳朵贴在枕头上的时候，这个动脉搏动的声音就会很容易传递给耳朵，就像是把耳朵贴在别人胸前听到别人的心跳是一个道理。

这种状况越是在安静的环境下，越听得清楚。这是个正常现象，当你进入睡眠状态的时候，就听不到了。我们可以通过一些方式来改善这种情况。侧身睡觉的时候，稍微把脸向上倾斜，不要让自己的太阳穴紧贴枕头，以减少带给小动脉的压力，使耳朵不过分的受压力，这种现象自然就消失了。

可是有些人甚至在没有躺下的时候也能够听到这样的搏动声，如果只有一只耳朵能听到，这种情况叫做搏动性耳鸣（或者客观性耳鸣，因为这种声音是检查身体时能够听到的），搏动性耳鸣即为病人主诉耳内有如同心脏或血管脉搏跳动样耳鸣声，有的如波涛声，有的如脉搏声，很有规律，仔细观察其跳动节律，多数和心脏跳动次数一致。这类耳鸣多为血管性异常所引起：一类是血管的病变畸形，如颅底静脉系统异常、头颈部动脉或静脉畸形等，临床上最常见的病因有高位颈静脉球体瘤与乳突导静脉畸形。另一类是血流动力学的异常，如严重贫血、甲状腺功能亢进、高血压及动脉硬化等。可引起搏动性耳鸣的血管疾患还有颈动脉瘤、颈动脉狭窄、动静脉瘘及颈椎病时增生的环椎横突压迫颈内静脉等。贫血、甲状腺功能亢进、高血压及动脉硬化等由于血液黏滞度异常、心输出量增高或血管的变化，使流向颅内、耳蜗内的供血血流动力学发生变化，从而产生血管杂音，传

至耳蜗即引起搏动性耳鸣。

如果长期出现这种情况，那么建议去做一下脑部血管CT或者核磁共振检查，看一下是否真的是脑血管畸形。如果是脑血管畸形的话，服用脑血管扩张性药物是不能达到治本的目的的，只能通过手术来治疗。虽然脑部手术有一定的危险性，但现在已经有了微创疗法，

成功率和术后影响问题都得到了改善。如果CT结果显示不是脑血管畸形，仅仅是神经方面的问题的话，那么就应该尝试一下中医的针灸和按摩疗法，而不是仅仅局限于耳鼻喉科的诊治。

如果一只耳朵听到搏动声或者心跳声，并严重头痛，应该立即去看医生。这些信号提示你可能要发生脑卒中了。

对声音敏感也是坏事

你是否觉得丈母娘的声音又烦人又大得令人难以忍受呢？这可能不是她的错，如果其他声音和日常的噪声也会令你耳朵难受，那么这就不是你的丈母娘的问题了。

如果你发现他人的说话声和日常的噪声令你耳朵感到难受，这可能是你对声音极其敏感的典型表现，医学上称为听觉过敏。这是一种非常罕见的疾病，发病率为五万分之一。听觉过敏是对正常环境声音的异常耐受或者是对正常人感觉没有危害或不适的声音做出持续夸大或不正当的反应，它分为两类：一是对高强度/能量的声音或噪声敏感，二是

对特殊的声音或噪声敏感，与声音的强度/能量无关，后者有时被称为恐声症。

对声音的极度敏感有时候是耳鸣的预兆，听力受损的人有时也会对某种声音极为敏感。

对噪声敏感可能是对人造甜味剂阿斯巴甜糖以及某些抗生素药物、止痛药和抗过敏药物的反应，也可能是机体缺镁的信号。正常的噪声令你烦恼可能是你存在头部损伤、抑郁症以及创伤后应激综合征的信号。声音敏感也可能是某些疾病的迹象，如慢性耳部感染、某些自身免疫性疾病、莱姆病、颞下颌关节综合征或者贝尔麻痹（一种面瘫）。

听到别人听不到的声音

如果你听到一些声音，但周围并没有发出声音的东西，这可能会使你惊慌失措。我们都听说过精神分裂症患者常

常听到说话声，这叫做幻听。

幻听是一种歪曲或奇特的听觉，并没有相应的外部声刺激作用于听觉器官。

病人有时会听到有人在喊救命，但这种声音在现实的外部声场中并未存在。

引起幻听的原因有心理因素，如过度精神紧张等；身体某部疾病，如听觉中枢障碍或精神病；药物作用，如吸食或注射过量麻醉剂，吸食大麻及错食致幻物质、药物过敏等。

幻听的生理机制亦未完全明了。现代临床研究认为，幻听是大脑听觉中枢对信号错误加工的结果。我们面对的并非无声的世界，正常人的听觉将内外部的声音信号正确地向听觉中枢传输，幻听者由于听觉中枢出现障碍，将声音信号歪曲或夸张，甚至按主观意图加以改造，因此是种听觉变态。幻听与耳鸣的区别在于：耳鸣的声感觉是频率和强度基本平稳，患者难以治愈。幻听则声感觉无规律，一般情况下，患病原因解除则幻听消失，听觉恢复正常。

听到别人听不到的歌曲也可能是某些严重疾病的信号，如路易体痴呆或者帕金森痴呆。路易体痴呆（DLB）是最近几年才被推荐作为一个痴呆类型的，路易体痴呆多见于老年人，偶见于年轻人，男性略多于女性，病因不明。路易体痴呆的典型病程为缓慢进展，经过数年后最终呈全面痴呆。早期，大部分病例的认知功能为颞顶叶型，表现为记忆、语言和视觉空间技能损害。大部分路易体痴呆病人都有真性视幻觉，幻觉形象往往鲜明生动。幻觉对象多为病人熟悉的人物或动物，这些视觉形象常常是活动的、会说话或发出声音的，偶尔，幻觉形象有扭曲变形。有些路易体痴呆病人可出现肌阵挛、舞蹈样动作等运动异常。路易体痴呆病人较多出现晕厥，可能与自主神经功能紊乱有关。

睡觉时听到巨大的爆炸声

夜晚，如果你被一声巨大的"嘭"声惊醒，可是没有别人听到这样的声音，那么这种声音可能来自你的大脑。周期性地被自己头脑里巨大的爆炸声吵醒，是一种罕见的、被形象地成为爆炸头综合征状况的典型表现。

有爆炸头综合征的人在熟睡后或者刚睡着时常被一种可怕的、很短促的巨大声响吵醒。医生们不清楚为什么某些人，通常是老年人会出现这样奇怪的听觉问题。幸运的是，这些爆炸声往往在数周后或者几个月后就会消失。这可能是你所听到的最恐怖的声音信号，不过，这种信号也是对身体最无伤害的一个信号，它与任何疾病都没有关系。

第六章 鼻子小毛病，预示大问题

◎鼻子位于人体面部中央，是人最主要的呼吸器官，却也是人体最默默无闻的器官之一，因而很容易被忽视。但其实鼻子一样是我们身体最重要的信号源，鼻出血、鼻发痒、喷嚏不断等都提示着我们身体健康的状况。因此在生活中要时常关注鼻子的异常状况。

♥ 鼻头红肿好像小丑

冬天的天气愈发变得干燥寒冷。每天出门脸蛋都会被冻出两片红彤彤的大"太阳"。与之"相得益彰"的是中间通红肿胀的鼻子，可与红脸蛋不同的是，鼻头红肿不会因为气候变暖就消除，这是怎么回事？

有些人以为鼻头红肿只是普通的面部肌肤问题，殊不知，其可能是多种体内疾病的表现。具体来说，导致鼻头红肿的原因和疾病主要包括以下疾病。

1.疖子

疖是指发生在肌肤浅表部位感受火毒，致局部红肿、热痛为主要表现的急性化脓性疾病。这是一种多发生于青春期的累及毛囊皮脂腺的慢性炎症性皮肤病，初期会形成粉刺，如若防治不力便可发展为炎性丘疹、脓丘疹或脓疱、结节等，存在细菌感染的情况下挤压不当可导致上行感染。疖子好发于头面部、

颈部、臀部等处，炎症扩散可形成坚硬结节，伴红肿热痛，即形成鼻头红肿。

2.毛囊蠕形螨

生活中人们习惯将蠕形螨称为螨虫，因为它破坏人的皮肤，尤其是面部皮肤，所以最受人们关注。螨虫是导致鼻头红肿的常见原因。轻微感染者常无明显症状，或有轻微痒感或刺痛，局部皮肤略隆起为坚实的小结节，呈红点、红斑、丘疹状，可持续数年不愈。大多数人会出现症状极轻的皮炎，如不加注意，便可致毛囊扩大，堵塞毛囊口，导致毛囊感染，周围产生炎症，引发又红又大的粉刺或黑头粉刺，反复发作最终导致酒渣鼻。

3.痤疮继发细菌感染

鼻部生长痤疮感染细菌导致发炎，形成局部感染，鼻头红肿便是感染的主要症状表现之一。

4.胃肠机能紊乱

消化不良、习惯性便秘等胃肠机能紊乱也会通过一系列面部症状表现出来，常见的便是鼻头红肿以及痤疮粉刺等。

5.心血管疾患及内分泌障碍

此类患者体内已经发生了一定程度的病性变化，容易影响局部微循环，造成鼻头红肿。

6.月经不调者

月经不调往往由于内分泌紊乱所致，在影响女性月经的同时，也可能会导致鼻头红肿。

7.有鼻腔内疾病或体内其他部位有感染病灶者

此种情况引发的鼻头红肿如不及时治疗，还有可能导致眼部病变，引发眼睛干燥、微痛、发痒、迎风流泪、视力下降、视力模糊及眼部异物感和灼热感等，因此需要及时治疗调理。

在生活中要想远离鼻头红肿的困扰就应该调整生活方式，避免各种加重皮损的诱因，例如避免烈酒和辛辣食物的刺激，少饮浓茶、浓咖啡，多吃蔬菜和水果，适量服用维生素B_6、维生素B_{12}；养成良好的生活作息习惯，保持大便通畅，保持良好的心情，避免情绪激动，避免局部皮肤刺激及日晒。

长期便秘、潮红持久者，可服用清热解毒的中药，避免鼻头红肿。

局部皮肤油腻较多者，可在医生指导下内服维A酸胶囊，以抑制皮脂合成过多。

面部常用温水香皂清洗，并涂用祛脂消炎的外用药。

🩷 鼻子发红的信号及治疗

"红鼻子"又称"酒糟鼻"、"酒精鼻子"或"玫瑰痤疮"。酒糟鼻是一种以鼻部发红，上起反疹、脓疱及毛细血管扩张，形似酒糟为特征的皮肤病。

本病为常见多发病，可发生于任何年龄，以中年女性居多，但病情严重者多为男性。多发于以鼻为中心的颜面中部，尤以鼻尖、鼻翼、前额、眉间、下颌及颌部多见。

酒糟鼻的主要症状是以鼻面部出现红斑、丘疹、脓疱以及日久生有鼻赘为主。此病按照病情发展的规律一般可分为三期，即红斑期、丘疹脓疱期和鼻赘期。

目前，一般的医学书籍认为酒糟鼻的发病原因主要是螨虫感染，所以，又称酒糟鼻为螨虫性皮炎。治疗酒糟鼻以单纯地杀灭螨虫为主，多外用硫磺软膏、甲硝唑软膏、口服甲硝唑、替硝唑等杀螨药。数年临床观察证实，此类疗法对酒糟鼻的疗效非常差。也从侧面说明了酒糟鼻的发病原因绝不仅仅是单纯的螨虫感染，也有可能是因为油性皮肤所引起的。

酒糟鼻的发生主要有以下六种原因：嗜烟、酒及喜食辛辣刺激性食物；胃肠机能紊乱如消化不良，习惯性便秘等；有心血管疾患及内分泌障碍；月经不调；有鼻腔内疾病或体内其他部位有感染病灶；毛囊蠕行螨致病。

患酒糟鼻后，除了会影响容貌外，还会给社交、生活等带来诸多不便。因此，发现患此病后应及时到正规医院就诊。

同时，在日常生活中也可以通过饮食疗法治疗酒糟鼻，但是食疗效果较慢，需要长期坚持，且不同的患者效果不一。

马齿苋薏仁银花粥。用马齿苋、薏仁各30克，银花15克，用3碗水煎银花至2碗时去渣，与马齿苋、薏仁混合煮粥，每日食用1次，连续食用有良好疗效。此食疗法适用于酒糟鼻丘疹期。

鲜枇杷叶粉末。用新鲜的枇杷叶（将叶背绒毛去掉）、栀子仁研成粉末，每次吃6克，每日3次，能清热、解毒、凉血，适用于酒糟鼻、毛囊虫皮炎。

腌三皮。用西瓜皮200克，刮去蜡质外皮，洗净；用冬瓜皮300克，刮去绒毛外皮，洗净；黄瓜400克，去瓜瓤，洗净；将以上三皮混合煮熟，待冷却后，切成条块，放置于容器中，用盐、味精适量，腌12小时后即可食用。连续食用有较好疗效。此食疗法具有清热利肺的作用，适用于酒糟鼻。

山楂粥。干山楂30克，粳米60克，混合煮成粥，每日食用1次，连吃7日。此食疗法尤其适宜于鼻赘期患者。

酒糟鼻患者在生活中还可以通过以下细节来进行护理：

· 注意避免冷、热刺激，避免情绪激动、精神紧张。

· 保持大便通畅。肺与大肠相为表里，大便不通，肺火更旺。

· 不宜在夏季、高温、湿热的环境中长期生活或工作。

· 保持皮肤的清洁卫生。对油性皮肤要经常用肥皂和温水清洗；对干性皮肤则应少用肥皂。

· 禁止在鼻子病变区抓、搔、挤压，以防感染。

· 禁用有刺激性的化妆品。

· 每次敷药前，先用温水洗脸，洗后用干毛巾吸干水迹。

· 保持皮肤弹性。在寒冷季节，要经常用润肤剂涂抹皮肤，保持皮肤的弹性和柔软，减少皮肤裂。

· 清洁指甲。指甲要经常修剪，并清除指甲前端下的污物。

鼻出血的信号及治疗

鼻出血现象的医学说法叫鼻衄，是临床常见症状之一，多因鼻腔病变引起，也可由全身疾病所引起，偶有因鼻腔邻近病变出血经鼻腔流出者。鼻出血多为单侧，亦可为双侧；可间歇反复出血，亦可持续出血；出血量多少不一，轻者仅鼻涕中带血，重者可引起失血性休克；反复出血则可导致贫血。多数鼻出血可自止。

鼻出血的原因可归纳为局部原因和全身原因，局部原因包括以下几种情况：

鼻部受到外伤撞击或挖鼻过深。

鼻中隔偏曲或有嵴、距状突，因局部黏膜菲薄，受空气刺激后易于出血。

患急性鼻炎、萎缩性鼻炎者易出血。

少数病例是由鼻腔、鼻窦或鼻咽部肿瘤引起出血，如血管瘤、恶性肿瘤等。

全身原因包括以下几种情况：

动脉压过高，如高血压、动脉硬化。

静脉压升高，如二尖瓣狭窄、肺水肿等。

患急性发热性传染病，如上呼吸道感染、流感等。

血液疾患，如白血病、血友病、各种紫癜等。

肝、脾疾患及风湿病。

磷、砷、苯等中毒可破坏造血系统功能引起出血。

代偿性月经。

在中老年人群中，原因不明的鼻出血发生比较多，这可能是由于擤鼻涕用力过猛甚或吸入干燥的空气所致。分隔鼻子的软骨——鼻中隔的血管很脆弱，在用力过猛的情况下会发生破裂。通常这类出血可不必在意。它的开始和停止都是突然的。

但是，如果你一天中发生了多次鼻出血，或鼻子持续出血不止，就应立即看医生了，这可能意味着更严重的症状。特别是患高血压并有严重眼底动脉硬化的人，如果突发反复鼻出血，而鼻科检查和血常规检查没有问题，应该立即去看高血压科和神经内科。

针对突发性的鼻出血，下面介绍一些快速止血的方法：

局部压迫止血：头部应该保持正常竖立或稍向前倾的姿势。用手指由鼻子外面压迫出血侧的鼻前部（软鼻子处），似一般以手夹鼻子的做法，直接压迫5~10分钟。大部分人都可以通过此种方法来止血。假如压迫超过了十分钟后血仍未止，则可能代表着严重的出血，或有其他问题存在，此时应就医做进一步的处置。

用冰冷敷：冰冷能促使血管膨胀及减少流血。可以用碎冰或冰毛巾冷敷鼻子、颈部及脸颊，促使血管膨胀，减少流血。

左（右）鼻孔流血，举起右（左）手臂，数分钟后即可止血。

取大蒜适量，去皮捣成蒜泥，敷在脚心上，用纱布包扎好，可较快止血。

让患者坐在椅子上，将双脚浸泡在热水中，可止鼻血。

穴位按摩法：取肩井穴（位于大椎与肩峰连线中点），令患者取坐位，术者用食、拇指掐捏，挤压穴位中央，将肩部肌肉向上提起3～5秒钟，反复3回为1次，每次间歇两分钟，发作时连接3次。5天为1疗程。每疗程间隔3天，孕妇忌用此法。

❤ 鼻腔突起肿块意味着什么症状

你是否有这样的经历：鼻腔内突然生出一个肿块，又痛又痒，并且持续很长时间不消退。在干燥的秋冬季节，这种情况特别容易发生。这时候你可能是患上了鼻息肉。

鼻息肉是赘生于鼻腔或鼻窦黏膜上突起的肿块，常发生于鼻腔的外侧壁及鼻顶部。中医称鼻息肉为鼻痔，是鼻部的常见病，是由于极度水肿的鼻腔鼻窦黏膜在重力作用下逐渐下垂而形成。

中医理论认为，鼻息肉多因平素嗜食辛辣厚味，蕴生湿热；上蒸于肺，结滞鼻窍；或风热邪毒侵袭肺经，肺气不得宣畅，积聚鼻窍所引起。鼻息肉主要表现为鼻窍内有一个或多个赘生物，表面光滑，色淡白或淡红，触之柔软而不痛，伴有持续性鼻塞，嗅觉减退，鼻涕增多，头痛头昏等。

除了引发鼻腔肿块之外，鼻息肉的临床表现还包括以下两点：

（1）持续性鼻塞，鼻塞原因是因为鼻腔内毛细血管流通不畅，导致毛细血管膨胀引起鼻塞，嗅觉减退，闭塞性鼻音，睡眠打鼾和张口呼吸。

（2）可有流涕、头痛、耳鸣、耳闷和听力减退等症状。

鼻息肉患者如果不及时采取治疗的话，不仅会加重鼻息肉的病症，而且还会引发诸多并发症，如咽喉炎、中耳炎及心、肺等脏器功能损害，有的甚至会发生息肉恶变；少数巨大的息肉可引起侵袭性并发症。那些生长较快、体积巨大的息肉，会挤压破坏鼻窦壁或鼻腔顶壁：继之侵犯眼眶、额窦、前颅窝、蝶窦和中颅窝等部位。

鼻息肉有复发倾向，在治疗上需要采用综合性疗法：

（1）类固醇激素疗法。该疗法适用于以下几种病症类型：

初发息肉：当息肉较小时，以皮质激素类气雾剂（如倍氯米松）鼻内喷雾，每日3～4次，每次50～100微克，可

鼻息肉的食疗方

在饮食预防方面，鼻息肉患者应多吃些能治疗上述疾病的食物，少吃油腻肥厚之物，避免过食生冷、鱼虾等腥荤之物，戒除烟酒，忌食辛辣刺激性食物，多吃蔬菜、水果、动物肝脏等食物。下面介绍三个鼻息肉的食疗方：

1.鱼腥草煲猪肺

鲜鱼腥草60克，猪肺约200克，加清水适量煲汤，用食盐少许调味，饮汤食猪肺。

2.米醋煮海带

海带（干）60克，加米醋适量煮吃。注意：胃溃疡、十二指肠溃疡、胃酸过多者忌用。

3.辛夷花煲鸡蛋

辛夷花10克，鸡蛋2只，加清水适量同煮，蛋熟后去壳再煮片刻，饮汤吃蛋。

阻止息肉生长甚至消失。

堵塞鼻道的大体积息肉：为便于手术摘除。先口服强地松。每日30～60毫克，连服2周，可使息肉体积明显缩小。

（2）手术摘除。对于明显引起鼻塞或对鼻周造成侵袭性损害的大息肉，在以类固醇激素控制两周后可手术摘除鼻腔及鼻窦内的息肉组织。

我的鼻中隔为什么位置不正

面对镜子，你可能突然发现自己的鼻中隔偏离中线向一侧或两则弯曲或局部形成突起。这是怎么回事呢？

事实上，大多数人的鼻中隔都是或多或少偏离中线的，如果偏曲程度轻微，并且没有引起任何不适感，一般是不需要治疗的。只有当鼻中隔向一侧或两侧偏曲或局部有突起并引起鼻腔功能障碍或产生不适症状时，才需要医学处理。

鼻中隔偏曲在临床上常表现为持续或间歇性的鼻塞、流脓鼻涕、头晕、头痛、流鼻血等。偏曲一般呈C形或S形，如呈尖锥样突起，则称骨棘或矩状突；如呈由前向后的条形山嵴样突起，则称骨嵴。鼻中隔偏曲的常见病因包括：外伤、发育异常、鼻腔内肿瘤异物压迫等。

鼻中隔偏曲的症状轻重与引发病症的类型和程度有关。

（1）鼻塞：常为主要症状。向一侧偏曲者，常为单侧鼻塞；向双侧偏曲者如S型偏曲，则鼻塞多为双侧。但一侧偏曲者如对侧出现下鼻甲代偿性肥大，则也可出现双侧鼻塞。

（2）鼻出血：常见症状。发生在偏曲之凸面、骨棘或骨嵴的顶尖部，此处黏膜薄。常受气流和尘埃刺激易发生糜烂而出血。

（3）头痛：偏曲之凸出部压迫同侧鼻甲而引起同侧反射性头痛。

（4）邻近器官症状：鼻阻塞妨碍鼻窦引流，继发鼻窦炎症；长期张口呼吸和鼻内炎性分泌物积蓄，使之易于感冒和患上呼吸道感染。

凡具有以上明显的症状之一，即可怀疑是鼻中隔偏曲症状。有如下情形之一的患者，应予以手术：

·鼻中隔偏曲引起长期持续性鼻塞者。

·鼻中隔高位偏曲影响鼻窦引流者。

·因中隔偏曲致反复鼻出血者。

·因鼻中隔偏曲而引起反射性头痛者。

·有鼻中隔明显偏曲的血管运动性鼻炎（结构性鼻炎）。

下列情形应属手术禁忌或暂缓手术：

·鼻内急性感染者。

·未经治疗的鼻窦炎。

·某些全身性疾病和糖尿病，肺结核、高血压、心功能不全、血液病等。

·女患者月经期中。

·18岁以下的患者。

鼻中隔偏曲术后注意：

（1）忌辣、海鲜类食物。宜吃些补气或补血的东西，如枸杞、银耳、红枣等。

（2）矫形手术后鼻腔填塞物可于术后24～48小时内抽除。可先抽右侧，翌日再抽另一侧。

（3）由于鼻内手术后黏膜反应较明显，抽去纱条后，鼻内可薄薄地涂擦黄连膏。

（4）若切口愈合良好，术后5天可除尽填塞物。

鼻涕较多

流鼻涕是一种常见现象，但也为很多人带来了困扰。流鼻涕不只是因为感冒，也是其他多种疾病的典型特征。常见的流鼻涕原因如下：

1.感冒

流鼻涕是感冒引起的典型特征之一，感冒也是导致流鼻涕的最主要原因之一。一般感冒所带来的流鼻涕症状初期为清水样或者黏液性，感冒后期可以出现脓涕。

2.慢性鼻炎

慢性鼻炎是鼻腔黏膜和黏膜下层的

慢性炎症，表现为鼻黏膜的慢性充血肿胀，称慢性单纯性鼻炎。若发展为鼻黏膜和鼻甲骨的增生肥厚，称慢性肥厚性鼻炎。慢性鼻炎的主要症状表现就是流鼻涕，此类患者的鼻涕多为黏液性鼻涕。量可多可少，但源源不断持续不止。

患有慢性鼻炎的人要注意如下几点：

·少食辛、辣、炸、炒之属热性食品，如辣椒、生姜、炸油条、烧饼、饼干、快餐面等。海鲜及冰冻鱼、鱿鱼、虾米等咸海产品容易刺激透发炎症，这类食品最好不食。

·饮食多样化，多食含维生素较多的蔬菜、水果，如平果、新鲜青菜、菠菜、胡萝卜等。

·平时鼻局部及额面部可用热水热敷或用电吹风局部加温也可以，使局部的血液循环改善以达到治疗的目的。

·保持心情开朗，不要总是想着使人烦恼之事，开开心心过好每一天。

·起居劳作有度，注意休息，上网不要通宵达旦。

·积极锻炼身体，最简单、有效的锻炼方法是坚持晨跑，以增强身体的抗病能力。

·预防感冒，感冒往往会引发鼻炎复发，为此若患外感应及早治疗。

3.慢性鼻窦炎

慢性鼻窦炎引起的流鼻涕多为黏液脓性分泌物，通常双侧鼻孔都会流，也有单侧流出的情况，并会伴有鼻塞、头昏、记忆力下降等现象。需要注意的是，单侧的鼻窦炎要考虑牙源性鼻窦炎。

4.过敏性鼻炎

过敏性鼻炎又称变应性鼻炎，是鼻腔黏膜的变应性疾病，可引起多种并发症。过敏性鼻炎引起的流鼻涕多为流清水样涕，量较多，并会伴有打喷嚏、鼻痒感等现象。过敏性鼻炎可常年性发作，也可以季节性发作，且过敏性鼻炎患者多伴有哮喘。过敏性鼻炎最根本的保健措施是了解引起自己过敏的物质，即过敏原，并尽量避免它。

5.鼻息肉

如果有鼻息肉也会导致流清水涕，感染时还可伴有流脓涕的现象，并会出现鼻塞、头昏、记忆力下降等并发现象。

6.鼻窦内囊肿

如果鼻子流黄水样分泌物，则要考虑鼻窦内囊肿的可能。

7.其他因素

其他原因包括脑脊梁液鼻漏、萎缩性鼻炎等引起流鼻涕的异常疾病，其症状表现以鼻干痂为主，且鼻涕稠厚，少而臭。

要想远离鼻涕多的困扰应该从日常

小贴士

擤鼻子也要有方法

　　鼻内有涕存积过多时应自行擤出，此时应采取正确的擤鼻方法，即闭口按住一侧鼻孔，用力呼气，另一侧鼻孔的鼻涕即会擤出，如法左右两侧交替擤鼻涕。同时要注意，擤鼻涕应在鼻腔通畅的情况下进行，否则副鼻窦内鼻涕不易擤出，这样鼻腔内脓涕就容易进入副鼻窦内，也可进入咽鼓管造成中耳炎。如果鼻腔充塞难以呼吸，不要用力擤鼻涕，此时很有可能是由于鼻息肉肿大所致，而非鼻涕过多，如果擤鼻涕用力过度也可能引起中耳炎。

生活入手，避免导致人体抵抗力下降的各种因素，如过度疲劳、睡眠不足、受凉、饮酒、吸烟等。这是因为当人体抵抗力下降时，鼻黏膜调节功能差，防御功能低下，病毒就会乘虚入侵。因此要加强维护自身体质，提高免疫力和抗病力，具体应注意以下几个方面：

　　（1）积极进行体育锻炼。坚持体育锻炼，增强体质，提高人体对不良条件的适应能力，如晨跑、冷水浴或冷水洗脸等，可提高人体对寒冷的耐受力，并要积极治疗上呼吸道疾病及全身其他慢性疾患。

　　（2）中草药预防。受凉后，可及早服用生姜红糖水以驱除"寒邪"。感冒流行期间可服用荆芥、防风、板蓝根、生甘草等配成的中药，以减少发病机会。

　　（3）加强自我防御工作。在冬春寒冷季节或感冒流行期间，外出须戴口罩，避免公众集会，尽量少去公共场所。室内注意开窗通风，保持良好的空气质量，同时还可以熏蒸白醋以进行空气消毒。

　　（4）我们也可以通过调理饮食，辅以食疗来改善这种尴尬的状况。

　　苁蓉金英羊肉粥。肉苁蓉15克，金英子15克，精羊肉100克，粳米100克，细盐少许，葱白2根，生姜3片。先将肉苁蓉、金英子放入锅中水煎，去渣取汁，放入羊肉、粳米同煮粥，待熟时，加入盐、生姜、葱白稍煮即可。

　　菟丝细辛粥。菟丝子15克，细辛5克，粳米100克，白糖适量。将菟丝子洗净后捣碎和细辛水煎，去渣取汁，放入粳米煮粥，粥熟时加白糖即可。

　　葱白红枣鸡肉粥。红枣10枚，葱白5根，鸡肉连骨100克，香菜10克，生姜10克，粳米100克。将粳米、鸡肉、生姜、红枣先煮粥，粥成再加入葱白、香菜，调味服用。

　　神仙粥。生姜6克，连须葱白6根，糯米60克，米醋10毫升，先将糯米洗后与生姜同煮，粥将熟时放入葱白，最后入米醋，稍煮即可食。

挖鼻子竟然出血了

鼻子里面奇痒难耐，忍不住伸进手指挖一挖。正觉得痛快无比浑身舒畅时，没想到一个不小心，居然挖出血来了，于是赶紧采取止血措施。也许你会觉得奇怪不已，最近挖鼻孔经常会出血，这到底是怎么回事？

鼻黏膜内有丰富的血管床，又与外界直接接触，故引起鼻出血的原因很多。如果经常流鼻血，就需要对此引起注意了，可能你身体里已经存在以下疾患。

1.鼻黏膜破皮

这是造成流鼻血最常见的原因，也是习惯性流鼻血的主因。因为在鼻子靠近前端鼻中隔的地方有三条小血管交会，这三条小血管十分脆弱，而且交织在皮肤表面很浅的地带，血管虽然细小但如果不小心被抠破，鲜血便会不断流出。

2.鼻子内部肉芽发炎

一旦肉芽发炎，鼻息肉便会肿起来并且疼痛不已，严重者也会流出血脓。

3.高血压

高血压也会引起流鼻血，所以不要忽视经常流鼻血的现象，要小心背后是否有更大的危机隐藏着，最好去找医生做个彻底的检查。

4.肿瘤

肿瘤所致鼻出血多是由于肿瘤本身表面溃烂引起，出血程度因肿瘤性质而异。良性肿瘤中最严重的是鼻咽纤维血管瘤，多发生于男性青年。其次为出血性鼻息肉。鼻腔和鼻窦的毛细血管瘤出血也较多见。恶性肿瘤包括鼻咽瘤、原发于鼻腔和鼻窦的腺癌、鳞状上皮癌、黑色素瘤、肉瘤等，早期可能仅为涕中带血或血性鼻涕，损伤较大血管时可发生严重鼻出血。

5.头颈部静脉压力增高

慢性支气管炎、肺气肿、肺源性心脏病、充血性心力衰竭等病多会导致患者咳嗽，加大头颈部静脉压力，从而导致鼻道后端的静脉丛怒张破裂而发生出血。

6.血管壁脆性增加

动脉硬化，维生素C、维生素K等的缺乏会导致血管壁韧性下降，脆性增加，从而增加流鼻血的发生概率。

如果遇到鼻出血的情况，止血之前，先试着将血块擤出。因为堵在血管内的血块使血管无法闭合。血管内有弹性纤维，当去除血块后，这些弹性纤维才有办法收缩，使流血的开口关闭。此外，也可采用以下方法止血：

·塞纱布或湿棉花。在两边鼻孔内各塞入一小块消毒过的湿纱布，也有助止血。

·捏住鼻子。用拇指及食指将鼻孔捏在一起，持续压紧5~7分钟。如果仍未止血，再重复塞棉花及捏鼻子的动作，仍然压5~7分钟。这样也可收到止血功效。

·坐直。可以坐在椅子上，身体向前倾，此时勿将头部仰回，尽量保持身体笔直。

·用冰冷敷。冰冷能促使血管收缩及减少流血。可以用碎冰或冰毛巾冷敷鼻子、颈部及脸颊。

·涂抹软膏。当鼻血被控制后，在鼻内涂一些维生素E软膏。如果没有维生素E，可用少许抗生素或类固醇软膏代替，一天涂2~3次。

·勿挖鼻孔。做过上述处理后，最好躺下休息一会，并至少两天内不作激烈运动。鼻腔内的血管破裂，需要7~10天才能完全复原。血液在凝结后便会停止流动，随后凝结成为血块，进而逐渐结痂；若在隔天继续挖鼻孔，极易不慎剥落结痂，再度引发流鼻血。

·增加空气湿度。呼吸时，鼻子需确保抵达肺部的空气足够湿润。因此，当环境干燥时，鼻子就需要为吸入的空气增加湿度。使用加湿机来增加空气湿度，可以降低鼻子的负担，增强其生理功能，避免流鼻血。加湿机中最好加入蒸馏水。

鼻子呼出臭气须警惕

鼻子是五官最突出的器官，也是人体呼吸的重要通道，如果呼出的气体带有臭味，常是某种疾病的信号。

萎缩性鼻炎又称臭鼻症，是一种发展缓慢的鼻腔萎缩性炎症，其特征为鼻腔黏膜、骨膜和骨质发生萎缩。臭鼻症多始于青春期，女性较男性多见，病因目前仍然不明。其主要表现为鼻及鼻咽部干燥感、鼻塞、鼻出血、鼻内脓痂多、嗅觉障碍、呼气恶臭、头痛、头昏等。

萎缩性鼻炎分为原发性和继发性两种：原发性目前仍不十分清楚。传统的观点认为，本病的发生与内分泌紊乱、自主神经失调、细菌（臭鼻杆菌、类白喉杆菌等）感染、营养不良（维生素A、维生素B_2、维生素D、维生素E缺乏）、遗传因素、血中胆固醇含量偏低等因素有关。近年来发现本病与微量元素缺乏或不平衡有关。继发性萎缩性鼻炎病因明确，包括慢性鼻炎，慢性鼻窦炎脓性分泌物的长期刺激，高浓度有害粉尘、气体的长期刺激，多次或不适当鼻腔手术所致的鼻黏膜广泛损伤，特殊传染病和结核、梅毒和麻风对鼻黏膜的损害。

臭鼻症虽然会给生活带来诸多苦恼，而且不易治疗，但在日常生活中我们可以通过注意一些生活细节来达到预防的目的。

· 适当参加体育锻炼。

· 每天清洗鼻腔，清洗前应将结痂浸软，取出。

· 每天做鼻部摩擦或按摩鼻穴。

· 气候干燥时，出门可戴口罩，或滴用油质滴鼻剂，如复方薄荷油等。

· 戒烟酒。

· 多吃蔬菜水果，保持大便通畅。

· 不要经常用手挖鼻，以免损伤鼻黏膜造成鼻出血。

· 饮食中忌食辛辣、燥热之物，多吃些蔬菜，水果。

鼻子呼出的气体有臭味也可能是鼻腔癌引发的。鼻腔癌的特点是一侧渐进性鼻塞，鼻涕带血，并伴有特殊臭味——所谓"癌肿气味"。鼻窦癌在晚期可造成鼻塞，亦可经常出现流血性鼻涕。此外，依其侵犯部位不同，可出现眶、额、鼻、面颊、牙齿部位的压迫性疼痛。人到中年时，鼻子若发出上述信号，应及早去医院查明原因，以便早期治疗。

恶性肉芽肿又称坏死性肉芽肿，多发生在面部中线器官，尤其鼻部

小贴士

萎缩性鼻炎的食疗方

1. 萎根冬瓜饮

材料：瓜萎根15克，冬瓜1000克。

制法：瓜萎根水煎取汁，冬瓜去皮、子捣取汁，二汁混匀．如少许砂糖，代茶饮。

功效：润肺生津。主治肺阴亏虚之萎缩性鼻炎。

2. 梨汁大海茶

材料：梨1个，百合10克，麦冬12克，胖大海4个。

制法：将上三味煎水取汁，煎洗后冲泡胖大海，代茶饮。

功效：养阴润燥。主治肺阴亏虚之萎缩性鼻炎。

3. 海参葛地粥

材料：海参20克，生地黄30克，葛根20克，粳米50克。

制法：地黄、葛根煎汤取汁，用汁煮粳米成粥，将熟放入发好并切成小块的海参至熟，早餐服用。

功效：养阴益精，润燥，举气升津。主治肺阴亏虚之萎缩性鼻炎。

"首当其冲"，病变特点为不断发展的肉芽增殖性溃疡，可分为三个时期：早期的鼻塞、流水样鼻涕或鼻涕中带血，有日益加重的鼻臭；活动期面部溃疡扩展，鼻中隔破坏，鼻涕呈脓血状，臭味全室可闻；晚期出现内脏、皮肤、淋巴结转移。该病较少见，目前无特殊疗法，预后不良，应争取早诊断、早治疗。

♥ 鼻涕异常不容忽视

鼻子，是人类呼吸道的门户，在鼻腔前部有许多相互交织的鼻毛，组成一道过滤吸入空气的屏障。这层屏障加上鼻腔分泌的黏液，即鼻涕，能把吸入空气当中的大部分灰尘和病原菌过滤下来，从而清洁和净化进入肺部的空气。

为了湿润吸入的空气，正常情况下鼻黏膜有少量的粘涕分泌，但不会流出鼻腔，也不会有异常的气味出现。当鼻腔受到炎症、异物、过敏外伤等因素的刺激，黏涕的分泌量就会增多，造成鼻子流涕。

临床实践证明，鼻子流涕是鼻病的常见症状，不同的鼻病，可出现不同颜色、性状的鼻涕。鼻涕的性质可用来鉴别各种不同的炎症，例如鼻涕性状可以有黏液性或脓性鼻涕、伴有臭味的干痂状鼻涕、清水样鼻涕等。如果留意观察，可以从不同颜色的鼻涕中，找到某些疾病的信号。鼻涕异常通常有以下几种情况。

1.鼻涕带血

这是鼻癌最常见的症状。当癌组织缩小，仅局限在鼻腔或鼻窦内时，这个症状是唯一的"报警"信号，而且往往出血不多，有时只是涕中带血，所以常不受病人重视而忽略了。

2.黄水样鼻涕

此类症状多为上颌窦内的浆液囊肿破裂流出来的囊液，表现为一侧鼻腔间歇性地流出黄水。

3.黄脓性鼻涕

常见于风热感冒、慢性鼻炎、副鼻窦炎。这种黄脓性鼻涕不但量多，而且还呈黏稠状不易擤出。对于小儿来说，鼻腔流出黄脓鼻涕，还应该想到鼻腔内有异物的可能，因为小孩将异物塞入鼻腔内时间过长，刺激鼻黏膜，也能出现黄脓鼻涕。

4.黄绿色鼻涕

是萎缩性鼻炎征象，多见于20～30岁女性，表现是鼻咽燥，黏液腺分泌减少，分泌物不易排出，鼻腔内有大量的黄绿色脓性分泌物积存，形成脓痂，阻塞鼻道，造成鼻塞，嗅觉减退明显，常伴有头痛和鼻出血。

5.白黏液鼻涕

常见于慢性鼻炎。本病主要表现是鼻塞和鼻流涕增多。鼻塞多为两侧间歇性或左右交替，有时为持续性，平卧时加重，侧卧时下侧较重。鼻塞严重时，可伴有鼻音、嗅觉减退、头昏头胀、咽部干痛。

6.豆渣样鼻涕

呈白色，干湿，可见于干酪性鼻炎，并常伴随有一种奇臭味。

7.清水样鼻涕

稀薄透明如清水样的鼻涕多见于风寒感冒或急性鼻炎早期和过敏性鼻炎发作期的病人。头颅外伤或鼻部手术后也可出现这种清水鼻涕。如清水鼻涕以均匀速度滴出时，要想到有脑脊液鼻漏的可能性，应及时请神经外科医生诊治。

8.腥臭鼻涕

鼻涕有奇特的腥臭味，多是鼻窦炎的早期征象。鼻窦炎是一种鼻窦黏膜化脓性炎症，分为慢性和急性两种。急性鼻窦炎主要表现是：患感冒一周后，本应逐步痊愈，然而鼻涕却流个不停，并逐渐增多，且多为脓涕，甚至有臭味，并伴有头痛、发烧、鼻塞、怕冷、不喜进食及全身不适等。慢性鼻窦炎多是将急性鼻窦炎错诊为感冒延误治疗而形成的，其表现是流黄鼻涕、鼻塞、痰多。轻者无其他症状，重者经常头痛、记忆力差、精神不振、注意力不集中等，且鼻中有腥臭气味。

9.黑色鼻涕

多由于大量黑色粉尘（如煤尘、烟尘、金属尘等）黏附在鼻涕内所致。它虽不是由于疾病引起，但长期吸入大量粉尘既可引起尘肺，又可引起鼻病，应及时采取防护措施。

❤ 鼻窦炎的信号及治疗

如果你长期觉得早上起床后头痛不止，那么你有可能是患上了鼻窦炎。鼻窦炎是鼻窦黏膜的非特异性炎症，包括慢性鼻窦炎和急性鼻窦炎。

急性鼻窦炎多继发于急性鼻炎，以鼻塞、多脓涕、头痛为主要特征；慢性鼻窦炎常继发于急性鼻窦炎，以多脓涕为主要表现，可伴有轻重不一的鼻塞、头痛及嗅觉障碍。

急性鼻窦炎为鼻窦黏膜急性炎

症，多发生在感冒后，根据急性鼻窦炎的症状，可判断它与哪一种鼻窦发生炎症有关：

·前额部疼，晨起轻，午后重，还可能有面颊部胀痛或上列磨牙疼痛，多是上颌窦炎。

·晨起感前额部疼，渐渐加重，午后减轻，至晚间全部消失，这可能是额窦炎。

·头痛较轻，局限于内眦或鼻根部，也可能放射至头顶部，多由筛窦炎引起。

·眼球深处疼痛，可放射到头顶部，还出观早晨轻、午后重的枕部头痛，这可能是蝶窦炎。

除头痛外，鼻窦炎的典型表现还包括：鼻塞、流脓涕、暂时性嗅觉障碍、畏寒、发热、食欲不振、便秘、周身不适等。较小儿童可发生呕吐、腹泻、咳嗽等症状。脓鼻涕刺激咽喉还可以引起咽喉不适，咽喉炎等。本病绝大多数由伤风感冒引起，此外，全身抵抗力低下，其他鼻腔疾病常有鼻涕阻塞，游泳、跳水方法不当，

小贴士

生活中鼻窦炎的预防

在生活中应该注意养成良好的生活卫生习惯，从而预防鼻窦炎的发生。

1.平时注意鼻腔卫生，养成早晚洗鼻的良好卫生习惯。

2.注意擤涕方法。鼻塞多涕者，宜按塞一侧鼻孔，稍稍用力外擤。之后交替而擤。鼻涕过浓时以盐水洗鼻，避免伤及鼻黏膜。

3.游泳时姿势要正确，尽量做到头部露出水面。

4.有牙病者，要彻底治疗。

5.急性发作时，多加休息。同时应保持室内空气流通。但要避免直接吹风及阳光直射。

6.遵医嘱及时用药。

7.慢性鼻窦炎者，治疗要有信心与恒心，注意加强锻炼以增强体质。

8.严禁烟、酒、辛辣食品。

9.保持性情开朗，精神上避免刺激，同时注意不要过劳。

10.平时可常做鼻部按摩。

11.每日早晨用冷水洗脸，可以有效增强鼻腔黏膜的抗病能力。

以及气压的迅速改变（如飞行、潜水等）均可导致本病的发生。

严重的急性鼻窦炎可以引起眼部的感染，但近年来由于抗生素的广泛应用，急性鼻窦炎的并发病如眼眶感染等已较少见。

鼻窦炎对身体的危害极大，它可引起头疼，头晕脑涨，失眠健忘，心烦意乱，容易发脾气，学生的学习成绩逐步下降、困倦淡漠，注意力不集中等。它也可成为病灶，影响周围组织发炎，尤其是眼病，如中心性视网膜炎等。

❤ 呼吸困难怎么办

能够正常顺利的呼吸时我们可能觉得一切都是自然而然，没有什么感觉，但如果一旦出现呼吸困难，痛苦却是难以忍受的。那么我们又该如何应对呢？

呼吸困难是呼吸功能不全的一个重要症状，是患者主观上有空气不足或呼吸费力的感觉；而客观上表现为呼吸频率、深度和节律的改变。

根据主要的发病机理，可将呼吸困难分为下列6种类型：

（1）肺源性呼吸困难。由呼吸器官病变所致通气、换气功能障碍导致缺氧和二氧化碳潴留的呼吸困难，主要表现为下面3种形式：

· 吸气性呼吸困难：表现为喘鸣、吸气时胸骨、锁骨上窝及肋间隙凹陷。常见于喉、气管狭窄，如炎症、水肿、异物和肿瘤等。

· 呼气性呼吸困难：呼气相延长，伴有哮鸣音，见于支气管哮喘和阻塞性肺病。

· 混合性呼吸困难：表现为呼吸气期均感觉费力，频率增快，深度变浅，

可伴有异常呼吸音或病理性呼吸音，多见于肺炎、肺纤维化、大量胸腔积液、气胸等。

（2）心源性呼吸困难。是由于各种原因的心脏疾病发生左心功能不全时，病人自觉呼吸时空气不足、呼吸费力的状态，其临床特点主要包括以下方面：

· 患者有严重的心脏病史。

· 呈混合性呼吸困难，卧位及夜间明显。

· 肺底部可出现中、小湿锣音，并随体位而变化。

· X线检查：心影有异常改变；肺门及其附近充血或兼有肺水肿征。

（3）中毒性呼吸困难。各种原因所致的酸中毒，均可使血中二氧化碳升高、pH降低，刺激外周化学感受器或直接兴奋呼吸中枢，增加呼吸通气量，表现为深而大的呼吸困难；呼吸抑制剂如吗啡、巴比妥类等中毒时，也可抑制呼吸中枢，使呼吸浅而慢。

（4）血源性呼吸困难。重症贫血可

因红细胞减少，血氧不足而致气促，尤以活动后显剧；大出血或休克时因缺血及血压下降，刺激呼吸中枢而引起呼吸困难。

（5）神经精神性与肌病性呼吸困难。重症脑部疾病如脑炎、脑血管意外、脑肿瘤等直接累及呼吸中枢，出现异常的呼吸节律，导致呼吸困难；重症肌无力危象引起呼吸肌麻痹，导致严重的呼吸困难；另外，癔症也可有呼吸困难发作，其特点是呼吸显著频速、表浅。

（6）由于胃膨大顶住膈肌使胸腔变小造成呼吸困难。胸闷是一种主观感觉，即呼吸费力或气不够用。轻者若无其事，重者则觉得难受，似乎被石头压住胸腔，甚至发生呼吸困难。它可能是身体器官的功能性表现，也可能是人体发生疾病的最早症状之一。

对于呼吸困难，在生活中我们可以根据不同的症状来进行最初的自我判断，从而更好地进一步治疗。

（1）在精神极度紧张时突然发生呼吸困难，造成的原因可能仅仅是精神紧张。如是第一次发作，应该去看医生，以查明呼吸困难是因为紧张还是其他原因所引起的。

（2）数天来曾咳出灰色或黄绿色的痰，现在发生呼吸困难。那么这可能是慢性支气管炎。如果诊断证实是慢性支气管炎，医生可能用抗生素治疗，吸烟的病人要戒烟。

（3）呼吸困难的同时有持续了几分钟的收紧压迫性的胸痛。造成的原因可能是心绞痛。此时应该赶快去看医生。医生可能要为病人做心电图检查，诊断确实后医生会用硝酸甘油解除病人的心绞痛。发作时将药片含在舌下，数秒钟后心绞痛就会消失。

（4）呼吸困难，自觉有窒息感。这可能是轻微的哮喘引起的。此时应该去看医生，仔细检查哮喘是否是因为接触或吃了什么东西所引发的，查出以后就要避免。

（5）体温在38℃以上，咳嗽，呼吸困难。可能是奇偶胸腔感染，如肺炎或急性气管炎。对体弱或年老的病人有危险。此时应赶快去看医生。医生可能用抗生素来治疗，病情比较严重的人可能要住院。

（6）在半夜里发生呼吸困难，咳出白色泡沫或粉红色的痰。这很可能是由于心脏功能衰竭引起肺水肿，使呼吸发生困难。此时应该使病人安静地直坐在椅子上等待救护车到来，送医院。最好把病人吐的痰带去医院以供检查，有助于医生确诊。

（7）呼吸困难是在病人因疾病或受伤后卧床养病期间发生，可能是肺部栓塞，尤其是咳嗽咯血的病人。此时应该送病人去医院，病人须做X线检查、心电图检查、放射性同位素扫描。如诊断证实是由于栓塞，医生会用药物化解栓塞，并防止新的栓塞产生。

（8）病人在农场或家禽、牲畜养殖场工作，与饲料有密切接触，发生呼吸困难，则可能是一种真菌感染病，也可能是对谷物饲料或对禽类蛋白质过敏。此时医生要对病人的肺部做X线检查，如是真菌感染，医生会用抗真菌药物治疗，如由于过敏，病人最好是改换工作。

（9）病人在采石场、矿场工作，经常咳嗽，咳出黄绿色或灰色痰，发生呼吸困难，则可能是肺尘埃沉着病（矽肺）。此时应该去看医生，检查病情的轻重，必要时医生可能建议病人换职业，吸烟的病人要戒烟。

❤ 鼻子发痒老想打喷嚏

鼻子总是痒得难受，就像有只虫子在里面扭来扭去一样，抑制不住地想打喷嚏。有时候连续几个喷嚏打出让自己气喘吁吁，有时候打不出来硬生生憋在里面让人浑身难受。这是怎么回事？

打喷嚏是鼻黏膜或者鼻咽部受到外界刺激所引起的一种防御性呼吸反射。其与咳嗽均是人体的一种自发保护性反射动作。打喷嚏由深吸气开始，随即产生一个急速而有力的呼气动作，接着急速的气流大部分通过鼻腔喷出。打喷嚏的同时有时还伴有其他症状，比如发痒、流涕、鼻塞，或眼睛发痒、流泪等。导致打喷嚏的原因包括以下几方面，其中不乏体内一些疾病，如有可疑情况者需要提高警惕，及时查明打喷嚏的原因，防范自己的身体健康状况出现问题。

（1）感冒是引起打喷嚏的主要原因之一。人在感冒时多会伴有鼻塞流涕等现象，这时候就需要打喷嚏来帮助清洁鼻部。作为感冒症状的打喷嚏可随感冒病愈而消失。

（2）过敏性鼻炎或花粉症是引起打喷嚏的常见原因。当有过敏性鼻炎或花粉症时，如果遇到会对鼻子产生刺激的物质时，就会通过打喷嚏从鼻道排出过敏物，减少鼻腔受到的伤害。因此，这类患者打喷嚏多来自鼻道的刺激，如胡椒粉和外来微小物质。

（3）血管收缩性鼻炎会导致喷嚏不断。此病的典型症状是流黏液鼻涕，同时也会经常打喷嚏。这种喷嚏源于鼻部血管变得对湿度和温度甚至有辣味的食物过敏。

（4）非过敏性鼻炎也是打喷嚏的常见原因。这是一种嗜曙红细胞增多性鼻炎，患者有慢性鼻炎症状，但对各种过敏原的反应都非阳性。

多数与过敏性相关的打喷嚏现象都可以通过用抗组胺药物有效治疗，抗组胺剂可以使黏液干燥或减少阻塞鼻子中的肿胀血管的渗出。在家时则应该着眼于减少过敏原以防治打喷嚏，如灰尘、真菌、头屑等。如果有花粉症，可通过在外出前做适当的预防措施来减轻不适。

此外还可以通过按摩改善打喷嚏。对外关穴、风池穴、迎香穴和合谷穴进行静压于有助于控制打喷嚏。

小贴士

打喷嚏不可用手掩

有些人认为，打喷嚏是不文明的行为，尤其是女性掩饰喷嚏的行为更为常见，往往是左手捂住嘴，右手捏着鼻子，发出一个轻微憋闷的声音。其实，这种行为非常有损健康。如果将口鼻完全捂住，空气无法喷薄而出，不能通过打喷嚏得以缓解的压力就会通过咽鼓管作用于耳道鼓膜，严重时可造成鼓膜穿孔，从而引起耳部感染，有时甚至会威胁生命。如果感觉要打喷嚏时，可用手轻揉鼻翼，以减轻鼻孔内的刺激，这样就可以避免喷嚏的发出。如果实在忍不住，不妨把喷嚏痛痛快快地打出来。若是觉得不太雅观，只要低下头用双手或手帕在口鼻前轻轻挡一下就行了。为了健康，一定不要把喷嚏闷回去。

❤ 鼻子又不通气了

鼻子频频出现问题，明明白天还通畅无比，到了晚上却堵得丝毫不通气。鼻子失去了作用，只好张开口进行呼吸，吸进的空气没有过滤，似乎满是尘土，而且不一会就口干舌燥了。

鼻塞是指鼻内有东西阻碍呼吸，致空气流通困难，它是各种鼻部异常现象中最为高发的一种，由此可以窥见身体可能存在的疾病。一般来说，凡是影响到鼻腔的呼吸通道的宽狭的病变都能引起鼻塞。常见的病变有：鼻腔肿瘤及息肉，鼻咽部肿瘤以及增殖体肥大，外伤后致鼻中隔偏曲，鼻

腔的特异性感染的分泌物阻塞，如鼻梅毒、鼻白喉、鼻结核、鼻硬结症等。另外，最常见的就是鼻炎和鼻窦炎。鼻炎和鼻窦炎为什么会引起鼻塞呢？其中的关键在于鼻腔的黏膜。起初鼻炎的鼻塞是由于黏膜的水肿而引起的，鼻道是固定的，如果鼻腔黏膜水肿必然会减少呼吸的空气通过气道。鼻腔在水肿的情况下会引起一种现象，就是随着体位的变化而出现交替性的鼻塞。随着病变的加重，黏膜由水肿逐渐变为肥厚。至此，鼻塞就逐渐成为持续性现象，这时候就需要

手术治疗。鼻窦炎的鼻塞主要是因为脓液的刺激致使黏膜肥厚，由于鼻腔黏膜病变增厚，因此脓液吸不进去，吐不出来，导致鼻塞涕厚，却无法解决，令人十分困扰。

在生活中要想远离鼻塞困扰可采用以下方法：

（1）左侧鼻塞向右卧，右侧鼻塞向左卧，接着用双指夹住鼻子按揉双侧迎香穴1~2分钟，即可缓解鼻塞。除此以外，用热毛巾敷鼻，或用电吹风对着鼻孔吹热风，再吹双侧太阳穴、风池穴、大椎穴，也可解除鼻塞困扰。

（2）自我按摩。平坐，用拇、食两指在鼻翼两侧自上而下揉摩3分钟，再揉压迎香穴1分钟，当鼻腔有热感时气息就会通畅。每隔2~3小时做一次，两天后鼻塞自然消失。若为重感冒引起轻度发热的鼻塞，配合风池穴、合谷穴按摩也有一定帮助。

（3）蒸熏法。以食醋20毫升，加热蒸发，吸入蒸汽不久就可以缓解鼻塞。

（4）葱的黏液可以抑制鼻部发炎。切下大葱白色的部分，会发现切口处有黏液，此黏液治疗鼻部的发炎症状非常有效，可将黏液涂贴在鼻梁上，也可将白色部分的葱切成细丝，放入碗里，注入热水，加入少量味噌，每天饮用2~3次。或者只是加入味噌服用也很有功效。

（5）莲藕榨汁可以帮助鼻子恢复畅通。莲藕有使皮肤黏膜收缩的作用，而且能够消除发炎，对鼻塞很有疗效。可以取莲节一个捣碎成泥，用脱脂棉沾此榨汁，塞入鼻孔，如此交互持续动作，则可以去除鼻塞现象。蘸取莲藕汁的方法最好在睡前施行，这样功效会更加明显。或者直接取两三滴莲藕榨汁滴入鼻孔即可。

（6）用脱脂棉沾白萝卜的榨汁，持续交互塞入鼻孔内可以治疗鼻塞。或者用浓的粗茶加入盐，以洗涤器洗净鼻腔，也可以消除鼻塞。

❤ 嗅觉减退的原因是什么

鼻子最近似乎变得迟钝了，对许多气味都辨别不清。少了鼻子对气味的灵敏，即使嘴里嚼着香喷喷的肉块，也好像少了一丝痛快。鼻子为什么要罢工？

人的嗅觉非常灵敏，可以敏锐地觉察出各种物质发出的气味，这样人们才可以适应周围的生活环境。一般情况下，当人体内部出现异常不适或者疾病时，便会连带嗅觉功能受损，出现嗅觉障碍、嗅觉减低甚至嗅觉退化损失。如果这些不适和疾病经治疗好转，嗅觉又可逐渐恢复正常。

嗅觉障碍者在生活和工作中常感诸多不便，每个人都应该警惕平时的嗅觉迟钝现象。

一般而言，影响嗅觉的疾病包括以下几种：

1.鼻外伤

鼻外伤也是引起嗅觉丧失很常见的原因，因为鼻子被撞击导致骨折、水肿或脱位，会损伤嗅神经。

2.呼吸系统疾病

呼吸系统疾病会对嗅觉造成一定影响，如上呼吸道病毒感染，就会使嗅神经受到感染也会导致丧失嗅觉。

3.鼻腔疾病

引起嗅觉下降及丧失最为常见的鼻腔疾病有鼻腔血管瘤、急慢性副鼻窦炎、高位的鼻中隔偏曲及其他鼻腔良、恶性肿瘤等。这种情况随着疾病的治愈有些人嗅觉还可以恢复到患病以前，有些情况严重的，如肿瘤切除后也可能永久地丧失嗅觉。

4.其他疾病

嗅觉减退还可能是由颅脑中枢性疾病而引起，如脑膜炎、脑脓肿、脑梅毒、脑外伤、脑肿瘤等，因病变损害了嗅觉中枢而发生。这类神经性失嗅较少见，治疗起来也较困难，因此不容忽视。

要想远离嗅觉失灵困扰就应该在生活中防患于未然，具体应做到如下几点。

·注意防寒保暖，预防感冒。注意鼻部的日常养护，不随意乱挖鼻孔，不往鼻内塞填东西。

·注意运动锻炼，增强体质，提高机体免疫力和抗病能力，预防疾病发生。

·注意工作、生活环境的空气清净，避免接触灰尘及化学原料。保持室内空气清新，经常开窗通风。

❤ 嗅觉过敏也不是好事情

某些人会对气味特别敏感。这种情况在医学上叫做嗅觉过敏。嗅觉过敏对身体没有什么坏处，不过有点令人烦恼。如果嗅觉过敏，那么你会因为一些轻微的令人不快的气味而感到恶心。当然，好闻的气味对于你而言也会更强烈。

嗅觉是由物体发散于空气中的物质微粒作用于鼻腔上的感受细胞而引起的。在鼻腔上鼻道内有嗅上皮，嗅上皮中的嗅细胞，是嗅觉器官的外周感受器。嗅细胞的黏膜表面带有纤毛，可以同有气味的物质相接触。人类嗅觉的敏感度是很大的，通常用嗅觉阈来测定。所谓嗅觉阈就是能够引起嗅觉的有气味物质的最小浓度。对于同一种气味物质的嗅觉敏感度，不同人具有很大的区别，有的人甚至缺乏一般人所具有的嗅觉能力，我们通常叫它为嗅盲。即使是同一个人，嗅觉敏锐度在不同情况下也有很大的变化。如某些疾病，对嗅觉就有很大的影响，感冒、鼻炎都可以降低嗅觉的敏感度。环境中的温度、湿度和气压等的明显变化，也都对嗅觉的敏感度有很大的影响。

嗅觉过敏通常被认为是一种受精神状态影响的身体状况，是神经官能症的表现。神经官能症是一组精神障碍的总称，包括神经衰弱、强迫症、焦虑症、恐惧症、躯体形式障碍等，患者深感痛苦且妨碍心理功能或社会功能，但没有任何可证实的器质性病理基础。病程大多持续迁延或呈发作性。

对于女性而言，嗅觉过敏也可能是怀孕的信号。几乎每个孕妇都会经历种种变化：对物品的味道嗅觉更加灵敏。从某些食物到皮肤产品到身体香味，一系列的东西都会引起恶心的感觉甚至厌恶，高兴或抑郁的感受。

因而在怀孕期间，孕妇应试着避免所有强烈的气味，特别是那些刺激性的化学气味。当闻到恶心的气味时，可以吃一些有盐分的东西如撒盐饼干从而使你的胃平静下来。一天中可以多吃几次零食而不只是三餐。这样可以帮你保持血压稳定并且使你避免处于空腹的状态。确保有足够的休息时间，这种怀孕中的奇怪阶段是不会持续太长时间的。一般而言，很多女性在怀孕第二阶段的初期，会有嗅觉敏感（包括晨吐）的现象。

嗅觉过敏还可能是阿狄森氏病的表现。阿狄森氏病是由肾上腺皮质本身的病变所致，其主要病因是结核、癌瘤及特发性萎缩，在我国及日本主要是结核造成的肾上腺组织破坏，约占全部病例的68%。阿狄森氏病是一种破坏黏膜和皮肤的严重但罕见的激素失调性疾病。患者以中年及青年为多，年龄在20～50岁之间，男女患病率几乎相等，原因不明者以女性为多。

为了预防本病发生，必须强调及早治疗各种结核病，尤其是肾结核、附睾结核、肠及腹腔盆腔结核等，对于长期应用糖皮质激素治疗者，应尽量避免对垂体肾上腺的抑制。肾上腺手术切除时也应注意避免本症发生。

❤ 鼻子干干的，总起皮

鼻子干燥和流鼻涕一样，都是令人很不愉快的事情。鼻子干燥可能没什么可担忧的，也可能是舍格伦综合征的表现。舍格伦综合征是由淋巴细胞介入，主要破坏外分泌腺的慢性炎症性全身性自身免疫性疾病。主要临床表现为口腔、眼和其他部位黏膜干燥，常合并发生类风湿性关节炎。病变限于外分泌腺本身者，称为原发性舍格伦综合征。同时伴有其他自身免疫性疾病，如类风湿性关节炎等，则称为继发性舍格伦综合征。舍格伦综合征主要见于女性。患此病后，如果不经治疗，就会导致眼睛、生殖系统的问题以及一些其他疾病。

鼻子干燥还可能是应用（或过度应用）某些药物的常见反应，如治疗鼻塞、哮喘或者其他鼻子相关问题的药物，包括抗组胺药、鼻腔喷雾剂、支气管扩张药，特别是含有肌肉松弛剂阿托品的支气管扩张药。

如果鼻子长期干燥，并起硬皮，那么可能患上了一种罕见疾病——空鼻综合征。空鼻综合征是指由于下鼻甲或中鼻甲过分切除而出现的一系列病理生理改变。患者有鼻腔烧灼感，疼痛，通气不畅，鼻腔反复感染，干痂多，甚至患有抑郁症。X线片上鼻腔显示为空洞状，故名空鼻综合征。

空鼻综合征主要发生于由于疾病或者美观问题而进行了重大鼻窦手术或者其他鼻子手术的人身上。由于手术中错误地去除了过多鼻甲，导致鼻腔变得空虚了。放疗或者鼻子受外伤也可能会损伤鼻甲。空鼻综合征患者感觉在呼吸的时候得不到足够的空气，这是一种非常可怕的感觉。他们还经常自相矛盾地说他们感觉鼻子里又空虚又堵塞。

空鼻综合征的其他常见表现包括呼吸短促及呼吸困难、嗅觉和味觉迟钝、鼻子有臭味、睡眠障碍和睡眠呼吸暂停，而这些表现往往在鼻甲手术或者鼻甲受伤很多年以后才出现。

打不出喷嚏也压抑

打喷嚏是一个健康的信号，说明我们的鼻子能够很好地把侵入鼻孔的脏东西清除出去。可是，如果你想要打喷嚏却打不出来，这个问题可不能小瞧。

时常想打喷嚏却打不出那有可能是脑肿瘤的信号。颅内肿瘤即各种脑肿瘤，是神经系统中常见的疾病之一，对人类神经系统的功能有很大的危害，一般分为原发和继发两大类。原发性颅内肿瘤可发生于脑组织、脑膜、颅神经、垂体、血管残余胚胎组织等。继发性肿瘤指身体其他部位的恶性肿瘤转移或侵入颅内形成的转移瘤。脑肿瘤，也称颅内占位性病变。

发生脑卒中又恢复过来的人有时候会发现自己打不出喷嚏。印度的一位精神病医生把这种情况称为喷嚏缺失。他发现不能打喷嚏在精神分裂症患者或者严重抑郁症患者中相当常见。因此，如发现自己经常出现这种情况，应及时就医。

第七章

听懂口腔说的话

◎我们应该时常关注自己的嘴唇，因为从嘴唇的颜色和口腔内部的异样，我们可以窥见身体的不同状态，识别人体的健康密码。

♥ 口糜与口疮意味着什么

口疮又称口腔溃疡，是困扰我们口部健康的主要问题之一，一旦发作持续地刺激性疼痛便会让人不堪其扰。那么它究竟是从何而来，如何才能去除呢？

口疮是发生在口腔黏膜上的表浅性溃疡，大小可从米粒至黄豆大小、成圆形或卵圆形，溃疡面为口腔溃疡凹、周围充血，可因刺激性食物引发疼痛，一般一至两个星期可以自愈。口腔溃疡成周期性反复发生，医学上称"复发性口腔溃疡"。可一年发病数次，也可以一个月发病几次，甚至新旧病变交替出现。

口糜多因湿热内蕴，上蒸口腔所致，是以口腔肌膜糜烂成片，口气臭秽等为主要表现的疮疡类疾病。发生于小儿者，以1岁内婴儿或不满月婴儿多见，又称鹅口疮、燕口疮、白口疮、雪口。发生于成人者，往往继发于伤寒、大面积烧伤或烫伤、泻泄、糖尿病、原发性免疫缺陷，以及长期大量使用抗生素的患者。

口糜病机分虚实两类。实证病机，成人多因膀胱湿热熏口所致，小儿多属心脾积热灼口。虚证病机以阴虚口齿失养为多，主要见于成人，具体原因如下：

· 膀胱湿热，上泛龈口：多因外感湿热，蕴结膀胱，或饮食不节，湿热内生，下注膀胱，湿热积聚，循经熏蒸于口而为病。

· 心脾积热，上炎龈口：心开窍于舌。脾开窍于口。过食辛热食物，脏腑失调，热积心脾，不得宣泄，循经上炎于口，灼腐肌膜，遂成口糜。

· 阴虚火旺，上炎龈口：大病久病之后，胃阴耗伤，虚火上炎，灼伤口舌肌膜发为本病。

对于口糜，在诊断的过程中要注意以下要点：

预防口糜与口疮

平常应注意保持口腔清洁，常用淡盐水漱口，戒除烟酒，生活起居有规律，保证充足的睡眠。坚持体育锻炼，饮食清淡，多吃蔬菜水果，少食辛辣、厚味的刺激性食品，保持大便通畅。妇女经期前后要注意休息，保持心情愉快，避免过度疲劳，饮食要清淡，多吃水果、新鲜蔬菜，多饮水等，以减少口疮发生的机会。

有了口腔溃疡不要一概轻视，如有可疑就应及时到医院检查，必要时须进行病理检查，以明确诊断，再做相应的治疗。切不可粗心大意，延误治疗时机。

（1）病史。发生于成人者，往往有伤寒、大面积烧伤或烫伤、泻泄、糖尿病、原发性免疫缺陷，以及长期大量使用抗生素病史。

（2）临床表现。局部灼热干燥感，轻微疼痛或不疼痛，往往在医生检查舌苔时才发现。婴儿患者可有流唾液、拒乳、啼叫不安、低热等症状。

（3）局部检查。初起见口腔黏膜出现小的白色斑点，状如凝乳，略高出于黏膜之上，周围无红晕；白色斑点融合成片状如蛋膜不易拭去，强行拭去则易出血，1~2小时后可复生如日。白色斑点可发生于口腔任何部位，但以两颊、上腭、口底为多见，亦有蔓延至咽部；但发生于成人者一般不会融合成大片状。

（4）其他检查。涂片检查可找到菌丝或芽孢，培养可查见白念珠菌。

♥ 口唇青紫意味着什么

一个人的身体和精神状况常常会反映在面色上，因为在中医理论中，面部的色泽就是脏腑气血的外部表现；同理，嘴唇的色泽也可反映出体内的状况。正常情况下，嘴唇应该是色泽红润、干湿适度、润滑有光，一旦有异常颜色出现，就可能是身体出了问题。

口唇青紫是先天性心脏病的常见症状之一。一旦发现幼儿嘴唇、手指、脚趾甲青紫，安静时颜色较淡，活动、哭闹后颜色加深，首先就应考虑是否是先天性心脏病。唇色青紫，还属血行淤滞的表现，比如血管栓塞、中风等都会造成唇色发紫，需要格外留意。尤其是家中的老人，一旦嘴唇发黑、发紫，一定不能掉以轻心，因为这很可能是出现了血液缺氧问题。另外，在哮喘即将发作、心力出现衰竭等情况下，嘴唇也会出现青紫颜色。

若是在春冬季，早晨用冷水洗脸后发现嘴唇颜色会比洗脸前要发紫，或在冬季游泳的时候，也有很多人会嘴唇发紫，这是因为身体为了保持体内中心体温，会让末梢血管收缩，同时血流量也会减少，以防止热量流失的缘故。血液流动速度放慢会导致末梢血管中的氧饱和度下降，于是血液的颜色会变成酱紫色，导致嘴唇发紫。

❤ 口唇色淡意味着什么

唇色较淡，说明你的身体里不论是气还是血，都处于相对匮乏的状态，因为它们都没有充盈到足够让你的唇显示出那种本来该具有的淡红色来。与此相伴的可能还有：乏力、困倦、背痛、性欲低下等症状。此时应及时补充营养，如服用枸杞子、首乌、山药等补血益气的药物。

若嘴唇长期苍白，则应当去医院查一下，医生会根据其表现和自觉症状给你作些相应的检查，以排除有无贫血的问题。此外，某些脾胃虚寒、消化不良的病人也可以表现出口唇缺少红润、干燥等症状，有些还可伴有四肢发冷。

在日常生活中如果长期出现嘴唇色淡的状况就要从细节上来调整生活方式，从而改变这种不健康的状况。

（1）加强营养的摄入，不挑食，不节食减肥。建议多食用鱼肉、鸡肉、牛肉、羊肉、鸡蛋等。

（2）带红色内皮的花生，每天适当嚼服，不限量。

（3）干枣，一天至少15枚以上。

（4）不要过度熬夜，那样会加剧你本已不足的能源的破坏性消耗。

下面介绍几种治疗贫血的食疗方。

（1）龙眼花生小米粥。龙眼肉15克，花生米20克，小米50克。先将龙眼肉、花生米洗净，加适量水，待水烧开后，将龙眼肉、花生米、小米入锅，文火煮成粥，早晚服用。

（2）黑豆红枣糯米粥。黑豆25克，红枣15枚，糯米50克。黑豆洗净，红枣温水泡发，加水适量，水沸后加入黑豆、红枣。将黑豆煮至七八成熟时，再下糯米，文火煮成粥。另加红糖20克，调匀服食。

（3）猪肝汤。猪肝100克，菠菜200克，红萝卜100克。加水炖熟，放入精盐、味精及香油饮服。

（4）猪血粥。猪血100克，菠菜250克，粳米50克。取猪血放入开水中稍煮片刻，捞出切成小块；再将新鲜菠菜洗净放入开水中烫3分钟，捞出切成小段；将猪血块、菠菜及粳米放入锅中，加适量清水煮粥，粥熟后放入适量食盐、味精、葱、姜调味即可。

（5）杏仁苹果豆腐羹。豆腐1块，杏仁24粒，苹果1个，冬菇4只，精盐、菜油、白糖、味精各少许，淀粉适量。将豆腐切成小块，置水中泡一下，捞出。冬菇洗净，切碎，搅成蓉和豆腐煮开，加上盐、白糖，用淀粉调芡汁，制成豆腐羹。杏仁用温水泡一下，去皮。苹果洗净去皮切成粒，同搅成蓉。豆腐羹冷却后，加上杏仁苹果糊、味精搅匀，做成杏仁苹果豆腐羹。

首乌鸭血。鸭1只，取鸭血，加适量水与食盐，隔水蒸熟。调入首乌酒（黄酒亦可）30毫升，再稍蒸后服食。每日1剂，空腹食用，5天为1个疗程。

杞果牛骨汤。生牛骨250克，枸杞15克，黑豆30克，大枣10枚。以上材料加水适量，共煮熟烂，调味后服食。每日1次，空腹食用，连服30天。

唇色红赤意味着什么

正常健康的嘴唇一般红润而有光泽，干湿适度而有弹性。一旦身体有问题，嘴唇就会出现改变。

嘴唇颜色如果过淡自然不好，但如果红的颜色过于艳丽或者是呈深紫红色，可能是俗称的体内"火大"引起的。如伴口臭、呃逆，说明脾胃湿热；伴两胁胀痛、厌食，说明肝火太旺。而且颜色越向着深红发展，代表着体内的火就越大。随之而来的常见症状可能还有牙疼、头疼、头晕、便秘、尿黄等。

如果经常出现唇色红赤的状况，在生活中就要从不同的方面来调养生息，改善这一状况。

·减少以下食物的摄入：辛辣食物、糖类、鸡肉、羊肉。它们只会产生更多的能量，让你体内的火气更旺，导致嘴唇的颜色更加深红。

·尽量不要服用含有人参、大枣等物质的补品，以免火上浇油。

此外，还可以通过食疗防治上火症状：

1.喝莲子汤去心火

取莲子30克（不去莲心），栀子15克（用纱布包裹），加冰糖适量，水煎，吃莲子喝汤。莲子可以补脾止泻，益肾涩精，养心安神。栀子可泻火除烦，清热利尿，凉血解毒。

2.喝梨水去肺火

取川贝母10克捣碎成末，梨2个，削皮切块，加冰糖适量，清水适量炖服。川贝母可清热润肺，用于肺热燥咳、干咳少痰等症状。梨也有生津、润燥、清热等功效。

咽喉有异物感的原因

咽喉有异物感总是咳不出又咽不下，还偶尔伴随着恶心干呕。那么出现这种情况又是怎么回事呢？

咽喉部异物感，一般泛指众多咽喉部感觉异常，如烧灼、梗阻、压迫感、球塞感、黏着感、蚁行感等。

咽部，是呼吸道和消化道的大门，受到各种食物、灰尘几次的机会很多。而且咽喉部感觉神经非常丰富，很多神经末梢交织成网，构成神经丛，这些神经又和食管、胃肠、气管等相近。如果器官有了毛病，如胃溃疡、消化不良、便秘、气管炎都会引起咽部异物感。

此外，许多疾病均会出现咽喉部异物感：咽喉部疾病，包括各种类型咽喉炎、咽喉肿瘤、悬雍垂过长、囊肿等；邻近器官疾病，如鼻窦炎、食管炎、茎突过长；全身性疾病，如高血压、心脏病、糖尿病、屈光不正、胃溃疡、十二指肠溃疡等；精神性疾病，如癔症、神经衰弱、咽神经官能症、焦虑状态，精神分裂症等也可以引起咽喉部异感症；上呼吸道慢性炎症，它会使咽部末梢循环发生病理变化，造成神经功能障碍而引起咽异感症状；神经肌肉痉挛疾病，如咽肌痉挛、食管肌痉挛、贲门痉挛等可诱致咽异常感觉；反流性食管炎及胃病，这种病会在咽部产生一种反射击性堵塞或紧迫感；扁桃体结石、角化症、舌扁桃体肥大、慢性鼻窦炎、环杓关节炎等也可引起咽喉异物感；其他还有咽、喉、食管、贲门部癌肿早期。

另外，烟酒刺激、消化不良、甲状腺功能异常、贫血等也可能引起咽喉部

小贴士

食疗调理咽喉异物

1.罗汉果炖梨

罗汉果半个，梨1个。将梨切碎捣烂，同罗汉果一起煎水，代茶饮。

2.葱白桔梗汤

葱白2根，桔梗6克，甘草3克。先将桔梗、甘草煮沸5～7分钟，之后加入葱白，焖1～2分钟后趁热饮用。每日早晚各1次。

3.橄榄绿茶

橄榄两枚，绿茶1克。将橄榄连核切成两半，与绿茶同放入杯中，冲入开水加盖闷5分钟后饮用。

异物感。

一侧咽部异物感，颈转动时可能加重，且位置固定可能是茎突过长的征兆。正常茎突平均长度约2.5厘米，超过此长度谓茎突过长。茎突起于颞骨下茎乳孔的前内方，呈细圆柱状，远端伸向内、前下方，位于颈内动脉与颈外动脉之间。茎突过长使其远端伸向扁桃体窝内或其附近，无论扁桃体摘除与否，均可出现咽部异物感，如压迫神经末梢，可出现咽痛等症状。过长茎突压迫或摩擦颈部动脉，影响血液循环，可引起相应区域疼痛。但也有茎突过长而无症状者。

❤ 从老年人的腭部发现早期疾病

对于老年人来说，除了关注"首脑"的状况外，还要关注腭部的状况。在下颚中隐藏着早期疾病的征兆。

（1）老年人若硬腭处黏膜出现紫色或暗紫色，提示患了慢性支气管炎、慢性阻塞性肺气肿、高血压以及冠心病等。

（2）上腭小动、静脉见扩张性改变，在女人提示易患高血压、自主神经功能紊乱、胰腺炎、肝炎等；在成年人提示易患扁桃腺炎、咽喉炎、慢性鼻炎、肾炎、自身免疫性疾病、结缔组织疾病等，并为各种疾病的前期征兆。

（3）软腭黏膜下见三条以上明显增粗的小静脉，且呈暗红色或淡紫色改变，较为弯曲的，提示患了慢性肺源性心脏病。

（4）中柱上黏膜出现较多的褐色点条状改变，提示易患慢性支气管炎、高血压、冠心病等。

（5）老年人中柱断裂，边缘不很清晰，且上腭部黏膜可见充血、瘀血改变，提示患了慢性支气管炎。

（6）上腭痛，即上腭部喉痛，指痛生于口内上腭处。因其悬于上腭，故又名悬痛或上腭部喉痛。此病多由少阴、三焦积热而成。症见口中上腭肿起，状若紫葡萄悬于上腭；或寒热大作，舌不能伸缩，口不能开合，鼻中时出红涕。语言、吞咽均感困难，患者欲仰面而卧。

（7）腭部有黑色焦痂，常见于肺毛霉菌病。肺毛霉菌病是由毛霉菌目致病菌引起的肺感染性疾病，虽然少见，但发展迅速，死亡率高。临床上以毛霉菌和根霉菌较为常见，前者主要侵犯肺，后者多累及到鼻窦、眼、脑及消化道，并可血行播散到全身。肺毛霉菌病可为原发感染，也可继发于鼻窦病变或毛霉菌败血症。

腭部有黑色焦痂容易与口腔溃疡混淆。口腔溃疡，又称为"口疮"，是发生在口腔黏膜上的表浅性溃疡，大小可从米粒至黄豆大小、成圆形或卵圆形，溃疡面为口腔溃疡凹、周围充血，可因刺激性食物引发疼痛，一般一至两个星期可自愈。口腔溃疡成周期性反复发生，医学上称"复发性口腔溃疡"，可一年发病数次，也可以一个月发病几次，甚至新旧病变交替出现。

为什么声音无缘无故变得嘶哑

动听的声音人人渴望拥有，但不良的生活方式或身体的特殊状况都有可能造成人的声音出现嘶哑，甚至失声。那么我们在生活中又应该如何防范呢？

自己开了一家广告公司的吕总昨天什么也没干，早晨起来的时候却惊讶地发现嗓子发不出声音了，即使用力，也只能发出嘶哑的声音，简直不堪入耳。这到底是怎么回事，吕总今天还有重要的会议需要主持，这可怎么去公司工作啊？

失声就是失音，指发不出声音的情况。轻微的失音与发音嘶哑，多是由于咽喉发炎或受到刺激引起的。但持久的发音嘶哑或失音，一定要立即去医院查诊，因为咽喉癌有的时候也可以导致失声。造成失声或发音嘶哑的原因还包括以下几个方面。

（1）自身免疫力下降，出现喉咙疼痛然后引起感冒、头疼、流鼻涕，接着就是咳嗽，最后就会导致声音沙哑，严重失声。

（2）声带疲劳，由于过多使用喉咙使发音嘶哑。

（3）慢性咽炎也会使发声嘶哑。

（4）甲状腺功能减退也有可能引起发音嘶哑。

在生活中要想远离失声困扰，就应该养成良好的生活习惯，具体说来应该注意以下细节：

·戒除烟酒，少吃辣椒等刺激性食物，多吃罗汉果、枇杷、鸭梨等清咽生津的水果。胖大海能清热去火、润燥生津，常用来泡水喝也不错。

·不要过度用嗓。不要高声讲话。如果感觉嗓子发干或者说话嘶哑，那就暂时停止讲话，让喉咙休息片刻，喝点温水润润嗓子。

·讲话的声音要保持正常，说话音调不宜太低或过高。

小贴士

食疗调理失声

1.将白木耳洗净泡涨，撕成条块状，先用开水烫过，再用凉开水漂洗，之后加醋拌吃。每日两次，食量不限，2日后即可好转。

2.把芹菜洗净，切后，烫过加醋拌吃。每次一小盘，每日2次。

·尽量用腹部即丹田轻松发声，不要用胸部或绷紧脖子肌肉的方式讲话。

·应避免用力做清喉咙、咳嗽等动作，尽量保持喉咙轻松。

·适当的运动，常保持心情喻快与放松。

·保持充足的睡眠，就寝之前不要吃太多东西，否则易对嗓子造成刺激。

·感冒时应尽量减少说话，此时更须多喝温开水保养声带。

咽喉肿痛须警惕

一般重感冒的时候我们往往会出现咽喉肿痛的情况，但若是平时也总是出现这种情况就需要警惕了。

咽喉肿痛是口咽和喉咽部病变的主要症状，以咽喉部红肿疼痛、吞咽不适为特征，又称"喉痹"。咽喉肿痛常见于西医学的急性扁桃体炎、急性咽炎和单纯性喉炎、扁桃体周围脓肿等。

一般地说，单纯的咽喉肿痛多由普通感冒、单纯性急性咽炎或慢性咽炎引起，局部症状明显，全身伴随症状非常轻。

如果除咽喉肿痛症状外，还伴有以下一些症状，应及时就医，以免延误治疗时机。

（1）咽喉肿痛伴发热头痛、周身不适，体温达38℃以上，多见于急性扁桃体炎，它不同于一般的咽喉肿痛，发病急，还可伴有吞咽困难和吞咽痛。急性扁桃体炎如果没有采用正确的治疗方法，可进一步并发为扁桃体周围炎或扁桃体周围脓肿，还可能引起急性风湿热、风湿性心脏病、心肌炎、肾炎或关节炎等疾病。因此，病人应及时到医院就诊。

（2）咽喉肿痛伴吞咽梗阻感或吞咽困难，吞咽时咽痛加剧等，多见于急性会厌炎，除上述症状外，该病严重者可出现吸气性呼吸困难。急性会厌炎常起病急，病情进展快，可突发喉梗阻而窒息，危及生命。因此，出现咽喉肿痛伴吞咽梗阻感或吞咽困难时，必须及早就医。

（3）小儿在咽喉肿痛的同时，出现特征性的吸气性喉鸣音或哮吼样咳嗽声，多见于小儿急性喉炎，它有明显的临床特征，除以上症状外，重者还伴有呼吸困难。由于小儿对疾病的表达有一定困难，而小儿声门下黏膜组织松弛，在急性感染时易出现明显水肿而发生喉梗阻，且病情发展快，如不及时治疗，可出现窒息而危及生命。因此，应及时送医院急诊处理。

小贴士

咽喉肿痛的食疗方

咽喉肿痛虽然问题不大，但却会造成很多痛苦，除了必要的治疗，在生活中也需要辅以食疗来改善。

1.双叶盐茶

功用：清热，宣肺，利咽。

适应证：因外感引起的声音嘶哑等症。

制备与服法：苏叶3克，盐6克，茶叶3克。先用砂锅炒茶叶至焦，再将盐炒呈红色，同苏叶加水共煎汤服。每日2次。

2.罗汉果茶

功用：清热化痰，润喉止渴。

适应证：治痰火喉痛。

制备与服法：罗汉果10～15克，绿茶1克。罗汉果切碎与茶一起冲泡，加盖5分钟后，饮用。

3.竹叶麦冬茶

功用：清热养阴，生津止渴。

适应证：治肺热型慢性咽炎。

制备与服法：新鲜竹叶10～15张，麦冬6克，绿茶1克。先将竹叶、麦冬洗净切片与茶同放杯中，用沸水冲泡，加盖温浸10分钟后再饮。

性味与功效：麦冬味甘，微苦，性寒，入肺胃、心经，可养阴润肺，清心除烦，益胃生津。此茶有补充人体营养的功效，一般用于病后虚弱，或用于一些疾病的辅助治疗。滋补茶的选用，要根据个人的体质、病情、季节、地理环境等情况，分别选用，才能收到较满意的效果。

4.橄竹梅茶汤

功用：清咽润喉。

适应症：治久咳及劳累过度所引起的咽喉失音症。

制备与服法：咸橄榄5个，竹叶5克，乌梅2个，绿茶5克，白糖10克。用水共煮，饮汤。

♥ 肿肿的嘴唇不是性感

很多人也许会觉得厚厚的嘴唇看上去很性感，但并不是所有的厚嘴唇都意味着性感，它也有可能意味着嘴唇发生了水肿。

嘴唇肿可能是血管神经性水肿。血管神经性水肿亦称巨型荨麻疹，是变态反应的一种，特点是突然发作，局限性水肿，消退也较迅速。

引起该病发作的因素有食物、肠道寄生虫、药物、寒冷刺激、感染、外伤、情绪波动等。某些抗原或半抗原物质第一次进入机体后作用于浆细胞，产生IgE（反应素），这些抗体附着于黏膜下方微血管壁附近肥大细胞表面，当相同抗原第二次进入机体时，则立即与附着在肥大细胞表面的IgE相结合并发生反应，引起肥大细胞脱颗粒释放出组织胺、迟缓反应物质（SRS-A）、激肽等，使血管扩张通透性增加，引起水肿等相应症状。

血管神经性水肿多发于面部疏松组织，唇部好发，尤以上唇多见，表现为肥厚翘突，可波及鼻翼和颧部，反复发作则可形成巨唇。

引起嘴唇变肿的原因还可能是血管及淋巴管扩张，充血渗出，形成局限性水肿，伴有炎性细胞浸润，病理改变以至于波及皮下组织。

撅嘴唇意味着什么

撅嘴唇可能是一种叫做硬皮病的严重免疫性疾病的表现，它会导致皮肤硬化和内部器官瘢痕化。由于嘴唇周围皮肤紧绷，因此会出现张口困难，嘴唇也会缩拢、撅起来。

硬皮病现称系统性硬化症，临床上以局限性或弥漫性皮肤增厚和纤维化为特征，并累及心、肺、肾、消化道等内脏器官的结缔组织病。各年龄均可发病，但以20~50岁为发病高峰。女性发病率约为男性的3~4倍。

依据患者皮肤病变的程度及病变累及的部位，硬皮病可分为局限性和系统性两型。局限性硬皮病主要表现为皮肤硬化；系统性硬皮病，又称为系统性硬化症，可累及皮肤、滑膜及内脏，特别是胃肠道、肺、肾、心、血管、骨骼肌系统等，引起相应脏器的功能不全。

硬皮病并不可怕，如果感染上除了积极治疗还应该在心理、饮食等多方面来预防和改善。

1.在心理上

应该充分认识到硬皮病是在治疗上反应较差的病种之一，具有长期性、反复性，预后及疗效的不确定特点，常影响日常生活，使容貌改变，病情迁延难愈，从而产生了急于治疗，又害怕治疗效果不佳的矛盾心理。应该对疾病有正确认识，树立战胜疾病的信心，乐于接受治疗及护理。严格掌握口服药的时间及准确的剂量，并在医生的指导下严格坚持服药。

2.在饮食上

有些硬皮病患者对固体食物咽下困难，饮食不慎亦常打呛，多呈间歇性。因此这些病人需严格饮食管理：应以高蛋白、高维生素流质饮食，多食新鲜水果汁、蔬菜，忌食辛辣及刺激性食物。

3.注意保暖，避免受寒

特别是秋冬季节，气温变化剧烈，及时增添保暖设施。手足以棉手套，厚袜子保护，戴帽和多穿衣以防因躯干部位受寒冷刺激而引起的反射性效应。

4.预防皮肤感染

硬皮病患者由于末梢血液循环差，故肢端易并发感染，且感染不易控制。应注意患者个人卫生，常修剪指甲，清洁皮肤，不要用手去抠鼻子，防止抓破皮肤。穿宽松棉制衣服。防止外伤，注意保护受损皮肤，即使较小的外伤，都要引起足够的重视。

5.硬化皮损的护理

按医嘱使用血管活化剂，结缔组织形成抑制剂。吸烟能使血管痉挛，应戒烟。洗澡温度要适宜，水温过低易引起血管痉挛，过高组织充血水肿加重，而影响血液循环，禁止用热水烫洗。对皮肤干燥、瘙痒的患者，洗浴后用滋润皮肤、温和润滑剂止痒。避免强阳光暴晒及冷热刺激，如溃烂、感染及时治疗。

6.呼吸道护理

肺部受累是导致硬皮病患者死亡的首要原因。大多数患者有肺纹理增多、增粗现象，有肺弥漫性间质纤维化倾向，最终导致肺换气功能障碍，重要措施之一是预防呼吸道感染，避免劳累。另外应密切观察病情，特别是呼吸的频率、节律、深浅度，呼吸异常时应做好气管切开的准备工作。

❤ 干裂的嘴唇

秋风乍起的时候，空气湿度低，风沙大，不少人经常口唇干裂，嘴角裂口出血、疼痛，连说笑和吃饭都受影响。

由于秋季湿度小、风沙大，人体皮肤黏膜血液循环差，如果新鲜蔬菜吃得少，人体维生素B_2、维生素A摄入量不足，就会干燥开裂。

防治嘴唇干裂，主要在于多吃新鲜蔬菜，如黄豆芽、油菜、小白菜、白萝卜等。应尽可能戴口罩，以保持嘴唇的温度和湿度。还可涂些油脂，如擦脸油、香油或其他食用油，也可用蜂蜜或冻疮膏。

有些人为了滋润口唇，喜欢用舌头

去舔，其实这是一种不良的习惯，因为舔唇只能带来短暂的湿润，当这些唇部水分蒸发时会带走嘴唇内部更多的水分，使你的唇陷入"干—舔—更干—再舔"的恶性循环中，结果是越舔越痛，越舔越裂。再者，唾液里面含有淀粉酶等物质，风一吹，水分蒸发了，带走热量，使唇部温度更低，淀粉酶就粘在唇上，会引起深部结缔组织的收缩，唇黏膜发皱，因而干燥得更厉害。严重者还会感染、肿胀。其实，以上这些症状都是慢性唇炎的典型临床表现。

慢性唇炎是唇部慢性、非特异性的炎症性病变，多由各种长期、持续的刺激导致，如干燥、寒冷，尤其是与舔唇及咬唇等不良习惯有关。

一旦口唇干裂也不必惊慌，首先要改掉不良的舔唇习惯。其次，平时还应该多饮水，多吃新鲜蔬菜、梨、荸荠等有生津滋阴作用的食物。当然，也可同时服用维生素A或B族维生素，还应减少烟酒刺激，少食辛辣厚腻之品，避免烈日暴晒。这样口唇干裂很快就可痊愈。

因舔唇、咬唇、唇膏使用不当或嗜烟酒烫食等慢性刺激引发的慢性唇炎也可能转变为口腔癌。专家指出，秋季干燥，我们绝不能小看口唇部的干燥、皲裂和脱屑，因为这些发痒灼痛、充血肿胀以及糜烂结痂的"小毛小病"，很有可能是癌变的初期征兆。

大多数口腔癌发现时，已是中晚期。而长期慢性刺激，比如吸烟饮酒、喜食过热食物、嚼食槟榔、假牙不合适等而引起的糜烂、溃疡和增生，这些损伤病变后，如长久不愈，容易发展为口腔癌。目前公认的口腔癌前病变主要有赤斑、白斑、口腔黏膜下纤维化等。而口腔扁平苔癣、盘状红斑狼疮、慢性唇炎等也有一定恶变倾向。

♥ 蓝色的嘴唇

有的年轻小姑娘可能为了追求时尚效果而把嘴唇涂成蓝色，不过，嘴唇发蓝更有可能是因为在寒冷的室外待的时间太长了，除此之外，蓝色的嘴唇还可能是雷诺病的表现。

雷诺病（雷诺氏综合征）是指肢端动脉阵发性痉挛，由于寒冷或者感情压力而导致身体的小动脉收缩，表现为肢端皮肤颜色间歇性苍白、发绀和潮红的改变。通常是手指和脚趾的小动脉，有的时候身体其他部位的小动脉也会收缩。动脉收缩会导致局部缺氧，从而呈现蓝色。医学上把这种情况称为嘴唇发绀。

雷诺病主要为肢端小动脉的痉挛，其原因未完全明确，可能与下列因素有关：

· 中枢神经系统功能失调，使交感神经功能亢进。

· 血循环中肾上腺素和去甲肾上腺素含量增高。

· 病情常在月经期加重，妊娠期减轻，因此有人认为与内分泌有关。

· 肢体小动脉本身的缺陷，对正常生理现象表现出过度反应所致。

· 患者常有家族史，提示可能与遗传有关。

· 免疫和结缔组织病，如系统性红斑狼疮、硬皮病、结节性多动脉炎、皮肌炎、类风湿性关节炎、多肌炎、混合性结缔组织病、乙型肝炎抗原所致的血管炎、药物所致的血管炎等。

· 阻塞性动脉病变，如闭塞性动脉硬化、血栓栓塞性脉管炎等。

· 物理因素，如震动性损伤、直接的动脉创伤、寒冷损伤等。

· 某些药物所致，如麦角、铅、铊、砷等中毒，聚氯乙烯，β–阻滞剂，细胞毒药物，避孕药等。

· 有些与偏头痛和变异性心绞痛有关。

雷诺病可使小血管闭塞，导致指端缺血坏死。严重者可出现指（趾）末端指腹变平、坏疽，末节指骨可因缺血而坏死、被吸收、溶解，出现变短或截指现象。

此外，蓝色的嘴唇也可能是某些呼吸道疾病导致身体不能得到足够氧气的健康警示，这些疾病包括肺炎、哮喘、慢性支气管炎和肺水肿。如果你是个大烟迷，香烟燃烧后形成的一氧化碳会剥夺肺部和其他器官的氧气，也会导致机体缺氧。蓝色的嘴唇还可能说明机体缺钙（缺钙性贫血）。更值得注意的是：女性如果在怀孕期间嘴唇发蓝，说明你可能缺铁。缺铁是女性妊娠期常见的潜在严重问题。

灼热、刺痛的嘴唇或嘴巴

如果你感到嘴唇或者嘴巴刺痛、灼热甚至麻木，这可能是唇疱疹的早期信号。

唇疱疹在医学上称为单纯疱疹（口腔疱疹），它具有高度的传染性。

唇疱疹是由单纯疱疹病毒引起的，它通常发生于发烧、感染、感冒，或日晒风吹后、生活紧张、月经期间、睡眠不足或当免疫系统受抑制时。这种病具高度传染性。潜伏期3～10天，出现唇疱疹后，可能维持3周之久。

为了预防和改善唇疱疹状况，应该在日常生活中注意以下几个方面：保持患部干爽；常换牙刷，以免牙刷上的病毒残留，造成多重疱疹；勿将牙刷置于浴室；使用小条牙膏，以免牙膏的开口有细菌残留；在伤口涂上凡士林，但切忌用手直接涂抹，应以棉花棒沾入凡士林；使用锌水溶液，可加速复原；冰敷可减轻发炎；防日晒风吹，保护嘴唇避免受伤害；避免含丰富精胺酸的食物，如巧克力、可乐、豌豆、花生、明胶、腰果、啤酒等；紧张情绪及高度压力可能引起单纯疱疹复发。

如果嘴唇上有奇怪的针刺感，却没有疱疹，那么这可能是缺钙或者缺乏维生素D的信号。嘴唇或者其他部位的针刺感或者麻木感医学上称为感觉异常，还可能是肾病的早期信号。口腔刺痛还可能提示糖尿病，因为血糖失控会导致口腔和身体其他部位的神经受损。

如果这些灼热或者刺痛的感觉继续存在下去，那么有可能是断裂的牙齿或者折断的假牙、食物过敏或者营养不良造成的不良刺激。口腔灼热也可能是一种真菌感染念珠菌病（鹅口疮）的表现。

❤ 嘴唇或口腔上的雀斑

嘴唇上形状怪异的棕色斑点叫做黑色素斑。口腔黏膜及口唇有明显的黑色素斑，可为单个或多个，呈褐色或黑色，直径为1~5厘米不等，形状呈不规则的圆形或椭圆形，于青春期前后颜色最深，幼年、老年色较淡，个别患者颜面和手上也有不同程度的黑色素斑。很常见，在医学上没有任何重要意义。我们用不着为这些斑点惊慌，不过，它们可能会逗留很多年。

口腔内部也可能长雀斑，叫做口腔黑斑。这种皮肤颜色的病变往往是阿狄森氏病的早期信号。阿狄森氏病是一种罕见的肾上腺疾病，又称慢性肾上腺皮质功能减退症，是由肾上腺皮质组织破坏（至少破坏95%以上）所引起。病因多为自身免疫和肾上腺皮质结核，其他为感染、炎症、破坏性肿瘤和肾上腺的淀粉样变。本病常为隐袭性，且以原因未明的胃肠道症状，如食欲减退、腹痛、腹泻为首发症状。正常的胃肠蠕动大概在一定程度上与肾上腺皮质功能有关，但二者的关系仍未明了。除胃肠道症状外，还可呈衰弱无力、体重减轻、色素沉着及血压下降等。患者以中年及青年为多，年龄大多在20~50岁之间，男女患病率几乎相等，原因不明者以女性为多。

阿狄森氏病的皮肤表现为皮肤、黏膜出现棕黑色色素沉着，以暴露、压迫、摩擦部位最明显，如前额、眼周、四肢屈侧、肩、腋、腰、臀皱襞及掌跖皮纹等处。黏膜如口唇、颊黏膜、牙龈、乳头、乳晕、外生殖器等部位也会出现棕色色素斑。本病除皮肤表现外，还有疲倦、精神委靡、食欲不振、头晕、心悸、血压降低、恶心、腹痛等症状。本病常伴有其他内分泌障碍如低血糖，甲状腺机能减退，性机能减退等。

为了预防本病发生，必须及早治疗各种结核病，尤其是肾结核、附睾结核、肠及腹腔盆腔结核等，对于长期应用糖皮质激素治疗者，应尽量避免对垂体肾上腺的抑制。肾上腺手术切除时也应注意避免本症发生。本病治疗原则为：纠正本病中代谢紊乱；内分泌替代补充治疗；治疗诱发病；避免应激，预防危象。由于本病属慢性过程，必须使病人了解防治本病的基本知识，自觉地尽量避免过度疲劳、精神刺激、受冷、暴热、感染、受伤等应激因素，也须避免呕吐、腹泻或大汗所引起的失钠失水等情况。饮食须富含糖类、蛋白质及维生素，多钠盐少钾盐。

口腔黑斑还可能提示其他各种激素变化或者疾病。与所有皮肤上的斑点一样，一旦这些斑点或者雀斑的颜色、形状或者质地发生改变，就可能是皮肤癌的健康警示。

口腔中的白色或灰白色斑块

发现自己口腔中有了白色或者灰白色斑块，你一定会食欲大降。这些斑块叫做黏膜白斑，可以长在口腔中任何部位，包括舌头上和牙龈上。

黏膜白斑病是指发生于口腔或外阴等处黏膜的白色角化性疾病，多见于中年以后的男性和闭经后的妇女。临床以病损部的点状、片状或条状灰白或乳白的角化性斑片为特征，具有恶变为鳞状细胞癌的倾向，宜采用局部与全身的综合治疗方法，癌变者应及早手术切除。

这些斑块形成一般需要几周或者几个月的时间，实际上是细胞过度生长。它们可能提示你口腔中有不合适的假牙、咀嚼时咬到面颊内侧或者存在其他刺激。黏膜白斑也可能是对含有血根碱的牙膏或者漱口水的反应。血根碱是一种杀菌剂。

如果这些斑块是突然出现的，那么可能是鹅口疮的表现。鹅口疮是由真菌传染，在黏膜表面形成白色斑膜的疾病，多见于婴幼儿。本病是白色念珠菌感染所引起，这种真菌有时也可在口腔中找到。当婴儿营养不良或身体衰弱时可以发病。新生儿多由产道感染，或因哺乳奶头不洁或喂养者手指的污染传播

不过，这些突然出现的白斑也可能是你吸烟过多或者饮酒过度的证据。不

幸的是，吸烟者和酗酒者的黏膜白斑往往是癌前病变。实际上，当前的吸烟者或者曾经的吸烟者口腔中的任何颜色改变都可能是"狼烟"——提示皮肤癌的早期警报。

口腔癌也会导致口腔内出现白色斑块，它是一种致命的癌症，包括以下特征：

口腔内部有皮革样、皱纹样或者不平的斑块或者肿块；

咀嚼、吞咽、说话困难或者舌头或下颌活动困难；

口腔内部有灰白色、红色或者白色的斑点或斑块；

经久不愈的口腔刺痛感、疼痛、烧灼感或者溃疡；

口腔内部或者嘴唇触痛、麻木或者疼痛。

♥ 口腔顶部的肿块或凹陷

如果感觉到口腔的顶部有一个肿块或者结节，不要反应过度。这些突出的东西就是上腭的腭隆凸，是口腔顶部突出的骨性生长物。

这类患者常常无自觉症状，肿块生长缓慢，局部膨隆呈半球状，质硬，表面黏膜正常。一般而言，骨骼发育成熟后肿瘤也停止生长。这些腭隆凸没有危害，通常是吃坚硬的食物刺激上腭而形成的。尽管这些肿块是良性的，但是如果长的太大了，也会妨碍说话或者吃饭。

如果舌头感觉到口腔顶部有个小坑，这可能是一种叫做坏死性涎腺化生疾病的信号。坏死性涎腺化生是一种病因不明、有自愈倾向的涎腺良性病变，其临床和病理表现易被误认为是恶性肿瘤，可能因受物理、化学或生物性损伤，使局部缺血而发生坏死性炎症。本病多发生于腭部，也可发生于唇、颊及磨牙后腺，腭部病变多在硬软腭交界处，可为单侧或双侧。这种疾病听起来有点恐怖，不过不会造成任何疼痛，通常也不是很严重的问题。这些病损往往是口腔内部受到损伤并在几个月后自行愈合的证据，但是该病无论从临床上或病理组织学上都与涎腺的黏液表皮样癌或鳞癌十分相似，如不熟悉此病，容易造成错误诊断而导致不必要的根治手术。

♥ 口干或过度口渴

口干，或者称口腔干燥，也许是因为疾病，也许是药物问题所致，也可能是唾液腺的问题。一粒存在于唾液导管的结石也能导致你的口腔干燥。要是这种情况的话，你该弄清楚原因，因为在大多数情况下，一粒唾液导管结石会导致颞部分泌和上颈部的肿胀。你也会感到口腔中有剧痛。结石是由导管里的某些化学物质形成，它坚硬并且阻塞导管。

虽然大多数人仅认为口腔干燥是一种不便，但是它会导致其他的健康问题包括蛀牙、龋齿的增多。

如果你最近正在服用一些药物，那么它们可能就是罪魁祸首。抗组胺药如苯海拉明，止痛药如Motrin（布洛芬制剂）或Tylenol（泰诺），抗抑郁药Elavil都会导致你的口腔突然变干。利尿剂Diyzide和抗痉挛药物1evsin也能导致口干。如果是这样的话，只要停服或更换药物就可以使口干消失，如果你正在接受放射与化学治疗，那么这些治疗也能改变唾液腺：前者毁损唾液腺，后者改变唾液的组成。

如果你无法改变药物或还有口干的情况，那就在你吃东西时喝点水，平常时呷点水就可缓解症状。有些人已经发现嚼口香糖或尝尝薄荷会有些帮助，另外有些人发现使用人工唾液如Salagen片也会有一定程度的缓解。

特别须注意的是，许多人在精神紧张时都经历过口干舌燥，单纯的焦虑和阶段性的惊恐状态也能够导致你的口腔干燥。如果你长期在口干舌燥时醒来，那可能是因为睡觉时张着口睡，最好的办法是在你的床头旁放一杯水以便能在醒来时呷上一口。

中医多以滋养肝肾、益气润燥、清热生津的方法治疗口干症，且有较好的疗效。患者可取黄精15克，玉竹10克，麦冬10克，沙参10克，百合10克。泡水代茶饮用，有助于减轻口干症状。

口水太多意味着什么

有些人在说话时口水四溅，有些人在睡醒后发现枕头都湿了。这些都是口水过多的缘故。那么口水过多又是什么引起的呢？

口水，医学上叫做唾液，为无色、透明、有咆沫、稍混浊的液体。唾液分泌量和尿量相似，平均每日约为1500毫升。足量的唾液对于消化是十分重要的。除了产生帮助消化食物的酶外，唾液还可防止牙齿受蛀并且使吞咽变得容易。

但是如果说话的时候唾沫星子四溅，是非常令人难堪的。唾液过多可能是对某些药物的反应，例如盐酸苄胍（有尿潴留的人会服用这种药）、新斯的明（一种用于改善神经疾病重症肌无力症状的药物），特别是用于治疗口干和青光眼的拟胆碱药，它们都能导致你的腺体产生超过常量的唾液。

口水太多也往往是胃食管反流病的表现。胃食管反流病常常称为反酸，它是指胃内容物，包括从十二指肠流入胃的胆盐和胰酶等反流入食管，分生理性和病理性两种。病理性反流是由于食管下括约肌的功能障碍和（或）与其功能有关的组织结构异常，以至压力低下而出现的反流，引起一系列临床症状和并发症。

生活方式的改变是治疗此病的基本措施。抬高床头15～20厘米是简单而有效的方法，这样可在睡眠时利用重力作用加强酸清除能力，减少夜间反流。脂肪、巧克力、茶、咖啡等食物会降低LES压力，宜适当控制。烟草、酒精可削弱食管酸廓清能力，降低LES压力，削弱食管上皮的保护功能，故该病患者应戒烟戒酒。避免睡前饱食，同样可以减少夜间反流。25％的患者经改变上述生活习惯后症状可获改善。如果通过改变生活方式不能改善反流症状，应开始系统的药物治疗。

口水太多也可能是某些比较严重的疾病的信号，如胃溃疡、肝脏疾病、胰腺炎、神经疾病、食管梗阻或者癌症。当然，口水过多也有积极意义，可能是怀孕的早期征兆。

如果嘴里开始起泡沫，那么可能会患上狂犬病。若被流浪动物或者是不能辨明其健康与否的动物咬伤后，应立即冲洗伤口。冲洗之后要用干净的纱布把伤口盖上，速去医院诊治。不过，除非近期曾经被动物咬过，否则不太可能得上这种危及生命的疾病。

孩子流口水

初生儿流口水是一种正常现象，因为他们的咀嚼能力和面部肌肉收缩能力都比较弱，以致嘴巴总是合不上，才会出现流口水的情况。而此时，流口水对婴儿来说有很多好处。例如，当孩子的牙齿要突破牙肉组织时，难免会造成组织的肿胀而有疼感，多一些唾液可以起润滑作用，减少牙齿周围发炎。口水可以刺激婴儿的味蕾，促进吞咽动作的形成，还可促进嘴唇和舌头的运动，有助于早日开口说话。

唾液偏酸性，里面含有一些消化酶和其他物质，在口腔内因有黏膜的保护，所以不致侵犯到深层。但凡事有利有弊，当口水外流到皮肤时，则易腐蚀皮肤最外的角质层，导致皮肤发炎，引发湿疹等小儿皮肤病。

一般当孩子3个月时，口水的分泌量会明显增加。由于每个孩子成长发育情况不同，发育较快的孩子一般一岁半左右就会停止流口水，大部分孩子能够在两岁之前，随着肌肉运动功能的成熟以及能够有效地控制吞咽动作，从而停止流口水。

如果孩子口水流得特别严重，就需去医院进行检查，看是否存在口腔、吞咽功能失常等病症。

如果孩子长大了还流口水，则有可能是神经或内分泌方面发育不好，或者是口腔内有炎症以及消化不良等。

如果宝宝的嘴唇、口角或嘴巴周围因流口水多出现水泡，表示宝宝的口腔内可能有溃疡，有可能患了口腔炎。

小贴士

怎样护理吐口水的孩子

1.对经常流口水的宝宝，应当随时用柔软干燥的布为其轻轻擦拭嘴边，不可用力，以免损伤局部皮肤。

2.常用温水洗净口水流到的地方，然后涂上油脂，以保护下巴和颈部的皮肤。

3.宝宝的围嘴、上衣、枕头、被褥常常被口水污染，要勤洗勤晒，保持整洁和干燥，以免滋生细菌。

4.在增加辅食（4～6个月时）开始吃米粉时，家长应有意识地加强其吸、吮、吞、咽的能力；孩子长牙后，就要尽量选择稍硬的食物，来提高他的咀嚼能力。

5.两岁以后，家长也可以让宝宝用吸管吸水喝，或通过吹气球的方式，来训练孩子的口腔肌肉收缩能力。

♥ 老年人流口水

我们经常看到身边很多老年人口水总是挂在嘴边，认为这是老年人的普遍现象，并不在意。一般情况下，这只是因为随着年龄的增大，老年人各项机能退化，因条件反射明显减慢而不自觉地出现流口水的现象。但是，由于老年人腺体渐渐萎缩，唾液分泌会逐渐减少，如果唾液分泌旺盛，则往往是疾病的征兆。

老年人口水增多主要存在以下4个方面的原因：

（1）异物反应，例如，很多老年人安装假牙，会刺激腺体分泌唾液。

（2）口腔溃疡，溃疡面会造成黏膜疼痛，刺激唾液分泌增多。

（3）口腔肿瘤，如颊癌较为常见，起病时一般表现为溃疡，发展较慢，早期不容易引起警觉，当溃疡向深层逐渐浸润，感觉疼痛时，就会刺激腮腺导管，导致口水增多。

（4）老年性痴呆、脑萎缩，以及其他脑部疾病。

总之，流口水虽然是件小事，如果经常不自觉地流口水，不仅会给生活带来不便，还会影响社交。所以，勿以事小而不为，发现症状及时治疗才是获得健康的不二法则。

睡觉时流口水怎么办

中医认为，睡觉时流口水多为脾虚引起。脾有运化食物中的营养物质和输布水液以及统摄血液等作用。脾虚则运化不利，就产生口水外流，还可以伴有失眠、无力等症状。平日可多服食健脾固肾的中药调补，如莲子、芡实和淮山药，如无口干口苦，可加适量党参。

其他引发睡觉流口水的原因大致为以下几种：

睡觉姿势不当。像趴在桌子上睡、侧卧位睡觉，由于腮部受到压迫，嘴唇不能合拢，容易引起流口水。

口腔卫生不良，牙缝和牙面上有食物残渣或糖类物质积存，容易引起细菌在口腔里繁殖，从而刺激唾液分泌，造成睡觉流口水。

口腔内的炎症也会促进唾液分泌。如口腔被细菌感染，疼痛明显，容易流口水，需要局部用药促进溃疡愈合，流口水的情形会自动消失。

牙齿畸形尤其是凸面型牙齿畸形的患者，前牙向前凸出较明显，常开唇露齿，睡觉时唇部很难完全覆盖前牙面，上下唇常自然分开，就容易流口水。

药物因素，例如服用某些抗癫痫类药物的副作用之一就是流口水。

除了上述口腔问题外，还有些全身性疾病也可能引起睡觉时流口水。一些

小贴士

如何防治成年人流口水

1.先到正规医院去检查，要针对流口水的原发疾病例如神经官能症、口腔炎症等予以治疗。

2.养成良好的饮食习惯，饭后不要立即就寝，晚饭不要吃得过多或过多食用油腻、粘糯等不易消化的食物。

3.讲究口腔卫生，养成饭后漱口、睡前刷牙等良好的卫生习惯，以减少口腔内炎症的发生。

4.睡前不要做剧烈的运动或者用脑过度。

神经官能症或其他可能引起自主神经紊乱的全身疾病患者，睡觉时也可能出现副交感神经异常兴奋的情况，会使大脑发出错误信号，引起唾液分泌增加。

总感觉嘴里有不好的味道

如果你早上醒来时会感觉嘴里有种可怕的味道，刷牙和漱口也去不掉这种怪味，有时白天这种味道还会加重，这可能是幻味觉的信号，这是一种最常见的味觉问题。有幻味觉的人能够尝到不存在的东西的味道。

幻味觉可能是贝尔面瘫和灼口综合征（也叫灼舌综合征）的表现信号。灼口综合征比较罕见，往往发生于更年期女性，可能是神经损伤造成的。灼口综合征患者常以舌痛、舌烧灼感就诊，而医务人员在临床上常常见不到局部有损害的体征，因而给准确诊断带来一定困难，容易造成误诊，延误治疗时机。幻味觉也可能是病毒感染和舍格伦综合征的表现。

大多数有幻味觉的人会抱怨嘴里有金属味，这种情况叫做金属幻味。这可能是对某些药物的反应，包括抗生素、抗抑郁药、抗高血压药、治疗肾结石和治疗类风湿关节炎的药物，以及某些维生素。对癫痫患者，嘴里尝到金属味可能提示癫痫要发作了。

金属味还可能提示你的舌头或者牙龈和鼻子在出血，因为人体血液中的铁就散发金属味。金属味也可能提醒你牙齿上旧的金属填充物在溶解，需要重新补牙了。如果牙齿上填充了几种不同的金属（很多填充材料中含有汞、银，以及其他金属），嘴里就像有块小电池一样，这是因为金属混合物会发生化学反应或者电学反应，产生金属味，甚至可能引发电击。

嘴里的锡味可能是口干的信号，或者说明饮食中蛋白含量过高、脂类含量过低了。

甜甜的、带水果味的呼吸

如果有人告诉你你的呼吸有股甜甜的味道，他们可能不只是在奉承你，而是给你指出了身体的某种异常状况，须引起警惕。

呼吸带有甜味或者水果味，或者呼出甜甜的化学或者丙酮味（指甲油清除剂的味道），可能是一种非常重要的健康警示，警告你有糖尿病，血糖水平已经严重失控。这种情况在医学上称为糖尿病酸中毒或者糖尿病酮症酸中毒，属于急症。如果不能迅速降低血糖水平，可能会昏迷甚至死亡。

酮症酸中毒是糖尿病的急性并发症之一，是由于体内胰岛素严重不足所致。当患者胰岛素严重缺乏时，糖代谢紊乱急剧加重，这时，机体不能利用葡萄糖，只好动用脂肪供能，而脂肪燃烧不完全，因而出现继发性脂肪代谢严重紊乱。当脂肪分解加速，酮体生成增多，超过了组织所能利用的程度时，酮体在体内积聚，即出现酮血症。多余的酮体经尿排出时，尿酮检查阳性，称为酮尿症。糖尿病时发生的酮血症和酮尿症总称为糖尿病酮症。酮体由β-羟丁酸、乙酰乙酸和丙酮组成，均为酸性物质，酸性物质在体内堆积超过了机体的代偿能力时，血的pH就会下降，这时机体会出现代谢性酸中毒，即我们通常所说的糖尿病酮症酸中毒。

多数病人在发生意识障碍前数天有多尿、烦渴多饮和乏力，随后出现食欲减退、恶心、呕吐，常伴头痛、嗜睡、烦躁、呼吸深快，呼气中有烂苹果味（丙酮）是其典型发作时候的特点。随着病情进一步发展，患者会出现严重失水，尿量减少，皮肤弹性差，眼球下陷，脉细数，血压下降。至晚期时各种反射迟钝甚至消失，嗜睡以至昏迷。感染等诱因引起的临床表现可被DKA的表现所掩盖。少数病人表现为腹痛，酷似急腹症，易误诊，应予注意。部分病人以糖尿病酮症酸中毒为首发表现。

治疗糖尿病酮症酸中毒的原则是，去除诱因，阻止各种并发症的发生，减少或尽量避免治疗过程中发生意外，降低死亡率等。具体治疗原则有以下几点：

（1）补液：必须快速补充足量液体，恢复有效循环血量。原则上先快后慢。治疗过程中必须严防血糖下降太快、太低，以免发生脑水肿。对老年患者及心、肾功能障碍者，补液不可太快，宜密切观察。

（2）胰岛素：胰岛素是治疗酮症酸中毒的关键药物。目前认为小剂量胰岛素静脉连续滴注或间断性肌肉注射的治疗方法具有简便、安全、有效等特点，但必须视病情而定。

（3）补充钾及碱性药物：在补液中应注意缺钾情况。酮症酸中毒时血钾总是低的，故一开始即可同时补钾。

（4）抗生素：感染常是本症的主要诱因，而酸中毒又常并发感染，即使找不到感染处，只要患者体温升高、白细胞增多，即应予以抗生素治疗。

（5）其他：对症处理及消除诱因。

❤ 有大蒜气味的呼吸

在没有吃大蒜时是否嘴巴里也有大蒜味呢？如果是这样，你很可能是硒中毒了。

硒是一种抗氧化剂，但是也不能大剂量服用。补充剂中一般会含硒，除此以外，坚果（特别是巴西坚果）、肉类、海产品和大蒜等食品中也富含硒。不过，只有在大蒜食用过多或其他含硒食物摄入过多时，才会导致硒中毒。硒中毒的其他表现包括牙齿变色和龋坏、皮肤变色、脱发、指甲问题、倦怠和易怒。硒中毒会导致神经损伤，特别严重的话还会导致肺部疾病、肝硬化甚至死亡。

呼吸带大蒜味也可能是砷中毒的信号，特别是如果患者还感觉嘴里有金属味，就是砷中毒的确凿证据。砷中毒即我们常说的砒霜中毒，属于急症。砷中毒一般由于应用含砷药物剂量过大所致，也可由于误食含砷的毒鼠、灭螺、杀虫药，以及刚喷洒过此类杀虫药的瓜果和蔬菜，毒死的禽、畜肉类等所致。

急性砷中毒早期常见消化道症状，如口及咽喉部有干、痛、烧灼、紧缩感，声嘶、恶心、呕吐、咽下困难、腹痛和腹泻等。呕吐物先是胃内容物及米泔水样，继之混有血液、黏液和胆汁，有时杂有未吸收的砷化物小块；呕吐物可有蒜样气味。重症极似霍乱，开始排大量水样粪便，以后变为血性，或为米泔水样混有血丝，很快发生脱水、酸中毒以至休克。同时可有头痛、眩晕、烦躁、中毒性心肌炎、多发性神经炎等。少数有鼻衄及皮肤出血。严重病儿可于中毒后24小时至数日发生呼吸、循环、肝、肾等功能衰竭及中枢神经病变，出现呼吸困难、惊厥、昏迷等危重征象，少数病人可在中毒后20分钟至48小时内出现休克、甚至死亡，而胃肠道症状并不显著。病儿可有血卟啉病发作，尿卟胆原强阳性。

经口急性中毒，应立即进行催吐，用微温水或生理盐水、1%硫代硫酸钠溶液等洗胃（即口服超过6小时或已呕吐，仍应小心地洗胃），并及时就医。

❤ 有尿味的呼吸

呼吸带有尿味肯定是一件让人很痛苦的事，不过它更是肾病甚至危及生命的肾衰的健康警示。

人体肾脏具有强大的代偿功能，只要肾功能丧失不超过75%，仍能保持人体内环境的稳定。慢性肾衰是由各种慢性肾脏疾病引起的进行性、严重的代谢紊乱及其他损害所组成的一组综合征。

身体疾病信号自查全书

慢性肾衰竭是一个缓慢的进行性过程，也是一个不可逆的过程，但并非不治之症。慢性肾衰病人早期常无明显临床症状，往往容易误诊、漏诊，使肾衰病人失去最佳的治疗时机。食欲减退和晨起恶心、呕吐等，是慢性肾衰常见的早期表现。另外，一些慢性肾衰病人还有一些特殊的临床表现，如口腔内有氨的气味，即尿味。主要原因是，随着肾功能的减退，肾脏的溶质清除率下降和某些肽类激素的灭活减少，造成多种毒素在血液和组织中蓄积，最常见的毒素就是尿素等。在口腔中，因为唾液中的尿素被分解为氨，故病人呼出的气体有尿味。这种气味的浓淡随病情的进退而变化。在病情好转时，口中尿味淡些，病情加重时尿味变浓。

慢性肾衰患者的饮食调节是治疗原则中非常重要的一环，临床上经常见到因饮食不慎导致病情恶化甚至死亡的案例。那么肾衰患者究竟该吃些什么呢？

（1）宜软食，忌硬食及油炸食品。慢性肾衰患者由于毒素在体内潴留以及血液微循环障碍等原因致胃肠黏膜常呈充血、糜烂状态，如进食硬食、油炸食品如芝麻糕糖、油炸面窝等，常导致食物在胃内划破血管而造成出血。由于慢性肾衰、尿毒症患者凝血功能存在障碍，出血难止，就会导致死亡。

（2）饮食宜清淡，忌辛辣刺激性食物。慢性肾衰、尿毒症患者胃肠黏膜常呈充血、糜烂状态，如进食辣椒、白酒等刺激性食物，常会加重胃肠黏膜的糜烂，导致胃内膜血管的渗血。

（3）进食狗、羊、牛等肉制品宜谨慎。中医认为狗肉、羊肉、牛肉等为发物，易引起病情复发或加重。

有鱼腥味的呼吸

如果你发现自己或者别人的呼吸带有奇怪的鱼腥味，这是怎么回事呢？

带有特别鱼腥味的呼吸可能说明你吃了很多鱼油补充剂来补充脂肪酸。但是也可能说明你出现了肾衰，这种气味就是肾衰的健康警示。

对于肾衰者，应及早给予补肾饮食，其原则是"二低二高二适当"。二低指低蛋白、低磷，二高指高热量、高生物效价，二适当指适当的维生素和适当的矿物质、微量元素。

（1）低蛋白饮食：低蛋白饮食可以减轻尿毒症症状，改善并发症，延缓进行性恶化。

优质蛋白质如鸡蛋、乳类、鱼类瘦肉等应作为蛋白质主要来源，占全部摄入蛋白量的50%～70%，均匀分配在三餐中。采用低蛋白饮食时，必须保证病

248

人有充足的热供应，方能保证蛋白得到最大利用，否则易发生酮症酸中毒、内源性蛋白破坏和体重减轻；为了限制植物蛋白的摄入比例，应尽量选择含蛋白低的食物或淀粉类食物。

（2）低磷：低磷饮食能够延缓慢性肾衰的发展，一是实行低蛋白饮食，因为食物磷含量与蛋白成正比；二是避免食用含磷高的动物内脏、脑、蛋黄。肉、鱼水煮后弃水食用，不喝肉汤为一种有效的措施。

（3）高热量：若热量不足，可导致组织蛋白分解能力减低，而对蛋白质与氨基酸的需要量增加，病情加重。

（4）高生物效价：指含必需氨基酸（EEA）多的食品，常指动物食物。

（5）适当的微量元素和矿物质：微量元素如锌与铁的缺乏也会导致肾衰，因此应适当补充。

（6）适当的维生素：B族维生素和维生素E对于改善肾衰十分有益。

对尿量在1000毫升以上又无水肿的病人，为了保持其尿量，应鼓励病人白天多饮水，但如有水肿、少尿、心衰等，应控制水的入量，保持出入平衡即可。有水肿、高血压、心衰者，每日钠盐的摄入量应少于3克，无上述情况者可摄入4~6克。高钾者限制含钾高的食物，如各种果汁、蘑菇、坚果、桔子、香蕉等，多尿或失钾、失钠病人则宜进补钾、钠，包括食物及药物补充。含钾高的食品有：赤小豆、豆腐皮、玉兰片、黄豆、绿豆、青豆、豇豆、榨菜、冬菇、海带、干莲子、哈士蟆（干）、咖喱粉、蘑菇、萝卜（腌、干）、紫菜、花生、辣椒、香菇、干贝（以上食品每百克含钾量均在1000毫克以上）。

有粪便气味的呼吸

如果有人说你的嘴巴很臭，不要急于给他们的嘴巴来上一拳。呼吸带有粪便气味可能提示你存在与胃和消化相关的问题。

有粪便气味的呼吸可能是胃食管反流病（或反酸）的信号，是指胃内容物反流入食管引发烧心、泛酸、胸痛等症状和（或）并发症的一种疾病。据有关资料报道，西方国家发病率较高，胃食管反流病在成年人群中发病率可达20%~30%，约有7%的成人每日有1次反流。我国2005年胃食管反流病的发病率是6.7%。无论是在西方还是在亚洲，本病的发病率皆呈上升趋势，且有年轻化趋向，部分病人得病后很容易忽视，不能得到及时治疗，使病情加重。胃食管反流病临床较为多见，病程较长，易反复，但只要及时治疗，正规治疗，可以缓解症状和治愈。要防治该病，必须注意饮食的调摄，纠正不良的生活习惯。主要方法如下：

·定时定量进食，饮食宜清淡，晚餐不宜饱食，睡前4小时不宜进食。

·减少脂肪摄入，烹调宜煮、炖、烩为主，不宜煎炸。

·戒烟酒。

·少食酸性饮料和甜食，如柠檬汁、巧克力等。

·忌辛辣、刺激、生冷和难消化食物。

·增加蛋白质摄入，如瘦肉、鸡蛋清、牛奶、豆制品等。

有粪便气味的呼吸还可能是肠道通透病（也叫做肠漏综合征）的信号，它是一种相当常见的疾病。由于患者肠黏膜渗透性过高，肠道中的毒素和未消化的食物会渗透到血液中，激发食物过敏和自身免疫性疾病。

另外，呼吸带有粪便气味还可能是肠梗阻的表现。肠梗阻属于急症，指肠内容物在肠道中通过受阻，可因多种因素引起。起病初，梗阻肠段先有解剖和功能性改变，继则发生体液和电解质的丢失、肠壁循环障碍、坏死和继发感染，最后可致毒血症、休克、死亡。当然，如能及时诊断、积极治疗大多能逆转病情的发展，并治愈。

由于贪食症而频繁呕吐也会造成呼吸中有粪便气味。和其他类型的口臭一样，呼吸带有粪便气味也可能是严重的呼吸道疾病和肺病的信号。

舌头泄露的身体秘密

◎舌头藏于我们的口中，可能有时候我们甚至会忽视它的存在。不过小小的舌头对我们的健康也有着大大的影响，同时也提醒着有关我们身体健康的种种细节问题，因此在生活中我们应该经常关注自己的舌头，从中发现一些健康的问题。

♥ 苍老舌与娇嫩舌

舌质纹理粗糙，形色坚敛，即为苍老舌；舌质纹理细腻，浮胖娇嫩，即为娇嫩舌。在《辨舌指南》中有这样的记载："凡舌质坚敛而苍老，不论苔色白黄灰黑，病多属实；舌质浮胖兼娇嫩，不拘苔色灰黑黄白，病多属虚。"苍老舌是邪正双方剧烈斗争的病理状态，说明病邪较重，但是机体的体质尚佳；娇嫩舌则是体质虚弱的表现，也可见于长期患有慢性消耗性疾病的患者。

苍老舌一般出现在突然发病，热势较甚的病症。由于病势比较强，人体的抵抗力也比较强，所以使代谢物大量产生，造成细菌、白细胞等多种污物堆积，形成厚实的舌苔。如果舌苔呈黄色，则是热毒内盛的表现；如果舌苔呈白色，则是体内痰湿、食滞壅阻，阴寒之邪内盛的表现。另外，长期吸烟者，也可出现苍老舌的现象，这只是生理变化而非病理变化。

娇嫩舌是体质虚弱的一种表现，多见于长期患有慢性消耗性疾病的患者，也可见于大病尚未复原的患者。由于长期的发热、出汗、营养不良，人体失去了大量的维生素、蛋白质、微量元素等营养物质，而又得不到及时的补充，因此体质比较虚弱。如果同时还伴有形体偏瘦，头晕耳鸣，口干心烦，且舌色偏红的症状，则是肾阴不足，肾阳上亢的表现；如果伴有面色淡白，怕冷，精神委靡，且舌淡嫩的症状，则是阳气虚弱的表现。

另外，根据舌的颜色不同，还可以看出内脏的病理变化。在《临证验舌法》中曾有过详细的论述："舌见青色，肝胆病也。不拘所见何症，但看青舌而坚敛苍老，肝胆两经邪气盛也，泻火清肝饮；青而浮胖娇嫩者，肝胆两经精气虚也，滋水生肝饮。舌见黄色，脾胃病也。不拘所见何症，但看黄而坚敛苍老者，脾胃两经邪气盛也，泻黄散……黄而浮胖娇嫩者，脾胃两经精气虚也，益黄散。舌见赤色，心与小肠病也。不拘所见何症，但看赤而坚敛苍老者，心与小肠邪气盛也，泻心汤……赤而浮胖娇嫩者，心与小肠精气虚也，养心汤。舌见白色，肺与大肠病也。不拘所见何症，但看白而坚敛苍老者，肺与大肠邪气盛也，泻白散，白而浮胖娇嫩者，肺与大肠精气虚也，补肺汤。舌见黑色，肾与膀胱病也。不拘所见何症，但看黑而坚敛苍老者，肾与膀胱邪气盛也，清肝饮，黑而浮胖娇嫩者，肾与膀胱之精气虚也，补元煎。"

♥ 裂纹舌

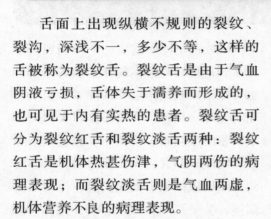

舌面上出现纵横不规则的裂纹、裂沟，深浅不一，多少不等，这样的舌被称为裂纹舌。裂纹舌是由于气血阴液亏损，舌体失于濡养而形成的，也可见于内有实热的患者。裂纹舌可分为裂纹红舌和裂纹淡舌两种：裂纹红舌是机体热甚伤津，气阴两伤的病理表现；而裂纹淡舌则是气血两虚，机体营养不良的病理表现。

裂纹红舌的舌苔薄净而且少津。这是因为热伤津液，营养大量流失，全身和舌的微循环功能出现障碍，舌组织营养不良而造成的。多见于外感热病后期所出现的热盛阴伤，或内伤杂病所导致的阴虚火旺。通常情况下，在症状得到改善后，裂纹也会逐渐平复。另外，有的人有先天性的裂纹舌，这种裂纹无任何痛苦，对人体也没有影响，是终身都不会消失的。

裂纹淡舌多是由于气血两虚造成的。由于气虚，使营养的吸收、化生和输布功能减退，无法供应充足的营养给舌组织细胞；由于血虚，舌组织的供血就会受到影响，舌体和舌苔得不到充分的滋养。气血两虚会使黏膜组织断裂而形成裂纹，舌黏膜缺血而色淡。多见于慢性肠胃病、营养不良等病症患者，也可见于大病之后尚未痊愈的患者。

关于舌体上出现的裂纹，在《辨舌指南》中有过详细的记载："裂纹，平人之舌无纹也，有纹者，血衰也，纹少纹浅者，衰之微；纹多纹深者，衰之甚。舌生横裂者，素体阴亏也。舌生裂纹如冰片纹者，老年阴虚常见之象也。淡白舌有发纹满布者，乃脾虚湿浸也……凡舌见裂纹断纹，如人字川字爻字，及裂如直槽之类，虽多属胃燥液涸，而实热内逼者，亦有之，急宜凉泻清火。中有裂纹者，多属胃气中虚，忌用寒凉，宜补阴益气；间有本无裂纹，经下后，仅见人字纹者，此为肾气凌心，宜纳气养肾。"

点刺舌

点刺舌是红点舌与芒刺舌的总称。舌面上有许多颜色深于舌质的细小红点，是由舌蕈状乳头充血肿大而形成的，一般不高出舌面，称之为红点舌；舌的蕈状乳头增生、肿大，突出舌面，状如芒刺，抚之棘手，称之为芒刺舌，也称杨梅舌。点刺舌是热盛的征象。

当机体热盛的时候，会使血流加快，组织充血，从而使蕈状乳头的微血管充血扩张，形成红点舌。如果继续充血，就会使红点突起而形成芒刺舌。由此可见，红点舌和芒刺舌可以表现充血的程度以及热病的深浅。此外，根据点刺的颜色和分布的疏密也可以判断热邪的轻重。如点刺鲜红且分布零散，则说明血热较轻；如点刺紫绛且分布密集，则说明血热极盛，病情危重。点刺舌可

见于各种外邪引起的热证或内脏功能亢进引起的热性病症，也可见于女性的月经期。但月经期出现的红点舌与内分泌激素有关，大多呈规律性的周期变化，待月经过后便可自行消失。

点刺舌是热邪深入营血的标志，大多是由于伤风感冒未能及时治愈，而使得病邪深入所致，是病情加重的信号。所以要注意增强自己的抵抗力，做好疾病的预防和治疗，尤其在患病期间更要注意调整生活规律和饮食习惯，这段时间体质比较虚弱，稍有感染，就可能导致病邪深入，侵袭脏腑而使病情加重。

另外，思虑过度或精神过度紧张也会使舌尖出现红点或芒刺。这是心火过旺的表现，出现这种情况要多注意放松精神，保证睡眠，并进行适当的户外运动。

淤积舌

舌尖或舌边出现散开的紫黑色淤斑或斑点，即称为淤积舌。淤积舌是体内有瘀血停积的表现。体内有瘀血的人，血液流动的较慢，甚至在局部会出现完全停滞的现象。淤斑舌可以反映很多内脏的疾病，如肝硬化、肿瘤、心血管病变等。据统计，恶性肿瘤出现紫舌的占50%左右，而出现淤点、淤斑的占20%左右。所以，如果突然出现了淤积舌，

一定不要大意，应该到医院进行仔细的检查。有些人在吃东西的时候不小心将舌头咬伤，之后也会出现淤斑，但这种淤斑属于生理上的淤斑，过一段时间后便可自行愈合。

病理上的淤斑通常都是由于气滞血淤、气虚血淤、寒凝血淤等因素造成的，而形成这些因素的基础就是人的精神情志活动。由于现代人的压力日益增

大，应酬越来越多，很难得到充分的休息，很多人都处于一种精神紧张的状态之中，时间长了，就会造成血淤病变的发生。因此我们要调整好自己的状态，保证正常的作息时间，保持良好的生活习惯，并适当参加体育运动。

♥ 裙边舌

舌头伸出来的时候显得水肿而娇嫩，超过两边口角的范围，舌边有牙齿压出来的齿印，犹如裙子的边缘，因此称之为裙边舌。裙边舌多是由于体内营养不良、低蛋白血症等原因造成的。通常情况下，身体的其他部位并无水肿表现，但是由于舌组织的反应比一般的器官都要灵敏，所以会首先在舌上表现出来。在中医学中则将其视为脾肾阳虚的重证。

♥ 淡白色的舌

正常健康的舌头应该是淡粉色，可是如果舌头呈现出淡白色，是哪里出了问题呢？

淡白舌的舌色，红少白多，按其红、白的比例不同、可分为两类：一类较正常人的舌色略淡，但仍可见有红色；另一类则舌色枯白，血色全无，连口唇、齿龈也苍白无华。淡白的舌体，一般多较正常肥大，舌面湿润多津，好像有过剩的水湿浸透于内，而显得浮胖娇嫩；在舌的边缘，因受牙齿挤压而出现明显的齿印，像荷叶边那样围在舌头的两侧。

淡白舌的形成，是由于阳气不足，推动血液运行的力量衰减，或生化阴血的功能减弱，致使血液不能充分运行于舌质中，故舌质浅淡。淡白舌是虚证和寒证的重要标志。看到舌色淡白，舌体并不肥大，与正常人大小相似，或舌体略见瘦小，舌面虽然润滑，但并不多津，兼有气短乏力，声音低微，自汗心悸，头晕耳鸣，口辰淡而无华，面色苍白或萎黄等症状，可以诊断为气血两虚证。

如果舌色淡白，舌体胖嫩，湿润多津，舌边有齿印，并有畏寒肢冷，水肿嗜睡，大便溏薄，脉象沉迟等症状，可以诊断为阳虚内寒证。现代医学证实，淡白舌多见于贫血及蛋白质缺乏，营养不良的患者。此外，慢性肾炎，甲状腺机能减退、低血压、晚期血吸虫病低体温症、黏液水肿等也可伴有舌质淡白的表现，患者主要因为内分泌失调，新陈代谢降低，末梢血管收缩，血液充盈减少，血流较为缓慢，导致舌的颜色变淡。由于蛋白代谢障碍，蛋白总量不足，白蛋白降低，可使组织水肿，导致舌质出现浮胖娇嫩现象，就更使舌质变淡，显示出淡白而胖嫩的舌象。

淡白舌的舌苔以白苔为多，也可见有黄苔的，一般不会出现光剥无苔的情况。如淡白舌兼有各色舌苔，则又说明不同的临床病变情况。

· 淡白舌透明苔。舌色浅淡，舌苔薄白而透明，淡白湿亮，似苔非苔，为脾胃虚寒。

· 淡白舌白干苔。舌苔干而板硬为脾胃热证，舌苔粗糙而如砂石为热盛津伤。

· 淡白舌黄裂苔。舌色淡白，满布浅黄色苔，或厚或薄，却有裂纹，津液微干，偶见润滑，为气虚津少。

· 淡白舌黄滑苔。舌色淡白，舌苔浅黄而水滑湿润，为脾虚而寒湿盛的表现。

· 淡白舌黑燥苔。舌淡白，舌苔灰黑，干燥如刺，刮之即净，主阳虚寒证。

❤ 有齿痕印记的舌头

如果当我们观察自己的舌头时发现舌头上有一些细小的齿痕，一般情况下它并不是你自己咬出来的，而是身体不适的征兆。

舌边上出现齿痕可能是以下疾病的征兆：

（1）气虚。多伴见神疲乏力，面白无华，舌色淡白，舌苔薄白，脉细无力。

（2）脾虚湿盛。多出现身重倦怠，头重如裹，舌体胖大或胖嫩，舌苔厚

小贴士

失眠之人宜食食物

1.龙眼肉

能开胃益脾、补心长智、安神养血，适宜心脾两虚失眠者食用。民间常以龙眼肉煎水喝，也可与大枣，或银耳，或莲子一同炖服。

2.大枣

能补脾益气、养血安神，心脾两虚失眠之人宜服食。《千金方》载："治虚劳烦闷不得眠：大枣二十枚，葱白七茎，上二味食或煎服。

3.银耳

有滋阴生津、益气和血、补脑润肺作用，适宜阴虚火旺失眠者服食。民间多用银耳与百合、冰糖一同炖食或煎服。

腻，脉濡缓等证。

（3）失眠。饮食不当，脾胃功能失调导致的睡眠障碍。

不过，也有个别正常人，身无重疾，而有齿痕的现象。

若舌头有点肿，舌苔白厚，两侧有红点，边缘有齿痕为脾虚舌象。舌苔的形成是脾胃生发之气的显现，体内有湿浊或痰饮停积，会使舌苔出现厚白或白腻苔。从现代医学角度看，可能是口腔的唾液分泌较多，以及气管内痰液分泌增多，浸软了舌头的角化细胞，使细胞肿胀而不易脱落；加上舌组织水肿和淋巴回流障碍，舌面上老的角化细胞不脱而新的角化细胞又增加堆积，所以舌质肿胖，舌苔白厚而腻。

♥ 血红色的舌

正常人舌质的色泽，淡红而润。发白的舌头自然不健康，不过如果舌头过于红甚至呈现血红色，那这也是不健康的征兆。

如果舌质鲜红，以红色为主，称为红舌；如果舌红而颜色深暗，则较红色更进一层，就称为绛舌。绛舌在出现之前，多经过红舌的阶段，二者的临床意义和形成机理有类似之处，常常称红绛舌是火热上炎的象征，二者仅有热性程度的差别。红绛舌由高热伤阴而引起，常发生在感染、中毒、维生素缺乏、脱水、贫血、昏迷等病理过程中。舌色鲜红或深红，说明热入营血，但热的性质却有虚实的不同。红绛舌的形成，是由于热盛所致，血得热则行，热盛则气血运行迅速，舌体脉络充盈，故舌色鲜红或绛红。红绛舌一般较干燥，甚则扪之毫无湿润感，有裂纹舌、剥苔、无苔等变化，还可见有点刺舌，以及兼见白苔、黄苔甚至黑苔等，但以黄苔为多。

红绛舌的舌体一般较为瘦瘪，红绛舌的病变有两方面：

· 实热型红绛舌：大多由急性温热病引起，发病不久，邪虽盛但正气未衰，热度较高，甚至有神志昏昧，胡言乱语，舌质红绛较鲜明，多有红刺增生增大而突出，舌面干燥起裂纹，舌苔黄糙或焦黑，这时温邪已侵入营分。主要矛盾在于热毒邪实，即使伤阴也不严重，应该立即采用大剂量的清热凉营药物。随着热病好转，红绛舌也会转淡。

· 阴虚型红绛舌：多见于慢性消耗性疾病或温热病的后期，邪热的气焰已经低落，但阴血津液消耗过多，正气虚弱的现象比较突出，可有午后升火潮热、面色发红发烫、内心烦热、小便量少色深、口干引饮等症。此时舌质红或绛，但色较暗，不鲜明，舌苔很少或不见舌苔，舌面干丽少津，也有舌质的边尖特别红赤，并有红刺现象存在。这说明主要矛盾在于阴虚，应该用大剂量滋阴生津的中药治疗。如果舌质红绛而颜色较暗，舌面光滑如镜，舌质干瘪枯萎，说明胃肾阳枯，津液大伤，养阴药不仅剂量要大，而且要照顾到脾胃，治疗的时间也较长。

中医认为，舌尖属心，舌中属脾胃，舌边属肝胆，所以当舌色大部分颜色浅淡，有部分为鲜红色时，按其部位不同，可作出区别。譬如，红在舌中区为脾胃之火，红在舌尖为心火，红在两边为肝胆之火。淡白挟红色，常以虚火居多。红绛舌常见于感染发热病例及一些慢性消耗性疾病，如流行性出血热、乙脑、败血症、胆囊炎、细菌性内膜炎及高热中暑的发热期或热退后，也可见于结核、癌肿等长期消耗性低热的病程中。干燥综合征、脱水、外科手术后水液平衡失调也可出现红绛舌。一切使基础代谢升高的疾病，如甲状腺功能亢进、高血压、糖尿病等，也可使舌色发红。肝硬化腹水病人如过多地使用利尿剂，可造成体内失水和血清钾降低，使舌色红绛干瘪无津。舌红而光，预示肝硬化病人即将进入肝性脑病状态，须及

早采取防范措施。

若红绛舌兼有各色舌苔，说明不同的临床病变情况：

（1）红舌兼见晦暗浮垢苔，为正气虚、湿热未净，多见于热病后期。

（2）红舌兼见白滑苔，舌质苍老的为里热夹湿，舌质嫩、舌体胖的为阴虚湿盛。

（3）红胖舌兼见灰黑带白苔，且润易剥落，为虚寒证。

（4）舌中、根部色红无苔，舌尖满布黑苔，为心热内炽。

（5）红瘦舌兼见薄黑苔，为津枯血燥。

（6）绛舌兼见薄白苔，素体阴虚火旺而复感风寒。

（7）绛舌兼见黄润苔，为阴虚火旺而胃肠湿热，或血热夹湿热，或外感邪热入营而胃肠湿重于热，或为热邪入营分。

（8）绛舌兼见黄白苔，主气营两燔。

（9）绛舌兼见黄粘腻苔，为阴虚营热、痰饮。

（10）红绛舌兼见黄苔满布且干涩而厚，裂缝可见红底，为胃肠结热而热已入营。

♥ 青紫色的舌

凡是看过中医的人都知道，在就诊时要认真按脉、观舌。舌象主要包括舌质、舌体、舌苔等。人的正常舌质颜色淡红润泽，上面有一层薄薄的白苔，像一层透明的青纱，盖在淡红的舌质上，使舌质若隐若现、生机盎然。古人形容说，舌头上有

一层薄苔，就像大地上铺盖着软软的草绒，说明土壤滋润，表示人的脾胃之气充盈生发，是健康的象征。

可如果舌头发青发紫，则是体内有瘀血或血流滞缓的特殊信号。癌症患者也会出现舌头发青发紫的现象。临床还发现，中晚期癌症病人的青紫舌远远多于早期病人，转移者亦多于无转移者。癌症病人在经过手术、放射治疗及化学治疗后如出现青紫舌，则预后较差、病情将恶化。若进行中医活血化淤治疗后青紫舌消退，则表示病情好转或趋向稳定，反之预后不良。

虽然癌症病人往往会舌色青紫，但并非有青紫舌的人都患有癌症，其他与瘀血积滞有关的慢性病如肺心病、慢性肝病、脉管炎、妇女痛经等患者亦可有青紫舌，但其比例及严重程度远不及癌症患者。

那么，为什么会出现青紫舌呢？原来，在正常情况下，人体内的红细胞在血管内流动就像一根线一样连贯不断。

而在有瘀血的情况下，红细胞之间就存在着空隙而不连贯，在血管内流动时也成为点状，甚至可看到几个红细胞扭结在一起，使毛细血管发生栓塞。现代医学研究证实，任何病因引起的静脉瘀血、血流缓慢、血黏度增高、毛细血管扭曲畸形、血管脆性增加、血管收缩痉挛、血中缺氧、血栓阻塞等，都可导致舌的微血管循环不良、血管颜色变深变紫，从而出现青紫舌。如果用微循环电子显微镜观察，可以看到血管密布的舌头里血液流动得像蜗牛爬行般缓慢，甚至阻塞不通，有的微血管还有破裂出血的痕迹，舌组织缺血缺氧，显现出一幅因瘀血阻滞而舌质青紫的彩色图像。

所以，青紫舌是体内有瘀血的特殊标志，可以预警疾病，特别是在癌症的辅助诊断、分期、辩证、估计预后、指导治疗等方面，有较高的实用价值。一旦发现青紫舌，必须到医院详细检查，找出病因，及时治疗，切不可疏忽麻痹。

♥ 舌苔肥厚

舌面上有一层薄薄的苔垢，即为舌苔。中医学认为舌苔是由于胃气与邪气结合上蒸至舌面而形成的。吴坤安说："舌之有苔，犹地之有苔。地之苔，湿气上泛而生；舌之苔，胃蒸脾湿上潮而生，故曰苔。"通过观察舌苔的厚薄，我们就可以判断病情的轻重深浅。章虚谷说："舌本通心脾之气血……脾胃为中土，邪入则生苔，如地上生草也。若光滑如镜，则胃无生发之气，如不毛之地，其土枯矣；胃有生气，而邪入之，其苔即长厚，如草根之得秽浊而长发也，故可验病之虚实寒热，邪之浅深轻重也。"

如果舌苔紧密厚实，布满了整个舌面，且无法透过舌苔看见苔下的舌质，这就是舌苔肥厚的表现。舌苔肥厚是邪气过盛、体内有积滞的表现，是病情较重的征象。根据舌苔颜色的差异，可将厚苔分为白厚苔和黄厚苔两种。

白厚苔：白厚苔是阴寒之邪入里，或内有寒湿、寒痰积滞的表现。一般是由于饮食过多，营养过剩，脾胃消化功能不良所造成的；也可能是寒邪侵袭脾胃，运化功能失常而引起的。舌苔越厚，则病邪越深，病情也就越重。

黄厚苔：黄厚苔是体内的湿痰与热交阻，气血不畅的表现，属实热证。一般是由于代谢失常，体内的垃圾堆积所造成的；也可能是肠胃产生逆蠕动，导致胆汁反流而形成的。此外，患有细菌感染性疾病的患者，也可能使大量的产色细菌在舌体繁殖，导致舌苔变黄，形成黄厚苔。舌苔越厚，则表示病邪越重，苔色越黄，则表示热毒越深。

如果透过舌苔能看见舌质，就是薄苔。薄苔也可以分为薄白苔和薄黄苔两种。

薄白苔：薄白苔是正常的舌苔状态，是胃气充足，内脏功能正常的表现。在病理上，多是由感受风寒或风热所引起的，但此时正处于疾病的初始阶段，病情较轻，尚未伤及脏腑。

薄黄苔：薄黄苔是实热证初期的病理表现。一般是由于感受风热之邪所引起的；也可见于脏腑热证的病情轻浅阶段。薄黄苔是病位表浅的征象。

薄苔与厚苔是舌苔的两种形态，一般来说，薄苔表示病情较轻，厚苔则表示病情较重。《辨舌指南·辨舌之苔垢》曰："苔垢薄者，形气不足，苔垢厚者，病气有余。苔薄者，表邪初见，苔厚者，里滞已深……平人舌中常有薄苔者，胃中之生气也，《诊家直诀》云：凡舌苔以均薄有根为吉，白而厚者，湿中热也，忽厚忽薄者，在轻病为肺气有权，在困病为肾气将熄也。"

薄苔和厚苔是可以相互转化的。如果舌苔由薄变厚，则说明邪气渐盛，病情加重；如果舌苔由厚变薄，则表示正气胜邪，病情好转。但是如果厚苔突然消退，且没有新生的舌苔出现，则是体内正不抵邪的表现，甚至可能是胃气已绝的征象；如果薄苔骤然变厚，则是体内的邪气亢盛并迅速深入脏腑的表现。

舌苔润、燥、糙、滑

苔质干湿适中，舌面润泽，即为润苔；舌质干燥，无津液，即为燥苔。通过观察舌苔的润燥，我们就可以了解体内津液的盈亏及其输布情况。《辨舌指南》曰："滋润者其常，燥涩者其变，润泽为津液未伤，燥涩为津液已耗。湿证舌润，热证舌燥，此理之常也。"

润苔是正常的舌苔表现，是病邪并未伤及津液，体内的水液代谢情况良好的表现，多见于健康或患病初期的人群。而燥苔则是津液已伤的表现，一般是由高热、大汗、腹泻、感受温燥邪气或服用了温热类的药物而使体内的水分丧失过多，津液不足造成的，通常可伴有口唇干裂、咽喉肿痛、大便秘结等症状。另外，舌苔干燥还可能是津液输布障碍的表现，常是由于体内的阳气被阴气节制而无法上荣舌面所造成的，通常伴有口干、腹胀等症状。

舌苔干燥再结合其他舌象，可以反映很多疾病。《辨舌指南》中说："若舌苔干，如雪者，脾热也。舌赤明润，苔厚燥涩者，形气病气俱有余……嘉约翰云：大抵初起白苔，而后干燥，或粗，或硬，渐变黑色者，重也。"如果舌苔干燥且呈黄色，多是胃热炽盛，损伤津液的表现；如果舌苔干燥且呈黑色，则多是热极阴伤所导致的。如果舌苔干燥色黑而且有刺，则是热极而津液枯竭的征象。

糙苔一般表现为苔质粗糙干燥，津液全无，是热盛伤阴的重证。糙苔多是由燥苔发展而来的，同是伤津的表现，只是程度更深而已。但是也有苔质粗糙但不干燥的现象，这通常是由于秽浊盘踞在中焦脾胃而形成的，要注意区别。

如果舌面上的水分过多，望之水滑，即为滑苔。滑苔是寒湿重证的表现，一般是由于三焦阳气衰少，无法温化水液，致使水湿聚集，上泛于舌而造成的，多见于肺、肾、脾阳虚而水湿痰饮内停者。

在《辨舌指南》中，有关于滑苔的详细记载："滑苔者，主寒主湿也，有因外寒而滑者，有因内痰而滑者。全舌淡白，滑嫩无点无罅缝无余苔者，虚寒痰凝也；如邪初入里，全舌白滑而浮腻者，寒滞中宫，胃阳衰也，若全舌白而有点、花罅裂、积沙等苔者，真热假寒也；白滑者，风寒湿也，滑而腻者，湿与痰也；滑腻而厚者，湿痰与寒也；惟薄白如无则虚寒也；但滑腻不白者，寒湿与痰也；两条滑腻者，非内停湿食，即痰饮停胃也；白浮滑薄苔，刮去即还者，太阳表证受寒邪也；白浮滑而带腻带涨，刮之有净有不净者，邪在半表半里少阳证也。"

♥ 舌苔泛白

薄白苔是正常的舌苔状态，所以舌苔泛白也是比较常见的一种现象，通常是病情较轻的表现，预后较好，常见于患病的初期和疾病的康复期。白苔主表证和寒证，但在某些特殊的情况下，也主热证。其他的苔色均是由白苔转化而成的。《史氏重订敖氏伤寒金镜录·白苔舌》有云："白色为寒，表证有之，里证有之，而虚证实证亦有之。凡风寒湿邪，初中皮腠，即为白苔。寒湿本系阴邪，白为凉象，故舌苔白色。"

除了我们前面所讲过的薄白苔、白厚苔和白滑苔，舌苔泛白的情况还有以下几种。

1.白沙苔

通常表现为舌苔白厚，且干燥粗糙如沙石，颗粒较大。白沙苔是津液暴伤的表现，一般是由于邪热过盛，入里迅速，舌苔尚未转黄而里热已炽所引起的。

2.白腻苔

通常表现为舌面上的苔质颗粒极为细密，苔色白。白腻苔是体内有湿邪的征象，一般是由于湿邪内停，遏止阳气使其不能伸展所造成的，外感或内生都可产生此舌象。

3.积粉苔

通常表现为舌面上布满如白粉般的厚腻白苔。积粉苔是毒热内盛的表现，一般是由于外感秽浊不正之气所形成的，多见于急性传染病或内脏的化脓感染等病症患者。

4.雪花苔

通常表现为舌面上积满了如雪花般的舌苔。雪花苔是脾阳竭绝的征象，一般是由于脾阳衰微，使得寒湿凝滞中焦所引起的，是病情危重的信号。

5.白霉苔

多是胃肾阴虚，湿毒蒸熏所引起的，《辨舌指南》曰："舌与满口生白衣如霉苔，或生糜点者，胃体腐败也。"

《察舌辨证新法》中关于白苔所反映的病症，有过系统的阐述："薄白如米饮敷舌，此伤寒、中寒之初候也；无表症状见者，饮食停膈上也。""白如豆浆敷舌，此白而滑润，伤寒、中寒、湿邪、痰饮等病也，以脉诊分别之；但薄白不润泽、舌质不甚红者，伤燥表证也。白而厚如豆腐脑敷舌，痰热证也；白而疏如米粉铺红，伤热、伤暑处传之候也。白如粟米成颗粒，此乃热邪在气分也。白如银色，谓光亮如银，此热证误补之变苔也。白如旱烟灰色，不问润燥，皆热证误燥之变苔也；白如银锭底，谓有孔如银锭底式，此热证误补误燥，津液已伤，元气欲陷，邪将深入之候也。白如豆腐渣堆舌，此热证误燥，腐滞积滞胃中，欲作下症也；如中心开裂，则为虚极反似实证之候，当补气，须以脉诊分别之。"

现代舌诊的研究表明，白苔可见于以下病症患者。

（1）白苔除了可见于正常、健康的人群以外，还可见于表证的初期或疾病的恢复期。由于机体的病理变化并不明显，所以舌苔的变化也接近正常舌苔。可见于青春期甲状腺肿大、外伤、早期的乳腺癌、上呼吸道感染、急性支气管炎、肺炎的早期等。

（2）白苔可见于体内有水湿停留或痰饮的患者。此种情况一般表现为白苔肥厚而腻，由于气管内过多的痰液浸软了舌头的角化细胞，使细胞肿胀不易脱落，再加上舌组织细胞水肿和淋巴回流障碍，造成舌面上角化细胞堆积，形成厚腻的白苔。可见于肝硬化腹水、渗出性胸膜炎、营养不良性水肿、慢性肾炎等。

（3）白苔可见于各种慢性炎症感染。此种情况一般表现为薄白腻苔，当病症发作时，舌苔可迅速变黄或变红。可见于慢性盆腔炎、慢性肾盂肾炎、结核性脑膜炎、骨关节结核等。

❤ 舌苔泛黄

黄苔是由白苔发展而成的，是病已入里，邪已化热的表现，黄色越深，热邪就越甚。黄苔主里证和热证，但在某些情况下，也可主表证和虚寒证。《舌苔统志》曰："黄为中土之色，舌上苔黄，乃土郁之变征也。经云：土郁则夺之，是故黄苔为热实者多。"《史氏重订敖氏伤寒金镜录·黄苔舌》曰："凡表证如风热暑燥、皆有黄舌。惟伤寒由表入里，传至阳明之府，其舌必黄，由深转浅……盖以白苔主表，黄苔主里，太阳主表，阳明主里。"

《察舌辨证新法》中有关于黄苔的详细论述："正黄色，为胃土正色，为温病始传之候，其为湿热、温热，当以脉之滑涩、有力无力，分别用药。老黄色，为胃中阳气旺盛之候；若厚腐雄起，此胃中饮食消化腐浊之气上达之候，为显热化热之始，为温热传入中焦阳明之候。黄如炒枳壳色，为胃阳盛极、阳亢阴虚之候……黄黑相间，如锅焦黄色，摸之棘手，看之不泽，为胃中津液焦灼，口燥舌干之候。嫩黄色，由白而变为黄，为嫩黄色，此为用药当，胃阳初醒之候，吉兆也，为饮食消化腐浊初升也。牙黄色，胃中腐浊之气始升也。牙黄无孔，谓之腻苔，中焦有痰也。黄如粟米染着，颗粒分明，此为胃阳太旺，胃热之候。黄如虎斑纹，气血两燔之候。"

除了前文提到的薄黄苔和黄厚苔，舌苔泛黄的情况还有以下几种。

1.黄燥苔

通常表现为舌苔干燥且颗粒粗糙，苔呈黄色。这是脏腑热邪亢盛，病邪入里伤及津液的表现，多见于大便秘结、高热或胆囊炎、阑尾炎等炎症的急发期。

2.焦黄苔

通常表现为苔色焦黄，苔质干裂粗糙，多是由黄燥苔发展而成的。其病因与黄燥苔相同，只是程度更深而已。

3.黄腻苔

通常表现为舌苔紧密细腻，与舌质紧密相连，苔呈黄色。黄腻苔是湿热壅滞的表现，是湿证和热证共同作用而形成的，多见于胃炎、肝炎、胆囊炎等消化系统疾病。黄色深，黏腻重，是热重于湿的征象；黄色浅，黏腻轻，则是湿重于热的征象。

4.黄滑苔

通常表现为舌苔淡黄，舌体胖嫩，苔质厚而细腻。黄滑苔是虚寒化热的表现，多见于阳气亏虚或脾胃功能失调等。

此外，舌苔泛黄还可能是脾胃病变所引起的。由于舌为脾之外候，苔乃胃气之熏蒸，因此舌苔的变化可以反映脾胃的健康状况。前文讲过，脾胃的本色为黄色，黄色主脾胃之病。当脾胃发生病变的时候，舌苔也会出现泛黄的现象。

现代舌诊的研究表明，黄苔可见于以下几种病症的患者。

炎症感染：由于舌黏膜表面聚集了大量的细菌和炎症渗出物，它们附着在延长的舌丝状乳头上，因而使舌苔变为黄色，可见于各种急性病和急性传染病。

发热：由于温度升高，体液的消耗增大，唾液的分泌就会相对减少，造成口腔干燥，使炎症渗出物和微生物在舌上停留、繁殖，导致舌苔变为黄色。

消化道功能紊乱：消化道功能紊乱的患者，可产生二氧化硫等硫化物，上溢至舌的丝状乳头，沉积而形成黄苔。

舌苔泛灰和泛黑

舌苔泛灰多见于慢性病或病程较长的患者，是白苔或黄苔向黑苔过渡的状态。《舌鉴辨正》曰："灰色不列五色，乃色之不正也。舌见灰色，病概非轻，均里证，无表证，有实热证，无虚寒证，有邪热传里，有时疫流行证，郁积停胸证，蓄血如狂证，其证不一。"一般来说，舌苔灰白是寒湿或湿浊困阻的表现，舌苔灰黄则是郁热伤津的征象。

舌苔泛黑多是重病的表现，表明了病情的复杂性和严重性。黑苔多是由于感染、高热或毒素刺激等因素造成的。《四诊抉微·黑苔舌》有云："舌鉴云，舌见黑苔，最为危候，表证皆无此舌，如两感一二日间，见之必死。若白苔上中心渐渐黑者，是伤寒邪热传里之候，红舌上渐渐黑者，乃瘟疫传变，坏证将至也。盖舌色本赤，今见黑色，乃水来克火，水极似火，或过炭黑之理，然有纯黑黑晕，有刺，有膈瓣，有红瓣底黑者，大抵尖黑尤其根黑最重，如全黑者，总神丹亦难疗也。"

苔色呈浅黑的时候即为灰苔，苔色呈深灰的时候即为黑苔，有"灰为黑之渐，黑为灰之极"的说法。在主病上，二者也有相通之处，有"灰为黑之轻，黑为灰之重"的说法。所以灰苔与黑苔通常可以相提并论，放在一起来加以说明。《辨舌指南》曰："灰色脾经，灰色苔者，即黑苔之轻也。如以青黄和入黑中，则为灰色也，当与黑苔同治。"由于灰黑苔的情况比较复杂，所以在实际的观察中，还要结合苔质的润燥程度、舌色、舌质等情况综合加以分析。

（1）焦黑干燥苔：这是实热极盛，燔灼焚焰所导致的。

（2）白腻灰黑苔：这是虚寒夹湿的表现，多见于脾阳不振，水饮内停的病变。

（3）舌灰唇焦：多是中焦有浊积的表现。

（4）舌苔灰色重晕：这是温病热毒传遍三阴的表现。

（5）黑苔薄滑：这是阳虚之极的征象，多是由于寒痰浊秽，凝聚中宫所引起的。

（6）黑苔起芒刺：这是邪热已甚，伤及脏腑的表现，通常伴有胸腹胀满且按之疼痛的症状，此时应马上救治，如延误了治疗时间，可能危及性命。

此外，吸烟过多的人也可能出现灰黑苔的情况，要注意加以区分。体内瘀血也可能出现舌苔灰黑的现象，但并不是病情危重的表现。

现代医学认为，黑苔是由以下几种原因造成的。

（1）感染：肺炎、肾盂肾炎、化脓性扁桃体炎、病毒性脑炎、化脓性骨髓炎、坏疽性阑尾炎、盆腔炎以及败血症等炎症感染，均可导致舌苔出现灰黑的现象。

（2）高热：高热也可导致黑苔的出现，发热的时间越长，出现黑苔的概率就越大，一般在高热退去后，黑苔也会随之消失。

（3）胃肠功能紊乱：胃肠功能紊乱可能是机体中毒的症状之一，可使口腔中唾液的pH降低，丝状乳头的角质突起延长，很容易被微生物染成黑色。如果肠胃功能得到改善，黑苔也会随之消失。

（4）真菌感染：由于使用了大量的广谱抗生素，使某些真菌大量繁殖，将苔色染黑。

（5）中枢神经系统失调：多是由于精神过度紧张引起的。由于中枢神经系统失调，使口腔内的酸度增加，这样就会为产色真菌的生长提供条件，从而形成黑苔。

（6）某些危重的患者：由于体质极度衰弱，免疫功能紊乱，使真菌大量生长，腐败的细菌可产生硫化氢，并与血红蛋白中的铁相结合，形成硫化铁沉淀，使舌苔变为黑色，多见于慢性病的内脏衰竭期。

♥ 肥宽胖大的舌

如果自己的舌头肥宽胖大，不仅容易口齿不清，就连放在嘴里都觉得难受。那么肥大的舌头究竟是什么造成的呢？

舌体肥大是由脾之阳气虚衰，或兼寒湿而致。临床多见于肥胖症、甲状腺功能低下、贫血、慢性肾小球肾炎、肾盂肾炎等病人。

具体来说，舌体胖大多体现以下两种身体状况：

（1）脾虚：症见舌体胖大而嫩，色淡，舌边有齿痕，舌苔薄白，面白形寒，少气懒言，倦怠食少，腹满便溏，脉虚缓或迟弱。脾虚是因素体脾虚或饮食不节、情志因素、劳逸失调等原因引起脾的功能虚衰、不足的病症。脾对食物的消化和吸收起着十分重要的作用，因此几乎所有的胃肠道疾病都可出现或伴有脾虚。

（2）肾虚水泛：症见舌大胖嫩，色淡，边有齿痕，腰以下肿甚，小便少，形寒神疲，四肢厥冷，面色晦暗或晄白，脉沉迟或沉细。另外若见舌淡红而胖大，伴黄腻苔，多是脾胃湿热与痰浊相搏，湿热痰饮上溢所致。治宜化湿逐痰，宜茵陈、木通、滑石、石膏、栀子以清热利湿。

小贴士

脾虚和肾虚的食疗法

1.脾虚食疗法

宜食食物：具有补脾益气、醒脾开胃消食的食品，如粳米、籼米、锅巴（焦锅）、薏米、熟藕、栗子、山药、扁豆、豇豆、牛肉、鸡肉、兔肉、牛肚、猪肚、桂鱼、葡萄、红枣、胡萝卜、马铃薯、香菇等。

忌食食物：性质寒凉，易损伤脾气的食品，如苦瓜、黄瓜、冬瓜、茄子、空心菜、芹菜、苋菜、茭白、莴笋、金针菜、柿子、香蕉、枇杷、梨、西瓜、绿豆、豆腐、荞麦等；味厚滋腻，容易阻碍脾气运化功能的食品，如鸭肉、猪肉、甲鱼肉、牡蛎肉、牛奶、芝麻等；利气消积，容易耗伤脾气的食品，如荞麦、山楂、萝卜、香菜等。

2.肾虚食疗法

杜仲腰花：取杜仲、川断各15克，猪腰1对，白酒25毫升，葱、味精、酱油、大蒜、姜、盐、白糖各适量。先将猪腰洗净切成腰花，加入白糖、盐、酒；另将杜仲、川断煎取浓汁后加入腰花中。用大火烧热锅，倒入腰花速炒熟，加入调味品即可食用。每日1次。

♥ 舌脉曲张

舌脉指的是舌下的两根静脉，通过观察舌脉的变化来诊断和治疗疾病，在我国历史上由来已久。早在晋代由葛洪所著的《肘后备急方》中就有用其来治疗虏黄等疾病的记载；到了隋朝，巢元方又将舌脉用于对疾病的诊断，在《诸病源候论》和《五色黄候》中均有论述。另外，孙思邈在《千金药方》中还将刺舌下大脉出血的治法用于治疗舌卒肿。

虽说古代便有关于舌脉的记载，但是真正将舌脉诊法发展起来是在最近这十年。通过观察舌头的颜色、长短和充盈情况，来协助诊断各种疾病，无论在临床观察方面，还是在病理研究方面，都取得了很大的进展。目前，舌脉诊法已成为中医舌诊中一个重要的组成部分。

中医学认为，舌脉与心脏和肝脏有密切的关系，当身体内部有淤积或痰湿存在时，就会导致脉道不利，引起舌脉的变化。舌脉曲张是瘀血症的体现，多是由心脏的功能障碍导致的。我们知道，心主血脉，当心脏的射血功能受到影响时，就会导致血液循环减弱，引起静脉瘀血，压力增高，从而出现舌脉曲张的现象。因此，我们也可以通过舌下静脉曲张的程度来推断心脏功能，尤其是右心脏功能不全的程度。另外，舌脉曲张还可能是由于以下因素造成的。

1.肝脏功能失调

由于肝主疏泄，有调畅气机，调节情志的功能，所以当肝脏功能失调时，就会影响人的情绪和体内气机的疏导，出现气滞血淤的现象，造成舌脉曲张。

2.肺功能失调

由于肺主气，司呼吸，有推动血液运行的作用，所以当肺功能失调的时候，就会影响血液的运行，出现舌脉曲张的现象，并伴有胸闷、气急等症状。

3.缺乏维生素C

维生素C缺乏，可影响静脉压升高后舌腹面毛细血管扩张后的恢复，长期下去即可导致舌脉曲张。

4.肿瘤

肿瘤也可引起舌脉曲张，据统计，癌症患者舌脉曲张的发生率可达49.7%。

舌脉曲张的同时，还会伴有静脉颜色的改变。不同的颜色代表疾病的不同时期，颜色越深，病情就越重。以肝病为例，正常的舌下静脉是淡紫色的，如果呈紫色，说明肝细胞已经发生病理性的变化，只是此时变化还不明显，尚未影响到肝脏功能；随着病情的进一步发展，静脉颜色会变为深紫色，此时患者多已携带上了乙肝病毒，舌脉曲张的程度越大，携带病毒的时间就越长；如果静脉颜色呈紫褐色，则说明病情已经十分严重，如不及时治疗并加以调养，数月内即可毙命，多见于慢性重症肝炎、肝硬化腹水以及门静脉高压的患者。

♥ 瘦薄舌

舌体比正常的舌扁薄而狭小，称为瘦薄舌。瘦薄舌可分为两种情况：鲜红瘦薄舌和淡白瘦薄舌。鲜红瘦薄舌是气阴不足，阴虚火旺的表现；淡白瘦薄舌则是气血两虚，机体营养不良的表现。

鲜红瘦薄舌是由于热邪侵袭机体，身热长久不退，使血流加快，津液耗损，机体组织营养不良而造成的，也可见于慢性消耗性疾病的患者，如肺结核、癌症等病症。而体内的营养物质消耗过度，使得体液不足，阴虚内热，也会出现舌体鲜红瘦薄的现象。

淡白瘦薄舌是由于全身的营养状况不良而形成的。心主血脉，脾主肌肉，舌的血脉由心所主，舌的肌肉靠脾来荣养。因此如果心脾两虚，就会导致气血不足，舌体得不到充分的濡养，就会逐渐变得瘦薄无华。多见于慢性非炎症性的疾病，如慢性萎缩性胃炎、长期的胃肠功能紊乱、慢性出血性疾病导致的贫血症、代谢障碍以及恶性肿瘤等疾病所引起的气血两虚。如有较明显的苔垢，则多是伴有轻度感冒或消化不良所导致的，是体质虚弱的表现。

《辨舌指南》中有过相关的记载："舌瘪者，薄瘦也。舌肉属心脾，心脾虚则舌瘦瘪也，亦虚辨其苔色，若淡红嫩红者，心血不足也；紫绛灼红者，内热动风也；舌干绛，甚则紫暗如猪肝色者，皆心肝血枯也，舌紫枯瘪形如猪肝色，绝无津液，乃不治证也；舌质不赤，中黄无苔枯瘦者，乃过汗津枯血燥死证也，舌红干瘪不能言者，亦死证也，舌红干瘪能言者，因证治之或可。"

♥ 重舌

重舌之名出自《内经》。《灵枢·终始》说："重舌，刺舌柱以铍针也。"在《辨舌指南》中是这样描述重舌的："重舌乃舌下生一小舌，其色鲜红，外证颏下水肿，有硬核，此因心经热毒或心经遏郁，忧思过度，心脾郁而生热。其状附舌下而近舌根，形如舌而微短小。"

如果舌下生出多个小舌，则称为莲花舌，《辨舌指南》中是这样记述的："莲花舌是舌下生三小舌，其状如莲花之形，皆由思虑太过，心火上炎，或酒后当风取凉，以致风痰相抟而成……莲花舌男妇多因思虑过度，每生此舌，若因循日久，以致溃烂腐秽，舌头一烂，

外壳虽存，其中如烂鱼腐肠相似，切不可用升降药吹搽偶一，误用即血出如泉，致穿腮腐根，百不一生。"

重舌初发时一般表现为舌下血络颜色鲜红、疼痛、活动不利，过段时间后，血络变为青紫色，且肿痛也有所减弱。重舌者一般都会出现饮食难下，言语不清，口流清涎，日久溃腐等现象。多见于舌下腺囊肿以及肿瘤等病症患者。

一旦出现了重舌的现象，就要多注意口腔卫生，经常漱口，减少重舌破溃后染毒。此外，还要避免进食煎、炒、辛辣的食物，以防脾胃积热而上冲于舌。

♥ 舌衄

舌体出血即被称为舌衄。舌为心之苗，故舌衄多是心肝火盛引起的。如果出血量比较多，血色鲜红，且伴有舌体红肿发硬的症状，则多是由心脾热盛或胃热熏蒸所引起的；如果出血不多，舌体也无明显的肿大，则多是阴虚火旺所引起的；如果舌衄出现在舌下，则多是肝热所导致的；如果舌体流血不止，舌质淡白胖嫩，且伴有气虚的症状，则多是气不摄血的表现。

《辨舌指南》中也有关于舌衄的记载："凡舌上出血，名曰舌衄，多由心脾热甚逼血妄行。若舌上无故出血，如线不止，乃血热上溢心苗……如舌上出血如泉者，乃心火旺极血不藏经也。"《景岳全书·杂证谟》中也有相关的记载："舌上无故出血如缕者，以心、脾、肾之脉皆及于舌，若此诸经有火，则皆能令舌出血。"

如果出现了舌衄的现象，要查出病因，再根据具体的情况清除内脏的热火，只有这样才能从根本上祛除舌衄。

♥ 舌痈

舌痈在西医学中被称为舌囊肿，一般表现为舌赤红肿，局部根盘较大，初起质硬，溃后流脓，痰涎较多。《辨舌指南》中说："奎元曰：舌痈初起，舌红而肿大，心经火盛也。"舌痈是由于热邪聚于局部，使热毒溃滞，造成肉腐而形成痈。

如果舌体生痈，红肿疼痛，影响伸舌、饮食、言语，且伴有心胸烦闷、身热、面赤、口苦、舌红苔黄等症状，则一般是心火炽盛所引起的；如果舌体生痈、赤肿疼痛、妨碍言语、饮食，且伴有口中流涎、心烦呕恶、舌苔黄腻等症状，则多是痰火郁结的表现；如果舌体生痈，溃后流脓已少，但仍灼痛不适，且伴有口干、舌红少津等症状，则多是阴虚火旺所造成的；如果痈生舌下、舌红或绛，则多是脾肾积热的表现。

♥ 舌疔

舌疔是指舌面上出现长豆状或樱桃状的紫疱，根脚紧缩而深，坚硬剧痛，甚则出现寒热等全身症状。《辨舌指南》中是这样介绍的："心法云：舌疔者，乃心脾火毒。舌生紫疱，其形似豆坚硬，寒热疼痛，应心而起。"

舌疔多是心脾郁火成毒所导致的，与舌痈相似。由于脾失健运，使痰湿内阻，蕴久化热，就会热化为火毒；又因心经蕴热，而使心火上炎。热盛于湿者，即可发为舌疔。

♥ 舌疮

舌体局部溃疡，红肿，疼痛，如粟米状大小，即为舌疮。舌疮的成因有很多种，古代医书中就多有提及。《证治准绳·杂病》："风热口中干燥，舌裂生疮。"《疡医大全》卷十五："咽喉有肿兼舌上生疮，此心经受热也。邪热存心日久，则为喉闭，余毒在心，则舌生疮也。"《冯氏锦囊》："昔有人舌上生疮，久融成穴，服凉药不效。此下元虚寒，虚火不降，投养正丹遂愈。"

中医认为舌为心之苗，脾胃之外候，所以当人心火亢盛或脾胃郁火的时候，就会口舌生疮。当人精神紧张、睡眠不安的时候，很容易导致心火亢盛而引起舌疮；进食了过多的辛辣食物或是偏食肉食、甜食的时候，也会导致脾胃郁火而形成舌疮。此外，如果舌上的溃疡反复发作，长年不愈，则可能是机体免疫力低下的表现，是气虚或气阴两虚所造成的。

如果舌疮急性发作，局部灼痛，舌色较红，且伴有口苦口干、心胸烦热、头痛目赤、难以入睡等症状，则多是心火旺或心肝火旺的表现；如果舌苔黄厚，且伴有口臭、便秘、腹部胀满等症状，则多是心脾郁热所致。

♥ 舌菌

舌菌是指舌体出现赘生的肿块如菌，初则发硬，皮色不变，久则破溃穿腮。舌菌之名最早出自《薛氏医案》："舌菌，咽喉口舌生疮，甚者生红黑菌，害人甚速。"《辨舌指南》中有详细的记载："舌菌，心法名舌疳，由心脾毒火所致，其证最恶。初起如豆，次则如菌，头大蒂小，其色红紫，疼痛异常，甚则红烂破皮，朝轻暮重……若失治，则焮肿，突如泛莲，或如大木耳，或如鸡冠，舌本短缩，将妨害言语饮食，时流臭涎，再因怒气上冲，忽然崩裂，血出不止，久久延及项颔，肿如结核，坚硬骨痛，皮色失常，顶软色暗，破后时流臭水，腐如烂绵，其证虽破，坚硬肿痛，仍前不退，此为绵溃，甚至透舌穿腮，汤水漏出，是以名瘰疬风也……自古治法虽多，然此证治愈者，十不得一。"

舌菌在西医学中也被称为舌癌，是恶性肿瘤的表现，主要是由于七情郁火，心脾郁火，热毒上攻所导致的，多预后不良。舌菌的早期症状与舌疮相似，如果在舌体两侧边缘的后1/3处反复出现溃疡且不易愈合，就应该考虑到舌菌的可能，要及时进行治疗。如果发现及时，要尽早进行手术切除。

舌菌是一种很危险的病症，一旦出现就很难治愈，因此在日常生活中一定要注意预防。高温煎炸和熏烤的食物，最容易产生致癌物质，所以要尽量少吃，同时多吃一些具有抗癌功效的食物，如百合、草莓、大蒜、冬瓜、海带、韭菜、苦瓜、茄子、黄瓜、蘑菇、生姜等。

♥ 舌头肿胀，好难受

嘴里总是感觉被什么东西充塞着，有异物感，原来是舌头肿胀。不知为什么，舌头突然变得肿大肥胀，敏感性也下降了许多，用牙齿小心地咬一咬，几乎都没什么感觉。舌头肿胀，让人好难受。

舌头肿胀表现为舌体增大，舌边有齿痕，又称舌胖大。舌头肿胀让人感觉非常不适，情况严重者的舌头会塞满口腔，转动不灵，甚至影响到呼吸和语言。更有甚者，还会伴有舌头红肿，舌上出现芒刺等现象，这表明可能有重症。

中医认为，舌胖提示气虚或有水湿；舌胖而苔腻的多属痰湿或湿热；舌色鲜红肿胀，是心胃有热；舌紫而肿，多因酒毒上冲；如果舌肿连口唇也肿大青紫，是血液凝滞，常因药物中毒或食物中毒所导致。

现代医学认为，舌头肿胀，主要与舌体的结缔组织增生、组织水肿，或血管、淋巴回流障碍等因素有关，多见于甲状腺功能减退、慢性肾炎尿毒症以及急性中毒者。

如果咽部或颈部受压迫，例如严重的喉头水肿或甲状腺极度肿大者，舌头也会出现肿胀。

腺垂体增生或长了肿瘤，导致垂体分泌生长激素过多，会出现舌头肿胀的情况；同时，下颌、手指、脚趾等部位会共同肿大，即肢端肥大症；白血病和一些恶性病变也会侵犯舌部，导致明显肿胀。

若机体受到淀粉样病变的侵蚀，使体内产生的异常蛋白质积累在舌头上，也会使舌头变大，这种异常物质会影响到心脏、肾脏、肝脏等。

舌头肿胀，有时和口腔卫生有关。

小贴士

食疗调理舌头肿胀

1.莲子栀子羹

莲子30克，栀子15克，冰糖适量。将以上材料一起放入锅中加水炖煮，沸腾后再用小火煮至熟烂，吃莲子喝汤即可。

2.猪肝菊花汤

猪肝1付，菊花30克，食盐少许。猪肝洗净切块，菊花用纱布包好，与猪肝一起放入锅中加水煮熟，调入食盐即可，吃肝喝汤。

3.粳米绿豆粥

石膏粉30克，粳米、绿豆各50克。先用水煎煮石膏，然后过滤去渣，取其清液，再加入粳米、绿豆煮粥即可。

4.川贝冰糖梨

川贝母10克，梨2个，冰糖适量。川贝捣碎成末，梨削皮切块，加冰糖适量，清水适量炖服。

5.猪腰枸杞汤

猪腰2只，枸杞子、山萸各15克，食盐适量。猪腰洗净切片，与枸杞和山萸一起放入沙锅内煮至猪腰熟，加入食盐，吃猪腰喝汤。

可以采用一些简单的办法清洗舌面，包括用专门的软毛刷轻轻地刷舌面。也可以用盐水和漱口水漱口，或是使用冲牙器来冲洗舌背。切记不能用硬板类、锐利的器具使劲刮舌苔。

❤ 黑毛舌意味着什么

如果你舌头颜色黑黑的，但之前并没有舔过甘草泡泡糖等，那么这可能是一种形象地称为黑毛舌（医学上称为黑舌病）疾病的表现。

黑毛舌为丝状乳头增生和角化过度，加上产生色素的细菌或真菌作用，局部色素增加，使舌质表面呈黑色或棕灰色，一般无症状。本病多见于中年，原因不明，一般不需治疗。

黑毛样病变最初在舌后伸面，以后向前向两侧发展。色泽从黄色到棕灰色、黑色不等，少数病人感到局部不适。经过缓慢，可持续数月甚至数年不退。

黑毛舌也可能是吸烟、嚼烟或者口

腔卫生不好的表现。过度使用漱口水漱口也会导致黑毛舌。

另外，黑毛舌也可能是对抗生素或者注入碱式水杨酸铋等含铋胃药的反应。接受放疗或者化疗治疗头颈部肿瘤的患者有时也会出现黑毛舌。黑毛舌还可能是糖尿病控制不良的信号。

还有一种情况是，当精神处于高度紧张的状态时，也会出现黑毛舌。例如，怀疑自己患癌的"恐癌症"病人，舌苔也可能变黑，舌根部苔很厚甚至像毛发那样由后向前倾倒，等到检查后排除了癌肿，思想顾虑解除了，常可以无药而愈，黑苔自然消失。专家解释说，这是因为在精神紧张时，口腔内酸度增加，有利于真菌的生长。

♥ 白毛舌意味着什么

你可曾照镜子时惊恐地发现自己的舌头变成白色的了？这可能只不过是牙膏残留在舌头上了，或者是对某些含过氧化物的漱口水的反应。

漱口水作为清洁口腔卫生的保健用品，逐渐受到大家的青睐。漱口水的种类很多，不同的漱口水有不同的功效，适用于不同人群：含有氟离子的漱口水主要针对有龋齿、牙齿矫正佩带矫正器的人群；防治牙齿菌斑的漱口水主要针对有牙龈炎、牙石牙垢、牙周炎、牙髓炎的人群；防牙齿过敏的漱口水主要针对牙齿受到刺激、产生过敏的人群；对于使用口腔疾病治疗类漱口水的朋友应首先在医生的建议下才可以使用。每种治疗类的漱口水功效也不一样。因此在选择漱口水时，最好咨询专业人士的建议。

此外，舌头变成白色也可能是贫血、感冒的表现。白毛舌更可能是最近曾经发热过的表现，也可能是吸烟、用口呼吸的证据，甚至可能说明饮食中纤维素的含量太低了。

♥ 萎软舌

舌体柔软是正常的生理形态，可是如果舌体萎软，伸缩无力，则是病态的表现。《灵枢·经脉》中说："肌肉软，则舌萎。"萎软舌多是由气血虚或阴液亏损，而使舌的筋脉和肌肉失养所造成的。多见于外感热病的后期或内伤久病的患者。

《辨舌指南》中有过这样的记载："舌软者，软而不能动也，舌红萎软难言者，心脾虚也；心清语塞舌软无力难言者，营卫不足也。软而淡红者，宜补气血；深红者，宜凉气血；赤红者，宜清凉脏腑；紫红者，宜寒凉攻泻；鲜红灼红者，宜滋阴降火。绛红而光萎软者，阴亏已极，不治之症也。舌萎软黄燥，腹满，不得睡，将发黄也；声乱音嘶，舌萎，声不得前者，因误发其汗也；舌萎，人中满、唇反者，脾经气绝也；在病后，乏力之时，舌亦萎软不能言，养胃益阴则自复也。"

患有结核病的患者，经常会在夜间醒来或早晨起床时出现口干舌燥、说话困难的现象，这就是阴虚所引起的舌萎软。另外，还有一些老年人，经常会感到口干舌燥，尤其在夜间睡醒之后，还会出现舌无法转动的现象，这也是阴虚的表现。

♥ 强硬舌

舌体板硬强直，屈伸不灵活，不能转动或转动不便，即为强硬舌。强硬舌一般是由心脾风热所引起的。《诸病源候论》中有这样的记载："心脾虚，为风热所乘，邪随脉至舌，热气留心，血气壅塞，故舌肿，舌肿脉胀急，则舌肿强。""脾脉络胃，夹咽，连舌本，散舌下，心之别脉，系舌本。今心脾两脏受风邪，故舌强不得语也。"

严重的舌溃疡或舌上有干硬的厚苔堆积，均可导致舌体转动不灵活，形成强硬舌。如果并非以上情况，那么很可能就是中风的前兆。出现强硬舌时，一般还会伴有语言含糊不清或言语不连贯等现象。多见于流行性乙型脑炎、病毒性脑炎、高热昏迷、肝性脑痛、脑血管意外等病症患者。

♥ 颤动舌

伸舌时，舌体不自主地颤动，即为颤动舌。颤动舌多是由肝阳上亢或气虚所引起的。多见于持续两天以上少进饮食的高热患者、甲状腺功能亢进患者以及少部分高血压患者和部分癔症患者。

《辨舌指南》中有这样的记载："舌为心苗，其伸缩展转，则筋之所为，肝之用也。舌战者，舌颤掉不安

也。舌红而颤动难言者，心脾虚也，汗多亡阳者，有之；舌挺出振颤者，多见于酒客湿热，病神经衰弱者，大抵舌颤，由于气虚者，蠕蠕微动，由于肝风者，习习煽动，更宜添之舌色，如舌色淡红而颤者，气血俱虚也；嫩红而颤者，血虚液亏也；鲜红而颤者，血液亏，肝风内动也；紫红而颤者，肝脏热

毒动风也。"

　　由于肝是风木之脏，主筋，所以当肝阳上亢或气虚等因素影响肝所主的筋脉时，就会使筋脉失养，出现所谓的"风证"，从而导致舌体颤动。此外，舌体颤动也是身体衰弱的表现，当人处于贫血状态或精神过度紧张时也可出现舌体颤动的现象。

短缩舌

　　舌体卷短紧缩，不能伸长，甚至伸舌不能抵齿，称之为短缩舌。有些人先天就存在舌体短缩的现象，一般可以通过手术进行矫治，无关内脏健康。但如果不是先天因素造成的，则多是危重病症的表现。多见于急性心肌梗死、肝性脑病、重型流行性乙型脑炎等病症。

　　《辨舌指南》中有这样的记载："缩者，卷短也，舌系收紧不能伸长之谓也。凡舌短由于生就者，无关寿夭；若因病缩短不能伸长者，皆危证也，邪陷三阴，皆有此证。""伸舌圆短不能出齿外，热已盛极，速当泻火；舌绛欲伸出，而抵齿难骤伸者，痰阻舌根，内有肝风也；亦有脾肾气败而舌短不能伸者，因脾肾之脉连舌本，其形貌面色，亦必枯瘁，多为死证；如舌根黄尖白，短缩不燥，硬而麻木，欲伸不能出者，肝风挟痰也，宜熄风化痰。"

吐舌和弄舌

　　吐舌是指舌体经常伸出口外，且不能立即收回的一种病症。弄舌是指舌体刚伸出口，即缩回口中，或舔唇边，抖动不停的病症。吐舌和弄舌都是因为心脾积热，而使筋脉不舒所造成的。多见于大脑发育不全的痴呆患者，也可见于先天愚型患者。

　　《幼幼集成》有云："夫舌为心之苗，胃之根，小儿多生舌病，以心脾之积热也……弄舌者，脾脏嘘热，令舌络紧，时时舔舌，安人称为蛇系惊者是也，切勿以寒凉攻下治之……大病后，精神困惫，饮食少思而弄舌者，凶候，因气血两虚精神将脱。"《石密秘录》中说："如人舌吐出，不肯收进，乃阳火强盛之故。"《国医舌诊学》又云："舌时欲伸出口外者，心间有热痰，舌肿胀也。舌伸而常舔唇口，时动不止，色紫而暗者，疫毒攻心也；舌偶时伸出弄唇者，中蛇毒也……小儿病舌出不收者，心气绝也，不治。"

❤ 有神舌

有神舌一般表现为舌质荣润而有光彩，舌色红活，运动灵活。有神舌是脏腑功能正常，阴阳气血精神皆足的表现。如出现此象则说明病情较轻，即使暂时病重也会很快复原。有神舌是正气未伤的征象，没有凶候。

❤ 无神舌

无神舌一般表现为舌质干枯而晦暗无泽，死板，没有生气，运动不灵活。无神舌是脏腑功能衰竭，阴阳气血精神衰败的表现。如出现此症则说明病情较重，未病者也很容易感染恶疾，已病者则病情危重。无神舌是元气大伤的表现，是凶疾之舌。

另外，胃气的盛衰还可以从舌苔的根底有无上表现出来。如果舌苔中厚边薄，紧贴于舌面，或刮舌面可见苔迹以及有苔能逐生之象者，均是有根的表现，表明胃气依然存在；如果舌苔似有似无，或刮之即去以及苔垢不易复生者，均为无根的表现，表明胃气已经衰败。

前人对此也做了大量的研究，《形色外诊简摩》中认为："前人论有地无地，只可辨邪气之浮沉虚实，有根无根才能辨中气之存亡；是苔之里一层，根是舌质与舌苔之交际；无苔是胃阳不能上蒸，肾阴不能上濡，胃肾乃舌与苔之根。"

总之，舌神是衡量机体正气盛衰的标准之一。凡有神舌无论舌色如何，均为活色；无神舌无论舌色如何，皆为死色。在诊断的过程中，虽然不能只凭活色和死色来断定人之生死，但在我们观脸测健康的过程中，还是可以以此来判断病情的轻重的，这对疾病的早发现、早治疗有一定的积极意义。

❤ 过于光滑的舌头

人大多希望自己拥有如簧的巧舌，不过舌头光滑可不一定说明伶牙俐齿。也有可能是缺乏了某种营养元素。

如果舌头光滑而苍白，有可能是几种严重营养不良中任意一种的信号，如缺乏叶酸、维生素B_{12}或者缺钙。由于营养不良，舌头失去了粗糙的覆盖物，变得脆弱，甚至可能会缩小。

光滑的红舌头可能是恶性贫血的健康警示。恶性贫血是维生素B_{12}缺乏而导致的一种常见贫血症，很容易治愈。光滑的红舌头也可能是吸收障碍综合征的信号，这是一种集体不能吸收足够营养物质的肠道疾病。

如果舌头上只有一小块是光滑的，呈现红色或者白色，那么有可能是患上了正中菱形舌炎。正中菱形舌炎是舌炎的一种，是发生于舌盲孔前、舌背中线区（即人字沟前方）的菱形或似菱形的、圆形或椭圆形的无乳头病损，其直径约1厘米，颜色微红，与周围组织有明显的界线；有时局部呈结节状，触之较硬，但基底部较软，这块光秃秃的部分看起来像块钻石或者呈菱形，可能很平，也可能高出来，完全没有舌乳头和味蕾；通常位于舌头的中央到后部，可能很小，也可能大致覆盖几乎半个舌头。正中菱形舌炎并不常见，医学上也称为中央性舌乳头萎缩，男性比女性多发。

患有正中菱形舌炎的人有时会出现吻痕，即由于舌头上的光滑区摩擦软腭而形成的红色、疼痛的斑块。这些斑块容易被误认为是癌，其实它们不是癌。不过，这些部位容易感染念珠菌。

♥ 舌下络脉异常

正常人舌下位于舌系带两侧各有一条纵行的大络脉，称为舌下络脉。也叫"淤络"，舌下面的黏膜正中线形成一条连于口腔底的明显皱襞，叫舌系带，舌系带两侧，透过黏膜可见有浅蓝色的舌静脉，中医称谓舌下络脉，或称舌脉。

正常人舌脉隐现可见，直径不超过2.7厘米，其长度不超过舌尖至舌下肉阜连线的3/5。颜色暗红，脉络无怒张、紧束、弯曲、增生，排列有序。绝大多数为单支，极少有双支出现。

望舌下络脉主要应观察其长度、形态、色泽、粗细、舌下小血络等变化。望舌下络脉的方法是：让病人张口，将舌体向上腭方向翘起，舌尖轻抵上腭，勿用力太过，使舌体自然放松，舌下络脉充分显露。首先观察舌系带两侧大络脉的长短、粗细、颜色，有无怒张、弯曲等异常改变，然后观察周围细小络脉的颜色、形态有无异常。

舌下络脉异常及其临床意义如下：

舌下络脉短而细，周围小络脉不明显，舌色偏淡者，多属气血不足，脉络不充。舌下络脉粗胀，或呈青紫、绛、绛紫、紫黑色，或舌下细小络脉呈暗红色或紫色网络，或舌下络脉曲张如紫色珠子状大小不等的结节等改变，皆为血瘀的征象。其形成原因可有气滞、寒凝、热郁、痰湿、气虚、阳虚等，需结合其他症状综合分析。舌下络脉的变化，有时会早于舌色变化，因此，舌下络脉是分析气血运行情况的重要依据。

舌歪斜意味着什么

正常人伸舌出来时，舌尖应正对鼻尖，有些人在伸舌后，舌头往往不能居于正中线，舌头伸出时，舌尖偏向一侧，或左或右、称为偏歪舌。

当出现舌歪斜，病侧的舌肌往往会觉得麻痹，无力收缩，稍一伸长，舌体就两侧不均而偏歪，所以左侧舌肌麻痹时舌尖就向左，右侧舌肌麻痹则舌尖偏向右。

偏歪舌多由风邪作祟，致气血不畅、营养不调所致，最常见于一些脑血管病人，如脑血栓、脑栓塞。在进行一段时间康复治疗，如针灸后，这种情况可基本甚至完全消失。若属局部性疾病，如舌下神经受压迫损伤或面神经麻痹等引起，治疗上往往有一定的难度。

此外，舌部肿瘤与舌下神经受损也会引起舌歪斜，且会同时伴有舌萎缩。不明原因的舌歪斜，应提高警惕，不排除颅内的病变。

小贴士

脑血栓病人的饮食调养

肥胖、血脂高、血糖高、血压高等是造成动脉硬化的危险因素。在治疗上，除了服用相应的药物治疗以外，饮食调养也具有重要的作用。

1. 首先，肥胖的病人应限制主食的摄入量，将体重降至正常或接近标准体重。一般控制在每天300克左右的主食量。如病人吃不饱可用蔬菜、豆制品补充，尽量养成吃八成饱的习惯。

2. 少吃或不吃动物脂肪和动物内脏，如肥肉、肥肠、肚，因这些食品含有很高的胆固醇及饱和脂肪酸，容易加重动脉硬化。

3. 多吃优质蛋白质，如牛奶、鸡鸭（最好是野生的柴鸡）、鱼类、蛋类（蛋黄应少吃）、豆制品，少吃猪、牛、羊肉，且以瘦肉为好。

4. 多吃富含维生素的食品，如富含维生素C的新鲜水果、西红柿、山楂等；富含维生素B_6的豆制品、乳类、蛋类；富含维生素E的绿叶蔬菜、豆类等。

5. 饮食应以清淡为主，避免过咸，最好不吃咸菜。因为吃得过咸，容易引起高血压。

6. 多吃纤维素多的食物，如芹菜、粗粮等，以增加胃肠蠕动，避免大便干燥。有便秘的病人应多喝水，这样即可促进排便，小便的增加对防止泌尿系统感染有益。有的病人，

剥苔意味着什么

舌苔全部或部分剥落的苔质称为剥苔。全部剥落，而且不复生，全舌面光洁如镜，称为光剥舌，又称镜面舌、光莹舌，主阴津枯竭，胃气将绝。

若舌质淡红而光莹无苔，为脾胃损伤，气血两亏已极；若舌红绛而光莹，为胃肾阴液枯竭，水涸火炎的危候。若舌苔剥落不全，剥落处光滑无苔，余处斑驳残存界限明显的舌苔，称花剥苔，主胃之气阴两伤。若花剥苔兼见腻苔，多为痰浊未除，正气已伤。

若舌苔不规则的大片脱落，边缘厚苔界限清楚，形似地图，称地图舌，儿童多见，与阴虚体质有关。若剥脱处不光滑，似有新生颗粒的称类剥苔，为久病气血两虚。类剥苔易剥易续生，故形状多变。地图舌则以剥苔经常转移为特征。

剥苔多见于儿童，久病体虚，或过敏体质。由于脾胃虚弱，消化功能减退，造成营养不良，同时又出现抵抗力差，容易感染发热，以及慢性病长期低热，或其他慢性消耗性疾病导致胃气损伤，津血不足，所以舌苔部分剥落。

舌质偏淡，属气血两虚。气血两虚的患者，脏腑生理功能减退，同时缺少各种腺体分泌物、蛋白质、维生素、微量元素、盐类等舌苔生长所需的物质，而且口腔酸碱度不稳定，影响舌苔膜丝状乳头生长，所以新苔难以续生。过敏体质者容易出现黏膜水肿，故舌苔边缘高突如框。舌中部苔增厚，是由脾胃功能减退，代谢产物增多等原因所致，中医称为"脾虚生湿"。

从人的舌下部发现疾病

舌下部隐藏着许多健康信号，不可忽视。

（1）舌下主络、支络隐约不见显露，舌下组织瘦薄而干燥，尤以伞襞部最为明显，舌面无明显改变的，为患有长期低热的肺结核信号。

（2）舌下络脉曲张Ⅱ度以上，提示可能患有慢性阻塞性肺气肿、肺源性心脏病。

（3）舌下络脉见浅蓝色或淡红色改变，形态细小而短浅，小络脉则无多大改变的，提示患了慢性消耗性疾病、虚损劳症、消化不良、脘腹隐痛、久泻久痢以及妇女宫寒不孕、功能性子宫出血、月经不调、痛经、闭经、带下等症。

（4）舌下色青而脉络不见怒张，为肺源性心脏病出现心力衰竭信号。舌下两侧边缘见青色改变，提示患了胆绞痛。

（5）小儿舌系带两侧见有米黄色赘生物的，提示患了小儿肠道蛔虫症。

（6）舌下淤斑见紫褐色或暗紫色改变的，提示患了慢性胆囊炎，或胆石症长期不愈；淤斑见紫黑、紫蓝色或鲜红色改变的，提示患了早期肝癌。

♥ 舌头味觉障碍

味觉是位于舌和上颚的味蕾产生的感觉，溶解在唾液里的物质，接触味蕾后会产生刺激，这种刺激通过神经传递到脑，形成味觉。

味觉障碍一般分为：味觉迟钝、减退，甚至消失；把甜味变成苦味的"异味症"；对所有食物都没有味觉的"自发性味觉异常"；只对甜味没有感觉的"分解性味觉障碍"；吃什么都感到怪味的"恶味症"。

味觉障碍的主要原因是锌摄入量不足，食品添加剂会导致锌的流失，偏食和长期吃快餐也会导致锌摄入量不足。人体内分解酒精的酶是锌酶，如果饮酒过量，会为分解酒精消耗大量锌，加上酒精会伤害味蕾，因此，饮酒过量也是引起味觉障碍的原因之一。

此外，也可能是味蕾功能受到破坏，如喜欢吃温度过高的食物，或其他原因将味蕾烫伤，味觉神经被切断，从而使味蕾的感知产生障碍。

忧郁症等心因性疾病和年老体衰等都会导致味觉障碍。

发生味觉障碍，会察觉不到食物的美味，无法享受吃饭的乐趣；由于食欲的减退，还会使得血液中的锌量进一步减少，出现脂溢性皮炎和脱发、腹泻等症状。

在生活中要想远离味觉障碍，首先要调节情绪，保持心情的开朗轻松，减少生活压力和负面影响。

女性减肥要慎重，不要为了追求体形的美丽，而伤害了自己的身体，健康才是美，切勿过度减肥而导致神经功能紊乱，损伤味觉。

不能偏食挑食，不要食用过于精细的食品，适当增加五谷杂粮的摄入。

多吃一些富含锌元素的食物，如牡蛎、紫菜、虾皮、牛肉、猪肉、羊肉、动物肝脏、芝麻酱、花生、核桃等。

粗心的人们可能难以察觉自己的味觉是否有障碍，可以照如下标准进行自检：你是不是不想吃东西，多么美味的饭菜进了嘴里，也都感觉不到它的美味？是不是有时唾液很少，甚至有时口干？如果是，那么，你可能就已经出现了味觉障碍。每天适当饮用绿茶，坚持半个月到一个月，即可以有效减轻这种现象。

看牙齿窥知体内疾病

第九章

◎每个人都希望自己能拥有一副洁白健康的牙齿，但随着年龄的增长，很多人的牙齿都会或多或少出现一些问题。如牙齿变黄变黑，甚至各种颜色的牙齿。当然比这更痛苦的就是龋齿了。俗话说，牙疼不是病，疼起来要人命。要想远离牙齿病患的折磨就需要我们在生活中更加关注更懂得呵护自己的牙齿，而这就要从读懂"牙语"开始。

♥ 棕黄色的牙齿

正常情况下小儿的乳牙是乳白色的，体积较小，但恒牙是呈淡黄色的。恒牙在正常情况下都应该呈淡黄色，但其他情况下牙齿变黄则属异常。

最多见的就是四环素牙。什么是四环素牙？在我国20世纪六七十年代，曾广泛使用四环素类药物，使用这类药物过量可以在牙齿组织中积蓄，使牙齿内层染色变黄。因为服用了四环素并不会即刻使牙齿变黄，而是在牙齿钙化时期（乳牙在母亲怀孕时期，恒牙在儿童7岁以前）服用过量四环素而导致四环素牙。就恒牙来说，若儿童7岁以前服用了过量的药物，待7岁以后换牙后才表现出黄牙。当时无论是医生或家长都很难把服用四环素和牙齿变色联系起来，后来经科学研究才证实了本症与四环素的关系。我国卫生部现在已明令禁止生产和使用小儿用四环素，所以年轻人已基本上见不到四环素牙了。

另一类常引起牙齿变黄的就是氟牙症了。氟牙症是在牙齿发育钙化期，人体摄入过量氟造成的，摄入氟主要是通过饮水。在我国有些地区天然水中含氟量过高，容易导致氟牙症，属地方性氟中毒的一种表现。但现在这些高氟地区的饮水工程逐步得到改善，地方性氟中毒和氟牙症也已经减少了。

另外，在小儿牙齿发育钙化期若患比较严重的全身疾病，病程比较长影响了全身营养代谢功能，也可影响牙齿釉质发育不全和钙化不良，它的特点是釉质失去光泽、不透明，可呈黄褐色，重者可使牙齿表面粗糙斑点状，外形不完整，患牙常左右对称。本症虽然是营养障碍引起钙化不良，但只是反映了过去的健康状况对牙齿的影响。因此，出现牙齿钙化不良后再来补充钙、维生素D已毫无意义了。

其他使牙齿变黄的原因还有些局部

外来因素。比如吸烟、饮浓茶、喝咖啡，以及某些中药，这些都只影响牙齿的表面染色，比较易于清除。

那么在日常生活中应怎样避免牙齿变黄？

· 尽量避免吸烟，以免给牙齿表面"染色"。

· 饭后记得漱口，及时赶走可能附着的细菌和色素。

· 每天坚持至少早晚两次刷牙，如果能配合使用洁白牙膏当然更好。

· 正确使用牙线，不要给牙齿间隙中的污垢留下可乘之机。

· 咨询专业的牙医，每年定期去诊所洗牙，给牙齿做"大扫除"。

在诸多牙齿保护的措施中，尤其值得我们注意的是刷牙这个环节。如果你想拥有洁白、整齐、健康的牙齿，选对牙齿清洁用品将有所助益。下面就向你介绍选择牙膏、牙刷、牙线的几个原则。

1.牙刷

筑起保卫牙齿、去除牙菌斑的首道防线。而在挑选牙刷的过程中要注意以下细节：

· 选择软毛牙刷。软毛牙刷比硬毛牙刷更能有效清洁牙面，而硬毛牙刷还会伤害牙龈和牙组织。

· 选择"小头"牙刷。牙刷"头"越小，也就越容易清洁口腔的隐蔽处和缝隙。

· 适时更换牙刷。当牙刷刷毛开始向外弯曲时，就应当更换牙刷了。通常三个月应当更换一次牙刷。

· 流感或感冒痊愈后应更换牙刷，以避免再次感染。

· 认清"牙医协会认可"的标志。确认包装上的质量认证标志。

2.牙线

建筑起口腔健康的第二道防线。牙线对于牙缝间的清洁是十分必要的，因为那里常常是牙龈疾病的发源地。

3.牙膏

氟化物在预防儿童和成人的牙齿蛀蚀方面起着重要的作用，牙膏则是氟化物最好的来源。

氟化物可在牙齿受到蛀蚀的早期帮助牙齿修复珐琅质，并中和产生酸的牙菌斑。

· 适合你的牙膏不一定就适合其他人。如果医生向你推荐一种特别的牙膏，如抗过敏牙膏或去垢牙膏，它们并不一定就适合你的家人。

· 虽然也有人宣称漱口水能杀灭口腔细菌。但预防口腔疾病最重要的是将细菌从牙周袋中除去，而漱口水却不能渗入这些地方。此外许多漱口水产品中含有酒精，有的酒精浓度高达20%甚至更高，这会对孩子造成危险。

· 如果你希望拥有一口洁白的牙

齿，那么牙齿漂白剂可能会吸引你。但通常这种漂白效果不能持久。如果过多地使用漂白剂还会对牙龈造成伤害或引起感染，尤其是退化或敏感牙龈。因此在你使用漂白剂之前，应向牙科医生咨询，以确定哪种产品最适合你。

绿色或者金属色的牙齿

如果牙齿变黄，一般情况下可以通过一些措施来改善。但是如果牙齿变成奇怪的绿色或金属色，那又该怎么办呢？

牙齿染上绿色、蓝绿色或者棕色可能说明你在过多地接触某些金属，可能是由于工作，或者由于牙科治疗。牙齿染上什么样的颜色取决于这些金属与口腔中的细菌发生的化学反应。过多地接触铁、镁和银会令牙齿发黑；铅尘会留下蓝绿色的污渍；铜和镍会把牙齿变成绿色或者蓝绿色；吸入某些烟雾，如铬酸，会令牙齿变成深深的橙色；过量接触碘溶液或者在含氯的游泳池中待的时间太久会使牙齿变成棕色。

斑驳的牙齿

如果你的牙齿上出现很多斑块，颜色不均，这可能是氟牙症的表现，是牙齿由于饮用氟化水、使用含氟牙膏或者含氟漱口水而过度暴露于氟化物的结果。

氟牙症又称氟斑牙或斑釉牙，是一种典型的地方病，为慢性氟中毒病早期最常见而突出的症状。氟牙症在世界各国均有报告。我国氟牙症流行区很多，东北、内蒙古、宁夏、陕西、山西、甘肃、河北、山东、贵州、福建等地都有慢性氟中毒区。

轻度的氟中毒，牙齿上的斑块很小、发白、不透明。比较严重的氟中毒，牙齿上的斑块会呈棕色、牙齿是斑驳的。在儿童时期，正在发育的牙齿过多地暴露于氟化物中就会出现这种情况，但一般过一段时间之后牙齿上的染色和凹陷才会比较明显。

氟牙症一般是由于饮用水中含氟量较高引起的。不过，随着现代社会生活环境的改善，高氟地区的饮水工程的建设，已很少出现这种病症了。

对已形成的氟牙症可用以下方法处理：

（1）脱色法亦称磨除加酸蚀法。适用于无实质性缺损的氟牙症。

（2）可见光复合树脂修复。适用于有实质性缺损的氟牙症。市场上复合树脂种类很多，其性能和方法亦有差异，术者使用前应仔细阅读各厂的产品说明书，然后按规定使用，这样才能得到良好的效果。

锯齿状的牙齿或有凹痕的牙齿

发育正常的上下门牙、侧切牙在它刚刚萌出的时候，切端都呈锯齿状凹凸不平，这种锯齿我们把它称为锯齿牙。牙齿萌出是一个缓慢的过程，在这个过程中牙齿本身也是不断发生变化的，牙釉质还因为在其表面的生长线所形成的细沟呈线条状的波纹，这就是我们经常看见我们的牙齿表面像瓷器裂了一样有几条细细的纹路，它其实是釉面横纹。

从医学角度来看，锯齿是属于牙齿正常的解剖形态，随着年龄的增长，牙齿会因为咀嚼和对合牙的咬合逐渐磨耗，缓慢变得平整。另外还有一种情况：就是在成年以后前门牙齿仍然呈锯齿状，这多数是因为人们喜欢用前牙嗑瓜子比较多而造成的牙齿边缘磨损，我们把它叫"瓜子牙"。

"瓜子牙"称为上前牙牙体慢性磨损，主要发生在经常嗑瓜子的女性、咬钉子的木匠及鞋匠等。日积月累的咬切

使上前牙切缘的某些区域牙釉质完全被磨耗，牙体呈V形凹陷，严重时部分牙本质暴露。由于磨损到牙本质，患者咬硬物，喝过冷或过热饮料，吃酸性食物时会出现酸痛，也就是牙本质过敏症。严重者，牙面出现折裂纹，甚至切角缺损，有的由于过度磨损还会使牙髓胚暴露出现牙髓病和根尖周病。所以，出现"瓜子牙"要及早治疗。

如果牙齿上有平滑的凹痕，还可能说明吃了太多的橘子和柠檬。这些水果以及其他食物中的酸会腐蚀牙釉质，导致牙齿磨损。

如果牙齿靠近牙龈的部位有V形凹痕，可能说明你刷牙过度了。有时，过多地使用牙签也会形成这样的凹痕，因为用牙签剔牙实际上就是在挖掘保护牙齿的牙釉质。不过，这些凹痕更可能是磨牙的证据，医学上称为磨牙症。

像玻璃般质地的牙齿

如果感觉自己的牙齿特别是后牙像玻璃一样光滑，听起来感觉很不错，然而，实际上这可不是个好迹象。

像玻璃般光滑的牙齿可能是骨质在流失（骨质疏松症）的健康警示，也可能是一种饮食紊乱贪食症的证据。

患上贪食症后，反复呕吐会致使牙齿沐浴在胃酸中，保护性的牙釉质就会被酸腐蚀掉。

所谓贪食症并非是普通的贪吃。作为一种进食行为的异常改变，贪食症具有以下一些特点：病人的摄食欲望或行为常呈发作型，一旦产生了进食欲望便难以克制和抵抗，每次进食量都较大；病人担心自己发胖，故常常在进食后自行催吐，也有人会服用泻药或增加运动量等来消除暴食后引起的发胖；上述的暴食现象每星期至少发作2次，且至少已连续出现3个月以上。

贪食症多发生于青少年或成年早期，以女性为多，男性病人仅为女性的1/10左右。贪食症的发生大多存在一定的诱发因素，如人际关系不佳、长期情绪烦躁抑郁，或对自己偏胖的形体感到不满，以致采取出格的节食措施，在饥饿难挨时又不加控制地转为暴食。贪食症病人最初会对自己的暴食行为感到害羞，因而在暴食时常常背着他人，在公众场合则尽量克制，而到了后期，这点控制能力会完全丧失。贪食症不仅仅是一种不良的生活习惯，而是一种心理疾病，是个人自身无法控制的，必须由专业人士帮助治疗。

贪食症患者的治疗包括药物、营养支持及心理治疗。治疗重点在于让患者养成一日三餐、营养均衡的饮食习惯，避免在两餐之间吃零食或高脂、高糖的食物。另外，多吃高纤维食品能帮助食物通过消化系统，而减轻对轻泻剂的依赖。心理治疗则应鼓励患者接受其体重和身材，找出情绪压力的来源，并强调正确的饮食观念。

避免贪食症的原则：

· 不要受体重数字的影响；
· 和别人一起愉快进食；
· 拥有可以倾吐烦恼的贴心朋友；
· 不要对"吃"抱有罪恶感；
· 对自己的外貌要有信心。

❤ 破碎不整的牙齿

有些人可能会发现或感觉到牙齿有裂口，后牙断裂往往是磨牙症的信号，有银汞填充物的后牙容易发生断裂。男性与女性患上磨牙症的概率是一样的。实际上磨牙症比龋坏对牙齿的破坏性更大。磨牙和咬牙会导致保护牙齿的牙釉质被磨损掉，牙齿就会变得非常敏感。而且，不论白天还是晚上，磨牙或咬牙往往会引发下颌问题，如颞下颌关节综合征。

那么平常又应该如何预防磨牙呢？

（1）睡前尽量放松自己，尤其是在入睡前。可以适当地做些体操、泡泡热水澡、听听轻音乐等。

（2）避免兴奋性食品和吸烟，并且要改善睡眠环境。

（3）尽量避免含有咖啡因等饮料或食物，像咖啡、巧克力、可乐等尽量避免。

（4）多吃些含维生素丰富的食物。

（5）热敷上下颚，可松弛咬合肌肉。

（6）保持正确姿势。弯腰驼背也会导致磨牙。

（7）睡前一定要刷牙，晚饭不要过饱。

（8）日常饮食注意补充钙质，定期驱虫。

（9）白天时让嘴巴保持在健康的休息状态，即让牙齿维持松弛。

严重的磨牙患者要采取积极的治疗措施，首先从病因入手，注意调节心理、减缓压力。睡前应放松，避免兴奋性食品，改善睡眠环境。还应积极治疗全身性疾病，减轻夜磨牙的发生。

如果牙齿磨损的厉害，建议使用牙合垫进行隔断，避免牙齿进一步磨损。但患者不能自行购买，需要在医生的指导下选用和佩戴。

除此，针对磨牙症还可以辅以食疗。

（1）鲜枸杞菜（连梗先煲）半市斤、黄花菜20条（去蒂）、蜜枣2~3个、猪胰腺1条，煲汤。

（2）每晚睡前吃一块生橘皮或者用陈皮泡水，连吃2~3天，可治小儿及成人睡觉磨牙，对早期磨牙刚刚发生时尤其有效。

牙齿上的黑洞预示着什么

如果你发现牙齿上有黑洞，那么说明你患上了虫牙，虫牙也是龋齿的俗称，是牙齿硬组织的一种慢性疾病。龋齿是一种由口腔中多种因素复合作用所导致的牙齿硬组织进行性病损，表现为无机质脱矿和有机质分解，随病程发展而从色泽改变到形成实质性病损的演变过程。它在多种因素作用下，使牙釉质、牙本质受到破坏、缺损，逐渐发展成为龋洞。龋齿出现后，应该及时填补，以免其继续扩大。同时也应充分了解其产生原因，以免日后再次发生。龋齿的成因主要有以下几种：

（1）牙齿本身的健康状况。孕妇在妊娠时的营养不良，会直接影响胎儿的牙齿健康状况；怀孕过程中，药物和感染类疾病也会造成胎儿的牙齿不健康。如此一来，先天龋齿因素便埋伏下来了。

（2）生活模式的改变。例如建立新家庭、转换工作、家居迁移、剧烈运动训练等，都能影响正常的个人护理及日常饮食，增加蛀牙的风险。药物亦可能含有高含量的隐藏糖分或减少唾液分泌的物质，而令蛀牙的风险增加。

（3）口腔细菌的作用。口腔中的变形链球菌和乳酸杆菌，在口腔里残留的食物残渣上繁殖、发酵而产酸，使牙齿被腐蚀，软化，脱钙。牙齿脱钙后，便慢慢形成龋洞。

（4）食用糖类过多。糖类在龋齿的发生中起决定性作用。尤其是含有蔗糖的食物，可使牙齿的菌斑增多，导致龋链球菌大量增加。

（5）抵抗力下降。机体的抵抗力包括牙齿和全身的抗龋能力，机体的内在因素可影响龋齿的发生。尤其是体内蛋白质、矿物质及维生素缺乏时，更容易导致龋齿的发生。

治疗龋齿的主要方法是充填。即将龋坏组织去除净，作成一定的洞形，清洗、消毒以后，用充填材料填充，并恢复牙齿缺损的外形。

要想远离龋齿，在生活中应该注意减少或控制饮食中的糖，养成少吃零食和糖果糕点的习惯，睡前不吃糖，养成多吃蔬菜、水果和含钙、磷、维生素等较多的食物的习惯。

增强牙齿的抗龋性。主要是通过氟化法增加牙齿中的氟素，增强其抗龋性，如自来水氟化、学校饮水氟化、牙面涂氟、含氟牙膏刷牙、氟溶液漱口等方法。每天用浓度不超过0.4%的氟化钠牙膏刷牙，早、晚各1次，有一定减低龋齿的效果。

定期检查口腔。让牙医定期为你彻底检查口腔，每年至少1～2次。

早、午、晚三餐要定时，并且分量要足够，避免在正餐以外的时间进食，以减少吃喝次数。口渴时只喝清水，这样便可以减少龋齿的机会。如果两餐之间真的感到饿可以吃一次茶点。

在饮食中要多吃富含维生素D、钙、维生素A的食物，如牛奶、动物肝脏、蛋、肉、鱼、豆腐、虾皮、菠萝、胡萝卜、红薯、青椒、山楂、橄榄、柿子等。含氟较多的食物有鱼、虾、海带、海蜇等，这些食物均有助于强健牙齿，预防龋齿。

小贴士

家庭外用治疗龋齿验方

1.花椒护牙方。花椒1粒，放于龋洞上，用力咬住。

2.胡椒青盐方。韭菜根10个，川椒20粒，香油少许。将三者放在一起捣烂如泥，敷病牙侧面颊上。

3.香蕉盐。香蕉3个，去皮抹盐少许吃之。每日2次。

4.鸭蛋牡蛎粥。咸鸭蛋2枚，干牡蛎50克，粳米60克。将咸鸭蛋和粳米煮粥，熟时捞起咸鸭蛋去壳，切碎和干牡蛎一起放入粥内，再煮片刻，调味食用。

牙龈出血必须注意了

很多人都会面对这样的问题，早上刷牙或者吃东西的时候会发现自己的牙龈又出血了。虽然也说不上多疼，却让人苦恼不已。

牙龈出血是口腔科常见的症状之一。一般情况下，牙龈出血常见于牙周炎的早期——牙龈炎。牙龈出血不仅仅是出现于口腔的疾病，它还会预示着其他系统的疾病，如白血病、遭遇放射性辐射后、自身免疫性疾病等。

牙龈出血的原因很多，一般分为局部性和全身性两种：

局部原因引起的牙龈出血，常见的是患牙龈炎和牙周炎的病人。这些病人由于不经常刷牙，或由于刷牙的方法不正确，会在牙龈边缘的地方产生牙石。牙石是一种坚硬的石灰样物质，对牙龈有刺激作用，能引起牙龈发炎、肿胀、充血，轻者在刷牙、吮吸、咬硬物或剔牙时出血，重者在轻微刺激或没刺激时也会出血。如发炎、高烧致牙龈组织的血管结构发生改变，也会造成出血。口腔疾病所致的牙龈出血，多见于牙龈炎和牙周炎。此外，假牙不合适、食物嵌塞、牙周损伤等，都可造成牙龈出血。有的会在牙刷上留下出血的痕迹。遇到这种情况，不用担心，因为这类出血，在刷牙完毕后，很快就会停止。

另外，如龋已毁坏牙冠（医学上叫残冠），残冠表面有锋利的牙釉质组织，像小刀一样刺割着牙龈而引起牙龈出血；有些人因吃东西不慎，把骨头刺入牙龈里，也能造成牙龈出血，但这种出血只发生在个别牙齿的牙龈上，拔除残冠、去掉骨刺后，出血就会停止；有些人因使用牙签不当，剔伤牙龈而出血，这种出血，只要停止剔牙或改正用牙签的方法，出血也会很快停止。

有一部分牙龈出血是由于全身性疾病所引起的，这类牙龈出血往往是全身疾病的临床症状之一，它对全身疾病的诊断有一定的帮助，治疗时要特别小心。

坏血病是由于缺乏抗坏血酸（也称维生素C）所致的全身性出血性疾病，而牙龈出血是该病的一个突出症状。患坏血病的病人口腔牙龈呈暗红色肿胀，肿胀的牙龈有时可遮盖牙冠。随着人民生活的不断提高，在中国坏血病已十分罕见。

各种血液系统的疾病也可出现牙龈出血的症状，如白血病、血友病、血小板减少性紫癜、再生障碍性贫血等，常表现为牙龈出血或拔牙后出血不止，用一般的止血方法不易止住。遇到这种情况，一定要请内科医生详细检查，找出引起出血的原因，对症下药。

❤ 牙齿酸痛，病况各异

牙齿一旦酸痛，通常表示已发生病变，应当引起患者重视，赶快请医生检查治疗，避免病变再进一步发展。

引起牙齿酸痛的原因较复杂，现简单从以下几方面来说明：

1.牙齿咬合面的磨耗

牙齿表面有一层白色坚硬的牙釉质覆盖，由于长期使用，可以出现牙齿咬合面的磨耗。如果磨损太快或大严重，牙齿下一层的牙本质会暴露出来。牙本质层里有神经末梢的牙本质纤维，此时，暴露的牙齿如受到外界刺激即可引起牙齿酸痛的症状。而造成牙齿磨损太快的原因是牙齿本身的发育钙化不良（即牙本身的结构质量差）。平日爱吃过硬食物的人，尤其是中年以后爱吃过硬食物者，牙齿表面磨损更快。另有少数人有夜间磨牙的不良习惯等也易引起牙痛。当牙齿产生酸痛的症状后，如果仍不注意保护，继续磨耗下去，还可引起其他方面的牙病，使治疗更加复杂，故应尽早定期请医生检查。

2.楔子状缺损

最常见的部位是靠近牙龈缘或颊面的牙颈部产生一个三角形或月牙形的缺损，当缺损发展到一定深度时，则可产生酸痛的症状。造成楔子状缺损的原因很多，与由于牙颈部的牙釉质结构薄弱，以及长期不合理的采用横式刷牙方法等，对牙颈部长期进行的磨损有关。此外，口腔内不断分泌的一种酸性分泌物会侵蚀牙颈和牙缘，某些职业如制酸工人常受到酸性物质的侵蚀等，也可造成牙齿缺损。

3.龋齿（俗称蛀牙）

当龋齿病变破坏到一定深度时，牙轴质被破坏后，受到冷、热、酸、甜等各种刺激后，会产生酸痛的症状。龋齿治疗后症状便可消失。

4.其他原因

如外伤、牙周病、原因不明的牙本质过敏等。

❤ 从乳牙过早过迟萌出中查疾病

乳牙是幼儿的咀嚼器官，咀嚼可刺激和促进颌骨、牙床的发育，颌骨和牙床的正常发育，对将来恒牙的健康和排列整齐是很重要的。

乳牙一共有20个，在婴儿出生后4～10个月萌出，但多数在6个月时开始萌出，2~2.5岁时出齐。

所谓的乳牙早出，即有很少的婴儿在出生时已有乳牙萌出，也叫做"诞生牙"，一般只有1~2个。这种牙齿的形态和大小都正常，可是因为乳牙提前萌出，这时的牙根还未完全发育，所以又很松动。也有的婴儿在出生1个月时就开始萌出乳牙，还有的新生儿在牙龈上会出现白色的小牙胚，这是上皮的角化物，没有牙齿的形，也没有牙根，在我国民间称为"马牙子"。

有些人将乳牙的早出说成是"克星"，意思是要"克"掉父母或他本人，这完全是无稽之谈。乳牙的早出对孩子或父母都不会有什么影响。至于乳牙早出的原因，目前尚不清楚，有人认为有家庭遗传因素，也有的人认为是内分泌功能紊乱所致，但都没有得到证实。

所谓乳牙迟出，即孩子到了1周岁时仍未萌出乳牙。其原因有全身性的，也有局部性的。

全身性的因素包括以下几个方面：

1.先天愚型

这是一种最常见的染色体畸形病变，以智力障碍为主要表现，发育过缓，出牙延迟或出牙顺序错乱，釉质发育不良，并具有两眼间距宽、鼻梁低、耳郭小、常张口伸舌和流涎等特点。

2.垂体性侏儒症

由垂体前叶功能不全或生长激素缺乏所引起，全身各部位均生长缓慢，出牙延迟。

3.缺乏维生素D

这样的孩子可延至1岁或直至3岁时才能出齐牙，有时出牙的顺序也有错乱。

4.克汀病

克汀病即先天性甲状腺功能不全。该病可由患儿先天性缺陷或哺乳期缺钙引起，以女孩较多见，表现为生理功能低下、动作反应迟钝、身体矮小、食量小、声音低、出牙迟缓，治疗主要以长期补充甲状腺制剂为主。

局部因素有牙龈纤维瘤、囊肿和牙齿的阻生等。此外，也有因牙齿长出时即缺少牙胚，造成某些牙齿的先天性缺失或因外胚叶发育不良而几乎全口无牙，多伴有毛发汗腺的发育不全或与遗传因素有关。在临床上这类患儿是比较少见的。

睡觉咯吱咯吱老磨牙

住过集体宿舍的人想必都有过这种经历，夜里睡得正香时却被一阵类似老鼠啃食物的"咯吱咯吱"声音惊醒，这声音不大，却清晰入耳，在静谧的夜里十分明显，吵的人心烦意乱，难以入睡。这便是典型的磨牙现象。

人在睡眠中习惯性磨牙，或清醒时有无意识的磨牙习惯，称为磨牙症。磨牙不但会打扰周围人的睡眠，磨牙者本身的牙齿也会受到磨损，其牙周组织、下颌骨节功能均会受到一定程度的危害。专家指出，磨牙的病因与精神、情绪、牙源性原因、系统性原因、职业等多种因素有关。有磨牙症状的人千万不可忽视，应尽快找出病因，做适当的改善。

1.胃肠道膨胀

睡前吃了过多零食或食欲亢进，晚餐吃得过多，造成肠胃道晚上有膨胀感，就会出现磨牙、说梦话等现象。

2.胃肠消化功能下降

如果胃肠功能下降，体内的乳酸代谢物未能及时得到处理与排泄，聚积在体内，致使身体肌肉呈紧张不规则地收缩。而人体的下颌关节运动肌最为敏感，在夜晚睡觉时，便会反映出磨牙、睡不安稳等症状。

3.寄生虫

肠道滋生寄生虫时，寄生虫会分泌一种毒素，刺激肠道壁，影响消化系统的功能，在夜晚睡觉时即会出现磨牙的症状。

4.牙齿疾病

由于牙齿咬合的障碍，夜晚睡觉时会无意识地增加牙齿的磨动来去除咬合的障碍。牙齿出现蛀牙、牙周病、牙龈肿胀等异常病时，也会引发口腔不适，最直接的表现就是在夜晚以磨牙的症状反映出来。

5.精神不振

日常精神紧张、压力增加，在精神压力的作用下，人体下颌骨肌肉的紧张性也会随之提高，夜晚支配咬肌的三叉神经，就会在睡眠时逐渐减弱、失去其支配的功能，使得咬肌不自主的运动，造成磨牙。

6.其他因素

营养缺乏、血糖血钙浓度、内分泌紊乱等都可能成为磨牙症的发病因素。另外，尿酸增多症、甲亢、过敏、膀胱应激症等，也有可能会引起磨牙。

身体疾病信号自查全书

小贴士

食疗法调理磨牙

1.芝麻核桃酱

蚕豆100克，芝麻、核桃各30克，猪油、白糖各少许。把蚕豆倒入水中煮一下，捞出来，把豆瓣剥出来，用汤勺捣成酱；用刀背把核桃仁敲碎，用猪油和芝麻一起炒；最后将豆酱放入糖，再与核桃仁、芝麻一起炒一下即可。

2.橘皮糖片

橘皮适量。将橘皮洗净，放入白糖水中浸泡5天，每晚睡前吃1个橘子皮，连续3～4天则可有效改善磨牙现象。

3.杞菜猪胰汤

鲜枸杞菜250克，黄花菜20条，蜜枣3个，猪胰1条，食盐、酱油、五香粉各适量。杞菜洗净切段，黄花菜去蒂洗净泡发，猪胰洗净切段。将三者与蜜枣一起放入锅中加水先用大火烧沸，再用小火熬煮熟烂，加入调味料即可。

夜间磨牙虽然暂时不会感到有什么痛苦，但是长期下去，可引起牙齿牙合面和邻面的严重磨损，及并发各种病症。顽固性磨牙症会导致牙周组织破坏、牙齿松动或移位，牙龈退缩，齿槽骨丧失，又可引起咀嚼肌功能异常，如咀嚼肌功能亢进、痉挛、疲乏、疼痛等。

无论是哪种原因造成的磨牙，都会影响睡眠质量。那么在生活中我们应该如何改善这一状况，从而远离磨牙困扰呢？

· 减轻大脑兴奋。睡前休息放松，保持心情平静，或做合适的运动适当增加身体的疲劳以加快入睡、促进睡眠质量。睡前尤其要避免食用巧克力或饮用咖啡、浓茶等刺激性食物、不要看刺激惊险热闹的电视剧、书籍等，减轻大脑的兴奋性，培养良好的睡眠习惯。

· 矫正牙颌系统不良习惯。日常生活中的不良用牙习惯均需要改正，如单侧咀嚼、咬铅笔、常嚼口香糖等。

· 合理饮食。饮食上注意清淡有营养，避免睡前吃太多的东西，戒烟戒酒，三餐定时定点，多吃维生素含量丰富的食物，生活有规律，可以起到很好的调节预防作用。

· 缓解压力。三五好友聚会聊天，放松心情，调整心态，抒发心中的不满委屈，获得有效的支持鼓励和意见，保持良好的心理状态，对于防治磨牙也有积极效果。

292

🖤 儿童夜间磨牙五因

夜间磨牙者，尤以3～6岁的孩子为多。夜间磨牙可使孩子的牙齿过多地磨损，另外还会使其颞下颌关节的功能出现紊乱，甚至对容貌也会产生不利的影响。

孩子夜间磨牙的原因可从以下5个方面来分析。

1.与精神因素有关

如白天过度紧张、激动或兴奋，使大脑皮层过度疲劳，入睡后就会通过神经反射的作用引起咀嚼肌收缩而出现磨牙现象。

2.与寄生虫感染有关

寄生在胆道和肠道里的寄生虫所产生的一些毒素，可以直接刺激胆道和肠道，也会引起咀嚼肌的反射收缩，从而导致夜间磨牙。

3.与咬合系统不正常有关

由于孩子咀嚼时用力过大，或长期用偏侧牙咀嚼以及牙咬合关系不佳，都可发生颞下颌关节功能紊乱，从而引起夜间磨牙。

4.与牙齿排列不整齐有关

有后牙反合、多生牙占位等牙齿排列不整齐的儿童，其咀嚼肌的位置也往往不正常，这样在夜间睡眠时，咀嚼肌常常会发生无意识地收缩，从而引起夜间磨牙。

5.与睡觉姿势不正确有关

如果儿童在睡觉时头经常偏向一侧，易造成咀嚼肌不协调，使受压的一侧咀嚼肌发生收缩异常，从而导致磨牙。

🖤 牙疼起来要人命

俗话说得好，牙疼不是病，疼起来要人命。牙疼看似小毛病，疼起来却一点不留情，严重时钻心刻骨，让人欲哭无泪。每个人或多或少都有过牙痛的经力，这到底是不是病呢？

牙疼是一种非常普遍的口腔异常现象，与多种疾病的产生发展都有着密切关系。具体来说，牙齿剧痛的原因是由于牙齿中央有一空腔，其内的血管和神经通过狭窄的根尖孔与牙周组织相连。当牙齿的神经组织受到直接或间接的刺激时，这种刺激就会立刻传递到中枢神经，使人感到疼痛。

然而，许多牙病在早期并不能够

被发现，也就是说，待牙疼现象出现时，往往牙病已经发展到一定程度了。因此，如若出现牙疼现象，一定不可掉以轻心，应该及时治疗，早日去除牙病隐患。

能够引起牙疼的疾病如下：

1.龋齿

当龋齿发展到一定的深度，达到牙髓或接近牙髓时，龋洞内的细菌就可以直接或间接通过牙本质小管而进到牙髓腔内，引起牙髓炎。牙髓炎引起的牙痛是极难忍受的，在外界没有刺激的情况下，就可产生剧烈的疼痛，疼痛为间歇性的。这时可先用防酸止痛牙膏，温水刷牙，必要时应填补龋洞。

2.牙髓炎

多是由于深龋未补致牙髓感染，或化学药物或温度刺激引起，其疼痛为自发性，阵发性剧痛，可有冷、热刺激痛和叩痛。

3.急性根尖周围炎

由急性牙髓炎的发展或创伤等因素引起。牙病呈持续性疼痛，有浮起感，不敢咀嚼，患者能正确指出病牙，如叩击病牙则引起疼痛，此时由于病牙神经已坏死，因而无继发性疼痛。

4.急性牙周炎

牙痛的性质与急性根尖周围炎类似，牙龈组织可出现反复肿痛及出血。

5.牙周脓肿

牙周组织炎症进一步发展可引起化脓性炎症。脓肿形成时疼痛剧烈，脓肿形成后局部出现波动感。在牙周脓肿形成后，疼痛可明显减轻或缓解。

小贴士

缓解牙疼的妙方

1.将云南白药粉加热水调成稀糊状，直接涂在龋洞和牙龈上即可治疗牙痛。

2.切一片生姜咬在痛处，必要时重复使用，即可止痛。

3.取樟脑、冰片适量，共研成细末，放于牙痛出，并令病人吸气即可止痛。

4.取荔枝10只，在其肉内填入少许食盐，用火煨干后研末，擦痛处即可。

5.取陈醋120毫升、花椒30克，熬10分钟，待温后含在口中3～5分钟后吐出（切勿吞下），可止牙痛。

6.取葱白1根，白矾15克，共捣烂，置于牙痛处，每隔5小时换1次。

6.牙体过敏症

常因牙龈萎缩、牙颈部牙本质暴露及牙体缺损所致。此时，冷、热、甜、酸等刺激均可出现疼痛，但刺激停止后疼痛即可消失。

7.干槽症

多在拔牙后2～4天发生，可引起自发性持续性剧烈疼痛。检查时可发现拔牙伤口内血块形成不良，有臭味。

8.智齿冠周炎

智齿萌出困难（阻生），加上口腔卫生不良，引起牙冠周围组织发炎、肿痛。

9.龋病.牙外伤

如意外摔倒、碰伤或吃饭时咬到砂粒等致牙折或牙裂开，引起牙痛。可先服消炎、止痛药，并尽早到口腔科处理。

10.其他疾病

其他的如牙龈、颌骨肿瘤以及三叉神经痛等，也可引起同侧牙齿相应区域的疼痛。

在生活中想要远离牙疼困扰就要注意口腔卫生，养成早晚刷牙，饭后漱口的良好习惯。发现蛀牙，应及时治疗。睡前不宜吃糖、饼干等淀粉之类的食物。宜多吃清胃火、肝火的食物，平时如南瓜、西瓜、荸荠、芹菜、萝卜等。此外，脾气急躁，容易动怒，也会诱发牙痛，故宜心胸豁达，情绪宁静。同时勿吃过硬食物，少吃过酸、过冷、过热食物。

♥ 年纪轻轻却不敢咬硬物

你是否也遇到过这样的情况，年纪轻轻碰到稍微硬点的食物却不敢去咬，一咬上去就感觉牙松动了。牙齿松动可能是多种原因造成的，要想拥有坚固健康的牙齿，远离牙齿松动的困扰就需要我们养成良好的生活习惯。

我们的牙齿犹如一棵棵牢牢长在泥土里的树木，树干立在地面上，树根深深埋在泥土里。生长在牙槽骨中的牙齿有牙周组织的支持和固定，能够保持在正常位置并行使功能，不会发生松动。在正常生理状态下牙齿会有一定的松动度，主要是水平方向，不易察觉，而非正常的牙齿松动则可由许多疾病引起。

牙周病是引起牙齿松动的常见因素。若轻度松动，通过有效的牙周治疗，多会恢复正常。若重度松动，在治疗牙周病的同时，还应该把松动牙与相邻的牙固定在一起，用以降低松动牙的负荷，阻止牙齿松动的加重。同龋齿的护理一样，防治牙周病的关键是控制和消除牙菌斑，目前最有效的方法是每天坚持正确刷牙，按摩牙龈，促进牙龈血液循环，增强牙龈组织的抗病能力，注意锻炼身体，增强机体免疫力。同时，补充含有丰富维生素C的食品，可调节牙周组织的营养，有利于牙周炎的康复。

牙周病发病后应积极治疗，初期疗效尚好，病变很易阻止，晚期疗效较差。

受到面部局部外伤也是造成牙齿松动的原因之一。若轻度松动，可服用消炎药，一旦炎症消退，牙齿即可自动恢复固定状态；若松动严重或脱位、移动时，就应把牙齿复位，然后结扎固定于相邻的牙齿上，并服用消炎药，保持口腔卫生，短期内禁用此牙等，过1～2个月此牙即可恢复正常。

根尖周炎急性发作时会引发牙齿松动，治疗上主要是控制炎症，一旦急性炎症缓解，牙齿松动情况也能减轻或消失。

个别牙咬合力量过大或咬合关系异常时出现的牙齿松动，一般经医生调整咬合，消除咬合创伤后，牙槽骨能自我修复，牙齿也可恢复稳固状态。

在生活中要想远离牙齿松动困扰就要养成良好的生活习惯。

（1）要少吃坚硬的食物：人的牙齿上包有一层珐琅质。人若经常吃一些坚硬的食物，会使这层珐琅质因过度磨损而受到破坏，甚至使深层的牙本质暴露在外，使牙髓神经失去保护。因此，应尽量少吃甘蔗、榛子等坚硬的食物，更不能用牙齿去启瓶盖、拔钉子，以防止牙齿受到损害。

（2）既要常漱口，又要常刷牙：有的人认为只要经常漱口就能保护牙齿，不必总刷牙。常漱口确实很有必要，但漱口代替不了刷牙。因为刷牙既能清洗牙齿表面的污垢，又能杀灭口腔中的细菌。人们长期坚持刷牙可以有效地防止牙菌斑和牙石的形成。因此，应该养成常刷牙和常漱口的习惯。

（3）定期洗牙：有的人认为保护牙齿只要坚持刷牙就可以了，没有必要总去洗牙。这种观点是不对的。其实，刷牙是不能代替洗牙的。这是因为长期只刷牙不洗牙的话，那么在其牙齿的背面和侧面就会形成大量的牙菌斑和牙石。而洗牙则可通过一些物理和化学的方法去掉牙齿各个面上的牙菌斑和牙石，从而达到彻底清洁牙齿的目的。因此，应养成定期洗牙的习惯，最好每年洗牙2～3次。

（4）掉了牙及时修补：临床研究发现，人的牙齿脱落后若没有得到及时的修补，那么其附近的牙齿也会很快松动甚至脱落。另外，人的每颗牙齿都有不可替代的作用，哪怕只有一颗牙齿出现缺失，也会使人的咀嚼能力下降，从而影响人体对食物的消化吸收。因此，专家建议：一旦出现牙齿缺失应立即进行修补，以恢复牙齿的功能并避免影响其邻近的牙齿。

小贴士

食疗调剂牙齿松动

1.豆腐黄瓜汤

取豆腐500克，黄瓜250克，食盐少许。豆腐切块，黄瓜切片，两者一起放入锅中加适量清水煮沸，加入食盐即可。

2.黄瓜固齿方

取黄瓜根40克，洗净放入锅中加水煎煮，去渣取汁后代茶饮用。

读懂四肢的疾病信号

◎健康的四肢对于我们每个人来说都意义非凡。当然随着年龄的增长，衰老的降临，每个人也都无法逃避四肢的老化和疾病的侵袭。但这并不意味着我们什么都做不了。在生活中关注与呵护自己的四肢健康，完全可以延缓老化并防治各类四肢病症。而首先，就让我们一起关注四肢病症，从而为器官做一份健康自测表吧。

💚 从人的脖子上早期发现疾病

颈部静脉怒张，见青色或紫色改变，甚至使颈部增粗、肿胀，颈部与面部皮肤见紫红色改变，伴见气喘、心悸等症状的，提示可能患了充血性心力衰竭、缩窄性心包炎和心包积液，同时提示可能出现上腔静脉受压或梗阻。

颌下颈前结喉两侧部位粗壮肿大，提示患了甲状腺弥漫性肿大；若再伴见食欲亢进、多汗大汗、稍动气喘、心悸心烦、夜睡不安、呼吸困难、性情急躁或忧郁，提示患了甲状腺功能亢进症。颈粗而不红肿，无疼痛感觉、捏压时有握雪样感觉的，提示颈部患了皮下气肿。

💚 从人的肩臂部发现疾病

在大镜子面前观察自己肩臂的形态，看看你有下面列举出来的健康隐患吗？

·两肩出现不等高，排除局部因素引起外，为中风先兆。

·肩胛部不适，提示消化系统、呼吸系统和生殖系统有疾病。

·50岁以上，出现肩关节活动受限，致使手臂上举、外展困难的，中医称为"肩凝"，俗称"五十肩"，西医称为"肩关节周围炎"。

·左肩下垂，提示脾胃健运，消化功能正常；右肩下垂，提示脾胃虚弱，消化功能较差。

观察肩胛骨形态异常也可以推测所患疾病。

·前屈型：肩胛骨的两侧向前弯曲，该型人易患感冒、颈部淋巴结肿大、肋膜炎、肺门淋巴结肿大和肺结核等。

小贴士

肩周炎的自我锻炼方法

1.门框牵拉法：在门框下置一方凳，双脚踏于凳上，以患肢手握门框，渐做下蹲式，以自身的体重牵拉肩关节，反复数次，幅度由小到大。

2.擦背法：立正姿势，两足分开与肩同宽。将一条长毛巾搭在健侧肩上，患肢反背于背后，双手紧抓毛巾的两端，健肢在胸前用力向前下方拉，然后患肢再拉回，反复拉动如擦背状，次数不限。

3.拉绳法：将滑车固定在高门上或树叉上，绳子从滑车上穿过，绳子的两端各有一个拉手，双手抓紧拉手。健侧逐渐增加拉力，带动患肢活动，每日拉50～100次，并逐渐增加次数。

4.左右拉长、内外旋法：患者双足分开与肩同宽，左臂侧手举，手心向前；右臂屈曲平举于胸前，手心向后。然后，在左臂平举的情况下，左手心逐渐向内后旋转，同时右手心向内前旋转，成拉弓势。左右轮换交替数次。

5.弓步摇膀法：患者取左弓步，左手叉腰，面向前方，右臂伸直，先取顺时针方向摇动右臂，再取逆时针方向摇动右臂，左右交替，重点摇动患肢，摇动的范围视病情而定。

6.蹲起十字手法：患者站立，两脚平行，与肩同宽，挥双臂在手前交叉成十字手，慢慢下蹲，同时手掌由内转向外在体前划弧做十字手，重复做10次。

· 后屈型：为肩胛骨的两侧向后倾，该型人易患胃肠、肝脏、脾脏、胰腺等消化系统病症。

· 左前屈型：为左侧肩胛骨向前倾斜，右侧正常，该型人易患动脉硬化症、心脏病症，易出现左肺和左心的供血不足。

· 右前屈型：右侧肩胛骨向前倾斜，左侧正常，该型人皮肤色泽紫暗污浊，右肺和右心血液循环不良，易患静脉瘤与皮肤病。

· 左后屈型：左侧肩胛骨向后倾斜，该型人腰以下下半身常出现盗汗。

· 右后屈型：右侧肩胛骨向后倾斜，该型人上半身常出现盗汗。

💗 从人的脐部早期发现疾病

肚脐、脐，俗称肚脐眼，中医称之为"神阙"，从本质上来说是胎儿出生后脐带脱落留下的疤痕。

肚脐位于髂前上棘水平的腹部正中线上，直径为1.0～2.0厘米。它通常是一个小凹陷或是一个小突出，肚脐下面的腹部肌肉形成一个凹陷。

医生根据临床经验发现，从肚脐眼的形状，可以看出一个人是否健康。详述如下：

（1）向上形：肚脐眼向上延长，几乎成为一个顶端向上的三角形。具有这种肚脐的人，应多留意胃、胆囊胰脏的健康状况。

（2）向下形：应注意预防罹患胃下垂、便秘、慢性肠胃疾病及妇科疾病。

（3）圆形：女性肚脐若为正圆形，表示身体健康，卵巢功能良好；男性则表示精力充沛、血压正常，五脏六腑都很健康。

（4）海蛇形：为肝硬化等肝脏疾病的征兆，要小心注意。

（5）满月形：看起来结实丰盈，下腹有弹性，对于女性来说是卵巢功能良好的表征。

（6）肚脐偏左：应预防肠胃功能不佳、便秘或大肠黏膜病变。

（7）肚脐偏右：应注意肝炎、十二

小贴士

关爱脐部

·注意脐部卫生：身体上的污垢很容易进入脐眼而沉积。每天用温热的清水加中性沐浴液擦洗脐周及脐眼，以清除污垢，防止病菌滋生。但不宜用力搓揉，以免弄伤皮肤发生感染。

·要注意防"风"：脐周是肠胃部位，容易受凉，所以要防止脐部着凉。早、晚天气较凉时或者阴雨天气温较低时最好不要穿露脐装，穿露脐装骑摩托车或自行车时车速不宜太快，睡眠时应在腹部盖上薄物或使用护脐带。

·防止脐部意外受损伤：脐周部位裸露，因缺少衣着的保护，往往容易遭到意外损伤，如烫伤、擦伤、划伤等。因此，日常起居或工作中要小心。

·尽量不要进行纹饰：有些女性朋友喜欢在脐部贴饰图案，甚至纹饰永久性图饰。但是，这样会造成一定的健康隐患。因为贴饰会妨碍皮肤的排泄功能，有可能引起湿疹、汗疹等皮肤病，纹饰的颜料往往含有一些对身体有害的化学成分，如在营业场所文饰，共用文针还有可能传播传染病。所以进行纹饰要慎重。

指肠溃疡等疾病。

（8）肚脐凸出：当腹部有大量积水或卵巢囊肿时，肚脐就会向外突出。

（9）肚脐凹陷：肥胖或腹部发炎时，如黏连性结核性腹膜炎，肚脐会向内凹陷。

（10）肚脐浅小：表示身体较为虚弱，体内激素分泌不正常，浑身无力，精神状况不佳。

♥ 手足震颤中的健康危机

在生活中我们有时会看到一些人通常是老人，手足不停地颤抖。造成手足震颤的原因有很多，在生活中需要我们注意预防。

造成手足震颤的原因主要有以下几种：

震颤麻痹。又名帕金森病，以老年人为常见，病因未明。本病的特点是静止时震颤明显，手的动作如同"搓丸"样。由于面肌强直，表情动作和瞬目动作减少，呈"面具脸"。行走时上肢的协同动作减少以至消失，步距缩短，躯干屈曲，碎步，前冲，呈"慌张步态"。

震颤麻痹综合征。这是因其他原因引起的类似震颤麻痹的症状，能引起该综合征的原因有很多，如动脉硬化，一氧化碳中毒后，某些药物反应如利血平、冬眠灵等。

迄今，帕金森病的确切病因尚不十分清楚，因此，预防措施缺乏精确的针对性。但许多研究已证实，上述危险因素与中脑黑质多巴胺神经元变性、坏死存在着一定的因果关系，若能针对危险因素采取相应的预防措施，对预防帕金森病的发病和延缓病程进展是有益的。对于帕金森病的预防一般分为三个等级。

首先是一级预防即无病防病。特殊人群和易感染人群要做到防患于未然。

对有帕金森病家族史及有关基因携带者，有毒化学物品接触者，均应视为高危人群，须密切监护随访，定期体检，并加强健康教育，重视自我防护。

加大工农业生产环境保护的力度，减少有害气体、污水、污物的排放，对有害作业人员应加强劳动防护。

改善广大农村及城镇的饮水设施，保护水资源，减少河水、库水、塘水及井水的污染，保证广大人民群众能喝上安全卫生的饮用水。

老年人慎用吩噻嗪类、利血平类及丁酰苯类药物。

重视老年病（高血压、高血脂、高血糖、脑动脉硬化等）的防治，增强体质，延缓衰老，防止动脉粥样硬化，对预防帕金森病均能起到一定的积极作用。

其次是二级预防，即做到早发现、早诊断、早治疗。

早期诊断。帕金森病的亚临床期长，若能及早开展临床前期诊断技术，如嗅觉机能障碍、PET扫描、线粒体DNA、多巴胺抗体等检查，尽早发现亚临床期帕金森病，采用神经保护剂（如维生素E、SOD、谷胱甘肽及谷胱甘肽过氧化物酶、神经营养因子、塞利吉林）治疗，可能会延缓整个临床期的过程。

帕金森病早期，虽然黑质和纹状体神经细胞减少，但多巴胺分泌却代偿性增加，此时脑内多巴胺含量并未明显减少，称代偿期，一般不主张用药物治疗，可采用理疗、太极拳、水疗、按摩、气功、针灸等治疗，以维持日常一般工作和生活，尽量推迟抗震颤麻痹药物应用的时间。但也有人主张早期应用小剂量左旋多巴以减少

并发症，这要因人而异，择优选用。

帕金森病失代偿期应使用药物治疗。

最后是三级预防，即在发病初期，要采取积极的措施达到延缓病情发展、防止病残、改善生活质量的目的。

积极进行非药物如理疗、体疗、针灸、按摩等方法治疗，以延缓病情发展。

重视心理疏导安抚和精神关爱，保证充足睡眠，避免情绪紧张激动，以减少肌震颤加重的诱发因素。

积极鼓励患者主动运动，如吃饭、穿衣、洗漱等。有语言障碍者，可对着镜子努力大声地练习发音。

长期卧床者，应加强生活护理，注意清洁卫生，勤翻身拍背，防止坠积性肺炎及褥疮感染等并发症，帕金森病大部分死于肺部或其他系统如泌尿系统等的感染。注意饮食营养，必要时给予鼻饲，保持大小便通畅。

手腕或手上有肿块

身体上任何部位的肿块都会令人担忧。如果最近你的手上或者手腕背部长了个肿块，手腕不能用力，那么，这个肿块最有可能是腱鞘囊肿。

腱鞘囊肿只是一种良性的充满液体的肿块。腱鞘囊肿可以发生在身体的任何部位，可发生于任何年龄阶段，但多见于青年和中年，女性多于男性。而它

在体操运动员中特别普遍。

腱鞘囊肿常发于关节或腱鞘附近，腕背、腕掌侧挠侧屈腕肌腱及足背发病率最高。检查时可摸到一外形光滑、边界清楚的圆形包块，表面皮肤可推动，无黏连。囊肿多数张力较大，肿块坚韧，少数柔软，但都有囊性感。囊肿的根基固定，几乎没有活

动。B超检查可帮助确定肿块的性质。腱鞘囊肿虽然可能发生在人身体的各种部位，但一般来说以发生于手腕和足踝处居多。

1.手腕部腱鞘囊肿

多发生于腕背侧，少数在掌侧。最好发的部位是指总伸肌腱桡侧的腕关节背侧关节囊处，其次是桡侧腕屈肌腱和拇长伸肌腱之间。在腕关节掌侧的腱鞘囊肿，有时需与桡动脉瘤相鉴别，在切除该处囊肿时要保护好桡动脉、头静脉和桡神经浅支。腕管内的屈指肌腱鞘亦可发生囊肿，压迫正中神经，诱发腕管综合征。少数腱鞘囊肿可发生在掌指关节以远的手指屈肌腱鞘上，米粒大小，硬如软骨。

2.足踝部腱鞘囊肿

足踝部共有8个腱鞘：前方3个（胫前肌腱、拇长伸肌腱和趾长伸肌腱）、内侧3个（胫后肌腱、拇长屈肌腱和趾长屈肌腱）、外侧1个（腓骨长、短肌腱）、后侧1个（跟腱）。以足背腱鞘囊肿较多见，多起源于足背动脉外侧的趾长伸肌腱腱鞘。跗管内的腱鞘囊肿可压迫胫神经，是跗管综合征的原因之一。

腱鞘囊肿的发病原因不明。目前多数人认为，腱鞘囊肿是关节囊、韧带、腱鞘上的结缔组织因局部营养不良，发生退行性变形成囊肿。部分病例与外伤有关。腱鞘囊肿的囊壁为致密的纤维结缔组织，囊壁内无衬里细胞，囊内为无色透明胶冻黏液，囊腔多为单房，也有多房者。

腱鞘囊肿生长缓慢，呈圆形，直径一般不超过2厘米，也有突然发现者。少数可自行消退，也可再长出。部分病例除局部肿物外，无自觉不适，有时有轻度压痛。多数病例有局部酸胀或不适，影响活动。慢性损伤使滑膜腔内滑液增多而形成囊性疝出或结缔组织黏液退行性变是发病的重要原因。长期和电脑打交道的人士，手握鼠标时间过长，或是姿势不正确，都可导致手关节滑膜腔的损伤而致病。

由腱鞘囊肿引发的这类肿块在手活动时肿胀、休息时减小。腱鞘囊肿可能会有压痛和疼痛，不过，通常它的难看样子比它所带来的疼痛更令我们不安。幸运的是，大约1/3的囊肿会不经治疗而自行消失。

除了腱鞘囊肿外，手上的肿块也可能是痛风或类风湿关节炎的表现，不过，患有这些疾病的人往往还会有疼痛或其他症状。

膝部肿大要特别当心

随着年龄的增长，我们的四肢也会发生一些变化，而膝部变得肿大就是其中常见的一种。虽然常见，但却不可掉以轻心，它可能是身体疾病的信号。

膝部肿大很可能是软组织损伤造成的。软组织是指人体的皮肤、皮下组织、肌肉、肌腱、韧带、关节囊、滑膜囊、神经、血管等。这些组织在外力作用下，发生机能或结构的异常，称软组织损伤，分为急性损伤和慢性损伤两种。急性损伤分扭伤、挫伤、拉伤。慢性损伤称陈伤、劳损，临床表现为疼痛、功能障碍、肌肉痉挛、畸形等。软组织损伤后可能出现的并发症有：血管舒缩功能紊乱引起的持久性局部发热和肿胀、营养性紊乱引起的肌萎缩、韧带松弛引起的关节不稳定、损伤性关节炎、关节周围骨化、关节内游离体等。在膝盖受到重击的时候，膝盖部位的一片弯月形软骨会本能地做出保护反应，医学上称这片软骨为半月板。它能很好地吸收撞击力，并将力量均匀分散到膝盖各个部位。当这块软骨受到损伤的时候，会在膝盖部位形成肿胀，严重的时候会加剧疼痛，膝盖部位肿胀明显，甚至形成关节炎。

而30岁左右的女性是最容易遭遇这一病变的群体。她们往往在户外运动中遭受外伤，从而引发膝盖肿大；40～50岁的女性，由于膝盖软骨老化，也会导致膝盖抗击能力变弱，引发膝盖肿大；另外，体重超重会给膝盖软骨带来强压，加速其老化。

针对各种软组织损伤（扭伤）可以直接使用接骨散外敷，它局部给药，使药能快速渗透到损伤的部位，快速止痛消肿，活血化淤，接骨续筋，达到治疗目的，而且安全可靠，有条件的理应首选。但应注意的是，有外伤、皮肤严重过敏者应禁用。软组织损伤应及时治疗，以免发生神经粘连、肌肉萎缩等其他后遗症和并发症的出现。另外也可以采取内服活血淤的中药、推拿按摩、针灸、温熨、熏洗、揉擦、固定等办法治疗。

膝盖透风又疼痛

天气转凉，气温下降，人们渐渐开始觉得有点冷了。可是下身明明穿得很厚，为什么却常常觉得有风从膝盖中间透过去，甚至在室内坐着的时候也是如此？除此之外，膝盖还经常感到疼痛，难道自己真的已经老了吗？

膝关节痛可由膝关节或膝周围组织疾患引起。导致膝关节疼痛的疾病如下：

1.膝部损伤

膝盖损伤是由于膝关节及其周围受到明显的压力出现损伤，感到疼痛，或者出现膝关节肿胀、压痛等症。

2.膝关节结核

多见于青壮年，是全身结核病的一部分，常为单发，以膝关节弥漫性肿胀、疼痛及功能活动受限为主要表现。

3.骨髓炎

常发生于股骨下段及胫骨上端，多有感染或损伤史，全身高热，局部疼痛及压痛，患肢不敢活动。

4.急性化脓性膝关节炎

多有膝关节开放性损伤、关节腔穿刺等因素存在，若出现膝关节疼痛、肿胀、活动受限，伴高热及全身不适等症状，应诊断为化脓性膝关节炎。

5.骨肿瘤

发生于股骨下端和胫骨上端的骨肿瘤，局部持续性钻入样疼痛，难以忍受，这是骨肿瘤的早期症状，2~3月后才可摸到肿瘤出现，因此若有以上症状出现，应及早就医详细检查。

6.风湿性关节炎

常以膝关节痛为主，伴有其他关节疼痛，多为对称性，游走性。

7.胫骨结节骨骺炎

发生于爱好运动的青少年，常诉膝关节疼痛，不能跪跳或上下台阶，多表现为膝下胫骨结节隆起增大，压痛明显。

在生活中想要远离膝盖疼痛就要防患于未然。

（1）正确负重。过量的负重会对人体造成不同程度的伤害，主要是脚、膝关节和腰等。负重的标准就是负重不要超过人体体重的1/3。

（2）增强锻炼。平时多做一些体能上的训练，特别是脚部的锻炼，但一定要循序渐进。如打太极拳、打乒

小贴士

爬山时的膝盖保护措施

下山的时候，有些人喜欢跑着下山，有些人喜欢跳来跳去，这些都是造成膝盖受伤的直接原因。正确的方法是，下山或走较陡的山路时重心偏后并稍降低，前脚站好再把重心移过去，这样有利于保护膝关节。

乒球、骑自行车等。

（3）坐位伸膝。坐在椅子上，将双足平放在地上，然后逐渐将左膝伸直，并保持直腿姿势5~10秒钟，再慢慢放下。双腿交替进行，重复练习10~20次。

（4）俯卧屈膝。俯卧位，双手在头前交叉，将头部放在手臂上，然后将左膝关节逐渐屈膝，尽量靠近臀部，并保持屈膝姿势5~10秒钟，再慢慢放下。两腿交替进行，重复练习10~20次。

（5）绳肌锻炼。仰卧位，将一侧膝关节屈曲尽量贴向胸部，用双手将大腿固定5~10秒钟，然后逐渐伸直膝关节，两腿交替进行。重复练习10~20次。

（6）股四头肌锻炼。俯卧位，将一侧腿屈膝靠向臀部，双手反向握住踝部，逐渐将下肢向臀部牵拉，并保持这一姿势5~10秒钟，然后放下。双腿交替

进行，反复练习10~20次。

（7）推擦大腿。坐在椅上，双膝屈曲，用两手的掌指面分别附着左腿两旁，然后稍加用力，沿着大腿两侧向膝关节处推擦10~20次。双腿交替进行。

（8）指推小腿。坐在椅上，双膝屈曲，双腿微分，将两手的虎口分别放在两膝的内外侧，然后拇指与其余四指对合用力，沿小腿内、外侧做直线的指推动作尽量至足踝。反复指推10~20次。

（9）拳拍膝四周。坐在椅上，双腿屈曲，双足平放在地板上，并尽量放松双腿，双手半握拳，用左右拳在膝四周轻轻拍打50次左右。

（10）按揉髌骨。坐在椅子上，双膝屈曲约90°，双足平放地板上，将双手掌心分别放在膝关节髌骨上，五指微张开紧贴于髌骨四周，然后稍用力均匀和缓有节奏地按揉髌骨20~40次。

❤ 关节僵硬意味着什么

有些人的关节特别灵活，而有些人的关节则非常僵硬，就像冻住了一样。不过，关节僵硬可能是过分沉溺分自己所热爱的运动的良性信号。或许，也可能提示相反的情况——活动太少了。

如果你已过中年，那么关节僵硬很可能是另一个令人烦恼，但是无害的衰老迹象。使关节能够轻松、舒适地在正常范围内运动的是滑液，滑液是围绕关节

的膜所分泌的物质。随着渐渐衰老，这种具有润滑作用的滑液逐渐减少，关节的运动就变得越来越困难了。不论年龄多大，关节僵硬总是在早晨比较严重，或者在长时间不活动后比较严重，如长时间在剧院坐着或者在飞机上坐着。经过白天的活动后，僵硬通常就会消失。

长期晨起关节僵硬可能是需要换个新床垫的信号，也可能是关节炎的常见

表现。如果晨起关节僵硬持续时间不超过30分钟，很可能是骨关节炎的表现。骨关节炎也常叫做磨损型关节炎，或者退行性关节炎，是100多种不同类型的关节炎中最常见的一种。骨关节炎破坏关节之间具有缓冲作用的软骨，致使关节两端的骨互相摩擦，导致疼痛、畸形和丧失功能。骨关节炎可能发生于身体中的任何关节，最常累及的是髋关节、膝关节、足部关节和手指关节。在45岁以前，男性比女性更容易患骨关节炎，而55岁以后，骨关节炎则更常见于女性。

如果晨起关节僵硬持续30分钟以上，那么你有可能患上了类风湿关节炎，这是一种进行性、衰竭性免疫病。不只是关节受累，身体的其他部位也会受影响，包括泪腺和唾液腺。

一天之中任何时间的关节僵硬都

小贴士

骨关节炎患者饮食注意事项

在饮食上，骨关节炎患者应少吃高脂肪、高胆固醇的食物，少吃糖，少吃盐，少吃动物肝脏，多吃含纤维素丰富的食物，多吃新鲜蔬菜水果，多吃含淀粉丰富的食物，且最好戒烟戒酒。据了解，维生素C和维生素D对关节也有保护作用，专家推荐中老年人每日服用400国际单位的维生素D，可以延缓关节的退行性病变。但是富含维生素D的食物，如海水鱼、动物肝脏、蛋黄等，要尽量少吃，因为这些食物所含胆固醇亦较高，它们带来的"弊"远远超过维生素D带来的"利"。

1.三七丹参粥

制法：将三七10～15克，丹参15～20克，鸡血藤30克洗净，加入适量清水煎煮取浓汁，再把粳米300克加水煮粥，待粥将成时加入药汁，共煮片刻即成。每次随意食用，每日1剂。

2.三七炖鸡

制法：取雄乌鸡1只，三七6克，黄芪10克（切断），将三七、黄芪共纳入鸡腹内，加入黄酒10毫升，隔水小火炖至鸡肉熟。用酱油随意蘸食，隔日1次。

3.猪肾粥

制法：取猪肾1对洗净切片，人参6克，核桃肉10克，与粳米200克加适量水共煮成粥，随意服用，每日1剂。

4.丝瓜竹叶粥

制法：将丝瓜100克洗净，连皮切片与淡竹叶20克加适量水共煎煮取汁备用；再将薏苡仁60克加水煮粥，待粥成时加入药汁。随意服用，每日1剂。

可能是一些肌肉、骨骼或者神经性疾病的表现，这些疾病包括炎症性疾病狼疮、结节病，以及肌肉疾病纤维肌痛。关节僵硬还可能是对某些药物的反应，包括米诺环素等抗生素、斯达汀（用于降低胆固醇的药物）以及芳香酶抑制剂（用于治疗乳腺癌的药物）。患有类风湿关节炎的人心脏病和脑卒中的发作风险也更大一些。

值得注意的是：骨关节炎与类风湿关节炎是不同的。类风湿关节炎通常侵犯对称的关节，如双手或双膝同时发病；骨关节炎通常每次只侵犯一侧的关节。类风湿关节炎会导致疲劳和低热；骨关节炎不会。骨关节炎造成的关节和肌肉疼痛随着白天活动的增多而加重；类风湿关节炎带来的不适全天都是同等程度的。

💛 隆起的指节

大多数女性的手指多节是患上了手部骨性关节炎的表现。手指的这种令人疼痛的骨性隆起也是衰老的一个信号，常见于老年女性。医学上根据累及的手指和关节的位置而把这种情况称为海伯顿结节和布夏达结节。

手指的骨性关节炎是此类疾病的一个亚型，它具有一定的遗传性，即一个家族中会有多个人发病。女性患者，尤其是绝经以后的妇女通常更多见一些。在末端手指关节会出现小的骨质隆起，可称为海伯顿结节。中间的手指关节处也会出现相似的结节，叫做布夏达结节。手指因此而变得粗大和骨节突出，可能会麻木或疼痛僵硬。

骨性关节炎也常常影响拇指关节的近端处。这种情况下用药物治疗、夹板固定或热敷会有帮助。研究表明，锻炼是对骨性关节炎最好的治疗方法之一。这样的活动可以改善病人的情绪和生活态度，减轻疼痛，增加灵活性，改善心功能和血供，保持适当的体重，促进身体健康。锻炼花费不多，而且如果方法正确，也没什么副作用。锻炼的方式和运动量得看要锻炼哪个关节，其稳定性如何，以前是否作过关节置换术。

💛 苹果形身材危机四伏

俗话说：一天一个苹果，不用看医生。不过，如果身材像个苹果，即身体的中部特别肥胖，可能就需要不时地看医生了。

这样的体型在医学上称为中心性肥胖或腹型肥胖，俗称啤酒肚或者大肚

拥有完美小腹的方法

1.保持正确的姿势：走路时放松肩部，双臂自然摆动，下腹提起，保持稍微紧张的状态。而平日长期坐在写字楼里的女性，坐姿绝对要端正，尽量把臀部深深坐到椅子上，使腰部和背部挺起来。

2.健康饮食消除便秘：为了消除便秘，应尽量减少暴食暴饮，多进食纤维质食品。多吃利于排便的碳水化合物，早晨空腹饮一杯矿泉水，再喝含有纤维质的酸奶，以刺激肠胃，达到肠胃蠕动、促进便意的功效。同时应去医院接受诊断，采取适当的措施。

3.运用腹式呼吸法：腹式呼吸的方法其实很简单，当我们吸气时，肚皮胀起，呼气时，肚皮缩紧。虽然刚开始可能不太习惯，但习惯了，有助于刺激肠胃蠕动、促进体内废物排出，另一方面也能使气流顺畅，增加肺活量。

4.注意缩小腹：走路和站立时，要记得用力缩腹，再配合腹式呼吸，也许前一两天会觉得很辛苦，但日子一久，你就可以看见自己的小腹肌肉变得紧实，能达到瘦身的功效。

皮。腹部肥胖会释放出很多危险脂肪酸，这些脂肪酸聚集在肝脏，会影响机体糖类的新陈代谢，增大患上糖尿病的风险。

腹部肥胖提示代谢综合征，代谢综合征包括一系列的糖尿病与心脏病风险因素：胰岛素抵抗、高血压、高血糖、高甘油三酯、低HDL（高密度脂蛋白，"有益"胆固醇）。苹果形身材的人患心脏病的可能性比梨形身材（脂肪主要集中在臀部）的人高3倍。

苹果形身材也提示患结肠癌的风险很高。实际上，腹型肥胖是心脏病以及其他疾病的重要预示指标。研究表明，与体重或者体质指数或腰臀比相比，腰围是预测未来患心脏病风险的更好的预示因素。

男性腰围3尺（1米）多，女性腰围2尺7（0.9米），属于心脏病高风险因素。2尺7（0.9米）或者更大腰围的女性患胆结石的风险也会增大。

不幸的是，很多更年期女性发现，随着年龄的增加，她们的体重也在增加。绝经期后体重增加超过18.16千克不但会令人沮丧，同时也会增加女性患乳腺癌的可能性。

♥ 身材怎么缩小了

身高降低是衰老的一个正常表现。不过，根据近期英国的一项研究，身高缩短超过2.5厘米的老年男性由于心脏病和呼吸系统疾病而死亡的风险会增大。

身材缩小，或者说身高降低也是骨质疏松症的特点之一，骨质疏松症是一种导致骨质丧失的严重疾病，男性和女性均可罹患。由于骨质的流失，骨质疏松症患者的脊柱就容易发生细微的骨折，这叫做脊柱压缩性骨折。随着时间的推移，脊柱会自行压缩，导致身高明显降低。

骨质疏松症是老年人中的常见病和多发病。有资料统计，45岁以上的妇女，近1/3患有轻重不同的骨质疏松；而75岁以上的妇女，骨质疏松症的患病率高达90%以上。骨质疏松症的主要症状如下：

·疼痛。原发性骨质疏松症最常见的症状，以腰背痛多见，占疼痛患者中的70%～80%。疼痛沿脊柱向两侧扩散，仰卧时疼痛减轻，直立时后伸或久立、久坐时疼痛加剧，日间疼痛轻，夜间和清晨醒来时加重，弯腰、肌肉运动、咳嗽、大便用力时加重。

·身长缩短、驼背。多在疼痛后出现。脊椎椎体前部几乎多为松质骨组成，而且此部位是身体的支柱，负重量大，容易压缩变形，使脊椎前倾，背曲加剧，形成驼背。随着年龄增长，骨质疏松加重，驼背曲度加大，致使膝关节

小贴士

跳跃运动预防骨质疏松

跳跃运动的方法很简单，反复上下跳动即可，场地、时间不限。原地单脚左右轮流跳或双脚跳都行，每天坚持跳50下。也可以跳绳，次数相同。

中老年人进行跳跃运动时，要注意以下几点：

（1）要循序渐进，次数由少到多，不可急于求成。

（2）患有其他疾患的中老年人，在进行跳跃运动之前，一定要征求医生的意见，医生同意后再进行。

（3）有关节炎的人也可进行跳跃运动，但在急性炎症期或肿胀疼痛较重时，必须停止跳跃。

（4）已患了骨质疏松症的人，最好不要做跳跃运动，可以参加散步、徒手体操、太极拳等活动。

挛拘显著。

· 骨折。这是退行性骨质疏松症最常见和最严重的并发症。

· 呼吸功能下降。胸、腰椎压缩性骨折，脊椎后弯，胸廓畸形，可使肺活量和最大换气量显著减少，患者往往可出现胸闷、气短、呼吸困难等症状。

那么在生活中又该如何预防骨质疏松呢？

首先，酸性体质会将人体的血钙中和，导致血钙下降，因此应控制饮食结构，避免酸性物质摄入过量，加剧酸性体质。大多数的蔬菜水果都属于碱性食物，而大多数的肉类、谷物、糖、酒、鱼虾等食物都属于酸性食物，健康人每天的酸性食物和碱性食物的摄入比例应遵守1：4的比例。

其次，吸烟会影响骨峰的形成，过量饮酒不利于骨骼的新陈代谢，喝浓咖啡能增加尿钙排泄、影响身体对钙的吸收，摄取过多的盐以及蛋白质过量亦会增加钙流失。日常生活中应该避免形成上述不良习惯。

再者，运动可促进人体的新陈代谢。进行户外运动以及接受适量的日光照射，都有利于钙的吸收。运动中肌肉收缩、直接作用于骨骼的牵拉，会有助于增加骨密度。因此，适当运动对预防骨质疏松亦是有益处的。

第四，不良的生活习惯如彻夜唱卡拉OK、打麻将、夜不归宿等都会加重体质酸化。应当养成良好的生活习惯，从而保持弱碱性体质，预防骨质疏松症的发生。

第五，不要食用被污染的食物，如被污染的水、农作物、家禽鱼蛋等，要吃一些绿色有机食品，防止病从口入。

最后就是要保持良好的心情，不要有过大的心理压力，压力过重会导致酸性物质的沉积，影响代谢的正常进行。适当的调节心情和自身压力可以保持弱碱性体质，从而预防骨质疏松的发生。

♥ 弯背与驼背

背部弯曲可能是脊柱侧凸的表现，脊柱侧凸也就是脊柱向旁边弯曲。通常，这种弯曲总是首先由他人发现的，在弯腰的时候脊柱的弯曲最为明显。有时候，患有脊柱侧凸的人会自己发现这个问题，如照镜子的时候，他们可能会发现自己一侧的肩膀或者一侧臀部比另一侧高。很多人的脊柱侧凸是在儿童期首先出现的，这种脊柱的畸形也可能在成年后才出现，或者在成年后会恶化或更加明显。成年后出现的脊柱侧凸主要是支持脊柱的结构磨损和脓裂而导致

小贴士

预防和治疗青少年驼背

青少年驼背的原因，多是由于伏案时间过长，坐姿不端，久坐伤骨所致，目前我国学生学习负担重，作业多，压力大，伏案时间长，脊椎骨长期处于亚健康状态，加之学生骨骼带有很强可塑形性，日久极易造成"驼背"。

青年人发生驼背不仅影响体形美，而且还会影响心肺发育，容易疲劳，不能耐受长时间的站立劳动。下面介绍几种矫正驼背的方法：

（1）睡硬板床。上床后仰卧，在脊背下垫枕头，使头向后仰，坚持15～20分钟。早晨起床前再重复一遍。

（2）俯卧床上，双手后伸，躯干向后伸直至胸壁离开床面，然后放松回位。重复20～30下，每天2～3次。

（3）坐在椅子上，使整个背、腰和臀部紧贴椅背。两手在椅背后互握，手心向后。然后尽力将双肩后挺，头部略向后仰。保持这种姿势10分钟。每天6～10次。

（4）并腿站立。两手持体操棒放在背后肩胛骨水平处，做挺胸与松弛交替动作。也可做腹背运动和左右转体动作。

（5）分腿站立，两手在身后握体操棒。用力向后上方振臂，同时抬头。

因不良姿势形成的轻症圆背，只要按上述方法坚持不懈地锻炼，一般能达到矫正目的。

的，是衰老的另一个信号；或者，也可能是退化性关节病导致的。不论原因何在，脊柱侧凸都有可能导致走路困难和疼痛。

脊柱侧凸是一种病理状态。当脊柱的一段或几段出现侧方弯曲，可逐渐加重，不仅可累及脊柱、胸廓、肋骨、骨盆，严重者还会影响到心肺功能，甚至累及脊髓，造成截瘫。重度侧凸需手术矫形，轻度侧凸通过指导下的体疗，电刺激治疗、牵引治疗，以防止或减少畸形的发展。

而有些老年人，特别是女性，走路时驼着背，背部有一个又大又圆的隆起，这种畸形通常叫做"老年人贵妇人驼背"或者"寡妇驼背"，医学上称为驼背（脊柱后凸）。脊柱侧凸的脊柱看起来是向侧方弯曲，而脊柱后凸则不同，患者的身体看起来是往前弯。脊柱后凸是由于肌肉韧带松弛、骨质软化，因久站久坐，在重力的作用下所致的骨骼畸形。

驼背是骨质疏松症的典型表现。遗憾的是，骨质疏松症没有早期健康警示，它的第一个特征可能就是驼背、骨折或髋部骨折。驼背也可能是结核病、脊柱肿瘤、脊柱损伤或者退行性关节炎的表现。

颈部疼痛是怎么回事

颈部疼痛是现代人最常见的症状之一。人们往往会把颈部疼痛和颈椎病混为一谈，实际上，颈椎病有自身独特的病因和规律，而颈肩部疼痛，只是颈椎病的表现之一。

颈部疼痛可能由多种原因引起。

1.颈部外伤

多见于肌肉拉伤，如落枕、扭伤、撞击伤等，由于颈部肌肉局部被撕裂，而出现出血、水肿等刺激反应，导致疼痛和肌肉痉挛，使颈部活动受到影响，如果有骨折发生，则疼痛会更加剧烈。

2.风湿性疾病

如肌筋膜炎、类风湿性关节炎等，是一种非细菌性炎症性疾病，疼痛范围广泛，无剧痛。

小贴士

预防落枕的日常措施

（1）选用符合生理要求的枕头。仰卧时，枕头能保持颈曲的弧度，仰卧时枕头边缘应保持弧形，不能呈斜坡形。枕头高度，要符合各人的肩宽需要。标准为仰卧枕高约一拳，侧卧枕高为一拳加二指。

（2）保持正确的睡眠姿势。正确的睡眠姿势以仰卧为主，左、右侧卧为辅。要保证仰卧时枕头维护颈部的生理弯曲，使胸部在仰卧时保持呼吸顺畅，全身肌肉能较好地放松，还有助于加深睡眠深度。

（3）要注意避免受凉、吹风和淋雨，晚上睡觉时一定要盖好被子，尤其是两边肩颈部被子要塞紧，或是用毛衣围好两边，以免熟睡时受凉使风寒邪气侵袭颈肩部引起气血瘀滞、脉络受损而发病。

（4）要注意饮食平衡，荤素合理搭配，多摄入富含维生素、微量元素和钙的食品，如新鲜的蔬菜、水果、奶制品及豆制品等。

（5）要经常适量运动，尤其是颈椎的活动操，如做"米"字操，这是一种操作简便的颈部保健操。

3.感染性疾病

如颈部疖肿、化脓性病灶、结核性病灶等，多有肿胀，甚至有脓液排出。

4.其他

后纵韧带骨化症、椎体间不稳，都有颈部疼痛、僵硬的表现。此外，颈部肿瘤、心脏病、头部疾病也会引起颈部疼痛。

发生颈痛，应当找骨科医生检查诊断。千万不要轻易做摇头晃脑动作、做按摩或找人推拿、端提头颈，以防误推而使症状加重，甚至会出现瘫痪。

慢性颈痛，可以适度活动颈部肌肉，也可以采用一些比较安全的方法，如用热水袋热敷颈部疼痛的部位，用红花油涂抹，用药膏止痛等。

颈部疼痛也可能是由于落枕而引起的。落枕，是指人在睡觉或外伤后，突然感到颈部肌肉疼痛的现象，尤以头颈部转动时更痛。引起落枕的原因包括：睡眠时头颈姿势不当；枕头垫得过高、软硬不当或高低不平；颈部外伤；颈部受风着凉；如果是因为颈椎病引起，会反复发生落枕现象。人的一生，有近1/3时间是在床上度过的。如果不注意用枕保健，随着年龄增长，颈椎间的韧带、关节囊和筋膜松弛，颈部慢性劳损达到一定程度，就会容易出现反复落枕。如果落枕频繁发生，伴有头晕、手指发麻、手臂发沉等症状，很可能是由颈椎病诱发的经常性落枕，需要尽早到医院诊治。

不可忽视的颈部淋巴结核

颈部常常会出现不疼不痒的疙瘩，即颈部肿块。颈部肿块常常出现在颈下、颌下和颈双侧部位，通常属于淋巴结发生的炎性肿块，肿块较小呈圆形，表面光滑，有压痛感，一般是头部、颈部、五官和口腔发生疾病的信号。

颈部是淋巴组织聚集较密的地方，而淋巴转移则是肿瘤在人体内扩散的主要途径，全身各部位如果发生肿瘤，恶性细胞都会随着淋巴液传播到颈部，形成颈部淋巴肿块，所以有人说，颈部是肿瘤类恶性病的滋生地。

颈部发生肿块，一般有以下几类诱因：

1.炎症性肿块

炎症性可分为急性与慢性。急性颈部炎症性肿块往往表现为颈部的局部红肿、疼痛，常伴有发热，严重者会出现脓肿，急性炎症多见于急性淋巴结炎、蜂窝组织炎。慢性炎症性肿块最多见的为颈部慢性淋巴结炎，质地软、活动性好，形态似花生米，无明显的疼痛和发热。

2.慢性颈部淋巴结反应性增生

往往会有多个大小不等的淋巴结，大的可能超过3厘米以上，无疼痛与发热，持续数月或数年，有少数会演变成恶性淋巴瘤。

3.先天性疾病

颈部的先天性囊肿，包括甲状舌管囊肿、鳃裂囊肿及淋巴管瘤。甲状舌管囊肿是出现在颈部舌骨水平的一种囊肿，女性颈部会出现类似男性的喉结，而男性表现为双喉结现象，囊肿能随伸舌运动而活动。鳃裂囊肿通常位于颈侧中上部、胸锁乳突肌前缘，常见于青年人。淋巴管瘤也是一种先天性疾病，多见于婴幼儿，表现为柔软、光滑、边界清晰的肿块。各类血管瘤也是颈部的常见肿瘤，多见于儿童，表现为压缩性肿瘤，随体位的变化肿块会变大或缩小，肿瘤的表面温度比周围皮肤高，有的皮肤表面呈黯青色。

4.良性肿瘤

最多见的为甲状腺肿瘤，肿瘤位于气管两侧，也会发生在气管表面，随吞咽上下活动，单个、多个、发生在一侧、发生在两侧都有。由腮腺病变引起的肿瘤，往往会在耳垂下或耳屏前出现肿块，称为腮腺混合瘤。还有一类腮腺良性肿瘤，常好发于55岁以上中老年，肿瘤多位于耳垂下，称淋巴乳头状囊腺瘤。

5.恶性肿瘤

颈部恶性肿瘤分原发性或转移性两类。原发性恶性肿瘤：颈部最常见的恶性肿瘤是甲状腺癌，常发作于中青年女性，早期症状与甲状腺良性疾病相似，但会较早出现颈淋巴结转移。晚期甲状腺癌，会出现声带嘶哑、呼吸困难、吞咽困难，发生甲状腺髓样癌时，伴有顽固性腹泻。其次，淋巴肉瘤，常以颈部淋巴结肿大为首发症状，肿大的淋巴结可能发生在一侧或双侧，同时伴有腋下和腹股沟淋巴结肿大，伴有发热、盗汗。喉癌、下咽癌也是颈部常见肿瘤，表现为声音嘶哑、痰血、颈部淋巴结肿大。

6.艾滋病

由免疫缺陷病毒侵犯所致，病程长、淋巴结逐渐增大，常有腹股沟淋巴结肿大、发热、消瘦、乏力和白细胞减少等。特别值得一提的是，颈部的淋巴结可能是何杰金氏病和非何杰金氏淋巴瘤的预兆，这两种病症都是罕见的淋巴结恶性肿瘤。非何杰金氏淋巴瘤主要发生于60岁左右的成年人。何杰金氏病更加罕见，主要发生于15～35岁的年轻人。这两类肿瘤都可能导致死亡，不过，如果早期发现并加以治疗的话，将会有痊愈的可能。

颈部血管的异常意味着什么

人的颈部是机体很重要的组成部分。不过如果颈部的血管出现了异常那么这意味着什么呢？

人的颈部有很多重要的管道，如食管、气管、神经、大血管、淋巴管等，其中特别重要的是，颈部血管负责为大脑供应血液，所以通过观察颈部血管可以判断和预测某些病患。在正常情况下，颈部的血管触摸到，却看不见，但是一旦发现颈部血管跳动明显，出现颈部"青筋"暴露，则表明颈部血管出现异常。

1.颈部出现青筋现象

即颈部动脉怒张，说明颈部静脉里的压力增大，预示着有心功能衰竭、心包积液、心包炎等病患。肝硬化较严重时，也会出现颈部静脉明显变粗的现象。

2.颈部血管的跳动

在没有运动的情况下，如发现颈部血管明显跳动，说明颈部静脉里的压力增大，预示可能发生了高血压、主动脉关闭不全等病患。

3.颈动脉瘤

主要症状为发现颈部肿块，有明显的搏动及杂音，少数肿块因瘤腔内被分层的血栓堵塞，搏动减弱或消失。若发生在颈总动脉可影响脑部供血，瘤体内血栓脱落可引起脑梗死，病人可出现脑缺血症状，如头痛、头昏、失语、耳鸣、记忆力下降、半身不遂、运动失调、视力模糊等。若瘤体增大压迫神经、喉、气管、食管，可出现脑神经瘫痪、Horner征、吞咽困难、呼吸困难等。

甲状腺肿大是缺碘吗

如果在喉结下方或者颈部两侧发现有肿块，就需要注意了。颈部的任何肿块或结节都有可能是肿瘤，有可能是恶性肿瘤，也有可能是良性肿瘤。

喉结下方的肿块有可能是甲状腺肿，就是肿大的甲状腺，是甲状腺疾病的表现。

甲状腺是颈部的一个小小的、蝴蝶形状的腺体，它产生甲状腺素，甲状腺素控制机体的新陈代谢。人体需要碘来合成这种重要的激素。以前，大多数甲状腺肿都是缺碘的表现。自从20世纪20年代人们开始食用含碘盐以后，在很多国家，缺碘性甲状腺肿就非常少见了。

甲状腺肿既可能是甲状腺激素过多（甲状腺功能亢进）的表现，也可能是甲状腺激素太少（甲状腺机能减退）的表现。甲状腺的肿大过程通常很缓慢，也不会带来疼痛，很容易被人忽略，有时会长得非常大，令人感觉衬衫领子很紧的时候才会被发现。

甲状腺肿有时是怀孕的信号。在怀孕期间，甲状腺通常会增大，形成甲状腺肿，有时发生甲状腺疾病。实际上，刚生完孩子的母亲的甲状腺肿可能是一种叫做桥本氏病的自身免疫性疾病的表现。桥本氏病是一种最常见的甲状腺机能减退，女性患上桥本氏病的可能性比男性高3倍。与其他类型的甲状腺机能减退一样，桥本氏病也会导致体重增加、怕冷、皮肤与毛发干燥和便秘。甲状腺机能减退很容易治疗，有时候会与甲状腺肿一起自行消失。

甲状腺肿还有可能是Grave病的表现。Grave病是一种甲状腺功能亢进，属于自身免疫性疾病。Grave病通常不是很严重，容易治疗。不过，患有Grave病（或者任何其他类型的甲状腺功能亢进）的患者可能会发生甲状腺毒症，也就是甲状腺激素水平非常高，如果不进行治疗，会出现甲状腺风暴（也叫做甲状腺危象），继而会导致充血性心衰和死亡。

另一方面，甲状腺肿也可能提醒你吃了太多的含有致甲状腺肿物质的食物。过量摄入含有致甲状腺肿物质的食物会干扰机体吸收碘的能力，从而促进甲状腺肿的发生，医学上称为散发性甲状腺肿。最常见的致甲状腺肿食物是大豆、大豆制品，以及各种十字花科蔬菜，如卷心菜、抱子甘蓝和花椰菜。摄入过多的碘也会导致甲状腺肿。

甲状腺肿偶尔可能是甲状腺癌的信号。甲状腺癌患者的甲状腺往往大而坚硬，可能会出现不适和疼痛。

❤ 手心发烫，就像有个小火炉

有些人的手心时常温热如火，甚至发烫，而且还会觉得心里也烦躁不安。这种现象未必只在夏季出现，可能一年四季都如此，就像手中有个小火炉一样。这是不是正常现象呢？

手足心发热而未有其他症状相伴出现的情况是极少的，绝大多数手足心发热的同时都会伴有未引起注意的或被看做是正常的体征表现。中医将手足心发热分为疳积脾虚和血虚阴亏两种。

疳积脾虚型手足心发热，其原因一是饮食不节，即饮食无度，食不定时，常吃零食，长期下去可损伤脾胃功能，引起运化失常，形成积滞，积滞日久，水谷精微无法吸收，形成疳积而发热。

二是患其他疾病后，如吐泻、痢疾、寄生虫病等治疗不当，迁延日久，损伤气血，导致营养不良而形成疳积发热。此种病因引发的发热常见为手足心发热、面黄肌瘦、毛发干枯、腹部胀大、食欲不佳、夜睡不宁、大便较稀、有不消化食物、小便黄浊如米泔。

血虚阴亏型手足心发热。血虚阴亏就是平日里所说的贫血，其原因多由于平素体质虚弱，或大病、热病后，失于调理，阴血耗伤，正气尚未恢复而致。此种病因引发的发热常表现为手足心发热、形体消瘦、精神萎靡、咳嗽少痰、目眩耳鸣、口干舌燥、午后潮热、颧红盗汗、小便频数、大便秘结。

要想远离手心发烫困扰，应注意以下方面：

注意日常饮食，少吃油炸和高脂肪、高胆固醇的油腻食品，如动物内脏和肥肉等，多吃新鲜的蔬菜、水果和清淡的饮食，忌酒烟。

坚持运动锻炼，从整体上增强身体素质。运动要注意持之以恒，开始时不要剧烈运动，要循序渐进，逐渐增加运动量。

❤ 观察你的生命线

生命线的起点位于拇指和食指连接处的中点，经过拇指垂直褶处，终点以不达到手腕线为正常，从而形成一个独特的区域。生命线可以提示人的体质、活力、能力、健康状况，并可提示某些疾病。

生命线深筋明朗，涵盖范围大，无斑，不断，这是身体健康、精力充沛以及心脏、脾胃功能良好的表现。相反，一旦健康出了问题，或内脏有某种疾病，会在生命线上显示出来。如果生命线纤细、短浅、纹路散乱，通常情况下表示体质比较柔弱，缺少活力。

通过观察生命线，可以了解以下健康讯息。

生命线上出现斑点和杂色。生命线上出现红色小斑点，提示患有热性病；生命线上出现绿色小斑点，提示患有肺炎；生命线上出现黑色小斑点，提示消化道出了毛病；生命线呈现青色或白色时，提示体力较差，有贫血或瘀血现象。单纯的青色还提示消化、吸收、营养很不正常；生命线上出现紫色，提示病毒已侵到血液，或感染梅毒疾患；生命线呈现出过分艳丽的绛赤色，则为肝火旺盛、机能亢进的象征。

生命线上出现十字纹。生命线上任何一段，若出现十字纹紧紧依附生命线旁，多提示机体抵抗力太差，随时可发生疾病。

生命线在行走途中突然变成波纹状，提示有可能发生由动脉硬化导致的心肌梗死或脑出血。这种人在发病以前自感身体健康，无不适症状，丝毫不加以警觉，一旦病症像水库决堤般爆发，则为时已晚。

生命线上部到中部出现黑褐色的岛纹时，提示可能患了胃癌。许多通过手纹验病的人，发现这种岛纹后又去接受现代医学检查，其中多数证实已患严重胃溃疡或初期胃癌。

生命线起点在食指下方出现连续的岛纹，在健康线起点出现淡褐色的岛纹，各指指甲均呈鼓槌状，说明是患了严重的呼吸道疾病，极有可能是呼吸道肿瘤。

生命线在行走中途突然中断，中断的生命线上端内侧又上翘成钩状，这是将患绝症的警告，如双手生命线都在同一部位出现这种现象，则表示有可能患上致命的疾病。

对手部反射区进行按摩保健，可以有效防止某些疾病的发生。

双手十指对压。双手十指用力对压32次。

双手拇、食指对搓32次，然后双手的中、食指分别点压拇指腹的中央及拇指关节横纹各16次，明显痛处再点压32次，对于治疗脑血管意外、高血压、头痛、头晕、神经衰弱、内分泌失调、糖尿病，预防脑萎缩、痴呆等症有较好的作用。

拍击双手手掌及手背。双手手掌互拍200次，再先左后右互拍手背各50次，能够激活手三阴三阳经，促使经络气血通畅，维持身体健康。

控制操作电脑时间是最为直接的手部保健方法。不宜长时间地操作电脑，一般持续操作10～15分钟，应稍作休息，做双手握拳再张开的手部伸展运动，腕部顺、逆时针方向转动几圈。

♥ 注意你的智慧线

智慧线与大脑和神经系统密切相关，能表示人的才能以及性格特征，故它所提示的疾病偏重于神经、精神、五官、智能等方面。

正常的智慧线起于食指根线与拇指根线中点，多与生命线源于一点，斜向下做抛物状行走，终于小鱼际边缘。正常智慧线线纹粗、深。线条清晰，无毛边，走向成一弧度。

智慧线异变与疾病之间存在着紧密的关联。

智慧线上出现岛纹。智慧线在中指下端出现岛纹，提示此人由于心力交瘁，已引起神经衰弱；智慧线在无名指下端出现岛纹，提示此人视神经衰弱，易患白内障、青光眼等病；智慧线终止在无名指下方，并在终止处出现一个大岛纹，提示此人大脑神经有病变，如果兼有健康线接触生命线的纹象，是脑血管病变的预兆；智慧线下尾部出现浅而大的岛，提示此人常常会犯杞人忧天的毛病，对于一些小事往往耿耿于怀，徒增精神压力，而这种精神压力可能会促成秃发。

智慧线断裂或断断续续。智慧线在路途断裂，是脑、神经系统失常的信号。因发高烧使脑机能受损、患有严重的神经衰弱的人都会在智慧线上出现这种手纹。出现智慧线断裂的人应当多和社会接触，找朋友谈谈心，减轻心中的郁闷，求得心理平衡，以避免陷入严重的神经质或迫害妄想症。智慧线出现断断续续，提示此人因心理紧张而致神经衰弱，易患失眠头痛等症，或为脑震荡后遗症。

此外，智慧线上出现赤红颜色，提示易患高血压，有脑充血倾向；智慧线上出现青白颜色，提示气血不足，易患脑贫血；智慧线上出现苍白色且有黑点，提示易患脑血管病变。

要想远离有关智慧线的疾病困扰，也可以通过按摩来进行预防与保健。

伸直左手拇指，右手虎口张开握住左手拇指根部向前旋按32次。右手同此。如颈椎有病可重复一遍。

用拇指先分别按压左右手眼耳反射区，如有痛点要先点压32次，然后双手十指交叉，压在手指的基底处，掌根并拢一松一紧压按32次。最后十指交叉对搓食中无名及小指指根侧32次。

在左手食指下用右手拇指向小指方向推搓32次，右手用同样的方法推搓32次。在左手中指下的肺区用右手向上推至中指第一关节横纹处32次，右手用同法向上推搓32次。

♥ 从手掌温度感知疾病

底是为什么呢？专家指出，人体的健康状况与手掌温度有着密切的关系，通过手掌的温度变化可以了解和预测身体状况。

健康人的手温应该和脸部的温度一致。手掌温度的异常变化和所预示的疾病讯息主要体现为以下方面。

1.手心热

如果手心热，是心火炽盛、湿热内蕴、胆胃失和的初期表现。

2.手背热

如果手背较手心热，多是发烧和炎

症急性期。

3.手掌热

手掌温度高于手心温度，多是因为血脂高或血压高。而如果手掌红热，则多为炎症、血热所致。

4.手发凉

如果全手发凉，多为阳虚或气血亏虚，体弱怕冷，血气不循环，吸收能力差。如果高烧病人手凉，是即将惊厥、昏迷的危象。如果手心温度低于脸部温度和掌部温度，则为心力衰竭或心功能不全，中医视之为心阳衰微。

远离手掌温度异常困扰，可以从以下几个方面来加以注意：

在洗手间、厨房及浴室里各准备一个用来洗手的小刷子、专门的手部清洁品及一条舒适的纯棉手巾。做饭时的油污对手的伤害很大，所以不仅要在做饭前洗手，做好饭后也一定要洗手。

要特别注意指甲缝的清洁，可以用小毛刷蘸洗手液仔细刷洗，但需要注意的是不要过分用力，否则容易刷伤手部皮肤。

手部按摩很重要，因为手部最容易有死皮和产生角质层。徒手按摩很简单，两手背相靠，来回按摩，再用一手手心按摩另一手手指和手背。然后两手互相揉搓、互相拍打。

❤ 你的手掌颜色健康吗

我们不仅可以从手心的温度判断一个人健康与否，手掌的颜色同样透露着健康的讯息。

健康人的手掌应该是白里透着粉红，润泽而有弹性。若手掌颜色出现以下异常，则说明身体已发生某种疾病。

1.红白相间的手掌

红白相间的手掌是气滞型手掌，此掌色的人易得鼻、咽、气管、支气管、肺、肺叶等疾病，其中较为常见的是咽炎和过敏性鼻炎等。

2.红色手掌

红色手掌的人一般内热、血热、肝胆火过旺，容易消化不良，发生消化系统疾病和呼吸系统疾病。

3.白色手掌

白色手掌的人是血色素偏低的人，需要大量补充蛋白质和铁，即容易发生贫血。

4.紫色手掌

掌心和指肚出现严重的紫色，如果

按压有弹性的是冠心病，没弹性的是糖尿病。

5.青色手掌

如果手掌大鱼际下方偏蓝，且不按时吃早餐的人往往胃寒，胃黏膜有溃疡现象；如果手部和身体有此现象，则说明有类风湿和痛风。

6.咖啡色手掌

咖啡色手掌一般暗示体内有肿瘤，如果手掌变成偏黑色，即表明情况严重，濒临死亡。

7.黄色手掌

油黄色的手掌一般说明肝胆系统有问题。

8.青筋暴露的手

此手掌色一般表示身体存在便秘、痔疮、脑动脉粥样硬化等疾病，或者供血不足造成的毛细血管增大和肝硬化等症。

想要远离手掌颜色异常带来的困扰，可以坚持以下运动：

·甩手。双手在胸前激烈地甩动手腕约10秒钟，可以促进手部血液循环。

·抛球。将双手握拳在胸前，设想手中有一小球。用力紧握，默数5声，张开十指尽力抛开。可以强健手掌和手腕，使手指灵活。

·弹指。双手十指模拟弹钢琴，从大拇指开始一个个弹向掌心。重复20次。可以锻炼手部的控制能力和活动能力。

·压指。将十根手指分开，指腹相对，用力对压，直到指关节酸胀痛为止。重复10次。可以锻炼指关节的韧性和灵活性。

·推掌。双手在胸前合掌，左手腕用力推向右边，保持手掌对合，然后转向左边。此法可以强健手腕，增强手腕或手掌的灵活度。

·揉指。用拇指与食指夹揉按摩手指，从指根到指尖，可以促进手指血液循环。

·拉指。右手握住左手拇指转一转，再用力向外拉直，依次拉每一根手指，换另一只手重复同样的动作。此法可以帮助手指血液循环畅通，强健韧带。

·换指。依次将双手的手指进行交换对指运动，可以锻炼手指的灵活度和大脑反应、协调能力。

·放松。悬垂手臂，随意晃动，再用力摇摆，直到手部彻底轻松为止。

双手接触洗洁精、皂液等碱性物质后，用食用醋水或柠檬水涂抹在手部，可去除残留在肌肤表面的碱性物质。此外，坚持用淘米水洗手，可收到意想不到的效果。具体方法是醋加水洗手，或煮饭时将淘米水贮存好，临睡前用淘米水浸泡双手10分钟左右，再用温水洗净、擦干，涂上护手霜即可。

♥ 手掌也有软硬之分

手掌皮肤的敏感度较高，它对冷热、软硬、干湿、涩滑的感觉比任何部位都细微，这种丰富的末梢神经活动对手掌的形态变化有着不可低估的作用。

如果细心观察，你就发现手掌也有软硬程度不同的分别，这种情况因人而异。手掌软硬是一种普遍的个体生理差异，同时在一定程度上也能够反映人体的健康状况。

健康的手掌应厚实而有力，富有弹性，这代表人体精力充沛，体质强壮，适应力强。通过观察拿捏手掌的软硬状态，可以在一定程度上了解机体的健康状况。

如果手掌厚而无力，弹性差，多为精力欠佳，疲劳乏力。手掌软细薄而无力，多精力衰退，体弱多病。手软的人多为用脑干活的人。中医有句话：手掌如棉，闲且有钱，说明知识的重要性。

手掌肌肉硬直、缺乏弹性者，说明血气有点抑制，经脉不是很通畅，适应能力比较差。

手掌硬直而瘦者，多为消化系统功能问题，循环系统不是很好，凡事多固执，缺乏应变能力。手硬手粗的人多为劳力者，靠力气干活的人。中医有句话：掌硬如铁，奔波不歇。

那么如何才能远离手掌软硬异常困扰呢？下面几个自我按摩方法可以帮到你：

小贴士

预防手掌软硬异常

1.注意手部保暖。

2.避免手指关节过度伸展，因为它对手的损伤很大。

3.平时可随时活动手指各个关节，缓慢地屈伸、牵拉各个手指关节。

4.如果手感到僵硬，可用热水（37～40℃）浸泡10～15分钟，每日2～3次。这样可以有效缓解肌肉僵硬。

5.避免让手部处于一种姿势的时间过长，当长时间用手时（如打字、操作电脑），应注意隔一会儿就放松一下手部，并缓慢轻摇手部。

6.当手部受伤时，可轻轻按摩。

中指也能预示疾病

一个人的五指，除大拇指分离独立之外，中指是最长的手指，超出其他手指一大截，因此在几个指头之中最为显眼，这似乎也预示了中指对于疾病的反应也较其他手指更加显著。

中指与疾病的关系如下：

1.中指苍白

有些人的中指颜色与其他手指不一样，常常显得苍白，而且细小瘦弱。这多提示心血管功能不足，或可能出现贫血。

2.中指第一节过短

一般来说，中指第三节应该最长，第二节次之，第一节则相对短些。但是，如果中指第一指节过短，则提示其体能较差，脑中枢神经不平衡，因此这类人要特别注意锻炼身体，增强体质，提高抗病能力。

3.中指过长

根据临床相关调查研究显示，中指过长的人容易患心脑血管疾病，也容易存在心理疾病。因此这类人必须加强身体锻炼和心理状态的调整，避免忧思过度。而且，一般人中指的第二节虽然应该比第一节长，但是却应该比第三节较短为正常。如果中指第二指节过长，并且食指、无名指第二指节也比较长的话，患痛风症的可能性就会增加，其中酸疼症状会较为严重。

4.中指过短

如果中指短于正常标准，就属于短形中指。中指短者发生心脏病和肺脏、肾脏疾病的可能性要比一般人高。

我们同样也可以采取一些措施来远离有关中指的疾病困扰：

把精油适量抹在左手手背，然后先按摩手背上凹陷的部位，让手背肌肉充分放松。接着按摩手指。先从指关节上方开始往下以螺旋状按摩，快到指尖处用力压一下，以刺激反射区，然后十指持续上述按摩动作。右手再重复相应步骤及动作即可。

做家务的时候，先涂上一层护手霜，然后戴上手套，最好选择外层橡胶、内层棉质的手套，这样就可以隔离清洁剂、洗衣粉等一些化学产品对手部皮肤的伤害。时间比较长的话，还应该每隔半小时脱下手套让双手透气。

❤ 观察你的无名指

无名指似乎就像它的名字一样，在几个手指之中最为默默无闻地存在着。不过可千万不要以为它真的毫不起眼，其实无名指与人体内部的健康状况也有一定联系。通过观察无名指的形态，有助于了解某些疾病的产生与发展。

无名指与人体健康，特别是泌尿生殖系统及筋骨强弱关系密切。一般以指形圆秀健壮、指节长短匀称、指直而不偏、指节褶纹清爽不乱者为佳。如果无名指不符合以上的健康标准，存在异常现象，则要提高警惕。

1.无名指细小

如果一个人的无名指苍白细小，说明肾脏与生殖系统功能较差，如不警惕，就容易产生肾脏及生殖系统疾病。

2.无名指前两节瘦小

如果无名指第一、二指节瘦小而第三指节正常，多说明患有脊椎病变或呼吸系统不正常。

3.无名指褶纹散乱

正常的人，无名指第一指节与第二指节的分界线应该只有一条完整清晰的指骨节褶纹，第二指节与第三指节的分界线应有两条完整明显的节褶纹。如果无名指褶纹散乱，说明体质较差，若为孕妇则需要适当补充钙质。如果在无名指第二指节面，不靠近上下指节褶纹的中段近边缘处，出现第二条平行的横纹，这就叫"病约纹"。"病约纹"通常说明人体患有慢性疾病，该纹线可随着身体健康水平的变化而增减。

防患疾病同样需要注意以下细节：

清洗干净手后，将磨砂膏均匀地涂抹在手部，然后来回按摩手背，并按摩手部指关节。然后用清水洗去残留在手部的磨砂膏，用干毛巾轻轻将手擦干。在手臂及手部抹上营养保湿膏，轻曲关节，从手指根部向指甲螺旋式按摩，用拇指对手掌全面进行挤压，指甲长的可弯曲十指进行减压。

选择含有蛋白质的磨砂膏混合手部护理乳液，按摩手背和掌部。蛋白质及磨砂粒能帮助漂白及深层洁净皮肤，去除死皮和促进细胞新陈代谢，这样能深层清洁手部。每星期两次深层洁净手部肌肤，可以帮助漂白肌肤、清除死皮及促进新陈代谢。

💜 别忽略小指异常

别以为小指最细且排在最后就无足轻重，实际上小指也能对人体健康反映一二。小指虽然较之其他手指细小了不少，但反映疾病的功能却不弱，因此，如果小指出现异常状况，一定不要轻易忽略。

1.小指苍白

一般来说，健康人的小指应以纤长柔软而壮直为好。如果小指苍白细弱，多说明身体有排便不畅或腹泻等现象，提示其人可能患有消化系统疾病。

2.小指指纹散乱

正常人的小指指纹清晰有质，如果小指指纹散乱模糊，多说明其人体质较差，容易患病，因此这类人要加强运动锻炼，增强体质，防止疾病发生。

3.小指侧弯

正常人的小指是挺直的，四指合拢伸直时应紧贴于无名指。如果小指侧弯，与无名指之间有缝隙，则说明其人消化吸收功能不健全。若同时见有手掌皮肤干燥的现象，则说明其易患消化系统疾病。

4.小指出现十字纹

专家指出，小指第一指节处出现十字褶纹，多提示其人精力不足，需要养精蓄锐，加强休息和保养。

5.小指褶纹不完整

健康者的小指第二指节褶纹应完整而清晰，如果褶纹不完整，则是患心脏病的信号。

6.小指指节长度不等

正常情况下，小指的第三指节与第二指节的长度是相等的，或第三节比第二节稍长些。如果第三指节较短，则说明肾气不足，容易疲劳，尤其应注意防止罹患肾脏疾病。

我们可以通过下面的方式来改善小指异常所提示的疾病：

双手手掌相对合起，开始快速搓动。每次搓动，可让手指指尖从另一只手的手掌下端一直搓到中指第二关节处。每一个来回计一次，共搓动36次。

左手摊平手掌，右手握拳，将左手中指对准右手拳头上的后溪穴，中指与穴位中间保持5～10厘米的距离。然后改换为左手握拳，右手摊掌。关键在于交换速度要快，交换做36次。

用左手大拇指和食指捏右手合谷穴（虎口附近），用力按捏，然后换手，共做36次。

将五指尽量分开伸直，然后慢慢将

大拇指弯下，尽量伸向小指。过程中要注意，其余四手指不能弯曲，一共做36次。

当感到大脑迟钝、精力不集中时，不妨把双手手指交叉地扭在一起。可能有的人把右手拇指放在上面，有的人则把左手拇指放在上面。哪只手的拇指放在上面，产生的效果是不相同的，所以这两种交叉方式要换着做。如果换一种方式后感觉不舒服，正是由于采取了与平时不同的动作，会给大脑一种刺激，由此可以促进大脑功能的提高。

❤ 手心经常汗涔涔

无论春夏秋冬，手心总是容易出汗，在一些重要场合都不好意思和别人握手。手心出汗这么多，会不会是身体虚弱的表现呢？

一般情况下，手心出汗多不是病，只是交感神经过度亢奋而已。但手心出汗往往会造成学习、工作或社交的困扰。生长在亚热带地区的年轻人，特别容易有此毛病。汗腺的分泌是经由交感神经控制的，而手汗症即是因不明原因的交感神经过度紧张，例如紧张、兴奋、压力或夏天高温造成手掌排汗异常增加所致。有多汗倾向的人手掌大多时候都是湿湿的，而长期潮湿的手部常会造成脱皮。

1.功能性疾病

甲状腺功能亢进、糖尿病等都可以引起局部多汗，手部是多发部位。这主要是由于交感神经损伤或异常的反应，乙酸胆碱分泌增多，导致小汗腺分泌过多。

2.脾胃功能失调

大部分手汗多的人都是脾胃失调所致，除了会导致手心出汗外，还会导致脚心出汗。

3.其他疾病

神经系统疾病、部分感染性疾病，如疟疾、结核等，都会导致手心出汗。另外，长期生病造成体质虚弱，也会增加手部出汗。

此外，手心多汗也可能是多汗症，多汗症可能造成患者性格孤僻、内向、不善与人交往、社交场合缺乏信心，甚至自卑，也会影响学习、求职。多汗症一般从小（6岁左右）就会发生，到了青春期更为明显，其中最困扰患者的是手掌、腋下、脚掌的多汗。年轻人情绪较不易控制，易紧张、不安、害羞、害怕等，使出汗更为厉害，心情愈焦急，出汗就愈多，所以一定要控制自己的情绪或采用手术疗法，让自己早日"脱离苦海"。

一般来说，只要这些全身性疾病得到控制后多汗的情况就能得到解决。日常生活中若想远离手心出汗困扰，也可以辅以食疗来改善。

（1）百合粥。百合20克，粳米50克，白糖少许。将百合洗净与粳米一起煮，待熟时加入白糖，再煮10分钟即可。

（2）黄蓍粥。黄蓍20克，粳米50克，白糖适量。将黄蓍加水煎汁，去渣取汁后，用汁煮米为粥，放入白糖调味温服。

（3）浮小麦饮。浮小麦15克，红糖适量。熬浮小麦汁100毫升，加红糖调味，饮用即可。

（4）小麦山药汤。浮小麦15克，山药15克，白糖少许。两者一起放入锅中，加入适量清水熬煮，沸腾后再用小火煮30分钟，放入白糖即可。每服50毫升，早晚各服1次。

（5）参归腰子。人参10克，当归8克，猪腰子1个，姜、葱、盐适量。将参、归切薄片，腰子去肾盂切碎，与姜、葱、盐同放于盆内，加水适量，煮烂食之。

（6）生地黄鸡。生地黄150克，乌肉鸡1只，饴糖100克。将生地黄切碎与饴糖拌匀，放入鸡腹内蒸熟即成。

❤ 手麻僵硬不听使唤

在工作和学习生活中我们有时会觉得手部突然僵硬麻木，手麻僵硬在大部分情况下是双手活动过久疲劳所致，然而有时候也是疾病所致。

手部麻木是一种常见的神经传导症状，可能是多种疾病的信号。

1.颈椎病

最常见的引起手麻的原因是颈椎病，它是现代社会高发的职业病之一。除了有手指麻木、感觉异常以外，还伴随其他症状，如颈肩部骨肉酸痛、上肢有放射痛或活动障碍等。

2.上肢神经卡压

睡觉时手部压迫到血管和神经，血流不通畅，导致手部得不到血的供应使活动受限，引起麻木。手部麻痛是手部疾病中常见的一种症状，它常提示上肢神经受到了卡压。

3.中风

引起手麻的另一常见疾病便是中风。虽然手指麻木不一定会发生中风，但对于年龄在40岁以上的中年人来说，如果经常出现头痛、眩晕、头重脚轻、肢体麻木、舌头发胀等症状，且患者平时又有高血压、高血

小贴士

手麻僵硬的食疗方

1.党参桂圆粥

党参、黄芪、桂圆肉、枸杞子各20克，粳米50克。先将原料洗净，党参、黄芪切碎，煎取汁，加水适量煮沸，加入桂圆肉、枸杞子及粳米，文火煮成粥，加适量白糖即可。

2.黄芪桂枝粥

黄芪、生姜各15克，桂枝、白芍各10克，粳米100克，红枣4枚。前四味一起放入锅中加水浓煎取汁，去渣。将粳米和红枣加水煨粥。粥成后倒入药汁，调匀即可。每日1次。

3.黑豆汤

大粒黑豆500克。黑豆淘洗干净，加水放入沙锅中煮至汤汁浓稠即成。每日3次，每服15毫升。

4.山药小麦粥

淮山药60克，小麦60克，粳米30克。将原料分别洗净，加水适量，武火煮沸后，文火煮至小麦烂即可。

脂、糖尿病、脑动脉硬化等疾病时，应多加以注意，警惕中风的发生。

4.糖尿病

许多糖尿病患者中，常常有人发现自己的手足麻木或疼痛，有的忽视了治疗，以至造成了严重的神经后遗症。糖尿病多发生在周围神经病变的初级阶段，早期表现就是手足发麻。

5.更年期综合征

进入更年期的妇女有时候也有手麻的现象，但是并不明显，随着更年期的结束，手麻现象就会随之消失。

❤ 透过步态看健康

千里之行，始于足下。行走是人们的基本活动功能之一，是最为常见的身体行为，其姿态因人而异，多种多样，同时也是人体健康的测试仪——通过步态可以看出健康与疾病的征象。

步态，是指走路时所表现出来的姿态。矫健的步态说明人体精力充沛，体格健壮，各种异形步态说明人有不同的疾病。有些疾病因影响神经、肌肉系统，会导致步态异常。

1.保护性跛行

走路时，患侧足刚一点地则健侧足就赶快起步前移，健足触地时间长，患足点地时间短；患腿迈步小，健腿跨步大；患腿负重小，健腿负重大。这种保护性患足点地跛行，多见下肢受伤者。

2.拖腿性跛行

走路时，健腿在前面患腿拖后，患肢前足着地，足跟提起表现为拖腿蹭地跛行。可见于儿童急性髋关节扭伤、早期髋关节结核或髋关节骨膜炎等。

3.间歇性跛行为

开始走路时步态正常，但走不了多远（严重者不到百米）患者就因小腿后外侧及足底胀麻疼痛而被迫停步，需蹲下休息片刻，待症状缓解后再重新起步。走走歇歇，因此称为间歇性跛行。常见于腰椎管狭窄症、坐骨神经受累以及血栓闭塞性脉管炎局部供血不足患者。

4.跨越步态

患者两下肢弛缓无力，足尖垂下，

故走路时为使足尖离地面抬高骨盆，髋、膝关节随之过度抬高，有如涉水步态。这是患了多发性神经炎。

5.摇摆步态

走路时患者靠躯干两侧摇摆，使侧骨盆抬高，来带动下肢提足前进。所以每前走一步，躯干要向对侧摆动一下，看上去好像鸭子行走，所以又称"鸭行步"。常见于小儿先天性髋关节双侧脱位、进行性肌营养不良、严重的"O"型腿，以及臀上神经损害患者。

6.醉汉样步态

表现为走路时重心不稳，抬脚缓慢，落地如踩脚，摇摆不定状如醉酒，故称为"醉汉样步态"。这大多是由于小脑疾病，导致身体平衡功能障碍的结果。

7.震颤麻痹步态

表现为为走路时身体前倾，呈小碎步样，起步动作缓慢，后逐渐加快，难于立即止步，状如慌张逃跑，故又称"慌张步态"。这是震颤麻痹病和各种原因引起的震颤麻痹综合征的表现。

8.共济失调步态

患者自觉两足落地如踩在棉花上，鞋子掉下也常不觉察，步行时双目注视地面，步幅宽大，举足过高，踏地有声，闭目或在黑暗中行走困难或不能走。这多为脊髓疾病所致。

针对各种各样的步态异常，我们在生活中可以积极地进行一些锻炼，通过运动来改善步态异常的状况。

· 甩腿。一手扶墙，先甩动小腿，将脚尖向前、向上翘起，然后向后甩动；接着将脚尖用力向后，脚面绷直向前甩。两条腿轮番做这两个动作，每条腿各做2~3分钟。

· 干洗腿，揉腿肚。双手紧抱大腿根部，用力向脚尖按摩，然后再从足踝往回按摩至大腿根部；两腿互换，每条腿往返重复20次左右；紧接着揉腿肚，双手紧夹腿肚，做旋转揉动。这一组动作各做2~3分钟。

· 搁脚。将脚搁至床头或桌凳上，先轻轻敲打膝盖，使腿慢慢伸直，然后尽量使头部向脚尖攀近。两腿轮番做这一动作约5分钟。

· 扭膝。两脚平行靠拢，屈膝微微下蹲，双手放在膝盖上，分别按顺时针、逆时针扭转。这个动作做5分钟左右。

· 下蹲。收腹屏气，身体蹲下、站起，两手平行，目光平视，使大腿伸屈自如。该动作也做5分钟左右。

· 扳足和搓脚心。端坐在床上，两腿伸直，低头向前弯，两手扳足趾20~30次，并接着用手掌搓脚心各100次。

· 将两手手掌交叉于后脑，双腿张开，比肩稍宽。一边吸气，一边慢慢往下蹲，蹲下时要抬头挺胸，并注意脚跟不要离开地板。慢慢站起，站时同时吐气。重复该动作24次。

· 走路是一项简单、安全的运动，但走路时仍有许多要点要注意：将背完全挺直，缩下巴，视线放在前方数米处。将肩膀的力量松弛、放轻松，使肩、腰、脚踝成一直线。脚要稍微张开，双脚成一直线地向前走，行走时先由脚跟着地，且着地的角度以40°为准。在鞋具方面，以传统鞋或厚底的运动鞋较适合，避免穿拖鞋。手能在走路时发挥平衡的功用，并产生推进力。当在慢步走时，将手肘轻轻地弯曲，当速度变快时则弯曲至90°，并向前方积极地推出并摆动。

❤ 脚总是冰凉的

脚凉是许多人都有可能遇到的情况，无论春夏秋冬，无论穿着多么厚实保暖的鞋子，双脚也依然是冰凉的。俗话说，脚下暖，全身暖。可想而知，脚下冷，全身也都会感到冰凉不适。脚凉不是大毛病，却也会对人体带来不良的影响。

脚凉虽然是一种较为普遍的现象，

人们往往缺乏注意，但实际上，脚部发凉可能是一些疾病的信号。

一般来说，贫血和肠胃病有异常者，以及营养缺乏者或甲状腺功能减退引起全身或者局部血液循环不良者，或者肢体末梢血液循环障碍者，都会出现脚凉的现象。女性在特殊时期，如经期、孕期和产期，由于体虚，也容易引发双脚冰凉。

雷诺现象多见于中、青年女性，典型表现为足趾末端在受凉后出现发白、发凉，然后变紫、变红，最后又可恢复正常。其原因是足趾末端小动脉痉挛。当它属于原发病时，称"雷诺病"；若为继发，则称"雷诺现象"。引起雷诺现象的疾病有硬皮病、皮肌炎、红斑狼疮、血栓闭塞性脉管炎、结节性多动脉炎等。

小贴士

调理脚凉的妙方

1.姜丝爆羊肉

羊肉250克，生姜50克，花椒、八角、食盐、味精、麻油各适量。羊肉切薄片，生姜切细丝。锅内加油少许，起旺火，待油冒青烟时，入花椒、八角，炸出香味，入姜丝略炒，加入羊肉片翻炒，加入盐、味精，出锅时淋麻油即可。

2.大枣枸杞羊肉汤

羊肉300克，大枣、枸杞各30克，葱段、姜片、大料、食盐各适量。羊肉切块，在开水锅中汆出血水备用。大枣和枸杞洗净备用。锅内加水，放入羊肉、葱、姜、大料同煮。煮半熟时，加入大枣、枸杞和盐，煮熟即可。如果不喜欢羊肉的膻味，可以与大枣同时加入橘子皮一两片，即可减轻膻味。

泡脚亦可调理脚凉观象，方法如下：

1.生姜泡脚

生姜1块，食盐少许。将生姜用刀拍扁，用纱布包好放在水里一起烧开，再加一勺盐，泡脚。

2.红花泡脚

红花、食盐各少许。取红花用纱布包好放在水里烧开，然后加一勺盐，先熏脚后泡脚。

3.艾叶泡脚

艾叶少许，将艾叶用纱布包好放到锅里用水烧开，先熏脚，然后再泡脚，水温40～50℃的时候，把双脚放入水中泡脚。

糖尿病可以影响下肢和足部的血流供应。早期会出现脚凉、麻木、小腿抽筋、足部苍白，运动后腿部不适，短暂休息后症状减轻；中期则表现为下肢疼痛，尤其在夜间疼痛较重；晚期则为疼痛较剧烈，出现跛足行走，并伴有下肢供血不足、局部溃疡、坏疽，将导致足部抵御感染和伤口自愈能力的下降。

在生活中要想远离脚凉困扰，就需要从生活细节入手，养成良好的生活习惯，防患于未然。

·加强体育锻炼。尤其是久坐或久立的人，必须重视工作间隙的休息，多做手足和腰部的活动，以加强全身的血液循环。

·注重双脚及腿部的保暖，正如俗话所说"寒从脚下起"，如果下肢保暖做得好，双脚就不会感到冰冷，全身也都会觉得暖和。

·睡前用热水局部泡脚，不但可以促进末梢的血液循环，还有助睡眠。

·洗完澡或是泡完热水澡后，擦干后立刻穿上袜子保温。泡脚具有加快血液循环、舒筋活血的作用，对因末梢血液循环不良而致的脚凉等症状的缓解有一定的辅助作用。但泡脚时间不宜过长，以15~30分钟为宜。在泡脚过程中，由于人体血液循环加快，心率也比平时快，时间太长，容易增加心脏负担。另外，由于泡脚时更多的血液会涌向下肢，体质虚弱者容易因脑部供血不足而感到头晕，严重者甚至会发生昏厥。因此，泡脚时间以双脚及下肢感觉温热舒适即可，不宜过久。

·多吃一些性属温热的食品，以提高机体耐寒力，常见的温热食物有牛、羊、狗、鸡肉、大蒜、辣椒、生姜、山药、桂圆等。

脚跟总是很疼痛

有时候人并未走多远的路，脚跟却酸软疼痛，并且在不走路的情况下，也总感觉无力。

引起脚跟疼痛的原因很多。行走过久或负重过久都会引起后脚跟疼痛，但这种情况一般适当休息便可消除。除此之外，很多疾病也会导致脚跟疼痛，这就需要引起重视了。如果脚跟总是疼痛，很可能是患有跟痛症。跟痛症不是一个单独的疾病，它是指各种足跟部疾病引起的一种症状，因骨本身及周围软组织疾患所产生。

通常导致足跟疼痛的原因主要是以下几方面：

1.假性脚跟痛

其病因包括跟腱炎、跟后滑囊炎、跟腱撕裂伤、跖腱膜炎等。许多时候是在负重劳累、寒冷刺激、穿鞋不合适，如过高、过硬的鞋底或路面不平整以及肥胖等情况下使脚跟负重过大而引起的疼痛现象。此类脚跟痛经过休息和治疗，可以缓减脚跟脚底局部软组织受挤压和刺激的状况，进而使疼痛减轻或消失。

2.真性脚跟痛

经拍摄X光片，可以清晰地看到有跟骨骨刺的形成物，痛点集中，无其他征象。骨刺导致的脚跟疼痛较为剧烈，需要及时对症治疗。

3.跟踺炎

过度劳损、损伤容易引起跟踺炎，疼痛是水肿造成的水肿炎性反应，通过对应治疗可以予以缓解。

4.全身性疾病

还有些脚跟痛，其原因来自骨盆或脊椎躯干，如躯体两侧及两下肢的肌肉张力不对称，以及脊柱侧弯、长短脚、腰椎间盘突出症、颈椎病等疾病，致两脚负重比例不均匀，其中一脚之脚跟长期超负荷而发病。

在生活中要想远离脚跟疼痛的困扰，轻轻松松地走每一段路，就要注意以下细节，从而防患于未然。

·选择一双合适的鞋，能大大减轻脚的负担，避免和缓解脚跟疼痛。挑选鞋时，注意选择厚底、鞋底软硬适中的鞋，最好后跟部有一定弧度以适应足跟的弧形，选好之后试着穿上走几步路感受一下，舒适合脚便好。

·鞋底记得垫上鞋垫，选择偏软舒适的鞋垫或足跟部专用软垫，如硅胶制成地跟痛垫，以保护足跟减轻摩擦。

·远途之后需要充分休息，有条件者最好使用温水泡脚，能较好地缓解脚部疲劳，防治脚跟疼痛。

·不穿鞋底硬、薄的皮鞋，减少步行活动，增加休息时间。

·进行适当的活动锻炼，如慢跑、

小贴士

两个小细节锻炼脚跟功能

除了众所周知的慢跑、散步等运动可以锻炼脚跟功能外，下面介绍的这两种方法也有不错的效果。

1.开洞法：在鞋垫或海绵垫上与足跟疼痛相应部位剪成小洞，大小可依疼痛范围而定。

2.加垫法：在足下疼痛部位的鞋垫下，用棉花、旧布等垫高0.5～1厘米，使跟下疼痛部位有持续挤压、按摩作用，也可以防治脚跟疼痛。

散步、骑车、打乒乓球等，保持足跟部关节、韧带有良好的弹性和韧性。

此外可以选择中药改善脚跟疼痛。

黄豆根外用方。黄豆根500克。黄豆根洗净，放入锅中加入750毫升清水煎至水沸，略温时浸泡脚后跟，一日数次。

陈醋外用方。陈醋1000毫升。将陈醋加热至脚部可浸入的温度，每日浸40～60分钟。醋温下降后应再次加热，每日2次。

♥ 脚踝又肿了，是因为穿高跟鞋吗

脚踝肿痛是很多习惯穿高跟鞋的女性经常会遇到的问题。不过脚踝变肿也不仅仅是因为穿高跟鞋造成的。

如果发现自己有脚踝疼痛、红肿等症状时，不要武断片面地认为根源在于高跟鞋，有可能它只是促进了脚病的明显表现。脚踝疼痛可能由多种疾病引起，一定要认真辨别，及早对症治疗，避免贻误病情。

可能引起脚踝肿胀的疾病如下。

1.类风湿性关节炎

类风湿性关节炎本身多发于女性，常见于手、足等小关节处，急性发作时，关节疼痛，肿胀明显，影响活动。

2.静脉血栓

静脉血栓会导致脚踝部位疼痛并肿胀，有时疼痛出现在一侧，同时痛侧小腿还有肿胀和压痛感。长时间保持一个姿势，下半身血液循环受到影响，就容易发生静脉血栓。其起病之初仅仅为足踝部水肿，小腿后侧压痛，压迫小腿肌肉两侧，能引起剧烈疼痛。

3.下肢静脉曲张

下肢静脉曲张是现代社会中高发的职业病。由于现在大多数人在办公室办公，长期采取坐姿，缺乏运动，下半身的血液循环受到阻碍，长此以往，就容易出现下肢静脉曲张。下肢静脉曲张会导致脚踝酸痛、沉重、胀痛、疲劳、乏力以及静脉隆起、扩张、变曲，在脚踝部、足背出现轻微水肿，并发皮肤变薄、胶屑、萎缩、瘙痒、色素沉着症状。这类情况，通常在女性长期站立中容易发生。

4.营养性脚肿

由于现代人工作忙碌，时间安排紧凑，许多时候经常匆匆忙忙解决用餐，进食缺乏合理安排和营养组合，长期下来，人体的消化功能就会减退，导致身体营养缺乏，出现营养性脚肿。这些人常伴有贫血，同时因免疫功能减退而易发生感染性疾病，如感冒等。

5.心源性脚肿

这是因心脏功能减退所致。这时检查心脏可发现有器质性杂音和心脏扩大等病理性改变。

在生活中各种不同的原因都会造成人的脚踝肿痛，要想远离脚踝肿痛困扰，就得从生活的细节入手，养成良好的穿鞋用脚习惯，从而防患于未然。

减少烟酒，避免大量摄入钠盐，多吃富含膳食纤维、低脂肪的食物，如新鲜的蔬菜、水果等，加强维生素C和维生素E的补充摄入。

避免穿过紧的裤子和鞋，经常活动脚踝，增加其灵敏性，预防功能下降。

平时避免长时间站立，日常生活和工作中避免跷二郎腿。

密切注意控制药物副作用，如服用某些药物后，脚部有肿胀现象，应立即就医。

如果脚肿伴有剧痛，应采取一些静止性的运动，避免登山、举重等运动，以防症状加重。

此外可以通过食疗调理脚踝肿痛。

牛肉拌饭。鲜牛肉90克，粳米150克，姜汁、酱油、生油各适量。将鲜牛肉切碎剁成肉糜，加姜汁、生油和少许酱油，拌匀后备用。米饭蒸熟，放入牛肉，搅拌均匀，饭煮好后食用。

鲤鱼炖赤小豆。赤小豆90克，鲤鱼1尾，米醋、生油、料酒、食盐各适量。鲤鱼去除内脏，和赤小豆一起放入锅中，加入清水、米醋和生油，煮1小时即可。

黄芪猪肚粥。黄芪80克，猪肚50克，粳米30克，食盐少许。黄芪放入锅中加水适量，煎1小时，去渣留汁加大米煮粥，并放入洗净切碎的猪肚，煮好后放少许食盐即可。

小贴士

脚踝扭伤后怎么办

当发生扭伤脚踝的情况时，千万不要立即贴上消肿止疼药膏，否则，会加重脚肿胀。专业医师提醒，扭伤后应立即冷敷患处，具体方法为：将冷水浸泡过的毛巾放于伤部，每3分钟左右更换一次。也可以用冰块装入塑料袋内进行外敷，每次20～30分钟。夏季则可用自来水冲洗，冲洗时间一般在4～5分钟，不宜太长；然后固定、抬高扭伤部位，切不可用手揉搓患处。24小时后，才可在患处使用止疼膏、红花油等药物。

脚趾缝发痒还起皮

一些人经常会感到双脚在鞋里捂得焖潮无比，同时奇痒难耐，甚至坐立不安，经检查发现，自己的脚趾缝中间起了许多小水疱，这是不是就是脚气？

脚气有别于脚气病，是一种极常见的真菌感染性皮肤病，即通常所说的脚癣、香港脚。脚气的传染途径很多，因此感染脚气非常容易，脚气的发病率也较高。通常情况下，由于夏季气温较高，脚部容易出汗，因此脚气常在夏季加重，冬季气温下降，出汗量下降，脚气症状也随之减轻。但由于其是顽固性真菌疾病，故一旦传染上脚气，很难治愈。脚气发作后，往往脚趾缝间开始发痒起屑，甚至裂开化脓，转为疼痛糜烂。因此一定要做好相关的预防和调理措施。脚气通常可分为三种：角化型、水疱型和糜烂型。

1.角化型

角化型脚气常发于脚跟，症状表现为皮肤粗厚而干燥，并有脱屑、发痒、皲裂现象。这种脚气病程较为缓慢，且难以治愈。

2.水疱型

长发作于脚底，这种脚气起初为饱满的小水疱，有的能融合成大疱，疱液透明，周围无红晕，发痒。挠破后会因继发感染而引起丹毒、淋巴管炎等。

3.糜烂型

常发作于脚趾之间，起初脚趾间常感觉非常潮湿，浸渍发白并会起小水疱，干涸脱屑后，剥去皮屑为湿润、潮红的糜烂面，有奇痒，容易继发感染。

在生活中要想远离脚气困扰，就要注意生活的细节，防患于未然。

保持足部清洁干燥是预防脚气发生的前提。为此，要养成常洗脚的习惯，但洗脚时要忌用碱性肥皂等刺激性的化学用品。趾缝紧密的人可用卫生纸夹在中间，以吸水通气，保持清洁。

合理饮食，多吃维生素含量丰富的蔬菜水果和五谷杂粮等，少吃辣椒、生葱、生蒜等容易刺激出汗的食物。

出现脚气症状应该尽早接受治疗，同时注意不要使用别人的拖鞋、浴巾、擦布等，不要在澡堂、游泳池旁的污水中行走。此外还可以辅以食疗来调理脚气。

（1）黄豆米皮糠。黄豆100克，米皮糠160克。将黄豆与米皮糠用水炖熟吃。

（2）红枣陈皮赤豆汤。陈皮4克，赤豆70克，花生仁120克，红枣10枚，白糖少许。洗净陈皮、赤豆和红枣，将其与花生仁一起放入锅中加水煎煮，熟后加入白糖食用即可。

（3）青鱼煮韭黄。青鱼500克，韭黄250克，食盐、料酒、葱段、姜片各适量。青鱼洗净，去除内脏，加入韭黄和料酒、葱段、姜片一起炖煮，熟后加入食盐即可。

这里有个外用治疗脚气的小妙方可供大家应用：白凤仙花30克，皂角30克，花椒15克，任选其中一种，放入半斤醋内，浸泡一天后，于每晚临睡前泡脚20分钟。连续治疗7天，对于改善脚气症状有良好的作用。

脚丫子汗多且味重怎么办

如果自己的脚不仅仅爱出汗，而且气味让人难以忍受，那真是痛苦的经历。不过不要以为脚臭只是让人尴尬的小事，其实它可能暗示着你身体的健康状况。

万剑忙碌一天回到家里，迫不及待地换鞋进屋躺在床上。他闭眼休息了还不到两分钟，就感觉有一股浓烈的气味冲进鼻子里。万剑被熏得跳了起来，臭味的源头却轻而易举地找到了——原来就是自己的双脚。万剑羞愧之下赶紧去洗干净，自己却非常不解：以前没这种毛病，最近不知道为什么脚丫子出汗很多，经常"香味四溢"呢？

人的脚心是小汗腺分布密度最大的部位之一，每平方厘米就有620个汗腺，人体别的部位每平方厘米仅有140～340个汗腺，因此脚心的出汗量要多于其他地方。一般来说，在剧烈运动、穿透气性较差的鞋或长时间行走过后，脚汗会增多。如果情绪激动，交感神经冲动增加，乙酰胆碱分泌量增多，也会引起脚心出汗增多。如果闷捂的时间较长，未能及时透气洗脚，就会产生不良气味。除此之外，脚部大量出汗、脚臭也和某些疾病有关。

1.全身性疾病

如甲亢、肥胖症、糖尿病等可以引起脚部多汗，因此这类患者的脚部常常会有异味散出。

2.脾胃失调

中医认为，脚多汗是因脾胃功能失调引起的。脾胃失调可分虚、实两种：脾胃虚弱者伴有口干舌燥、心烦不安、舌红少苔等症状，属于津液不足的虚热症；脾胃实症者多因饮酒过多及过食辛辣肥甘所致，伴有口臭口苦、大便不畅、小便黄浊、舌苔厚腻等症状。这两种情况均会引起脚臭多汗的症状。

在生活中要想远离脚臭困扰，首先要注意保持局部皮肤干燥，注意脚部清洁，每日用温热水或淡盐水泡脚10～15分钟；勤换洗袜子，最好每天一换。

其次，平时不宜穿运动鞋、旅游鞋等不透气的鞋子，以免造成脚汗过多，脚臭加剧。此外勿吃容易出汗的食品，如辣椒、生蒜、生葱等刺激性食物。

当然在剧烈运动之后，需要及时用温水洗脚，并对双脚进行接摩，擦干脚部，不要让其受凉。除了以上需要注意的事项，还可以参考以下方法来调理脚臭。

（1）明矾泡脚方。明矾25克，热水1000毫升。将两者一起倒入盆中溶化后浸泡双脚，一次10分钟，浸后任其自然晾干。每日1次。

（2）葛根明矾方。葛根、明矾各15克。两者一起放入白酒中浸泡7日，过滤取液，兑入温热水浸泡双脚。每次10~15分钟，每日1次。

（3）干姜明矾方。明矾30克，干姜6片。将两者一起放入锅中加水煎熬30分钟，取液浸泡双脚。每日2次，每次浸泡30分钟。

（4）白萝卜泡脚方。鲜白萝卜600克，明矾15克。白萝卜洗净切片，加水2500毫升，煎30~40分钟，去渣取汁。待温度适宜，浸泡双脚20分钟，每日洗2次。

❤ 脚后跟上的肿块

如果脚后跟后方有个骨性生长物，那么你可能有跟骨后骨疣或跟腱后滑囊炎，特征就是脚后跟的大骨头（跟骨）增大。

这个突出的骨性肿块可能会疼痛，特别是当你由于反复穿对脚后方压力太大的鞋子而患上滑囊炎后，疼痛会比较严重。滑囊是充满液体的小囊，能够润滑和缓冲关节。不过，这种骨性肿块也可能是遗传的。

跟腱后滑囊炎发病的早期，会在足跟的后上方只见到一个小的轻度变硬有压痛的红斑。病人常在此处贴上胶布以减轻鞋的压迫。当发炎的滑囊增大时，在跟腱上就会出现一个疼痛的红色肿块。

在日常生活中要想预防跟腱后滑囊炎可以选用足弓垫或毡垫抬高足跟，除去鞋帮的压迫，此外为了控制异常的足跟活动需用鞋矫形器（运动型跟杯垫）。

而如果已经患上了跟腱后滑囊炎，在治疗过程中同样可以采用泡沫橡胶垫或毡垫抬高足跟，以此除去鞋帮的压迫，或者为了控制异常的足跟活动需用鞋矫形器。对于小部分病人，把鞋帮拉长或拆开鞋的后跟缝线可减轻炎症，把垫子放在滑囊周围可减轻压迫。口服非类固醇抗炎药可暂时减轻症状。浸润注射可溶性皮质类固醇与局部麻醉剂可减轻炎症。如果保守治疗无效时，可能需要作跟骨后外侧手术切除。

❤ 身体刺痛和麻木

臀部麻刺感和其他身体部位的麻刺感一样，可能是神经压迫的表现。重复运动、关节和脊柱损伤或疾病，甚至怀孕都可能造成神经压迫。一种常见的慢性神经压迫叫做神经卡压综合征。神经卡压性疾病包括网球肘，影响手、手腕和前臂的腕管综合征，影响脚的踝管综合征。

感觉异常也可能是很多与神经压迫有关或者无关的其他状况的表现。这些状况包括怀孕、脊柱损伤或者椎间盘破裂、椎间盘疝，以及大脑脓肿和肿瘤。

在很少的情况下，刺痛和麻木感可能是偏头痛或者癫痫发作的先兆，也可能是感觉性发作的表现。感觉性发作也是癫痫的一种，不过，发作的时候不是出现肌肉痉挛，而会出现感觉的扭曲。刺痛感和麻木感还可能是一些系统性和自身免疫性疾病的信号，包括甲状腺机能减退、糖尿病和结节病。结节病是一种严重但罕见的炎症性疾病，发病之初症状不多，随着病情的发展，炎症会侵犯很多部位，包括皮肤、眼睛、耳朵、鼻子和内部器官。

面部、躯体或者四肢麻木可能是一种最常见的神经肌肉性疾病多发性硬化的最早期表现。另外，感觉异常也可能是维生素B$_{12}$不足的信号，或者是更为严重的恶性贫血的信号。恶性贫血是机体不能吸收维生素B$_{12}$而导致的一种严重的贫血（红细胞计数低）。另一方面维生素B$_6$摄入过多以及体内钙、钾、钠和铅水平过高都会引发感觉异常。过度吸烟和饮酒也会导致麻木和刺痛。

身体某些部位突然出现麻木感或刺痛感，并伴随下述任何表现都可能是小中风（医学上称为短暂性脑缺血发作）或者完全性脑卒中的信号：

· 一条手臂或腿，或者身体一侧虚弱无力；

· 说话、视物或者走路困难；

· 头晕或者昏厥；

· 精神错乱或者难以理解人们的话语；

· 突发头痛，特别是伴随颈部僵硬。

❤ "麻筋儿"了

如果你手肘受到重击，就会知道麻筋儿感是一种什么样的感觉。这种感觉一点也不好玩，有点像被电击中一样的刺痛，并且这种刺痛会沿着手臂传下去。不过，如果手肘没有受到打击，也有这样的感觉，那么可能患上了一种叫做肘管综合征的神经压迫性疾病。

不论是撞击到了手肘还是患上了肘管综合征，这种麻筋儿感都是尺神经产生的，并且这种奇怪感觉会从肘部一直下传到手和手指，通常是无名指和小指。这种麻筋儿感通常提示手肘弯曲的时间太长了，如睡觉时长时间压着肘部，或者可能说明在电脑前工作太久了，做某种需要反复弯曲手肘（比如双臂屈伸）的活动，或者肘部受伤了。肘管综合征通常是良性的，严重的情况下可能会导致前臂的肌肉无力。

肘管综合征与高尔夫肘（医学上称为内上髁肌腱炎）类似。不过，患有高尔夫肘的人通常更多感觉到的是疼痛而不是刺痛。

如果患上了肘管综合征应该积极地采取治疗方案，具体包括保守治疗和手术治疗。

（1）保守治疗。适用于患病的早期、症状较轻者。可调整臂部的姿势，防止肘关节长时间过度屈曲，避免枕肘睡眠，带护肘。非类固醇抗炎镇痛药物偶尔可缓解疼痛与麻木，但不提倡肘管内类固醇激素封闭。

（2）手术治疗。适用于保守治疗4~6周无效，或有手内在肌萎缩的患者。手术的方法可分为局部减压和神经前植两大类。局部减压分肘管原位切开减压和内上髁切除，因分别有尺神经前脱位、术后复发、肘关节不稳等缺点，现已很少应用。神经前植包括皮下、肌间、肌下前植三种。肌间前植因术后并发症少而应用最为广泛。

💗 足部刺痛、麻木

如果你感觉脚麻木和刺痛，这可能说明你快要患上踝管综合征了。踝管综合征被称为发生在下肢的腕管综合征。

踝管综合征还可能表现为足部发热、烧灼感，这属于神经卡压范畴。任何对脚上的神经造成压迫的肿瘤或者异常生长物都可能导致神经卡压。足部的刺痛和麻木感也可能是糖尿病或其他疾病导致的外周神经病变的健康警示。

足部的这种感觉还可能是一种进行性和破坏性骨疾病——夏科氏关节病的表现。这种疾病通常发生于承重关节，特别容易发生于膝关节和足部关节，也发生于髋关节。夏科氏关节病的其他表现包括关节松弛或肿胀，足部和脚踝畸形。其中一种畸形叫做马蹄足，是足部骨结构萎陷而形成的球形突起。

夏科氏关节病在那些由于未控制的糖尿病而继发神经损伤（糖尿病性神经病变）的人中相当普遍。实际上，不论什么原因而导致神经损伤的人都有可能患上夏科氏关节病。

无论是哪种原因造成的夏科氏关节病，都应该积极地采取治疗措施。

（1）对于病变关节，上肢应避免用力工作，下肢尽量减轻负重。

（2）破坏较重关节（如膝、肘和脊柱部位）可用支架保护。

（3）足部病重且溃疡不愈者可做截肢术。青壮年病人膝、踝关节破坏严重者可做关节融合术，不过邻近关节可再发生此病。减少活动和支架保护是常用的有效方法。

足前部的刺痛、灼热和麻木感也可能是一种叫做神经瘤的良性病变的表现。有神经瘤的人如果穿很紧的鞋子，压迫到神经瘤或者神经球的话，会表现出更多症状。有些患者会有一种鞋子里有个鹅卵石的感觉，或者有种袜子在脚前部聚成一团的感觉。幸运的是，大多数的神经瘤无须做手术就可治愈，不过可能需要足部矫正或者注射。

夜间为什么痉挛而醒

经过了令人筋疲力尽的一天之后，终于甜甜地熟睡了。可是，突然一种落体的感觉令你猛然惊醒。这是一种常见的、良性的表现，尽管有时候会令人心跳暂停。这种疾病有好几个医学名称——肌痉挛、肌阵挛性抽搐、临水肌跃症。

不论叫什么名字，这都是一种不自主的肌肉抽搐，通常发生在由清醒向熟睡过渡期间。大部分人都会偶尔发生这样的情况，往往在我们过于劳累或者缺乏睡眠的时候出现。

这种夜间的痉挛可能与一种神经性疾病不宁腿综合征相关，或者与其他一些睡眠疾病有关。

不过，有时候夜间痉挛会令你频繁惊醒。这是一种真正的疾病，叫做周期性肢体抽动症。这种病有时候可能是一种睡眠紊乱——发作性睡眠的表现，患有这种疾病的人会不知不觉就睡着。

发作性睡眠的临床辨证分为如下五型，据此可制定中医药治疗原则及所用方药。

（1）痰湿困脾型。多见于形体肥胖之人，表现为胸闷、纳呆、大便不爽、痰多泛呕、口中黏腻、身重嗜睡、舌苔白腻、脉濡缓，治疗原则为燥湿健脾豁痰开窍，方药用醒脾开窍汤加竹茹、半夏等。

（2）脾气不足型。多见于病后或高龄之人，表现为神疲乏力、腹胀食少、食后困倦嗜睡、少气懒言、形体消瘦或肥胖少肿、舌淡苔薄白、脉虚弱，治疗原则为益气健脾，方药用醒脾开窍汤加人参、白术、黄芪等。

（3）肝郁脾虚型。患者长期忧愁思虑、精神萎靡不振、头昏欲睡多梦、时有两胁不适、纳呆食少、大便不利或腹痛泻泄、舌苔薄白或稍腻、脉弦细或涩，治疗原则为舒肝健脾开窍，方药用醒脾开窍汤加柴胡、党参、枳壳等。

（4）气血两虚型。患者面色萎黄无华或淡白、纳呆食少、神疲乏力、心悸多梦、气短懒言、自汗、头晕目眩、舌

淡嫩苔薄白、脉沉细无力，治疗原则为益气养血醒脾开窍，方药用醒脾开窍汤加黄芪、当归、人参等。

（5）湿浊蒙蔽型。患者头重如裹、口干黏不思饮水、胸闷不饥、二便不利、舌苔厚腻。头为诸阳之会，若被湿浊蒙蔽清阳不升，浊阴不降，则困倦嗜睡，治疗原则为芳香化浊醒脾开窍，方药用醒脾开窍汤加佩兰、苍术、白豆蔻等。

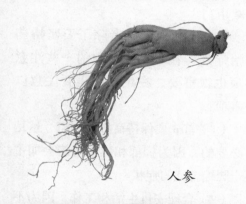

人参

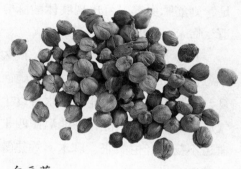

白豆蔻

紧张不安的腿

忙碌了一天之后，突然感觉腿上有一种灼热、刺痛、沸腾、虫爬的感觉，只有动动腿这种感觉才会缓解。这是不宁腿综合征的典型症状。

不宁腿综合征属于神经紊乱，腿部这种奇怪的感觉一般每隔30～60秒钟出现一次，睡觉时和清醒时都可能出现，主要发生于傍晚时分或休息时。由于这种感觉会导致难以入睡，或者入睡后容易惊醒，不宁腿综合征

患者白天往往会感觉很疲惫。

美国睡眠研究协会和睡眠医学学会提出了一个问题，用以确定哪些人容易患上不宁腿综合征："当晚上你想放松或者睡觉时，腿部可曾出现过令人不舒服的、不安宁的、通过走路或者抖动腿可以得到缓解的感觉？"如果你的回答是有，那么你很可能患上了这种令人烦恼的疾病。

最近加拿大的一项研究发现了一些

不宁腿综合征与心血管疾病，特别是老年人的心血管疾病患病风险增大相关的证据。还有一项研究显示，不宁腿综合征可能与肠易激综合征有关。

除此，下肢部分静脉血栓形成和曲张、部分胃切除、服用吩噻嗪类和巴比妥类药物、有焦虑或抑郁等精神因素等，据报道均与本病存在一定的关系。

在病机上，中医认为不宁腿综合征与肝关系密切，肝主筋藏血，若肝血不足，则筋脉失养，可出现肢体酸麻等不适。临床上常见的中医病因有：

（1）气血不足：年老体弱，或久病不愈，耗伤气血，或失血之后，虚而不复，或脾胃虚弱，不能健运水谷以生化气血，以致气血两虚，不能温煦四末，血运不畅而产生酸胀、麻木、灼热等异常感觉。

（2）肝肾亏虚：先天禀赋不足，或老年体亏，或久病失养，或房劳过度，导致肝肾亏虚，筋脉肌肉失养而产生酸、麻、胀、痛等异常感觉。

（3）瘀血阻络：年老体衰，或素体阳虚，或久病，或情志不遂，或跌打外伤致脏腑功能失调，气血运行不畅，而生瘀血，阻滞脉络而产生肢体深部的不适感觉。

（4）湿邪痹阻：素体虚弱，年高体衰，正气不足，腠理不密，卫外不固，或因居处潮湿，涉水冒雨等原因，寒湿内侵，寒邪凝滞收引，湿邪黏聚不化，

致气血运行不畅。

（5）寒湿郁久化热：人感此邪，阻遏经脉，筋脉肌肉失于濡养而产生酸楚不适等异常感觉。

不宁腿综合征在中医临床上需要根据患者具体情况辨证分型施治，外感风寒湿邪则散寒祛湿，瘀血阻络则活血化瘀，肝肾亏虚则补益肝肾，常用的传统方剂如舒络宁腿汤等，临床上需要根据患者的具体情况辨证施治加减用药。

不宁腿综合征患者除了要坚持药物治疗外，在平时生活中的一些注意事项也很重要，在生活中需要注意以下事项：

（1）首先要保持良好的心态，这是很必要的，因为抑郁和焦虑情绪会加重不宁腿综合征的症状。

（2）合理安排生活和工作。因为不宁腿的症状也可以出现在白天静止时，所以，患者应对自己所处的环境多加留意，采取相应的保护措施。例如，在影院、剧场或乘坐飞机时最好选择邻近通道的座位，以便在症状出现时可随时站立或走动，以减轻不适。

（3）调整睡眠方式。不宁腿综合征的症状主要发生在晚上和夜间睡眠时，因此有意延迟睡眠时间，直至困意十足再休息，避免睡前阅读恐怖刺激性文字或看此类视频，可以在睡前适当做些锻炼，特别是腿部的锻炼。

（4）注意温度变化。大多数患者觉得天气变凉和气候潮湿会加重不宁腿综合症的症状，所以晚间睡眠时应保持温暖的环境。

（5）避免接触刺激性物质尼古丁、咖啡因等，这些物质具有兴奋神经系统的功能，这些都可能加重不宁腿综合征的症状。

♥ 不可小视的腿抽筋

也许很多人都经历过这样的时刻，在睡梦中被腿抽筋剧烈的疼痛惊醒。不要以为这只是小事，腿抽筋也有可能是身体疾病的预警。

扁平足的人似乎更容易发生夜晚腿抽筋。到底是什么原因导致了这种

小贴士

腿抽筋的日常防护措施

1.注意保暖，不让局部肌肉受寒。

2.注意睡眠姿势。

3.走路或运动时间不可过长。

4.加强体育锻炼，锻炼时要充分做好准备活动，让身体都活动开，这时下肢的血液循环顺畅，再参加各种激烈运动或比赛，就能避免腿抽筋。

5.必要时补充一些维生素E。

6.注意补充钙和维生素D。

若出现腿抽筋，可立即采取以下方法解救。

1.立即离床下地走动，并忍痛用患足前掌下蹬地面，常可迅速解除小腿肌肉的痉挛，使疼痛消失。

2.立即坐起，把腿伸直，然后用双手用力将脚掌往背屈方向后掰，可迅速解除小腿痉挛。

3.用拇指或食指的指腹用力按摩、按压鼻尖下的人中穴，使穴位有酸胀感，可解除小腿抽筋。

4.用拇指和食指分别按压脚后跟两侧，并用力上下搓动，也可迅速解除小腿痉挛。

情况还不是很清楚，不过，这通常是用力过度或者脱水的表现。夜晚腿抽筋一般来说没有什么危险，不过，有时候可能是糖尿病、帕金森氏病、贫血和甲状腺疾病的表现。

如果在走路或者爬山时腿经常抽筋，那么你可能是出现了间歇性跛行。这是由于脂肪块聚集在腿部的动脉中，导致流向腿部的富含氧气的血液减少导致的，属于典型的外周动脉病。外周动脉病是一类进行性的血液循环问题，可能会危及生命。

如果你一条腿有压痛、肿胀、发红或者温暖感，继而出现胸痛或者呼吸困难，这些可能是肺栓塞的表现。肺栓塞是深静脉栓塞的致命性并发症。

腿抽筋，特别是一条腿抽筋，还可能是另外一种可能危及生命的疾病——肾静脉栓塞的信号。肾静脉栓塞是大静脉的血栓，血栓很容易脱落，被血流推动到心脏和肺部，导致死亡。深静脉栓塞的其他症状通常都是突然出现的，包括受累区域肌肉压痛、深部肌肉疼痛或肿胀、皮肤压痛或温暖或变色。

深静脉栓塞更常见于40岁以上的人或者由于创伤、疾病或者其他原因导致腿部长时间不活动的人。实际上，深静脉栓塞有时候也被称为经济舱综合征或者旅客血栓症。这是因为长时间的乘飞机旅行时旅客被限制在机舱座位中，血液在腿部的深静脉中汇集，为危险的血栓形成创造了条件，继而可能会发生深静脉栓塞相关的死亡。

不论乘飞机旅行的时间有多长或者多短，都要不时地站起来走动走动，这样可以帮助你避免患上深静脉栓塞。还可以穿弹力长裤或者短裤，长时间飞行时更应该穿弹力袜，这样有助于预防发生这种潜在致死性的疾病。

第十一章 指甲要告诉你的健康信息

◎指甲虽为人体末端，但在提示人体健康状况方面起着不可忽视的作用。脆裂的指甲，出现凹痕的指甲，有竖沟状的指甲，还有不同颜色的指甲等，如果你的指甲出现了这些状况之一，那就要当心你身体的状况了。常常留心自己指甲的异常，这样才能及早预防疾病。

♥ 你的指甲根有没有"健康圈"

我们发现，指甲根部有半圈淡淡的发白的形态，这就是所谓的"健康圈"。健康圈有大有小，时而模糊时而清晰，有时候颜色还会发生变化，而这都与体内健康状况有关。

健康圈就是指甲根部发白的半月形，医学上将之称为甲半月，又叫小太阳。健康圈是人体阴阳经脉的交界线，是人体精气的代表，但是，健康圈也不是越多越好。一般来讲，健康人群除了小指以外应该都有甲半月，即健康人的健康圈应该有8个左右。甲半月占整个指甲的1/5是最佳状态，过大过小或者仅隐隐约约都不太正常。通常男性健康圈约3毫米，女性略小，食指、中指、无名指按宽窄依次递减，小指多无。老人较窄。健康圈的变化最能提示机体营养状况，是人体营养状况的"提示灯"。

1.健康圈消失

完全看不到甲半月的人，大多有贫血或者神经衰弱的症状。中医将没有健康圈者为视寒底型体质。寒底型提示体内阳气虚弱而阴寒较盛。这种人的脏腑功能低下，气血运行缓慢，容易疲劳乏力，精神不振，吸收功能差，面色苍白，手脚厥冷，心惊，嗜睡，容易感冒且反复感冒，精力衰退，体质下降，严重者痰多湿重，易发生肿瘤。

2.健康圈太大

健康圈太大的人容易发生高血压、中风。

3.健康圈太小

健康圈太小说明人体血压太低，且容易发生贫血。

4.健康圈发青

暗示呼吸系统有问题,容易患心血管疾病。

5.健康圈发蓝

健康圈发蓝是血液循环不畅的表现。

6.健康圈发红

健康圈发红提示心力衰竭,应及时治疗。

7.小指出现健康圈

中医认为连小指也有半月痕者,或半月痕增大,属热底型。热底型提示人体内阳气盛,脏腑功能强壮,身体素质较好。但在病理情况下,则是阳气偏盛,脏腑功能亢进,可见面红,上火,烦躁,便秘,易怒,口干,食量大,不怕冷,好动,严重者血压升高、血糖增高,易中风。

8.健康圈模糊

半月痕的边界模糊不清,颜色逐渐接近甲体颜色者,属寒热交错型或阴阳失调型。寒热交错型提示人体内有阴阳偏盛偏衰的变化,寒热的变化可因保养的不同而异。例如,热型者喜欢清热而过度用寒凉物质,寒型者则喜欢去寒而过度服用温热物质,这可导致身体偏寒或偏热的转变。此外,用药失调,劳损过度也可导致寒热平衡发生变化。

日常生活中可服用适量食用鱼油,并增加摄入维生素C和蛋白质含量丰富的食物,以及螃蟹、甲鱼、鳝鱼、鸡汤、黑木耳、海带等具有活血功能和营养丰富的食物。

如果人的甲半月较少、光泽度差,可在生活中适当地多吃一些羊肉、姜、香菜等食物。

如果人十指都有甲半月,并且较长,可多吃苦瓜、芹菜等清热去火、消肿利水的食物。

♥ 透过指甲颜色看健康

许多爱美的女性总爱将指甲涂抹得五颜六色,这样不仅无益于指甲的健康,而且还有碍观察指甲的本来颜色。要知道,指甲的颜色也能反映人体内部的健康情况,指甲颜色的不同变化,反映了不同的疾病信息。

1.指甲呈白色

如果指甲外表经常是白色,表示身体里的血液不太充足,有贫血倾向。指甲白蜡色无光华,是溃疡病出血,或有钩虫病等慢性失血症的表现。指甲下大部分显白色，正常的粉红色减少到只靠近指尖的那一小条，可能是肝硬化的征兆。

2.指甲呈黄色

指甲变黄，一般表示其肝脏有问题，多为黄疸性肝炎，也见于慢性出血性疾患。甲状腺机能减退、肾病综合征、胡萝卜素血症以及甲癣，也可引起黄甲。如果发现指尖周围出现黄色，则要警惕恶性黑色素瘤。

3.指甲呈红色

指甲全是绯红色，为早期肺结核、肠结核的象征。指甲下出现红斑点或纵向红色条纹，说明毛细血管出血，可能是由于高血压、皮肤病、心脏感染或一些潜在的严重疾病的存在。指甲周围出现红斑，提示可能是皮肌炎或全身性红斑狼疮。指甲前端出现横向红色带，提示胃肠道有炎症，或心瓣膜脱垂、房室间隔缺损。指甲呈深红色，压之色不变，提示可能某内脏器官有严重的炎症存在。

4.指甲呈紫色

指甲变成紫色，是心脏病、血液病的一个特点，反映血液内缺氧或某些成分异常。若紫色与苍白色交替出现，可见于肢端动脉痉挛症。

5.指甲呈青色

指甲呈青紫色，多见于先天性心

脏病或大叶性肺炎、重度肺气肿等肺脏疾病。

6.指甲呈蓝色

白喉、大叶性肺炎、急性肠道传染病、食道异物阻塞的患者，其指甲呈青蓝色。指甲根部呈蓝色半月状，出现这种指甲，可能意味着病人患有血液循环受损、心脏病，或雷诺氏综合征，有时也与风湿性关节炎或自身免疫性疾病红斑狼疮有关。

那么如何才能防患于未然，让自己的指甲远离这样异常的色彩呢？

保持指甲干燥清洁，这样可以防止细菌或其他微生物在指甲内聚集，引起感染。

凡士林滋润度高，是很好的护手和护甲产品。夜晚就寝之前，将适量凡士林涂抹在手指及指甲上，再轻轻按摩，长期坚持，指甲会如粉色珍珠般有着美丽的光泽。

不能过于频繁地美甲。指甲表层有一层像牙齿表层釉质一样的物质，能保护其不被腐蚀。美甲时把指甲表层锉掉，手指就失去了保护层，使其对酸性或碱性物质的腐蚀失去抵抗力。因此，经常美甲会引起指甲断折，颜色发黄或发黑。

如果指甲缝破裂出血，可用蜂蜜兑一半温开水，搅匀，每天抹几次，就可逐渐治愈。

指甲形态改变应小心

指甲形态的改变也是疾病的征兆，而不同的形态则提示着不同的健康状况。

1.凸变

指在平滑的指甲上有凸起的形态变化。如凸条变提示人体某一部分组织器官存在慢性炎症。链条变，提示人体某一器官存在反复发作的炎症。辫条变，提示人体存在着增生性病变。

2.凹变

指在指甲上有凹陷的条纹、斑块、点状等形态改变。如出现大块状凹变，提示风湿性心脏病、风湿性关节炎、胆囊炎、胆石症等信号。如出现小块状凹变，提示体内有退行性病变或青春期中营养不足所致。粗条状凹变，提示体内器官有萎缩、坏死改变。点状凹变，提示脑血管慢性硬化损害。

3.甲泽油亮变

指甲如同搽了油一样的发亮。该甲征的出现，提示患了亢进性病变，如甲状腺功能亢进症、糖尿病、急性传染病以及精神高度紧张等。

4.白斑变

指甲上出现不规则的白色斑块。白斑变呈暂时性出现，提示患了一过性腹泻和一般的功能低下症。若反复出现，则提示为虚弱型体质。若见长期不退的白斑，提示体内缺钙，有的人表现为轻微的心律失常，性功能低下症。

5.块条状发亮变

指甲上有块状或条状，如黏胶样发亮的色泽改变。该甲征的出现，提示肺门淋巴结结核、胸膜炎、胸腔积液等疾病信号，多伴有盗汗、自汗、午后潮热等全身症状出现。

6.失光泽变

指甲呈毛玻璃样改变、无光泽，粗糙不平，提示人体内部存在慢性消耗性疾病，如结核病、肝硬化、长期慢性失血性疾病等。

7.红带变

其甲前端见有一条大小一致的红色带状横弧形改变，提示胃肠道炎症性疾病。

8.斑点红变

其红斑与红点可在同一个指甲上出现，也可在不同的指甲上出现。红斑与红点若同时出现，提示炎症性充血已发展到出血的地步。如见中指根红变，则提示胃炎伴见胃出血。

9.双红带变

指甲上出现两条横弧形红色条改变，提示由于精神高度紧张而造成心神不宁、头痛头晕、失眠以及狂躁型精神分裂症等。

10.甲根红斑变

指甲根部出现明显的红色变化，其大小不一，形态多样，提示相应的脏器有炎症性充血，如充血性心肌炎、盆腔炎、胃炎等。

11.圈状红斑变

在指甲中部有大小不同，浓淡不一的红色斑，提示胸、肺部的病变，如中下叶肺炎合并纵隔炎症、严重的蛔虫梗阻症状等。

12.淡紫红色变

指甲上淡紫红色的出现，提示血氧浓度低下，某一脏器静脉有瘀血。常见于呼吸困难的慢性心、肺病人，也可见于愤怒、忧伤、精神分裂症病人以及脑耗氧量增加者。

13.白环前红变

在白环的边界上见其红色由深而浅，提示人体内部出现自身中毒，如血小板减少症等。

14.黑条变

若从指甲处长出一条或数条如同铅笔划过的黑色线条，提示人体长期处于超负荷状态，睡眠时间减少。

15.短数条黑变

若甲根处出现数条黑条，其长度只有甲长的一半左右，称为"短数条黑变"。该甲征的出现，提示人体内存在着恶性病变，如胃癌、霍奇金病等。

16.黑块变

指甲上出现黑色的斑块，此时指甲多不平整。该甲征的出现，提示所患疾病较为严重，如患了严重的贫血，营养不良，内脏下垂，碱中毒，肝癌以及中、晚期胃癌等。

17.黑弧线变

指甲中部出现一横弧形状，如铅笔画在指甲上一样。该甲征极为少见，病人毫无主观感觉，经B超检查，发现胆囊胀大2～3倍。

18.粉黑色变

指甲上出现一层如粉笔吸附在指甲上的灰黑色粉末。该甲征的出现，提示与结石病及炎症性病变有关，经常发生头昏、脑涨等不适感。

19.甲两侧毛糙黑变

甲侧甲皮稍见分离，边缘呈毛糙改变，甲内有污垢状堆积，称为"甲两侧毛糙黑变"。该甲征多见于女性，提示该女性生殖器官炎症性病变，病变组织有肥厚、增生、恶变的倾向。

20.翘变

指甲前端向上翘起，前宽后窄，甲中弧形见凹陷性改变。该甲征的出现，提示人体某一脏器有慢性、反复发作、迁延已久的炎症性改变，且已影响正常的生理功能，主要表现在性格方面的改变，如性格内向、忧思多虑、烦躁易怒等。

21.圆变

圆变有两种：一种是指甲呈扁圆状改变，另一种则呈半圆形改变。指甲扁圆形者，提示人体长期患有慢性反复发作的肠道炎症，功能障碍诱导营养代谢障碍，影响了某一部分脏器功能的改变；半圆形变，为杵状指的一种，除一部分为肺气肿外，另一部分则为心肌炎、心包炎、心包积液的征兆。少数也提示有官能方面的症状。

22.不规则变

指甲凹凸不平，呈各种不同的形态变化，且厚薄不一，颜色多样，此为癌症之先兆，为体内环境失调，机体功能紊乱，导致基因发生突变、癌变所引起，一般在一年至数年后被确诊。

23.甲中裂隙变

指甲中部出现一条横状裂隙。该甲征极为少见，多见于因椎管损伤压迫神经而引起坐骨神经痛以及无精虫症，表现为性功能低下。

24.甲色如尸色变

指甲色泽呈灰白色改变，无光泽，也有呈灰黄色或紫黑色改变。该甲征的出现，提示骨髓出现病变。如再生障碍性贫血、骨质退行性变、骨髓炎、骨结核等。

25.缺变

指甲前沿见缺损改变。该甲征的出现，提示某一脏器有慢性炎症病变。如慢性咽喉炎、慢性支气管炎、慢性宫颈炎、慢性胆囊炎等。

26.指甲形态不一

各手指的朝向不很一致，有左右，且大小不同。该甲征的出现，或提示先天性畸形，或为久病后内脏组织纤维增生，结构形态发生改变。

27.白色条变

指甲中部出现一条宽而微凸的白色

直条块状改变。该甲征多见于中指甲上，一般情况下很少有症状出现，只有当并发症出现时，经检查才发现有息肉存在，如乙状结肠息肉以及膀胱内膜病变等。

28.白色带变

指甲中部出现一条横弧形的白色带状。该甲征的出现，提示鼻窦部先天畸形或患了轻度炎症性病变，且以额窦、筛窦部病变为主。

29.甲前端棕黄色变

该甲征若出现于单手，提示患了脑出血；若出现于双手，提示患了蛛网膜下腔出血。

30.花斑状变

指甲上出现似浪花样改变，且凹凸不平。该甲征的出现，提示患了突眼型甲亢，有典型的甲亢症状出现，部分甲状腺炎者也有此甲征出现。

指甲的形状也能透露健康问题

通过日常观察可以发现，每个人的指甲形状都不尽相同。一般来说，指甲有椭圆形、长方形、圆形等，这些均属于正常情况。如果指甲的形状出现异常变化，往往提示体内有病变产生。

1.长形指甲

指甲呈长方形。这种指甲的人易患各种急、慢性炎性疾病。

2.方形指甲

指甲状如一个四方形，这种指甲的人体质较差，多数为无力型者，虽无明显的病症出现，但有遗传性疾病存在，多数表现在心血管功能障碍方面，如心律不齐等。

3.扇形指甲

指甲如一把展开的折叠型纸扇。这种体质的人属强体质型，少年时期体质好，耐受能力较强，智商较高。但如不注意保护好身体，成年后易患胃肠和关节方面的疾病，如十二指肠溃疡、肝病、胆囊炎等。

4.百合形指甲

指甲较长，甲前后较小而见长棱形改变，中间部分明显凸起而四周内屈，状如百合片。该甲形多见于女性，多数人在小时候营养物质丰富，但多生疾病，消化能力欠佳，青春期发育快而早，易患缺钙和关节酸痛症状，并易患血液系统疾病。

5.碗形指甲

指甲形似饭碗样。这种人易患呼吸、消化系统慢性疾病。青春发育时期常多疾多病，待成年后则恢复正常、健康。

6.翘甲形指甲

指甲前端翘起，前高而后低，前宽而后窄。这种人抵抗力低下，有的人长期患有某种慢性疾病，尤以上呼吸道炎症性病变特别多见。

7.大甲形指甲

指甲大而呈长方形，包裹了整个手指头，看上去好像比手指头还要大些，且甲厚而坚硬。这种人大多不注意自己的身体健康状况，有病也当无病过，耐病能力较强，但易患肿瘤和骨髓病。

8.矩甲形指甲

指甲短而宽呈矩形，扁平，皮带较宽，甲皮黏连紧凑。这种人长得较为壮实，在一般情况下极少患病。一旦患病，便是急性重病。

9.圆甲形指甲

指甲呈圆形改变。这种人表面看上去健壮、结实，平常很少患病。实际上是对疾病的反应不敏感，一旦患了疾病则非常严重。如易患急性胰腺炎、溃疡

性出血、心包积液、癌症等。

10.指甲上有白环

指甲根部见有一半月形出现，色如白玉，边界清晰、整齐。这种人善思而多虑，精神负担较重或常出现睡眠障碍，其工作效率不高，易见疲劳。

11.杵状膨大

指甲显著地向上拱起，而且围绕手指变曲。指甲杵状膨大可能表示患有气肿、心脏血管病、溃疡性结肠炎或肝硬化。

12.匙状甲

匙状甲是指指甲中间下陷，整片指甲变成平坦或匙状。这种指甲与铁质不足性贫血病、梅毒、甲状腺障碍、风湿热等有关。

13.指甲上有竖纹

甲纹嵴甲板薄而脆，有纵行嵴状突起，常因营养不良所致，也可见于扁平苔藓、斑秃等疾病的患者。

14.指甲上出现横沟

指甲上出现横沟是表示体内营养不良或得了某种会暂时影响指甲生长的严重病症，如麻疹、腮腺炎、心脏病突发等。

15.不规则凹点

很多牛皮癣病人有此现象。甲沟炎

病久者，在甲板上可出现横嵴，甲面呈凹凸不平状。银屑病也会导致指甲呈点状下凹，且指甲会增厚，逐渐失去光泽，并与甲床分离。

要想远离指甲形状异常的困扰，要注意选择清洁品，以成分中含维生素E与B族维生素的产品为主，避免碱性过强的清洁品是主要原则。另外还有以下生活细节值得注意：

· 做诸如洗碗等家事时请戴上手套，避免清洁剂的皂碱伤害。

· 注重滋养与呵护，只要感觉干燥就随时涂上护手霜。白天最好选择有SPF防晒系数的日用护手霜，避免晒黑或晒斑的形成。

· 利用睡眠时间加强滋养，涂上乳液乳霜后戴上手套有助于深层吸收，或者以保鲜膜包裹双手数分钟，也可加强吸收滋养。

· 使用黏着剂固定假指甲时要注意，有些黏着剂会破坏角质，长期使用会对指甲表面造成伤害，使指甲容易变脆变黄。所以，要尽量使用不会伤害角质的黏着剂。

指甲脆裂可以看出什么健康问题

如果指甲出现脆裂，那么很有可能是缺钙或者一些药物所致，不过首先需要仔细查清原因，然后才对症下药。

引起指甲脆裂的主要原因包括以下几种：一是指甲与水接触的时间过长；二是饮食中蛋白质及钙、硫、锌等元素或维生素A、B族维生素、维生素C不足；三是慢性疾患或情绪处于应激状态；四是口服避孕药；五是指甲被打磨或使用磨除剂所致；六是可能缺铁，或是甲状腺问题，肾功能受损，血液循环问题；七是缺乏营养，可能显示甲状腺功能亢进。

若出现指甲脆裂现象，不妨采取如下矫治法：

（1）每天口服两汤匙酵母及胆碱1000毫克，最好将此类营养物加入流体或牛奶中内服，这将有助于改善指甲的强度。

（2）鉴于缺乏铁元素可引起指甲干燥、脆弱，平素最好能多食些富含铁的食物，同时须摄取维生素C以提高吸收铁的能力。

（3）每天将经过琢磨、没有缺陷的指甲浸泡在温麦芽油或其他天然油中约5~10分钟，然后从指尖向表面角质层进行按摩。若采用砂板将指甲表面轻微磨损，可以让油更易渗透进去。

（4）每晚将手指浸泡在醋稀释液中，这是防治指甲易劈裂的良法。白碘用在指甲顶部及指甲尖下面不仅可恢复指甲的易弯曲度及强度，而且有阻碍指甲分段冲截的作用。

指甲剥离可以看出什么健康问题

指甲剥离是指甲游离端的甲板与甲床逐渐向甲根方向分离，一般不超过甲板前半段，剥离部分甲下形成空洞。而指甲剥离多为后天性的外伤或疾病所致。

甲剥离症与匙状甲、甲纵裂、甲横裂及脆甲症等同属于甲营养不良症，此病可侵犯一甲或数甲，较少波及全部指甲。甲剥离症可由多种原因引起，较少有先天遗传性疾病，多为后天性的外伤或疾病引起或伴发的。引起甲剥离的疾病，在内科多见于外周神经障碍、低蛋白血症、维生素缺乏症、多汗症、黄甲综合征、迟发性皮肤卟啉症等。在皮肤病中像梅毒、皮炎、扁平苔癣、真菌感染、雷诺氏病、斑秃等均可伴发此症。外伤中如轻度损伤、职业性长期接触性损伤（如手工洗衣、浴室工作、炊事工作、造纸及制革工作，长期接触肥皂、水或其他刺激性化学药物）也可导致甲剥离症。

中医认为甲剥离症多由肝气不调、血虚失养而致。根据"肝主筋，其华在爪"的理论，治宜疏肝理气、荣润爪甲，可选用加味逍遥丸化裁。

白甲可以看出什么健康问题

白甲的主要症状包括指甲苍白、质地疏松、指甲枯萎、边缘皱缩等。而引起白甲的原因也是多种多样的，主要有以下几种：

（1）点状白甲：可发生于正常人，或由微小外伤感染。点状白甲为染色体显性遗传。

（2）线状白甲：多因不当修甲或过度修甲造成。

（3）全白甲：比较罕见，具有家族性，全白甲常为染色体显性遗传。

接触硝酸、亚硝酸盐和浓氯化钠溶液可造成甲白。真菌性白甲多侵犯趾甲。甲分离和甲下角化过度时，甲也是白色的。

白甲也可能是由疾病引发的：

（1）两手对称手指的甲色逐渐变成乳白色，最后完全不能见到内映血色，而其他指甲都正常，最后十指逐渐变白，提示患了复杂的慢性病变，如脊椎病变、高血压、慢性风湿病等，中医属肾虚水肿证。该甲征多于发病前三年就从拇指甲开始，逐渐蔓延至其他指甲，严重时足趾甲也见白色改变。

（2）指甲像毛玻璃样呈半透明状，其颜色像健康人的甲半月一样，提示可能患了肝炎或肝硬化。

（3）指甲下内映白色，甲似白蜡，且无光彩，以手按压更见苍白，提示患了消化道溃疡出血或钩虫病等，引起了慢性失血，也可见于部分慢性肾炎病人。多因元气亏损，荣养障碍所引起，可涉及脾、肺、心、肾等经。

（4）指甲见白色改变，按压时隐约可见不均整之极淡紫色斑，为患了晚期肺结核、肺脓肿、肺气肿、肺源性心脏病，为肺气将绝之征兆。

（5）甲板出现点状、片状、线状白斑，称为"甲白斑病"（原发性甲白斑病常无全身性症状出现，一般无须治疗，应予排除），系因气虚所致。其白斑最先出现于甲半月，随其甲板的生长，逐渐前移至甲缘处，见此甲征者，提示患了营养不良、肝硬化、伤寒、肾病等。

（6）指甲映灰白色，微作按压仍然见有血液流通，提示患了慢性哮喘病以及水肿症。

（7）小儿见灰白甲改变，且隐约可见淡紫色斑，多为脾肺衰竭引起，疳积病的末期若出现该甲征，提示预后不良。

（8）指甲映色苍白，而指肉消瘦，多属脾虚寒证，可出现慢性腹泻、痢疾等病症。指甲内出现絮状白斑或白点，此为缺钙、缺硅、尼古丁中毒或肠道蛔虫所引起。

（9）白甲症亦常见于外伤、甲板层状分离症、甲剥离症、扁平苔藓、真菌感染、心内膜炎、服用砷剂、某些内分泌系统或神经系统障碍以及患了全身性疾病，如麻风病、霍奇金病等。

（10）指甲扁平苍白，甲半月呈苍白改变，提示患了甲状腺功能低下症。

（11）指甲萎软，按压苍白无华，为元气亏损、肝血不荣的缘故。

♥ 黄甲可以看出什么健康问题

指甲见黄色改变，可有浅黄或暗黄之分，甲床常淤滞而黄褐，干涩而无华，甲半月苍枯无光泽。甲襞边缘不整齐，皮屑见微黄色改变，毛细血管弥散而略呈棕黄色纹带，或见黄色褐斑。

黄色甲可表现为甲板本身呈黄色改变和指甲内映黄色而本身不黄两种不同的情形。

甲板本身发黄，该甲征除老年人因气血不能濡养，发生退行性变外，也常见于多种皮肤病。

甲板周围见棕黄色改变，提示可能患了甲癣、念珠菌性甲沟炎等。

甲板枯黄肥厚，特别是出现于拇指内侧，提示患了胃、十二指肠溃疡。

甲板见晦黄色改变，而无其他黄疸

症状的，多见于久病之后脾肾两虚或寒湿阻碍型病人，常出现呕血和慢性失血症状。常见于肝癌、胃癌、子宫癌等癌症病人。

甲板本身不发黄，而内映出甲床为黄色，一般提示患了黄疸病，说明肝脏或胆囊出现问题，如急、慢性黄疸型肝炎，亦可见于甲状腺功能亢进症等内分泌疾病、肾病综合征、胡萝卜血症以及慢性出血性疾病。后者甲色由黄转白，提示病情加重。

指甲发育迟缓，每周指甲长出少于0.2毫米，甲侧面弯曲度增大，边缘见黑色改变，其他处肥厚而呈黄色改变，并同时出现胸腔积液和原发性淋巴水肿的，称为"黄甲综合征"。可见腹胀便溏、气短乏力、饮食无味、面目及肢体水肿、舌淡脉细等症状与体征。

指甲出现污黄色性状的，提示患了湿疹。

甲板出现枯厚棕色的，提示患了银屑病（牛皮癣）。

从紫红甲早期发现疾病

紫红甲是指甲床出现红色以至深紫色。具体说来不同症状的紫红甲是由不同的疾病造成的。

甲色见红紫色改变，以手指按压甲板，甲床出现红色以至深紫色，甲半月呈红紫色略淡而迟涩，基质较厚，显半透明原色，甲襞呈深红至紫色暗纹，各层次毛细血管呈自然弥散状，有时可见甲色呈红紫相见状。

甲色见紫红色及绛色改变，提示风热毒盛，邪犯心经，或是患了痹证（风湿性关节炎）、历节风（类风湿性关节炎）等，其病变可涉及心、肝、脾等经。

十个甲床均见潮红色改变的，为肝癌与肠癌之先兆。

甲根部见绯红色改变，其他部位则见淡色改变，为肺脾两虚，相火独旺，可见出现咳痰、咯血等症状。

甲尖和甲中部绯红，根部则淡白，提示患了肾病，很可能是肾功能不良，亦属于中医的肾虚证。男人多出现咽干口燥、头晕目眩等症状；女人可出现月经不调，特别是在经闭期间。

甲尖和甲根部绯红，中间部分则较淡白，多见于虚劳证而有脾虚之人，或患了慢性胃病而有初期内出血之时以及钩虫病症状不太严重时。

指甲映色绯红，按压指尖放开后其恢复较慢，提示虚劳证较重且较久，并多伴有腹痛症状。

指甲映色绯红，按压指尖急放开后，其红色迅速恢复，提示为虚劳证的初期，特别是在初期潮热时出现，以初期肺结核和肠结核最为多见。

右手中指指甲桡侧远端见棱形红紫色改变，提示患了胃窦炎。当胃窦炎病情稳定时，则呈淡红色改变；发作时则呈鲜红色改变；重症时呈紫红色至暗紫色改变。

指甲下间歇性出现多个小出血点，提示可能得了亚急性细菌性心内膜炎。

黑甲可以看出什么健康问题

黑甲是指指甲根部黑如木炭状，甲床见斑带暗黑色改变，甲半月见棕灰色改变，甲襞结合不整齐，边缘见乌黑色改变，各层位毛细血管弥散呈灰黑色晦暗纹带。而可能引起黑甲的原因有以下几种。

（1）甲黑可表现为甲板上出现带状黑色或全甲呈黑色、灰色或黑褐色、灰黑色、青黑色等改变。按压时，可不见退色。

（2）久病见黑色甲，为肾气将绝先兆，涉及肝、肾等经，预后多不良。

（3）由于手足癣日久蔓延而引起的灰指甲，可见甲色呈灰色或灰黑色改变，甲体变形或残缺不全。

（4）指甲远端明显发黑，或见褐色改变；其近端见白色改变的，为慢性肾衰竭（尿毒症）先兆。约有10%的肾衰竭病人可见此甲征。

（5）指甲见黑褐色改变，可能是长期服用金制剂的缘故；指甲见灰黑色改变，可能是汞（水银）制剂中毒的缘故；指甲见青黑色改变，可能是氯喹（一种西药）中毒的缘故；指甲见灰青色改变，可能是银剂中毒的缘故；砷（砒霜）、铊和氟中毒均能使指甲出现黑纵纹（部分则出现白色横纹）。

（6）指甲下出现色素痣、交界痣、甲黑色瘤、黑褐色甲下出血以及长期接触煤焦油，照射长波紫外线等，均可使指甲呈黑色改变。

（7）甲根处生出灰黑色直线条的，提示肝肾阴虚。

从青紫甲早期发现疾病

青紫甲的主要症状即为指甲出现青紫色。而不同的原因都可能造成青紫甲。

指甲见青紫色改变，以手指压其甲根，甲床即泛现青紫色改变，甲半月干涩而失其光泽，甲襞见褐红淤滞改变，边缘斑驳而不整齐，毛细血管浅层见青紫色改变，深层位见暗紫色改变，运转不畅，各层次多见出现青紫纹带，晦涩而无华。

（1）青紫甲可由邪热深重、气血瘀滞所引起，常出现口干、口渴、喜冷饮、高热、大汗淋漓等一系列症状。相当于现代医学中的急性传染病，如伤寒、乙型脑炎等。

（2）出现青紫甲，此为虚寒证所引起，常见出现肤色紫红、肢端发冷、遇冷加重、手足冷汗、舌淡青紫、脉沉细弱等症状。相当于现代医学中的雷诺病、冻疮、冻疮样多形红斑、网状青斑症、硬皮病、肢端发绀症、系统性红斑狼疮等。

（3）当病情发展到某一阶段，逐渐出现青紫甲征，多因瘀血凝滞、经脉阻塞所引起。常见出现心悸、怔忡、头晕、目眩、气促、烦躁不安、呼吸困难等症状。

（4）突然出现青紫甲，多为即将发生抽搐或正在发生抽搐之中，如小儿高热引起的抽搐，证属热病动风者多见。

从发绀甲早期发现疾病

发绀甲即是甲床出现绛紫色以至发绀色的改变。引起发绀甲的原因多种多样。

指甲发绀，以手指按压甲板，甲床即见出现紫绛色以至发绀状改变，甲半月见紫绛晦暗色改变，甲襞深紫而干涩，边缘见淤滞状改变，其深层位毛细血管弥散稍缓，且常见出现发绀纹带，并且不易消散。

（1）若气滞血阻，或死血淤滞，或外邪毒盛，火自内生；或火毒熏灼脏腑，耗气损血等，均可出现发绀甲。

（2）甲色见发绀性改变，提示患了先天性心脏病以及因窒息而缺氧者。

（3）甲根部色素加深，且见古铜色或紫黑色改变，一般提示内分泌代谢功能出现障碍，如患了慢性肾上腺皮质减退症等。

蓝甲可以看出什么健康问题

当指甲变成蓝色，那么它提示你的身体健康出现了状况。

指甲见蓝色改变，以手指按压甲板，甲床即见乌蓝色改变，甲半月滞浊干涩而无光泽出现，甲襞不整齐，边缘常出现带蓝色斑纹，深层位毛细血管呈阻滞状改变，可见发绀状至蓝色带状纹，用指按压亦难见退色，说明淤滞位置颇深。

甲色呈青蓝色改变，提示患了急性疾病，如霍乱、白喉、喉头水肿等引起的呼吸道狭窄、大叶性肺炎、急性肠道传染病以及服用阿的平等药物所致。

当血淤、心血淤阻时，其指甲多出现蓝色改变，或因肝经受邪引起，可涉及心、肝、脾、肾等经。

若常服含硫药物以及指甲被压伤等，均可出现蓝甲。

若出现蓝甲，还有可能是提示患了肝豆状核变性以及酮代谢紊乱。

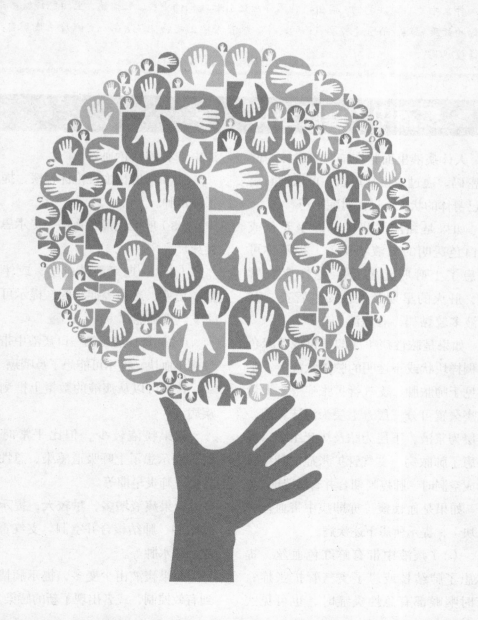

从代谢之物看身体异常

◎人体依靠新陈代谢来完成身体机能，代谢就意味着有输入也有输出。不要以为只有输入什么才是应该注意的，输出之物同样应该引起我们的重视。吐口痰，里面也许就藏着你的健康密码，而通过观察自己的汗水、尿液等输出之物，都能在一定程度上发现自身健康讯息。

❤ 痰液中的健康密码

人体痰液里面其实暗藏着身体的健康密码。通过观察其形状，可以推断出自己身体的状况，进而对症下药。

如果是黏液性痰（亦即呈无色或淡白色透明的黏液状痰），提示你可能患了上呼吸道感染、急性支气管炎，肝火的早期及慢性支气管炎，其痰液多较黏稠，有泡沫。

如果是脓性痰（亦即黄色或黄绿色黏稠样块状或不透明的脓液状痰），则多见于肺脓肿、支气管扩张症等。大量脓痰久置可分三层，上层为泡沫黏液，中层为浆液，下层为脓及坏死组织，提示患了肺脓疡、支气管扩张症、肺结核形成空洞时、肺癌晚期合并有感染时。

如果是血性痰（亦即痰中带血丝、血块），提示所患下述疾病。

（1）痰液中带有鲜红色血丝，提示患了肺结核或患了支气管扩张症；有时咽喉部有急性炎症时，也可见痰液中带有鲜红色血丝。

（2）咳吐出血性泡沫样痰，提示患了肺水肿。

（3）咳吐出黑色血痰，提示患了肺梗死。

（4）长期痰液带血丝，或伴见胸痛、消瘦、乏力等症状的，提示可能患了支气管肺癌。

（5）每日清晨第一口痰液中带有血丝或小血块，提示可能患了鼻咽癌。

其次可以从痰液的数量上推测所患疾病。

如果痰液较少，但比平常时增多时，提示患了上呼吸道感染、急性支气管炎、肺炎早期等。

如果痰液增多，量较大，提示患了肺脓肿、肺结核合并空洞、支气管扩张症、肺水肿等。

如果痰液由少变多，提示病情未得到有效控制，或者出现了新的感染。

如果痰液由多逐渐变少，提示病情趋向好转。

如果痰液由多突然减少，同时伴有体温升高等症状，很有可能是由于支气管有阻塞现象，造成引流不畅。此时要引起重视，首先要查明病因，然后应加强呼吸道引流措施，使痰液排出，而不能盲目增加或频繁更换抗生素。

最后可以从痰液的颜色中及早发现疾病。当出现红色或棕红色痰液提示痰液中混有血液或有血红蛋白存在。而粉红色痰液提示患了肺水肿。引起肺水肿的原因很多，例如给病人静脉输液时速度过快，致使大量液体在短时间内进入肺内而发生急性肺水肿。此时病人往往会吐出大量粉红色泡沫状痰液，严重者还可从鼻孔内涌出来，这是一种非常危险的征兆，如不争分夺秒抢救，生命就会发生危险。

如果是铁锈色痰液（即痰液变成铁锈样颜色）则提示患了大叶性肺炎。大叶性肺炎开始时呈阵发性干咳，不久有少量黏液痰，发病后2～3日由于肺泡内血浆和红细胞渗出，咳出典型的铁锈色痰，随后痰液变成黄色，呈黏液性。如伴见高热持续不退，胸痛、咳嗽，又发现有铁锈色痰液的，则大叶性肺炎的诊断就确定无疑。

如果是巧克力色痰液提示可能患了阿米巴痢疾。其原因是阿米巴原虫钻入肝内引起肝脓肿，然后钻入肺内，使肺内支气管破溃所引起。因阿米巴原虫引起的肝脓肿的脓液与巧克力的颜色几乎相同，故患者所咳出的痰液也就成了巧克力色。

如果是黄色或黄绿色痰液提示原有病灶发生了继发性感染。

如果是绿色痰液提示患了黄疸病、肺部感染了绿脓杆菌等。

如果是白色痰液，则提示可能感染了白色念珠菌引起的支气管炎或肺炎。白色念珠菌平时寄生于人的呼吸道与消化道，与其他细菌正常存在，一般情况下不会致病。当身体虚弱或大量、长期使用某些抗生素时，其他细菌被抑制，白色念珠菌却能大量繁殖，这时就由本来不致病的细菌转变成致病菌。因此，在大量、长期地使用广谱抗生素的情况下，若见患者咯出白色痰液，就应考虑是否有白色念珠菌在大量繁殖。

如果是黑色或灰色痰液提示气管内存在着较多的粉尘，当痰液从气管内吐出时就混有灰尘、煤尘或烟尘，常见于煤矿、风钻、锅炉工人或生活在多煤烟区以及大量吸烟者。这部分人群在劳动和生活中，应加强自我保护意识。

喉管发痒咳清白痰意味着什么

喉管发痒咳清白痰多是慢性咽炎的表现。而慢性咽炎主要通过以下三种方面的原因引起。

首先是局部因素。多为急性咽炎反复发作或延误治疗转为慢性；或者患有各种鼻病，因鼻阻塞而长期张口呼吸及鼻腔分泌物下流，致长期刺激咽部，或慢性扁桃体炎，龋病等影响所致。除此之外，还可能是物理化学因素刺激所致，如粉尘、颈部放疗、长期接触化学气体、烟酒过度等都可引起本病。

其次是全身因素。各种慢性病，如贫血、便秘、下呼吸道慢性炎症、心血管疾病、新陈代谢障碍，肝脏及肾脏病等都可继发本病。

慢性咽炎因病程发展缓慢，病变部位隐蔽，故早期往往不易明确诊断。

慢性咽炎的主要症状包括鼻咽干燥不适，有黏稠样分泌物不易咳出，故病人咳嗽频繁常伴有恶心。严重者有声嘶、咽痛、头痛、头晕、乏力、消化不良、低热等全身或局部症状。鼻咽部检查见黏膜慢性充血，增生肥厚，覆以分泌物或干痂。

目前治疗慢性咽炎的方法很多，如西医一般主张用口泰、复方硼砂溶液等漱口液，含服华素片、安吉含片等。这些药物长期使用会导致口腔内环境紊乱。对于肥厚增生性咽炎，可采用激光、微波、冷冻等方法。但这些疗法目前有滥用趋势，门诊上经常见到因手术后咽部瘢痕严重增生、挛缩而病情加重前来就诊的病人。

慢性咽炎同样可以通过日常饮食的调理来实现改善。

绿豆海带汤

绿豆一两、海带一两、白糖少许。将绿豆与海带（切丝）放于锅中，加水煮烂，后入白糖调味，每日当茶喝。

西瓜汁

将西瓜切开取汁，频频当茶饮。即可清热除烦，又能养阴润燥，甚宜常吃。

罗汉果茶

罗汉果1个。将罗汉果切碎，用沸水冲泡10分钟后，不拘时饮服。每日1～2次，每次1个。可清肺化痰、止渴润喉，主治慢性咽喉炎，肺阴不足、痰热互结而出现的咽喉干燥不适、喉痛失音，或咳嗽口干等。

橄榄茶

取橄榄两枚，绿茶1克。将橄榄连核切成两半，与绿茶同放入杯中，冲入开水，加盖闷5分钟后饮用。适用于慢性咽炎，咽部异物感者。

大海生地茶

胖大海5枚，生地12克，冰糖30克，茶适量。上药共置热水瓶中，沸水冲泡半瓶，盖闷15分钟左右，不拘次数，频频代茶饮。根据患者的饮量，每日2~3剂。可清肺利咽、滋阴生津，用于慢性咽喉炎属肺阴亏虚者，如声音嘶哑，多语则喉中燥痒或干咳，喉部暗红，声带肥厚，甚则声门闭合不全，声带有小结，舌红苔少等。对于肺阴不足、虚火夹实之慢性喉炎而兼大便燥结者，用之最宜。

♥ 黄痰意味着什么

黄痰是慢性支气管炎的表现之一。不同的原因都有可能引起慢性支气管炎。

正常情况下呼吸道具有完善的防御功能，对吸入的空气可发挥过滤、加温和湿化的作用。而气道黏膜表面的纤毛运动和咳嗽反射等，借此可清除气道中的异物和病原微生物。下呼吸道还存在分泌型IgA，有抗病原微生物的作用。因此，下呼吸道一般能保持净化状态。如果全身或呼吸道局部防御和免疫功能减退，尤其是老年人，则极易罹患慢性支气管炎，且反复发作而不愈。引起慢性支气管的原因主要有以下几种因素。

1.吸烟

吸烟是本病发病的主要因素。香烟中含焦油、尼古丁和氰氢酸等化学物质，可损伤气道上皮细胞，使纤毛运动减退和巨噬细胞吞噬功能降低，导致气道净化功能下降。吸烟还能刺激黏膜下感受器，使副交感神经功能亢进，引起支气管平滑肌收缩，导致气道阻力增加，以及腺体分泌增多，杯状细胞增生，支气管黏膜充血水肿、黏液积聚，容易诱发感染。此外，香烟烟雾还可使毒性氧自由基产生增多，诱导中性粒细胞释放蛋白酶，抑制抗蛋白酶系统，破坏肺弹力纤维，诱发肺气肿的发生。研究表明，吸烟者慢性支气管炎的患病率较不吸烟者高2~8倍，烟龄越长，烟量越大，患病率亦越高。

2.大气污染

有害气体如二氧化硫、二氧化氮、氯气及臭氧等对气道黏膜上皮均有刺激和细胞毒作用。据报告，空气中的烟尘或二氧化硫超过1000微克/米^{3}时，慢性支气管炎急性发作就显著增多。其他粉尘如二氧化硅、煤尘、蔗尘、棉屑等亦可刺激损伤支气管黏膜，使肺清除功能遭受损害，为细菌感染创造条件。

3.过敏因素

喘息型慢性支气管炎患者，多有过敏史。

4.感染

感染是慢性支气管炎发生和发展的重要因素之一，其中病毒、支原体和细菌感染为本病急性发作的主要原因。病毒感染以流感病毒、鼻病毒、腺病毒和呼吸道合胞病毒为常见，细菌感染以肺炎链球菌、流感嗜血杆菌、卡他摩拉菌及葡萄球菌为多见。

5.其他因素

慢性支气管炎急性发作于冬季较多，因此气象因子应视为发病的重要因素之一。寒冷空气可刺激腺体分泌黏液增加和纤毛运动减弱，削弱气道的防御功能。还可通过反射引起支气管平滑肌痉挛，黏膜血管收缩，局部血循环障碍，有利于继发感染。本病大多数患者具有自主神经功能失调的现象，部分患者副交感神经功能亢进，气道反应性较正常人增高。此外，老年人肾上腺皮质功能减退，细胞免疫功能受损，溶菌酶活性降低，营养低下，维生素A、维生素C不足等均可使气道黏膜血管通透性增加和上皮修复功能减退。遗传因素是否与慢性支气管炎发病有关，迄今尚无确切证据。

燥痰意味着什么

燥痰，痰症的一种，又名气痰。痰燥的症状一般是痰少色白，或咯出如米粒状痰，涩而难出，或兼见面白色枯，皮毛干焦，口干咽燥，咳嗽喘促等，多由肺燥所致，治以清肺、润肺为主。

燥痰可以分为内伤燥痰和外感燥痰。内伤燥痰，见《症因脉治·内伤痰症》，主要症状为咳嗽喘逆，痰火上升，时咳时止，痰不能出。连嗽不已，面赤气升，多因肺肾阴亏，或膏粱厚味，肠胃积热，火灼津液而致，治宜养阴润肺为主，选用二冬二母汤、二母固本丸、养阴清肺汤等。因膏粱积热者，宜节斋化痰丸。

外感燥痰，因时令燥热干犯肺胃所致燥痰证，亦称火痰，症见发热唇焦，烦渴引饮，喘咳短息，时作时止，吐咯难出。治宜清热润燥，降火化痰，用竹叶石膏汤、二母石膏汤、二母二陈汤等方。

针对燥痰可以采取下面的食疗方来润燥化痰，治疗燥痰咳嗽，久咳不止，痰少黏滞，咽干口燥。

（1）川贝母10克，鸭梨（雪梨）1个，冰糖10克。将梨洗净，靠柄部横切断，挖去核，装入贝母末，再把梨上部拼对好，木签固定，放入碗中，加入冰糖和水少许，隔水蒸约40分钟。吃梨喝汤，1日2次。

（2）秋梨（去皮、核），鲜藕（去

节）各等量，切碎，以洁净纱布绞挤取汁，频饮代茶。

（3）川贝母10克，米汤500毫升，冰糖30克。川贝母研末，与冰糖一起入米汤内，隔水炖15分钟，调匀，于早、晚温服。

（4）白皮大萝卜1个，蜂蜜60克。将萝卜洗净，挖空中心，装入蜂蜜，置入碗中，加水适量蒸熟，分次饮汁食下。

（5）精瘦猪肉500克，切块，板栗250克，去皮，加食盐、姜、豆豉少许，红烧，熟烂即可。佐餐食用。

（6）芡实、薏米、白扁豆、莲肉、山药、红枣、桂圆、百合各6克，加水适量，煎煮40分钟，再加入淘净的大米150克，继续煮烂成粥。分顿调糖食用，连吃数日。

❤ 耳垢藏着什么秘密

耳垢，学名为耵聍，是外耳道分泌的一种淡黄色的黏稠液体，它能用多种方式来保护我们的耳朵。耳垢中富含许多人们想不到的成分，如氨基酸、免疫球蛋白等。因此耳垢可以起到保护外耳道上皮、防止皮肤干裂的作用，并能发挥抑菌和杀菌的生理功效。此外，耳垢还能阻挡灰尘、小飞虫等进入外耳道，保护我们的鼓膜。

根据耳垢的干湿情况，可帮助推测是否容易发生动脉硬化和冠心病。一般来说湿性耳垢的人，即所谓的"油耳"，其体内血脂水平要高于干性耳垢的人，故患动脉硬化的发生率比后者要高些。"油耳"的表现为耳内耳垢腺分泌旺盛、外耳道上皮脱落较慢，耳垢不表现为块状，而是黏稠的液体。湿性耳垢的人如果长期不清理外耳道，可能形成耳垢栓塞，影响听力，因此最好到医

院请专科医生使用专门器械取出。

湿性耳垢的妇女，患乳腺癌的概率要比干性耳垢者高出一倍或一倍以上。

湿性耳垢还与腋臭（狐臭）有关联。有研究者统计，100例腋臭者，其中就有94例是湿性耳垢者，提示腋臭与湿性耳垢的关系十分密切。

必须指出，人的耳垢的干湿一般是由遗传因子所决定的。然而，对于高脂血症、动脉硬化和乳腺癌患者来说，遗传因素仅仅是造成这些疾病的诸多因素之一，其发病原因还与环境、饮食、熏洗习惯等许多因素有关。因此有湿性耳垢的人也不必过于惊慌，平时应注意少进食高脂肪、高糖的食物，多进食富含纤维素的蔬菜和新鲜瓜果等，并保持适当的运动量，以防止高脂血症和动脉硬化的发生。

如果"湿性耳垢"还伴有异味，

就可能是耳垢腺细菌感染，最好到医院就诊。

外耳道软骨部的皮肤内耵聍腺分泌旺盛，排出油蜡状耵聍，如长期积存，可成为耳垢栓塞。耳垢栓塞可有耳闷、耳鸣和听力减退等症状，有时耳部有发胀和疼痛，尤其是有水进入外耳道使耳垢栓子吸水膨胀。一旦感染则症状加重，可有剧烈疼痛。活动的耳垢，可用耳镊或耳钩取出。若耳垢过硬，将外耳道完全阻塞，可用3%碳酸氢钠液滴耳，每日4～5次，待耳垢软化后，再用耳道冲洗器将其洗出。方法是用温水以大号注射器或用灌洗皮球接上塑料管，向耳道顶方向注入水流，这样就可将其自内冲出。

● "鼻中之物"的疾病预兆

正常情况下，人的鼻腔黏膜时时都在分泌黏液，以湿润鼻腔膜，湿润吸进的空气，并粘住由空气中吸入的粉尘和微尘和微生物，这就是鼻涕。

正常人每天分泌鼻涕约数百毫升，只不过这些鼻涕都顺着鼻黏膜纤毛运动的方向，流向鼻后孔到咽部，加上蒸发和干结，一般就看不到它从鼻腔流出了。其实感冒时流鼻涕是人体一种自然的清毒作用。吃药固然可以制止鼻塞等不适症状，却也破坏了这种自然机制，很多人喜欢用吸入蒸汽的方法来改善鼻涕的困扰，倒是一个省钱又能暂时解决鼻塞的办法。

流鼻涕最多见于鼻炎、鼻息肉、鼻窦炎等疾病。常见的流鼻涕的原因包括：

（1）感冒：初期为清水样或者黏液性，感冒后期可能出现脓涕。

（2）慢性鼻炎：鼻涕多为黏液性鼻涕。量可多可少。

（3）过敏性鼻炎：为流清水样涕，量较多，伴有打喷嚏，鼻痒感，可常年性发作，也可以季节性发作。过敏性鼻炎的病人可以伴有哮喘，尤其是小儿。

（4）慢性鼻窦炎：多为黏液脓性分泌物，双侧或者单侧，伴有鼻塞，头昏，记忆力下降等。单侧的鼻窦炎要考虑牙源性鼻窦炎。

（5）鼻息肉：出现流清水涕，感染时可以伴有流脓涕，可出现鼻塞、头昏、记忆力下降等。

（6）小儿的分泌比较旺盛，如果没有其他不适，可能为冷空气刺激鼻腔引起，不需要特别处理。单侧鼻塞伴涕中带血可能为鼻腔内异物引起。

（7）流黄水样分泌物，要考虑鼻窦内囊肿的可能，摄鼻窦X线片或者CT。

（8）血性样鼻涕，多见于鼻部外伤、手术、异物、炎症感染以及全身性疾病（如原发性高血压、动脉硬化、血液病等），尤其多见于急性上颌窦炎。需要注意的是，血性样鼻涕还提示患了早期鼻咽癌，特别是40岁以上的中年人，更应密切注意，切不可麻痹大意。

（9）白色豆腐渣样鼻涕，提示患了干酪性鼻炎，并发感染时，常伴随出现一种奇臭味。

（10）白色黏液性鼻涕，提示患了慢性单纯性鼻炎。主要表现为鼻塞和鼻涕增多。鼻塞多为两侧间歇性或左右交替进行，有时可呈持续性的。平卧时加重，侧卧时其下侧较重。当鼻塞严重时，可伴有鼻音，嗅觉减退，头昏脑涨，咽部干痛等症状出现。

伤风感冒引起流鼻涕这已是众所周知的了。但为什么有的人感冒好了还经常流鼻涕？感冒时流涕称急性鼻炎，此时鼻腔黏膜充血肿胀，腺体分泌增多即形成鼻涕。起初为清水样的，3～5日后渐为脓涕，1～2周后可痊愈。如果急性鼻炎反复发作，鼻黏膜长期充血肿胀甚至肥厚，即为慢性鼻炎，就会经常流鼻涕了。

鼻内滴入麻黄碱之类的血管收缩药可使涕减少，但萎缩性鼻炎患者不可用此类药物。滴药时要防止药液流入口中。同时，为使药液均匀滴入鼻腔，而不至于迅速地流出来，也必须要采取正确的滴药姿势。鼻涕过多的副鼻窦炎，可到医院作换置疗法或穿刺灌洗法治疗。

如果鼻涕过多，鼻腔分泌物长时间停留以及不断堆积就会直接导致一些问题，如病菌大量繁殖并侵入人体，引发感冒、流感等呼吸道疾病；鼻窦口的堵塞，鼻窦内病菌大量繁殖，引发鼻窦炎；各种过量病菌、真菌引发各类鼻炎；长期鼻腔炎症引发鼻腔内组织机械性病变，如鼻中隔偏曲、鼻甲肥大、鼻息肉。而这些都会加重鼻腔炎症，形成恶性循环。

♥ 清涕意味着什么

当流清水样鼻涕，那么你可能患了风寒型感冒，但同时清水样鼻涕也是急性鼻炎或过敏性鼻炎发作的主要症状之一。

过敏性鼻炎表现多为阵发性鼻痒，连续打喷嚏，流水样或稀薄黏液样鼻涕，并鼻塞、嗅觉减退，还可有软腭、耳、眼、咽喉部痒感及头痛等。对于过敏性鼻炎，需要抗过敏治疗，如阿司咪唑、苯氯那敏等。

过敏性鼻炎分为轻中重度，还有间歇性和持续性，间歇性过敏性鼻炎一般每周发作4次左右，病程少于4周，持续性过敏性鼻炎则几乎每天都发作，而且病程很长。过敏性鼻炎症状因与刺激因素接触的时间、数量以及患者的机体反应状况不同而各异。常年性变应性鼻炎随时可发作，时轻时重，或每晨起床时发作后而逐渐减轻。一般在冬季容易发病，常同全身其他变应性疾病并存。季节性变应性鼻炎，呈季节发作，多在春、秋季发病，迅速出现症状，发病时间可为数小时、数天至数周不等，发作间歇期完全正常。

过敏性鼻炎的最根本保健措施是了解引起自己过敏的物质，即过敏原，尽量避免它。

如果过敏症状主要发生在户外，那么应尽可能限制户外活动，尤其是少接触花草或者腐烂的树叶，以及柳絮和法桐上果毛。外出时可以戴口罩。

如果过敏症状主要发生在室内应注意以下几点：

（1）在花粉或者灰尘较多的季节，关闭汽车或者房间的窗户；

（2）移去过敏源，包括宠物、烟，甚至可疑的花草或者家具；

（3）使用有空气清洁过滤功能的空调，以去除花粉（但可能无法过滤灰尘）；

（4）可以使用温度调节器来减少室内的湿度，最好使空气湿度降到50%以下；

（5）保持地下室和浴室的干爽、整洁；

（6）持室内清洁无尘以减少过敏原，可利用吸尘器经常打扫卫生；

（7）卧室内应使用无致敏作用的床单及被褥，如使用密闭良好的床垫及枕头，及柔韧性较好的床单和枕巾等，并每周用热水清洗床单枕巾。注意不要在户外晒被单和床单，因为真

小贴士

鼻炎的食疗方

治疗鼻炎，可以在生活中辅以食疗，通过调理饮食来改善病症。

1.豆腐鲩鱼头汤

豆腐120克（切块），鲩鱼头1个，芫荽15克，淡豆豉30克，葱白30克。将豆腐、鲩鱼头、淡豆豉先煮熟，再放芫荽、葱白煮沸，便可食用。

2.芫荽葱白粥

芫荽30克，葱白2根，大蒜1根，粳米60克，先将粳米煮粥，熟时将大蒜、芫荽、葱白放入粥内煮沸，然后调味便可食用。

菌和花粉可以粘到被子上；

（8）用木板、地砖等代替地毯，尤其是固定于地板上的地毯更应去除。不要种植需要不断浇水的花草，因为潮湿的土壤有利于真菌的生长；

（9）收拾好你的小物件，如书籍、录音盒、CD、光盘以及长毛动物玩具等，这些物品都极易沾上灰尘，从而引起过敏；

不要为减轻症状服用超量的药物；如果有反酸嗳气可注意睡前勿进食，并在医生指导下服用抗酸药。

♥ 天啊，我怎么不停地放屁

人为什么会放屁？因为肠子总是在不断地蠕动着，只要肠蠕动存在，就会有气体从肛门排出，就会放屁。

那么为什么消化道会产生气体呢？这是因为人在吃食物时，由于消化道正常菌群的作用，产生了较多的气体。这些气体，随同肠蠕动向下运行，由肛门排出。排出时，由于肛门括约肌的作用，有时还产生响声。所以，放屁是肠道正常运行的一种表现。但是如果不放屁，或放屁过多过臭，则为一种异常现象。

有时放屁过多，与吃了过多的淀粉类食物有关，如市场上出售的甜食、红薯、土豆等。多吃面食的人放屁也多，这类食物使肠腔产气过多，导致放屁增多，粪便量加大。豆子是最著名的造屁食物。豆子中含有很大比例的糖（低聚糖），人体不能吸收这种物质。当这些糖进入我们的肠子时，细菌就开始工作，并产生大量气体。此外，吸进的空气、通过血液循环渗入肠子的空气，以及唾液和胃酸反应后产生的二氧化碳中所含有的气体，也会使体内气体过多而产生屁。此时应当减少淀粉类食物，增加蛋白质、蔬菜类食物，使饮食达到平衡。

在众人面前放臭屁最不雅。臭屁有两种情况，一是大便稀溏，放出来的屁屎臭味很浓，如果大便排出，屁便中止。从这一点来看，"屁是屎头"是有道理的。二是屁的臭味特别浓，如同臭鸡蛋一样臭不可闻。这是由于进食过多蛋白质类食物，使肠道发生了食物滞留。滞留的蛋白质食物在消化道内被分解后，产生了胺类，胺就具有这种恶臭味。解决的办法是减少食量，特别是减少含蛋白质类食物的量。

如果长时间不放屁，说明问题严重。新生儿不放屁，要检查是否为无肛症或肛门发育不全。大人没有屁放，腹部发胀如鼓，说明腹部胀气，这就要考虑肛门直肠是否有毛病，如炎症、肿瘤、便秘、痔疮等，必要时需在肛门处插管排气。患有肠套叠、肠扭转、肠梗阻者无屁，是因为屁被肠子堵住。

如果无屁放出并伴有剧烈的肠绞痛者，必须紧急到医院求治，作为急诊进行抢救处理。此外，胃穿孔、阑尾炎穿孔形成的腹膜炎，腹部发硬，触之剧痛，也可无屁。

小贴士

有顺气作用的食物

1.萝卜

长于顺气健胃，对气郁上火生痰者有清热消痰作用，以青萝卜疗效最佳，红皮白心者次之，胡萝卜无效。最好生吃，如胃有病可做萝卜汤喝。

2.玫瑰花

沏茶时放几瓣玫瑰花有顺气功效，没有喝茶习惯者可以单独泡玫瑰花喝，或者将香气扑鼻的玫瑰花插在居室的花瓶里，呼吸进花香也能顺气宁神。

3.莲藕

藕能通气，还能健脾和胃，养心安神，亦属顺气佳品。以水煮服或稀饭煮藕疗效最好。

4.茴香

茴香果实做药用，名小茴香，嫩叶可食用。子和叶都有顺气作用，用叶做菜馅或炒菜都可顺气、健胃、止痛，对生气造成的胸腹胀满、疼痛有较好疗效。

5.山楂

山楂擅长顺气止痛、化食消积，适宜气裹食造成的胸腹胀满疼痛，对于生气导致的心动过速、心律不齐也有一定疗效。生吃、熟吃、泡水，各种食用法皆有效。

❤ 大便竟然有血丝

俗话说的"写字不要描，拉屎不要瞧"，这句话用到医学保健上看来已经是落伍的观念了。关注自身健康，预防疾病，瞧瞧大便自然也没什么不可取的。

大便带血是指肛门排出血液，主要来自下消化道，包括小肠、空肠、回肠、结肠和肛门。总结起来，大便带血常见于以下疾病：

（1）肛周疾病。如痔疮、肛瘘、肛裂。

（2）小肠疾病：如憩室、肿瘤、息肉、结核、克罗恩氏病、急性坏死性小肠炎等。

（3）结肠及直肠疾病：细菌性痢疾、阿米巴痢疾、溃疡性结肠炎、息肉、结肠癌等。

（4）全身疾病。如过敏性紫癜、原发性血小板减少性紫癜、伤寒、流行性出血热等。

大便血量的多少，常作为鉴别各种疾病出血的依据。例如大量出血，多来源于上消化道或急性出血性坏死性肠炎、肠伤寒等疾病；中等便血，多见于肠系膜及门静脉血栓形成；而少量便血，应考虑直肠、乙状结肠或降结肠疾病，如痔疮、息肉、溃疡、肠套叠以及癌症等。癌肿离肛门越远，便血的发生率就越低，80％的直肠癌会有便血，盲肠癌则为30％，而右半结肠癌，多半只有通过大便潜血试验才能测得。

值得注意的是，除了肉眼可识别的大便带血外，医学上还有"大便潜血"的情况。"潜"有藏而不露、肉眼看不到的意思。当上消化道出血时，血液在肠道停留的时间过久，红细胞受消化作用而破坏，如单用显微镜检查，大多无法识别红细胞，必须借助于化学检查，才能证明出血的存在，此即谓之"潜血"。大便潜血与大便带血是不一样的，而大便潜血试验能为医师诊断消化系统某些疾病提供可靠依据。

若存在消化道各种出血疾病，粪便的潜血试验均可呈阳性反应，如食道癌、食道静脉曲张破裂、主动脉瘤向食道内破裂、胃癌、胃及十二指肠溃疡出血、肠癌、肠结核、肠套叠、肠扭转，或肠系膜上动脉及其分支的栓塞、肠系膜静脉的血栓、溃疡性结肠炎、细菌或阿米巴痢疾、伤寒、血友病、痔疮出血、各种紫癜病，以及晚期尿毒症引起的消化道出血等。

小贴士

大便出血的食疗方

1.槐花猪肠治大便出血法：把槐花放入猪大肠内，两头扎紧，加水煮汤，放少许食盐，饮汤食肠，可治内痔便癣肛裂、大便硬结出血等。

2.香蕉皮治痔疮大便出血法：将香蕉皮烧熟食用，可治痔疮大便出血。

3.豆腐渣治大便出血法：将豆腐渣炒焦后研细，用红糖水送服，每次6~9克，每日2次，可治长期不愈的大便下血。

4.苦瓜根治大便带血法：用鲜苦瓜根加水煎服，可治大便带血。

5.荔枝治大便出血法：取荔枝、胡桃仁、红枣肉、茶叶，加水煎汤当茶饮服，可治非痔疮性大便出血。

上述疾患中，有些同时可见呕血，如食道静脉破裂出血、剧烈的胃溃疡出血等，此时即便不用潜血试验亦不难诊断。另外有些疾患如食道及胃的大出血、伤寒时的肠出血等，粪便可呈明显的柏油样，诊断亦不困难。痔疮出血及各种痢疾的粪便，常有明显新鲜血便，且显微镜检查有多数红细胞，故潜血试验也不是诊断的必要步骤。

由此可知，潜血试验主要是针对无法肯定有无出血的胃肠道病变，如对胃癌无明显出血的患者、胃及十二指肠溃疡轻度出血患者，以及原因不明的贫血患者。疑有消化道出血病变时，进行连续多次的潜血试验，对诊断有重要价值。

连续几天没大便，肚子都胀大了

排便是人体一项必不可少的生理活动，是新陈代谢中的重要环节。通过有规律的排便活动，人体内有毒的废弃物质得以排出，从而能够保持清洁和健康。一旦发生便秘，无法及时排出有毒的物质，就会危害健康状况。

便秘，即指大便次数减少，常三五日、七八日一次，甚至更长时间。便秘者多数粪质干硬，排出困难，伴有腹胀、头晕、头胀、嗳气食少、心烦失眠等。除了排便次数减少之外，还有一种情况是排便次数不减，但粪质干燥坚硬，排出困难，常因排便过度用力，导致肛裂、便血，日久引起痔疮等。或粪质并不干硬，也有便意，但排便不畅，排便无力，排便时间延长，常出现怒争汗出、乏力气短、心悸头晕等症状。

造成便秘的常见原因包括：

1.食物中的纤维质与水分太少

纤维质可以减低大肠内的压力，促进肠道的蠕动而改善便秘。现代社会人们的饮食较精致，多是白米饭配上主要的肉食，而含有高纤维的青菜水果反而较少摄取；另外，喝水的量不够，也容易造成粪便太干太硬不易排出。譬如，很多女孩子因为担心在外头不容易找到干净的厕所而减少喝水，容易导致便秘的发生。

2.缺乏适当的运动

适量的运动可以帮助胃肠蠕动，减少便秘的发生。现在劳心的工作多于劳力，广大的上班族平常除了上下班之外，都坐在办公室里，回到家中又以看电视为主要的休闲项目。运动的减少不但容易导致便秘，还经常会引起腹胀。

3.某些特定的药物也会引起便秘

如果在使用某些药物后会使便秘情形更加严重，就应和医师讨论是否是药物的影响，并调整用药。

4.生活与环境因素

在高度竞争的社会里，常会因忙碌而错过原本会有便意的时间。充满紧张压力的生活，也容易造成自律神经不协调，使肠道蠕动不足而导致便秘。

中医认为，血虚者容易产生便秘，表现为大便干燥，面色无华，心悸眩晕；阴虚者也容易产生便秘，表现为大便干结如羊粪状、形体消瘦、头晕耳鸣、心烦少眠、盗汗等症状。

有些疾病可加重便秘，如直肠炎、肛裂、痔疮等，会导致或加重便秘、排便困难、粪便干燥等现象，并可直接引起或加重肛门直肠疾患。如果较硬的粪块阻塞肠腔，使肠腔狭窄并压迫盆腔周围结构，阻碍结肠蠕动，使直肠或结肠受压而造成血液循环障碍，还可形成粪性溃疡，严重者甚至可引起肠穿孔。也可发生结肠憩室、肠梗阻、胃肠神经功能紊乱等疾病，出现如食欲不振、腹部胀满、嗳气、口苦、肛门排气多等不适现象。

便秘可诱发肠道外的并发症，如脑卒中，影响大脑功能，导致性生活障碍等。临床上关于因便秘而用力增加腹压，屏气使劲排便造成的心血管疾病发作有逐年增多趋势，如诱发心绞痛、心肌梗死的发作。

要改善便秘的症状，可以在日常生活中注意以下几个方面：

·摄取足够的纤维及水分。从饮食中摄取大量纤维质与足够的水分，一天至少应饮用8大杯的水与5份蔬果。

·养成运动的习惯。运动可以促进肠道蠕动，譬如每日步行20分钟以上。

·排便时间足够。养成固定的排便时间，此时应尽量放下紧张情绪，使心情放松，例如听轻柔音乐等。而最好的排便时间是早上吃完早餐后，若是早上因为赶着上班上学的缘故，无法如厕，午餐或晚餐饭后也是很好的时间，因为这几个时段大肠的蠕动最好。

·常喝优酪乳。喝优酪乳可以增加肠道中的益菌，调节肠道蠕动。

·揉腹改善便秘。躺在床上，全身放松，将两手手心叠放按于肚脐上，先按顺时针方向揉100次，然后按逆时针方向揉100次。揉时用力适度，动作轻柔，呼吸自然。

小贴士

有助于改善便秘症状的食物

1.蜂蜜甘蔗汁

蜂蜜、甘蔗汁各1杯，拌匀，每日早晚空腹饮。适用于热秘。

2.酸奶

每日饭后或饭前两小时左右喝一杯酸奶，可治疗便秘。

3.熟香蕉

香蕉含有丰富的膳食纤维和糖分，具有很好的润肠通便功能。不过，专家表示，这种作用只有熟透的香蕉才具有，生香蕉可能会起到反作用。

4.核桃

核桃仁含脂粉、蛋白质、碳水化合物、磷、铁、β-胡萝卜素、核黄素等，除了润肠通便外，还有补肾固精、温肺定喘之功能。

5.葡萄柚

午晚饭后，吃半个或一个葡萄柚，吃到通便顺畅为止。

6.地瓜（红薯）

味甘性温，能滑肠通便，健胃益气。地瓜含有较多的纤维素，能在肠中吸收水分增大粪便的体积，起到通便的作用。

7.糙米

糙米含有丰富的蛋白质、淀粉、维生素B_1、维生素A、维生素E、纤维素、钙、铁和磷等矿物质，其中丰富的纤维质有助排便。

8.苹果

苹果含有丰富的水溶性食物纤维——果胶。果胶有保护肠壁、活化肠内有益细菌、调整胃肠功能的作用，所以它能够有效地清理肠道，预防便秘。同时，苹果里的纤维，能使大便变得松软，便于排泄。另外苹果里的有机酸，能刺激肠蠕动，有助排便。

9.芦荟

芦荟所含的蒽醌类化合物衍生物在肠管中释放出芦荟大黄素，能有效地刺激大肠蠕动，发挥刺激性泻下作用。

❤ 绿色的大便

绿色植物是大部分人都喜欢的东西，可是绿色的大便呢？实际上，绿色的大便可能是一种完全健康和良性的信号，说明吃了很多绿色蔬菜，而绿色蔬菜中富含叶绿素（植物中的绿色色素）。

绿色的大便也可能是服用含铁补充剂或者某些抗生素的常见反应。如果大便呈绿色而且松散，可能是过量服用了缓泻剂或者其他可能导致腹泻的物质。如果腮帮子也有点发绿，那么绿色的大便可能提示存在胃肠道感染或者其他引起腹泻的疾病。

正常情况下，幼儿的大便也可呈绿色。大便的颜色与肝脏所分泌胆汁的化学变化有关。母乳喂养的宝宝大便偏酸，胆汁中胆红素转变为胆绿素多一些，大便就呈绿色。牛奶喂养的宝宝大便呈碱性，胆汁中胆红素就转变为无色的粪胆原，大便就呈现浅黄色。因此，宝宝大便呈绿色，系正常生理现象，不必担心。

成人大便呈绿色有可能还意味着患有消化不良、肠道功能失调等疾病，如绿色大便中混有脓液，则为急性肠炎。此外，如吃了大量蔬菜，或肠内酸性过高，也会使大便呈绿色。

要想改变这种不健康的状况，首先就应该积极调理饮食，改善自身胃肠环境。对于容易消化不良的人应该注意避免精制的糖类、面包、蛋糕、通心粉、乳制品、咖啡因、柳橙类水果、番茄、青椒、碳酸饮料、洋芋片、油炸食物、辛辣食物、红肉、豆类、可乐；减少盐的摄取量；加工食品、垃圾食物及所有

小贴士

食疗改善大便颜色

1.芦荟汁

1/4杯，空腹使用，早晨起床及睡前各一次。对胃灼热及其他消化道毛病有益。

2.胡萝卜茶

胡萝卜50克，茶叶10克。胡萝卜与茶叶煎水服，理气消食。

3.佛手姜汤

佛手10克，姜6克，白糖适量。先将姜、佛手放入沙锅中加水煎煮，去渣后加入白糖即可。代茶频饮。可理气宽胸，和胃止呕，适用于肝胃不和所致的胸脘堵闷，呕逆时作，纳食不香等症。

乳制品会刺激黏膜分泌过量，导致蛋白质消化不良；节制花生、扁豆及大豆的用量，它们含有一种酶素抑制剂；此外还要注意食物的搭配，蛋白质与淀粉、蔬菜与水果不是有益的搭配，牛奶最好不要与三餐同用，糖与蛋白质或淀粉合用也不利于消化。

在调理饮食的同时还要注意通过运动来增强体质，促进胃肠蠕动，例如快速行走及体操均有益于消化。

橙色的大便

橙色的大便同样会引起人的恐慌，不过橙色大便实际上虽然有可能是因为其中有血的缘故，不过更多情况下可能是因为你吃了含有太多β-胡萝卜素的食物而已。

β-胡萝卜素是一种重要的抗氧化剂，主要存在于橙色的食物中，如胡萝卜、芒果、甘薯、杏和南瓜等。同样，服用太多β-胡萝卜素（或维生素A）补充剂或者吃了太多带有橙色和红色食用色素的食物也会出现橙色大便。橙色大便还可能是对药物利福平的反应。利福平是治疗某些细菌性感染的药物，常用于治疗结核病。

除了以上两种情况，橙色的大便也可能是胆汁排泄异常的缘故。若属于这种情况，注意少吃辛辣刺激油腻食物、面食、甜食，同时戒烟酒，多吃蔬菜水果、绿色食品等。

而如果是深黄色大便则多见于溶血性黄疸（即红细胞大量被破坏所产生的黄疸），它常伴有溶血性贫血，可由于溶血性细胞感染、红细胞先天性缺陷、亚性疾病和某些化学药品或毒素中毒引起。

红色或茶色的大便

我们偶尔会看到红色或茶色的大便，这可能提示你的健康状况亮起了红灯。幸运的是，这种红色警报有时候只不过是虚假警报。你所看到的可能确实是血液，是严重疾病的信号，但也可能是你吃了或者喝了大量红色东西的无害表现。甜菜、西红柿汁、红色明胶以及红色水果刨冰都可能是导致红色大便的元凶。

鲜红色血便多见于下消化道出血性疾病，如直肠癌、痔疮、肛部肿瘤、肠结核、直肠息肉、肠伤寒、肛门裂伤及局部肠炎等。服用某些药物也可引起红色大便，如利福平、肝素酚酞等。而红褐色大便可能是由发炎性肠病变，小肠肿瘤导致的。

如果发现大便上、卫生纸上或便池中有鲜红色的线条或斑块，医学上称为便血，可能说明有出血性痔疮或肛裂，或者其他直肠或肛门损伤。这些损伤可能是由于分娩、便秘、肛交或者物体插入直肠中导致的。

红色大便除了可能是痔疮和肛裂的表现，还提示胃肠道的问题。如果大便颜色鲜红，说明下消化道有问题，特别可能是结肠的问题。例如，便血可能是憩室炎的表现，当结肠中的小憩室受到刺激或者感染后就会发炎。憩室炎还会导致疼痛和压痛，疼痛部位往往在左下腹部。如果大便呈深红色，问题可能出在上消化道。上消化道包括食管、胃和小肠。

此外，红色大便也可能是对某些药物的反应，如钾片和某些抗生素。这些药物可能会导致肠道溃疡，溃疡会继发出血。总的来说，任何导致从口腔到肛门的整个消化道出血的情况，都可能导致红色大便或者血便。

而在导致红色或茶色大便的消化道系统出血的病变中，痔疮是最为常见的一种。

痔疮的发病率很高，患者经手术治疗或其他疗法治疗后，复发率亦较高。究其原因，除治疗不彻底外，不注意预防痔疮的发生，也是重要的因素，预防痔疮的发生，主要有以下几个方面：

（1）加强锻炼。经常参加多种体育活动如广播体操、太极拳、气功、踢毽子等，能够增强机体的抗病能力，减少疾病发生的可能，对于痔疮也有一定的预防作用。这是因为体育锻炼有益于血液循环，可以调和人体气血，促进胃肠蠕动，改善盆腔充血，防止大便秘结，预防痔疮。

（2）合理调配饮食。日常饮食中可多选用蔬菜、水果、豆类等含维生素和纤维素较多的饮食，少含辛辣刺激性的食物，如辣椒、芥末、姜等。

小贴士

预防肛肠疾病的小窍门

1.收缩肛门：每天有意识地做3～5次肛门收缩，可增强括约肌功能，促进局部血液循环。

2.按摩肛门：肛门按摩可改善局部血液循环，预防痔疮的发生。

3.便后坐浴：坐浴是清洁肛门，促进创面愈合和消炎的简便有效的方法。每次便后都必须坐浴，坐浴时先用热气熏，待水温适中时，再将肛门会阴部放入盆内洗涤坐浴，每次20分钟左右。坐浴可用温热盐水、中药祛毒汤或1：5000的高锰酸钾液等。

（3）养成定时排便的习惯。健康人直肠内通常没有粪便，随晨起起床引起的直立反射，早餐引起的胃、结肠反射，结肠可产生强烈的"集团蠕动"，将粪便推入直肠，直肠内粪便蓄积到一定量，便产生便意。所以最好能养成每天早晨定时排便的习惯，这对于预防痔疮的发生，有着极重要的作用。晨起喝1杯凉开水能刺激胃肠运动，预防便秘。另外，晨起参加多种体育活动，如跑步、做操、打太极拳等都可以预防便秘。当有便意时不要忍着，因为久忍大便可以引起习惯性便秘。排便时蹲厕时间过长，或看报纸或过分用力，这些都是不良的排便习惯，应予纠正。

（4）注意孕期保健。妇女妊娠后可致腹压增高，特别是妊娠后期，下腔静脉受日益膨大的子宫压迫，直接影响痔静脉的回流，容易诱发痔疮，此种情况在胎位不正时尤为明显。因此怀孕期间应定时去医院复查，遇到胎位不正时，应及时纠正，不仅有益于孕期保健，对于预防痔疮及其他肛门疾病，也有一定的益处。另外，怀孕妇女一般活动量相对减少，引起胃肠功能减弱，粪便停留于肠腔，粪便中的水分被重吸收，引起大便干燥，诱发痔疮。因此怀孕期间应适当增加活动，避免久站、久坐，并注意保持大便的通畅，每次大便后用温水熏洗肛门局部，改善肛门局部血液循环，对于预防痔疮是十分有益的。

（5）保持肛门周围清洁。肛门、直肠、乙状结肠是贮存和排泄粪便的地方，粪便中含有许多细菌，肛门周围很容易受到这些细菌的污染，诱发肛门周围汗腺、皮脂腺感染，而生疮疖、脓肿。女性阴道与肛门相邻，阴道分泌物较多，可刺激肛门皮肤，诱发痔疮。因此，应经常保持肛门周围的清洁，每日温水熏洗，勤换内裤，可起到预防痔疮的作用。

黑色、柏油样的大便

黑色的大便比红色的大便看起来更不祥。不过，实际上黑便可能是良性的，只是你服用铁补充剂、炭（治疗胃肠胀气）、碱式水杨酸铋或其他含铋药物的表现。吃黑甘草和蓝莓也会令大便变黑。

不过，如果大便是黑色而且是柏油样的（医学上称为黑粪症）可能提示你消化道内有出血。血液从上消化道（通常是食管和胃）运行到下消化道（肠和直肠），就会变得又黏又臭。

黑色、柏油样的大便也是胃溃疡或者十二指肠溃疡出血的常见表现。另外，酗酒、长期服用某些药物也可能会导致胃出血而出现黑色、柏油样的大便。最常见的导致胃出血的药物有阿司匹林、布洛芬、萘普生以及其他非类固醇抗炎药，还有对乙酰氨基酚。黑粪症还可能是胃炎（胃黏膜的炎症）或者是上消化道任何部位的癌症的表现。

漆黑的大便有各式各样的类型。比方排出焦油状的大便，可能是患有胃溃疡、十二指肠溃疡或胃癌等疾病。

也有人排泄的大便，几乎不含有一般大便的成分，而是血液和黏液的混合，称之为黏血便。这种类型的大便有时会伴随着剧烈的腹痛或呕吐的症状，此时可能是患肠套叠、肠扭转、肠梗塞等疾病；如果黏血便中混有脓，而且连续好几天，就非常有可能是患了大肠癌。

便秘的人如果排出漆黑的硬大便，也可能是大肠癌的征兆。这是大肠某处出血，长时间积存在肠内而变成黑色所致。

苍白的大便

大便偶尔呈苍白、浅黄甚至浅灰色可能是你吃了太多白色或者浅色食物的缘故，如大米、土豆或者木薯粉。抗酸剂、钙补充剂以及某些止泻药也会导致浅色大便。

另一方面，持续排出颜色苍白的大便（医学上称为无胆汁粪便）说明胆汁没有到达肠道。灰白色的大便是因为胆道结石、肿疡或者其他原因使胆道阻塞不通的时候所引起的变化。正常大便的黄颜色是因胆红素的分解物的颜色而来的，所以当胆汁中的胆红素因胆道的阻塞不能到达消化管时，大便就不着色而变成灰白色。胆汁的堵塞可能是胆管肿瘤或者胰腺肿瘤的表现。一些会堵塞胆管的严重肝脏疾病也会导致无胆汁粪便，如肝炎、肝硬化和肝癌。胆管堵塞的其他可能表现包括尿液呈深黄色或者棕色、眼睛和皮肤发黄（黄疸）、皮肤瘙痒以及偶尔会肝区疼痛。

如果出现白色油脂状大便同时伴有大便量多，并有恶臭，多见于胰源性腹泻或消化道吸收不良综合征。

漂浮的大便

健康大便的黏度与成熟香蕉的黏度差不多，形状像香肠，颜色像汉堡中的肉饼。但你可曾有过大便后冲水一遍又一遍，可就是冲不下去的时候？大多数情况下，大便是沉在水下的，不过，有时大便却总是漂在水面上。以前人们曾认为，大便漂浮是由于大便中的油脂太多了。实际上，是过多的气体导致了大便漂浮。如果这些气体来自你吃的东西，那么这种情况没什么可担心的。

不过，如果大便中的气体是胃肠道疾病的结果，那么漂浮的大便可能是乳糜泻（也叫做口炎性腹泻，患者不能消化谷物中的麦麸）的表现。漂浮的大便也可见于肠易激综合征或炎征性肠病。患有胃肠道疾病的人在排漂浮的大便同时往往还腹泻。

要想改变大便漂浮的症状，应该着重改善肠易激综合征，这就要求在日常生活中养成良好的生活习惯，积极去预防。具体应做到以下几点。

（1）经常放松心情，多做深呼吸，多外出走走。

（2）生活饮食注意，少吃对肠胃刺激性较强的东西。

（3）服用一些对调整肠道菌群比较有效的东西。

对于炎症性肠病的预防，应注意以下方面：

（1）注意饮食：少吃刺激性的东西，辛辣酸甜的东西尽量少吃，太油、太腻的东西少吃，并戒烟酒。给予少渣高营养饮食，适当补充叶酸、维生素B_{12}等多种维生素及微量元素，严重者禁食。对于溃疡性结肠炎来说有一些感冒药、所谓的阿司匹林类的非甾体抗炎类的药物都应特别慎重，尽量不吃。因为这些药很可能会诱发病情的加重。

（2）应充分休息。

（3）合并感染者，积极进行抗感染治疗。

❤ 油腻、难闻的大便

如果发现漂浮在水面的大便表面有一层油脂、多泡、有臭味，那么情况是典型的脂泻表现。这种油腻、恶臭的大便也可能是炎症性肠病的表现，或者说明吃了太多脂肪丰富的食物，或者说是身体无法吸收脂肪。确实，持续性脂泻往往是吸收障碍综合征的信号。吸收障碍综合征是一种脂肪和其他营养物质在消化道内不能充分吸收的疾病。

胆管堵塞可能会导致大便中油脂过多，因此，导致大便颜色苍白的疾病有时候也会导致脂泻，如胆囊、肝脏或者胰腺的疾病或癌症。

而大便臭也同样预示着身体的变化。大便气味的主要成分是吲哚、粪臭素、硫化氢、胺、乙酸、丁酸等。其中会产生类似粪便恶臭的是吲哚、粪臭素。这是蛋白质被肠内细菌分解所形成的物质。换句话说，如果在饮食方面偏向欧美式，而摄取大量的高蛋白质时，大便就会变得很臭。

另一方面，大便臭是肠内环境恶化的最佳证据，例如，威尔斯菌或大肠菌等有害细菌大量繁殖，就会形成对人体有不良影响的有害物质。

当大便看起来有些油腻的感觉时，还要注意是不是胰脏有问题。因为胰脏是分泌消化脂肪的酵素的器官，当胰脏有疾病以致脂肪消化酵素分泌不够的时候，会导致脂肪消化不够完全，大便看起来就会有油腻的模样。

人体的胰脏担负着消化脂肪的重任，它的存在与生命息息相关。它的腺液中好几种消化酶在食物消化中起着主角的作用，尤其对脂肪的消化，如分泌高糖素、胰岛素、胃泌素、胃动素。除了参与消化吸收物质之外，胰脏还负责调节全身生理机能。

在临床上，发生急性胰腺炎者，绝大多数有暴饮暴食的经历。因此，荤素搭配，饮食合理，不得不老调重弹，减少脂肪特别是动物脂肪的摄入，对于减轻胰脏负担非常重要。因高脂血症引起胰腺炎的人，也应该长期服降脂药，并摄入低脂、清淡的饮食。

❤ 细细软软的大便

导致大便变细的原因很多，除去饮食结构或生活环境的突然改变外，主要有三种情况：痔疮、直肠癌和直肠息肉。

痔疮导致大便细：痔疮发病率也很高，素有"十人九痔"之说。痔疮是指肛门直肠底部及肛门周围黏膜的静脉丛发生曲张，而形成的一个或多个柔软的静脉团，其主要症状为便血。如果伴有血栓会发生疼痛，同样痔核增大后可导致大便变细。

直肠癌导致大便细：多发于40岁以上的人群，早期常无明显症状。直肠癌患者的大便常伴有血液、黏液，与浓液有黏连，而且大便习惯改变，腹泻与便秘交替出现。大便的次数增多，大便变细，肛门常有刺激症状，常想大便，就是平时所说的里急后重现象。直肠癌患者还会出现全身症状的改变，如短期内明显消瘦、贫血等。

直肠息肉导致大便细：泛指直肠黏膜表面向肠腔突出的隆起性病变，包括腺瘤、炎症息肉及息肉病等。从病理上来看，有的是良性肿瘤，有的是炎症增生的后果。便血为鲜血、被盖于粪便表面而不与其混合。直肠下端的带蒂息肉排便时可脱出肛门外，大便变细，严重者会堵塞肛门。息肉合并溃疡感染时，可有黏液血便和里急后重感。

在日常生活中要想预防直肠息肉的

发生，需要养成良好的生活卫生习惯，尤其要注意以下几个方面：

（1）及时治疗肛门内外痔、肛瘘、肛裂、肛窦炎及慢性肠炎等疾病。

（2）保持肛周清洁卫生，养成定时排便习惯，大便后及时清洁肛周部位。

（3）有良好的心态应对压力，劳逸结合，不要过度疲劳。中医认为压力导致过劳体虚从而引起免疫功能下降、内分泌失调、体内代谢紊乱，导致体内酸性物质的沉积；压力也可导致精神紧张引起气滞血瘀、毒火内陷等。

（4）生活要规律。生活习惯不规律的人，如彻夜唱卡拉OK、打麻将、夜不归宿等，都会加重体质酸化，容易患肠息肉。应当养成良好的生活习惯，从而保持弱碱性体质，使细胞增生，突变疾病远离自己。

（5）养成良好的生活习惯，戒烟限酒。烟和酒是极酸的酸性物质，长期吸烟喝酒的人，极易导致酸性体质。

（6）不要过多地吃咸而辣的食物，不吃过热、过冷、过期及变质的食物；年老体弱或有某种疾病遗传基因者可酌情吃一些防癌食品和含碱量高的碱性食品，保持良好的精神状态。

（7）年龄大于50岁，有直（结）肠息肉、结肠癌家族史和腹泻、便秘、便血病史，体检发现血CEA、CA199增高者，最好进行结肠病变的筛查。不能作结肠镜检查或不愿意作结肠镜检查的病人，可以应用CT检查结肠。

❤ 彩色的尿一定有问题

尿液的颜色也可以预示身体的某种变化，正常的尿应是透明的或略微有点浅黄色的，如果你发现尿液发生颜色上的改变，应引起重视。绿色的尿可能是你吃的绿色食物或者喝的绿色饮料的最终产物。例如，吃芦笋会令尿液变绿，也会令尿液发出一种奇特的气味。绿色的尿也可能是对某些多种维生素的常见反应，或者是对治疗抑郁症、过敏、恶心、疼痛以及炎症的药物的反应。接受丙泊酚麻醉的人有时术后会排出绿色的尿（有些人会排出粉红色的尿）。

绿色的尿还可能是体内胆红素累积的表现。胆红素是胆汁中一种黄绿色的化学物质，是肝脏产生的，与黄疸的形成有关。胆红素过多可能是肝脏和胰腺疾病的表现。

粉红色或者红色的尿并非总是意味着尿里有血。富含红色素的食物，如甜菜、红辣椒和黑莓都会令尿染上玫瑰红。缺铁的人或者有吸收障碍综合征的人在吃甜菜后往往会排出甜菜根尿，医学上称为甜菜尿。

大黄和番泻叶也会令尿液呈粉红

色，因为这些东西里含有蒽醌。蒽醌常用做染料，也是一种强效缓泻剂。粉红色或者红色的尿也可能是对于某些精神病药物的反应或者是对含有蒽醌的抗癌药物的反应。

不幸的是，粉红色或者红色的尿有时候确实是尿中含血的表现，医学上称为血尿。血尿可能是一些严重的肾病、肝病或者膀胱疾病的早期健康警示，包括这些器官的感染、结石、囊肿、肿瘤甚至癌症。

深红色或者紫色的尿是一种罕见的遗传性血液疾病——卟啉症的特征性表现。这类疾病在某些欧洲贵族家族中非常普遍，不过并不仅限于贵族血统。

有意思的是，这种尿在见光后过一会才变成紫色。卟啉症还有很多表现，从轻微的过敏和皮疹到严重的腹痛、精神错乱、癫痫发作都有可能出现，甚至可能瘫痪。

深黄色或橙色的尿可能是脱水的警告。有味的尿和尿量过少（医学上称为少尿）是脱水的另外两个确凿证据。值得注意的是，尽管你可能认为自己没有脱水，可是一旦感觉到口渴，就已经离脱水不远了。脱水会导致癫痫发作、大脑损伤甚至死亡。对于儿童和60岁以上的成年人而言，脱水更为危险。

深黄色的尿也可能提示摄入的β-胡萝卜素太多了，β-胡萝卜素或者来自吃的食物或者来自补充剂。有些药物

会令尿液变成橙黄色，如抗结核药利福平、血液抗凝剂华法林和某些抗癌药物。

深深的、茶色的尿可能预示着一些严重的疾病。像浓茶一样颜色的尿可能是脱水的重要表现。或者，与其他颜色的尿一样，可能只是对某些食物或者药品的反应。例如，大黄会令尿液颜色变得很深，或者呈红色和粉红色。奎宁也会导致尿的颜色变成茶色。有些饮料或者药物中含有奎宁，还有某些抗生素含奎宁，特别是甲硝唑（甲哨唑）。甲硝唑常用于治疗某些肠道感染，如贾第鞭毛虫病和痢疾，以及阴道毛滴虫感染。

像浓茶一样的尿也可能是一些严重疾病的信号，如肾脏已经停止工作、膀胱出血，或者是肝炎或肝硬化的信号。肝病还会引起一些其他与颜色相关的身体症状：眼睛和皮肤的黄疸，大便颜色变浅。茶色的尿也可能是糖尿病酮症酸中毒的信号。这种病是糖尿病的一种危及生命的并发症。

此外，茶色的尿通常还是横纹肌溶解的第一个表现。横纹肌溶解是一种致命的疾病，是指骨骼肌纤维降解为有毒的物质并进入血液循环中，往往是"挤压伤"（撞车或者被重物挤压后受的伤）引发的一种严重肌肉损伤。患有震颤性谵妄的酒精中毒者也可能会发生横纹肌溶解。在马拉松长跑或者剧烈的健身运动中用力过度也可能会导致横纹肌

溶解。大体上来看，所有导致骨骼肌断裂的损伤、疾病或者机能紊乱都可能会引发横纹肌溶解。幸运的是如果早期发现并治疗的话，横纹肌溶解是可以治愈的。不过，如果你正在未能及时发现，横纹肌溶解可能会继发神经或肌肉损伤、肾衰，还可能继发具有潜在致死性的血栓性疾病以及心律不齐。如果你正在服用某些降低胆固醇的药物，应该注意观察自己的尿液是否呈茶色，以及是否出现了肌肉僵硬、酸痛或者无力。这些可能是横纹肌溶解的症状，是药物的一种严重副作用。

♥ 气味让人受不了的尿

芦笋、卷心菜、菜花和大蒜都会导致排出的尿带有难闻的气味。不过，有些特殊的令人不快的尿的气味可能是患上了某些疾病的表现。如果尿闻起来有氨味，那么说明可能脱水了，或说明尿在体内已被分解，是膀胱炎或尿潴留的表现。

带臭味的尿，特别是一天中的第一次尿，也可能是尿路感染的信号。

有鱼臭味的尿可能提示被形象地称为臭鱼综合征的一种代谢问题，这样的尿也叫做三甲胺尿。若尿有腐败腥臭味，则提示膀胱炎及化脓性肾盂肾炎。

苹果香味的尿多见于糖尿病酸中毒或饥饿时，这种尿液常可引诱蚂蚁汇聚。

而患有膀胱结肠瘘的病人，尿中常带有粪臭味。

当进食大蒜、葱头或带特殊气味的药物时，尿中也可带有这些物质的特殊气味。这里要注意的是辨别尿的气味应用新鲜尿液。尿液放置过久后，由于细菌繁殖，尿素被分解后便产生氨味，会影响观察效果。

要想远离特殊气味的尿液，首先应注意补充水分，避免脱水，此外还应该积极预防尿路感染，在生活中多注意以下几个方面：

（1）性生活后马上排尿：性交后马上去洗手间，即使细菌已经进入膀胱，也可以通过排尿将它排出体外。

（2）及时排尿：排尿时，尿液将尿道和阴道口的细菌冲刷掉，有天然的清洁作用。

（3）避免污染：引起感染的细菌最常见的是大肠杆菌。正常情况下，它寄生在肠道里，并不引起病症，但如果由肛门进入尿道口，就会导致尿道发炎。所以大便后用干净的卫生纸擦拭，要按从前往后的顺序，以免污染阴道口。如果洗手间有冲洗设备，最好认真地冲洗肛门部位。

（4）补充维生素C：维生素C能提高尿液的酸度，使各种诱发尿道感染的细菌不易生存。所以，多喝橙汁、柠檬酸、猕猴桃汁之类的富含维生素的饮料对预防尿路感染有益。

♥ "甜甜"的尿是怎么回事

如果尿中有股甜味，说明尿液中糖分多。尿液中存在大量糖分有两种可能，一种是尿糖，一种则是糖尿病。尿糖很多时候都会出现，进含糖量过多的食物、饮料等，都会出现尿糖，这是正常反应。

若是糖尿病引起的，则应立即引起重视，因为甜味的尿可能是糖尿病的一种严重并发症糖尿病酮症酸中毒的表现。糖尿病酮症酸中毒是血液中的酮增多，使得尿液、呼吸甚至皮肤都散发出一股特别的甜味或者丙酮样的气味。糖尿病酮症酸中毒与尿相关的其他表现还有深色尿以及尿频。发生糖尿病酮症酸中毒后如果不立即进行治疗，可能会导致心脏病发作、肾衰、昏迷甚至死亡。

下面推荐几道适合糖尿病患者的低糖菜谱。

（1）烩酸菠菜。

材料：菠菜250克，酱油5毫升，醋5毫升，盐4克，香油5毫升，味精1克，团粉10克。

制法：将菠菜洗净，切成寸段。锅内放肉汤煮开，加入菠菜、盐和味精，并把团粉用酱油、醋调匀放入汤中，开锅即熟。进食前淋上香油。

（2）口蘑烧白菜。

材料：口蘑5克，白菜250克，酱油10毫升，盐4克，植物油10毫升，白糖2克。

制法：温水浸泡口蘑，去蒂洗净，留用第一次浸泡的水。白菜洗净，切成寸段。油锅熬热后，下白菜煸至半熟，再将口蘑、酱油、盐、糖放入，并加入口蘑汤，盖上锅盖，烧至入味即成。

（3）素烧冬瓜。

材料：植物油9毫升，盐5克，香菜5克。

制法：冬瓜去皮切成长方块。将香菜洗净切成小段。油锅烧热后，下冬瓜煸炒，待半熟，稍加水，盖上锅盖烧开，加香菜和盐即成。

（4）虾仁炒油菜。

材料：鲜虾仁50克，油菜200克，植物油9毫升，团粉、酱油5毫升，盐5克，料酒3毫升，葱、姜少许。

制法：虾仁洗好，用料酒、酱油和团粉拌匀，油菜洗净切成寸段，油烧热后先下虾仁煸炒几下起出，再煸炒油菜至半熟，加入其他佐料，倒入虾仁，旺火快炒即可起锅。

我的尿为什么有泡沫

人体的尿液，除含有绝大部分的水分外，还含有极少量泡沫。尿液中泡沫的形成，是液体表面张力高所致。表面张力越高，形成的泡沫越多。

若尿液中的成分发生变化，如蛋白质、黏液量和有机物质增多，也可产生泡沫，这是蛋白质表面张力低所致。这时如果有其他肾虚症状，就需要请肾脏科医生详细检查，而大部分人却无检查之必要。

泡沫尿也有可能是蛋白尿的最早期表现，蛋白尿是指尿中胆汁盐或者白蛋白增多。蛋白尿是肾脏受损和心脏病的标志，特别是对于患有糖尿病或高血压的人。泡沫尿往往是肾病综合征的第一个表现。肾病综合征是一种严重的肾病，由于病毒感染、糖尿病或者狼疮而致使肾脏过滤功能受损。这样，大量蛋白质就进入到尿中，形成蛋白尿。尿中的泡沫也可能是膀胱与阴道或者直肠之间有瘘管的信号。很多疾病，包括克罗恩氏病以及肿瘤都可能导致瘘管形成。

对于因肾病引发的泡沫尿，除了可以服用药物来改善病状外，还可以通过调理饮食来强身健肾。以下食物对于补肾都有着很好的作用。

1.芝麻

芝麻性味甘平，有补肝肾、润五脏的作用。如《本草经疏》中就曾记载："芝麻，气味和平，不寒不热，补肝肾之佳谷也。"尤其是肾虚之人腰酸腿软，头昏耳鸣，发枯发落及早年白发，大便燥结者，最宜食之。

2.粟米

粟米又称谷子、稞子，能补益肾气。《名医别录》及《滇南本草》中都说到"粟米养肾气。"明代李时珍还说："粟，肾之谷也，肾病宜食之，煮粥食益丹田，补虚损。"

3.牛骨髓

牛骨髓有润肺、补肾、益髓的作用。《本草纲目》说它能"润肺补肾，泽肌，悦面"。对肾虚羸瘦、精血亏损者，尤为适宜。

4.狗肉

狗肉性温，味咸，除有补中益气作用外，还能温肾助阳，故肾阳不足、腰膝软弱或冷痛，食之最宜。《日华子本草》认为狗肉"补胃气，壮阳，暖腰膝，补虚劳，益气功"。《医林纂要》亦云："狗肉补肺气，固肾气。"清代医家张璐还说："犬肉，下元虚人，食之最宜。"下元虚者，即肾阳虚弱、命门火衰是也。

5.羊骨

羊骨性温，味甘，能补肾强筋骨。《饮膳正要》认为："羊尾骨益肾明目，补下焦虚冷。"《本草纲目》中记载："羊脊骨补骨虚，通督脉，治腰痛下痢；羊胫骨主脾弱，肾虚不能摄精，白浊。"

6.猪肾

猪肾性平，味咸。唐代孟诜认为猪肾"主人肾虚"。《日华子本草》说它"补水脏，治耳聋"。水脏者实指肾脏而言。故凡因肾虚所致的腰酸腰痛、遗精、盗汗及老人肾虚耳聋耳鸣，宜常食之。

💜 尿质很混浊是怎么回事

模糊不清或者混浊的尿是尿路感染的特征。有时候，尿路感染患者的尿还有臭味。感染可能起始于膀胱并停留在膀胱，这种情况在医学上叫做膀胱炎。感染还可能上行到肾脏，导致肾脏感染，这种情况叫做肾盂肾炎。感染还可能存在于尿路的其他部分，如输尿管和尿道。尿路感染往往与性行为有关。

对于男性，混浊或者发红的尿液可能是前列腺炎症的表现，医学上叫做前列腺炎，通常是尿路感染导致的，有时候是性传播疾病导致的。前列腺肿大在医学上叫做良性前列腺增生症，存在良性前列腺增生症的男性更容易感染前列腺炎，通常是尿路感染累及前列腺。良性前列腺增生症是男性衰老后的常见状况，增生的前列腺会影响尿的流动。前列腺炎的其他排尿表现包括排尿困难、排尿时有烧灼感、尿液漏滴现象以及感觉膀胱没有排空。

对于女性，尿路感染可能是性活动频繁或者过于剧烈的信号。性生活时，细菌会被推入尿道中。女性的尿道相对较短，细菌会更快速地进入膀胱，而男性的尿道相对较长，因此女性比男性更容易发生尿路感染。不过，有良性前列腺增生症的男性由于不能彻底排空膀胱，因此发生尿路感染的风险较大，残留的尿液是细菌繁殖的温床。糖尿病患者和免疫系统受损的人也特别容易出现尿路感染。

尿路感染常见的与尿相关的表现有：排尿时有灼热感；想排尿的次数比平时更多；有尿意，但是排不出尿，或者仅排出少量尿；尿液滴漏；尿有臭味、混浊、颜色深、血性尿。

如果曾经患过尿路感染，那么就可能再次感染。不幸的是，频繁的尿路感染可能是肾脏出现麻烦的早期健康警示。肾脏的感染会导致肾脏永久性的损伤。

如果有尿意，但是要等很久尿液才能排出，那么患上尿路感染的概率就很大。

对于尿路感染，预防重于治疗，日常注意事项如下：

（1）充分的饮水，维持每日3000毫升以上的水分。

（2）至少每3到4小时，须排空膀胱一次。

（3）注意个人卫生，女性上完厕所后，卫生纸应由会阴部往后擦至肛门口，不可来回擦拭。

（4）避免刺激性食物，及饮酒或咖啡。

（5）多摄取含维生素C的水果，如橘子、柠檬、梅子汁，以保持尿液酸性化。

（6）洗澡用淋浴的方式。

（7）房事前后须解小便。

（8）勿憋尿，尤其是怀孕的妇女。

（9）按医师指示服药，不可因症状解除后私自停药。

（10）糖尿病、尿路结石、甲状腺肥大等患者易导致尿路感染疾病，应小心并接受适当的治疗。

为什么总是想尿尿

正常成人白天排尿4～6次，夜间0～2次，次数明显增多称尿频。尿频是一种症状，并非疾病。由于多种原因可引起小便次数增多，但无疼痛，又称小便频数。

尿频是怀孕的最典型表现之一。不过，即使没有怀孕，这种情况也不容忽视。而不论男性还是女性，尿频特别是伴随口渴，是糖尿病最常见的一个早期表现。

多尿也可能提示你患上了尿路感染或者某种性传播疾病。不论哪种疾病，生殖器可能还会有分泌物。

对于老年女性，排尿次数比以前增多是更年期再普遍不过的表现了。随着雌激素水平的下降，尿道内壁变薄，盆腔肌肉变得薄弱，这就会导致尿频，还可能导致其他泌尿生殖器问题，如阴道真菌感染和尿路感染。

不过，如果你是位老年男性，你的尿频问题可能是良性前列腺增生症的一个典型表现。患上良性前列腺增生症后，增大的前列腺（膀胱下方围绕尿道的胡桃大小的腺体）会压迫尿道，阻断尿流，这样，膀胱不能快速、彻底地排空，患者就会感觉总是想尿尿。

良性前列腺增生症的典型排尿表现包括：尿频，尿急，尿液排出起始缓慢，排尿结束后有尿液漏滴，感觉尿不尽。

尿路主要包括肾、输尿管、膀胱和尿道4个部分，而尿路的任何部分，上尿路或下尿路，都可能发生感染。

良性前列腺增生症通常随着男性的衰老而逐渐发展；实际上，将近90%的男性到了80岁的时候都存在良性前列腺增生症。正如其名称所提示的，良性前列腺增生症是良性的，对生命不会造成危险，不过会影响男性的生活质量。

整天不停地去厕所很讨厌，晚上要起床好几次上厕所更是烦人。夜间尿多（医学上称为夜尿症）可能是一个警报，提醒可能出现了良性或者非良性状况。例如，夜间尿多可能是对某些药物的反应，包括利尿剂、心脏病药物以及某些治疗精神病的药物。导致白天尿频的疾病同样可能会导致夜晚多尿，如糖尿病和良性前列腺增生症。夜尿症也可能是肾病或者心衰的表现，或者可能是由于你喝了太多饮料，特别是含咖啡因的饮料、啤酒或者其他酒精饮料。

如果你总是想上厕所，那么从现在开始，注意以下几点：

（1）控制饮食结构，避免酸性物质摄入过量，加剧酸性体质。饮食的酸碱平衡对于尿频的预防是非常重要的一个环节。饮食方面要多吃富含植物有机活性碱的食品，少吃肉类，多吃蔬菜。

（2）经常进行户外运动，在阳光下多做运动多出汗，可帮助排除体内多余的酸性物质，多呼吸新鲜的空气，减少发病的概率。

（3）保持良好的心情，不要有过大的心理压力，压力过重会导致酸性物质的沉积，影响代谢的正常进行。适当的调节心情和自身压力可以保持弱碱性体质，使尿频远离大家。

（4）生活要规律。生活习惯不规律的人，如彻夜打麻将，都会加重体质酸化，使病毒容易入侵。

（5）远离烟、酒。毫无节制地抽烟喝酒，极易导致人体的酸化。

（6）不要食用被污染的食物，如被污染的水、农作物、家禽鱼蛋等，要吃一些绿色有机食品，防止病从口入。

很容易就大汗淋漓

出汗，是人体正常代谢、体温调节等生理功能中不可缺少的组成部分。对于在正常情况下出汗多的现象，不必过于恐惧和精神紧张，否则，反而会导致出汗更多，呈现"精神性多汗"。

人体的汗腺，是分布在皮肤层、真皮层的一种外分泌腺，通过长长的导管，能把分泌物即汗液引向皮肤表面。人体表皮大都有汗腺分布，以腋窝、脚底、手掌以及额部最为集中。

健康的人在运动或遇到高温时，会增加汗腺的分泌，使上升的体温恢复正常。因此肥胖者往往较瘦者汗量多，并不是由于体表面积大，而是肥胖者体重偏高，体温容易上升，为降低过高的体温，必须以多排汗的方式来实现体温自我调节。

平常不太运动也会大量出汗的人，则有可能是身体出现某些疾病，导致排汗系统出现问题，从而出现多汗症。糖尿病、甲状腺功能亢进等内分泌疾病以及高血压、更年期和肾上腺皮质激素的作用等，都可能引发类似症状。

多汗症是指皮肤明显出汗过多的症状，分为全身性多汗和局部性多汗，常见于掌跖、前额、腋下、外阴等处，以掌跖多汗最常见。由于多汗往往会影响到正常的工作和生活，会使人感到非常苦恼。

多汗症根据发生原因可分为三类：

一是由于全身性疾病造成，如内分泌失调患有甲状腺功能亢进、糖尿病、垂体功能亢进、神经系统疾病，部分感染性疾病如疟疾、结核等，以及长期生病造成体质虚弱。这些全身性疾病得到控制后，多汗的情况就能得到解决。

二是精神性出汗，由于高度紧张和情绪激动造成，因为交感神经失调所致，内服一些镇静药物，如阿托品等能有暂时性的效果，但有口干等副作用。

三是味觉性出汗，属于一种生理现象，食用某些刺激性的食物，如辣椒、大蒜、生姜、可可、咖啡后引起的多汗，一般不必治疗，只需忌口。

多汗症也有着不同的表现：

多汗伴见发热，大脑反应迟钝，食欲不振，腹胀，脾脏肿大，皮肤出现玫瑰糠疹，相对缓脉者，提示患了伤寒病；多汗伴见头晕乏力，饥饿感觉明显的，常为低血糖所引起；多汗伴有食欲亢进，心跳增快，精神兴奋，易怒，失眠，怕热，突眼等症状的，提示患了甲状腺功能亢进症；多汗伴有寒战，持续性高热、臭汗，甚至昏迷症状者，提示患了败血症或急性热病等；平常稍微一动就见出汗，不是患了肥胖症就是由于体质过于虚弱的缘故；服用某些药物之后见突然出汗，常为药物的缘故。接触或服用某些药物，如有机磷类农药，汞（水银）、铅、砷（砒霜）等毒物，均可在中毒后出现多汗现象。

某些人房事后出汗，尤其以下半身（包括双下肢）出汗显著，严重者常见大汗淋漓，其原因可能与身体虚弱、房事过频等有关。

某些青年人易见出汗，这是由于青春期自主神经功能失调的缘故。

除了以上情况，还有一种多汗症表现为经常出大汗，又称"脱汗"，是指汗液流出淋漓不断。大汗多见于夏季之时，或服用发汗药过量。重病患者若大汗淋漓不断，中医称为"绝汗"，应注意观察，防止发生意外。

而自汗是指经常性汗出不止，活动后更甚，常伴见神疲乏力、畏寒气短等症状。中医学认为，是由于气虚卫阳不固所致。重病患者在恢复当中，由于体质极其虚弱，常在安静状态下出现自汗。

● 夜晚睡觉一身汗

入睡以后汗出异常，醒后汗泄即止，这是一种病症，被称为"盗汗"。

"盗"有偷盗的意思，古代医家用盗贼每天在夜里鬼祟活动，来形容该病症常在人们入睡或刚一闭眼而将入睡之时，汗液象盗贼一样偷偷地泄出来。

中医对盗汗很早就有比较深刻的认识，在春秋战国时期成书的《黄帝内经》中称为"寝汗"，"寝"是指睡觉。到了汉代，医圣张仲景在《金匮要略》一书中，形象地用"盗汗"来命名人们在睡梦中出汗这种病症。自此以后，历代医家均沿用此名。

根据盗汗的表现，分为轻型、中型和重型三种。

1.轻型盗汗

指多数人在入睡已深，或清晨5时许或觉醒前1～2小时汗液溢出，出汗量较少，醒后觉得身体某些部位有汗湿，但无汗液再排出，一般不伴有不适感。

2.中型盗汗

多数人入睡后不久汗液即排出，甚至会使睡衣湿透，醒后汗即止，揩拭身上的汗液后，再入睡即不再出汗。这种类型的盗汗常有烘热感，醒觉后有口干、咽燥感。

3.重型盗汗

指汗液极易泄出。入睡后不久或刚闭上眼即将入睡，即有汗液大量涌出，汗出后即惊醒，醒后汗液霎时收敛，再入睡再次汗出；且汗出量大，汗液常带有咸味，夹杂有汗臭；甚至会使被褥浸湿，一夜如果不数次换睡衣则无法安睡。通常伴有明显的烘热感，表现出心情烦躁，汗后口干舌燥，喜欢凉水，平时伴有低热或潮热，手脚心烦热、颧红、头晕、消瘦、疲乏不堪、尿色深、尿量少、大便干燥。

轻型与中型盗汗，对人体损伤不太大，重型盗汗者时间久了常会恶化为脱水症，严重威胁人体健康。

盗汗有生理性和病理性之分，幼儿生理性盗汗的发生率很高，一般会让家长非常紧张，此时就需要掌握如何区分生理性和病理性盗汗。

生理性盗汗：常见于幼儿，幼儿由

于生长时期皮肤娇嫩，所含水分较多，毛细血管丰富，新陈代谢旺盛，自主神经调节功能尚不健全，活动时容易出汗。如果幼儿在入睡前活动过多，机体内的各脏器功能代谢活跃，会使机体产热量增加，睡眠时皮肤血管扩张，汗腺分泌增多，大汗淋漓，以利于散热。同时，睡前进食会使胃肠蠕动增强，胃液分泌增多，汗腺的分泌也随之增加，造成幼儿入睡后出汗较多，尤其在入睡初2小时内。此外，如果室内温度过高，或被子盖得过厚，或使用电热毯均会引起睡眠时出大汗。

病理性盗汗：有些人入睡后，多于半夜出汗，往往由于血钙偏低引起。低钙容易使交感神经兴奋性增强，好像打开了汗腺的"水龙头"，在佝偻病患者中多见，但盗汗并非佝偻病特有的表现，应根据营养情况、室外活动情况等综合分析。结核患者的盗汗以整夜出汗为特点，还伴有面色潮红、低热消瘦、食欲不振、情绪发生改变等症状。

中医认为，"汗为心液"，如果盗汗长期不止，耗伤十分严重，应积极治疗。在治疗的同时，还要特别注意自我养护。在药物治疗的同时，加强必要的体育锻炼，养成有规律的生活习惯，注意劳逸结合，并注意以下几个方面：

（1）饮食方面，要摸索出对自己有利或有弊的饮食宜忌规律，进行合适的食疗调养；应禁食辛辣刺激性食物，切勿饮酒，并多吃一些新鲜蔬菜等，使汗腺分泌功能在机体健康的基础上得到恢复。

小贴士

治盗汗的食疗方

1.龙眼人参饮。取龙眼肉30克，人参6克，冰糖30克。先将龙眼肉洗净，人参切薄片，然后与冰糖共放碗内，加水适量，置蒸锅内蒸一小时左右，取出后待凉即可食用。一天内分2次吃完，每天一剂，适宜于气虚盗汗者。

2.银耳红枣汤。取银耳30克，红枣20克，冰糖适量。先将银耳用温水泡发，除去蒂头，洗净后撕成小块，红枣洗净撕开。二味药共入锅内加水适量，用小火慢煨至银耳、红枣料熟，放入冰糖溶化调匀，即可出锅食用，每剂分2次食完，适宜于阴虚盗汗者。

3.百合莲子饮。百合20克，莲子30克，冰糖30克。先将百合、莲子洗净，放锅内加适量水，用小火慢慢炖至百合、莲子烂熟，加入冰糖溶化后即可食用，每天一次，连服数天，适宜于阴虚盗汗者。

（2）条件允许时，适当调节一下居住环境的温度与湿度，居住环境应稍偏冷一些。

（3）被褥、内衣、睡衣等，应经常拆洗和晾晒，保持干燥，经常洗澡，以减少汗液对皮肤的刺激。

（4）重症盗汗且长期卧床的患者，应特别注意加强护理，避免发生褥疮。还要注意观察面色、神志、出汗量大小，如有特殊改变及时就医。

❤ 不出汗也是个事儿

流汗是人在不同的温度环境下调节身体温度的正常现象。出汗可以帮助调节体温，因此如果从来不出汗，那也可能是身体出现了问题。

无汗又称"汗闭"，是指汗腺分泌减少或机体不会产生汗液，局部或全身少汗或完全不出汗。患者常感觉某些部位或全身皮肤异常干燥，终年不见汗液冒出。原因主要有以下几个方面：

先天性汗腺发育不良或汗腺缺乏，表现为全身性或局限性无汗。

某些皮肤病，如严重的鱼鳞病、硬皮病、麻风病、放射性皮炎、皮肤萎缩等，会引起局限性无汗。

神经损伤，如横贯性脊髓炎、小儿麻痹、截瘫及交感神经延髓等头部的局部损伤，均会引起全身性或局限性无汗。

某些内脏疾病，如糖尿病、尿崩症、慢性肾炎、黏液性水肿、恶性肿瘤等，此外还有维生素A缺乏等，也会引起全身性无汗。

因先天性汗腺发育不良引起的无汗症，目前尚无法治疗。其他疾病造成的无汗，则应积极治疗原发性疾病。

全身无汗的人，在夏季不能调节体温，有身体极端不适者，则必须迁居低温地区或采取人工降温，如在室内安装空调。

此外，某些药物亦可引起无汗，例如，抗胆碱类药物（山莨菪碱、东莨菪碱、阿托品等）以及交感神经阻滞剂（酚妥拉明、普萘洛尔等）。

❤ 难闻的汗反映了什么

大腿、胸部、乳房下方和腋下，若出汗过多，因不易蒸发而发生臭味，这是正常现象。但若臭汗如狐臊气味，并呈乳白色，黏稠状，提示患了"狐臭症"。若汗液中带有尿臭，皮肤见有结晶，并伴见其他全身症状者，提示患了尿毒症（肾衰竭），应予以密切注意。

焦味汗。津津绵绵不停地冒汗，并

散发出一股糊焦味或煤烟样气味，病情愈重者，其焦味愈浓。焦味汗只限见于男性青年，是由于过度频繁的手淫，或因经常性梦遗、滑精，而又不注意清洗下身引起焦味汗的产生。

香汗。是指汗液中带有芳香的味道，提示糖尿病出现酮症酸中毒，属险症。

对于狐臭患者可采用以下方法减轻汗臭味：

1.外搽法

方法：通过外搽具有止汗、抗菌作用的药物，如密陀僧散、奇狐灵、新霉素液等，达到改善异味浓度的作用。

优点：使用方便可自购。

缺点：对严重患者的效果不是很好。

适合人群：狐臭腋臭初期中期晚期，有恒心毅力者。

2.香辟法

方法：用带有香气的香水或香粉，或喷或撒于腋窝。

优点：简单易行。

缺点：只起暂时遮掩的作用，有可能混合了腋臭后的香味更难闻。

适合人群：图方便者，偶尔有少许腋臭者。

3.打针法

方法：以酒精、肉毒杆菌毒素或消痔灵注射腋下。让大汗腺萎缩，抑制汗腺的分泌。

优点：比手术方便，不留疤痕，一般术后即可开始正常工作和生活。

缺点：一般起码两针才起全效，严重者可能需要更多。效果维持一年左右。一般不主张此法。

适合人群：不愿挨刀却又想效果相对持久者。

4.激光法

方法：以激光束打在腋窝上，破坏毛囊和大汗腺，切断汗腺排泄途径，祛除腋下异味。

优点：可同时完成脱毛。

缺点：有可能因漏掉少数毛孔以及破坏深度不够，而需要两次以上治疗，尤其是腋毛浓密臭味较重者。

适合人群：做过除腋臭手术但仍有气味者。

5.冷冻法

方法：局部冷冻，以低温的液氮来冷冻腋下，使大汗腺遭到破坏。

优点：基本是以物理方法去除腋臭，相对安全，还可同时去一些小的血管瘤、疣、色素等。

缺点：对正常皮肤有一定的损害，且有可能会复发。

适合人群：怕手术、怕注射，对安全性要求高、效果持续时间要求不过分高者。

男人和女人特有的身体语言

◎随着年龄的增长，无论是男性还是女性的性特征都会逐渐发育成熟，然而因为健康知识的缺乏，随之而来的可能有种种难言之隐。下体痛痒，白带异常，月经不调……这些不知让多少女性困扰，而阳痿、早泄、该举不能举……又让多少男人失去了自信背负了太多心理包袱？既然是难言之隐，我们往往不便告知别人，这也是这些难言之隐较其他健康问题更加让我们头疼的。虽然难言，但只有理性地面对，谨慎地呵护，才能最终摆脱这些难言之隐，轻轻松松地面对人生的每一天。

♥ 胸闷不可小觑

发生胸闷时，似乎被石头压住胸膛，因而觉得呼吸困难。轻者尚可忍受，重者则痛苦不堪。胸闷可能是身体器官的功能性表现，也可能是人体发生疾病的最早症状之一。因此，发生胸闷不可疏忽大意，应注意观察是哪种情况，好及时就医治疗。

胸闷气短是一种自觉胸部闷胀及呼吸不畅的感觉。轻者可能是神经官能性的，即心脏、肺的功能失去调节引起的，经西医诊断一般无明显的器质性病变；重者为心肺二脏的疾患引起，可由冠心病、心肌供血不足，或慢性支气管炎、肺气肿、肺心病等导致，经西医诊断有明显的器官性病变。

想要摆脱胸闷的困扰，我们首先要了解不同类型的胸闷，然后对症下药。

首先是功能性胸闷。如果人在空气闭塞的房间内长时间逗留，或遇到某些不愉快的事情，或处于气压偏低的气候中，往往会产生胸闷以及全身无力的感觉，即功能性胸闷，也是无器质性病变的胸闷。这类胸闷可不必紧张也不必治疗，只要经过休息、开窗通风、调节情绪，很快就能恢复正常。

其次是病理性胸闷。病理性胸闷是由于身体内某些器官发生疾病而引起的，即有器质性病变的胸闷。这类胸闷则必须引起重视，以免延误必要的治疗。

病理性胸闷的诱因主要有气管支气管内长肿瘤、气管狭窄、气管受外压、肺气肿、支气管炎、哮喘、肺不张、肺梗死、气胸、膈肌膨升症、膈肌麻痹症、体液代谢和酸碱平衡失调、冠心病、心脏肿瘤以及某些先天性心脏病、风湿性心脏瓣膜病等。

此外，在炎热的夏季尤其是空气湿度比较高的时候，很多老年人会有胸闷气短（感觉气不够用，深吸口气能感觉舒服点）的情况出现，连中青年人也容易感觉不适，其原因主要来自低气压。

低气压实际上就是，类似高原的空气稀薄状态。假设我们在零上10℃呼吸时，空气中的含氧量为21%，人体无任何不适感。当气温达到35℃时，假设空气膨胀了1.1倍，于是在这种状态下空气中的含氧量就降低到了19.1%，这样的氧浓度对人体来说已经是比较低的水准了，此时人体就会因氧摄入不足而出现缺氧症状。胸闷气短是典型的缺氧症状之一，无论是起源于心脏还是单纯的胸闷，都和缺氧有着密切的关联，尤其是桑拿天（气温高、空气湿度也高的状态），一部分空气被水蒸气代替，致使所吸入空气中的含氧量更低，从而加重了人体缺氧的程度。

当出现胸闷气短的情况，可以采取吸入医用氧气的手段，如果程度较轻，作适度的深呼吸即可改善胸闷气短的症状。

❤ 乳房肿块出现的原因

乳房肿块可能是女性心中的一大噩梦，如果你有一天在洗澡时，无意中摸到胸部中好像多出一块东西，那要怎么去面对？

一旦发现乳房有硬块或肿痛时，千万不要慌张。你需要做的就是连续观察几天，如果出现压痛或者明显的肿块，则应及时就医，以及早查明肿痛、硬块的原因。

乳房会感到疼痛有一部分是因为受到雌激素与黄体素刺激的缘故，从而使乳房肿胀，有时也会有乳头疼痛并伴随透明性的分泌物，这种情况一般会发生在月经前期，而在月经结束后消失。

而有些人会不定期的肿痛，但这种乳房疼痛不一定都有乳房肿瘤有关。即使有摸得到的乳房肿块，也不一定就是乳癌。因为乳癌初期很少会有疼痛的问题及其他较明显的症状产生。大多数偶发性的乳房疼痛可以通过一般的就医检查得到治疗，因而无须太过焦虑。

而有些肿痛或硬块初期便可被诊断为乳房肿瘤，这些乳房肿瘤大多是良性的，但也有可能是形成乳癌的前身。常见的情况有以下几种。

乳腺增生。乳腺增生是妇女常见疾病，好发于30~50岁妇女，患者一侧或双侧乳房内能触及多个大小不一的肿块（结节），呈圆形或不规则形状。触摸时质地硬韧，如同摸橡皮块一般。常分散在整个乳房内，也可能局限在乳房的一部，肿物与周围组织分界不清，与皮肤不黏连，推挤时可移动，但常与乳腺组织一起移动。病人常感到乳房胀痛，在月经来潮前3~4日更甚，月经一来，疼痛即可减轻，但常不消失，摸到的肿物一般不易消退。

乳腺增生一般为良性，少数可恶变为癌。其发病原因可能与卵巢功能失调有关。经过医生检查，如果为良性，只要常吃海带（中药昆布），即有软坚散结、缩小肿块、消除疼痛的功效，同时应密切观察其变化。

乳腺小叶增生。可单发或多发，可累及双侧乳房。月经以后乳房疼痛减轻，肿块亦变软缩小。

乳腺纤维腺病。乳房疼痛较轻，可为经前胀痛，或与月经无关，长期感到双乳隐痛可在月经前加重，或者疼痛并不定时。

乳房纤维囊肿。这是最常见的良性乳房肿瘤，大多发生在30岁以上的女性，常是两侧乳房且多发性的，会有胀痛及压痛感，月经前期症状会较严重。

乳腺囊性增生病。属界限不清、不规则的硬肿块，零散地分布于乳腺局部或全乳腺。

乳腺纤维腺瘤。以18～25岁的女性最为常见，多为偶尔发现的单发无痛性肿块。这种肿块通常是单个出现在一侧乳房内，偶有多个肿块出现在双侧乳房。肿块形状呈卵圆形，触摸时相当平滑，质地硬实，边界清楚。其最大特征是可移动，而且不痛或只是稍微压痛。

乳腺癌引起的乳房肿块。乳腺癌多发生于中年以上妇女。它是最常见的恶性肿瘤，常发生在乳房外侧上方，即接近腋窝的部位。用手触摸，感觉坚硬，但不光滑，开始很小，慢慢长大，待与乳房皮肤发生黏连后，可出现皮肤表面凹陷（酒窝状），或"橘皮样改变"，这是比较晚期的显著外观改变，自己可以看见。若患侧腋窝淋巴结肿大、质硬、有黏连，表示癌已转移。

乳管肿大。这种情况多发于40乳头会分泌一些黏稠的液体。病人会有灼热感，乳晕部位会隐隐作痛，触诊时会发现乳晕下有弯曲肿大的乳管。

急性乳腺炎。急性乳腺炎是由于细菌侵入乳腺组织，而引起的急性化脓性感染。这种病常发生于产后3～4周的哺乳产妇，初产妇女尤为多见。

开始时，乳房局部发生肿块、疼痛，继而皮肤发红发热。脓肿形成则触之有波动感，脓肿深的，皮肤发红及波动感均不明显，同时有头痛、发烧、寒战，同侧腋窝淋巴结肿大、疼痛等症状。其发病原因为乳汁阻滞不得外流，使得局部乳房组织活力降低，造成细菌繁殖所致。

为了能及时发现乳腺疾病，提倡25岁以上女性一定要每月自查乳房，具体方法是：洗浴后站在镜前检查，双手叉腰，身体做左右旋状，从镜中观察双侧乳房的皮肤有无异常，乳头有无内陷，然后用手指的指腹贴在乳房上按顺时针或逆时针方向慢慢移动，切勿用手挤捏，以免将正常乳腺组织误认为肿块。

❤ 乳房又红又痒

乳头周围的皮肤又红又痒，乳房出现红肿和胀痛……出现这些现象，证明乳房也长湿疹了。这个时候你一定要留意你的健康状况了。

刚生完孩子的女性有时会觉得乳头附近总是又红又痒，有时忍不住用手去抓就会出现很多小皮屑。这是"湿疹样乳腺癌"的征兆。

湿疹样乳腺癌与身体别处的皮肤湿疹一样，是一种皮肤病，多见于中青年。它有时是乳房湿疹样癌的早期表现，应予以仔细鉴别：

湿疹样乳腺癌以哺乳期女性多见，且常为双侧发病，病变常在乳头及乳晕附近，严重者可延及整个乳房皮肤，表现为皮肤红斑、瘙痒、渗出、糜烂、脱屑或结痂。经久不愈者可出现皮肤增厚、乳头皲裂、疼痛，甚至可继发细菌感染。

乳房湿疹样癌发病年龄较大，50岁前后多见，表现症状是突然出现乳房湿疹样改变，甚至有溃疡形成与乳头的溃烂或消失；后期可出现乳房内肿块及乳头溢液或其他改变。乳房湿疹与乳房湿疹样癌有时不易区别，故发现乳头、乳晕有湿疹样改变时应加以注意，并到医院进行检查。

单纯的乳房湿疹是皮肤的一种非特异性过敏性炎症，其原因复杂，与机体的过敏素质有密切关系。但以哺乳期的妇女最常见，这与婴儿吮吸乳头、乳汁等刺激有关。有些病人对某些物质具有高度的敏感性，每当接触到某些物质即引起湿疹，如丝织物、动物皮毛、某种肥皂、化妆品、染料均可诱发湿疹。此外还有某些食物如鱼、虾、药物，而失眠、精神紧张、劳累过度等，亦可引起或加重乳房湿疹。

❤ 大小不一样的乳房

如果你曾经从镜子里仔细观察自己的乳房，可能会注意到两个乳房并非完全一样。某一个往往会比另一个略微大一些、低一些或者更偏离中心一些。这有可能是一种无害，但是不够美观的状况，即乳房不对称。

两个乳房大小和形状的不一致可能出现于任何时期，不过，通常是在青春期开始出现，青春期是乳房开始发育的时期；也可能是在妊娠期开始出现，这是乳房开始为哺乳做准备的时期。

此外乳房不对称还有可能是一种先天性缺陷——波兰氏综合征的表现。波兰氏综合征是指一侧胸肌缺失。这种疾病很少见，尽管是一出生就存在的，有时候是遗传的，但是可能直到青春期乳房开始发育的时候才被发现。实际上，患上波兰氏综合征的男性比女性更多一些。

有时候，波兰氏综合征患者会注意到自己的一些其他表现，如与小乳房同侧的手指有蹼指（并指）。一般来说，波兰氏综合征不会导致严重问题。不过，有些患者会出现肾脏和膀胱问题。最后要说明的是，不论男性还是女性，乳房不对称都可能是乳腺癌的重要健康警示。

乳房肿胀、变色

乳房肿胀可能是女性月经快要来临的常见信号。不过，如果乳房红肿，特别是触摸起来很暖和，可能是一种具有高度侵袭性的乳腺癌，即炎性乳腺癌的表现。乳房呈现粉红色、紫红色或者青紫色都可能是炎性乳腺癌的表现。

这种致死性、快速进展性的乳房癌症的另一个典型表现是橘皮样改变，也就是乳房皮肤上有些轻微凹陷，像橘子皮一样。炎性乳腺癌的其他症状包括乳房有沉重感或触痛；有烧灼感、发痒或者疼痛；乳房大小或者形状改变；乳头内陷。很多炎性乳腺癌的症状在绝经期也比较常见，不过，患上炎性乳腺癌后，这些表现不会时有时无。而且，这些表现通常是突然出现，每过几周或者几个月症状会稳定增多。

由于炎性乳腺癌表现出的乳房信号都是比较常见的乳房表现，因此常常被误诊为感染，甚至被误诊为昆虫叮咬。而且炎性乳腺癌往往没有大多数乳腺癌的主要症状——肿块，这也进一步增加了诊断的难度。

此外，与更常见的乳腺癌不同的是，炎性乳腺癌往往发生于比较年轻的女性身上，特别是年轻的非洲裔美国女性。据统计，诊断出乳腺癌的中值年龄是62岁，炎性乳腺癌的确诊中值年龄是52岁。炎性乳腺癌很少发生于男性身上，偶尔有男性患上炎性乳腺癌，通常也是老年男性。

凹凸不平的乳房

很多女性会注意到，自己的乳房在月经期或者绝经期的某些时候会变得凹凸不平。某些凹凸不平的乳房中的肿块可能是癌前病变。不过，通常乳房中有很多肿块（弥散性肿块）有可能是一种更常见的良性状况，叫做乳房纤维囊病，或者更加准确地说是纤维囊性变。乳房纤维囊病的病因尚不明确，据推测可能与周期性的激素变化有关。有乳房纤维囊病的女性往往会感觉乳房沉重或者触痛，特别是月经来临前比较明显。有些女性会描述她们的乳房有种"鹅卵石"感，有些女性乳头会流出分泌物。乳房纤维囊病可能出现在单侧乳房或者双侧乳房，一般在绝经期过后就会消失。

如果肿块周围的皮肤看起来发红或青肿，可能是脂肪坏死的表现，也就是失去生命力的脂肪组织。通常是乳房受到物理损伤后，充满脂肪的乳房组织分解造成的。女性，特别是肥胖的女性，可能会感觉不到乳房受到打击。不过，有些女性会注意到受伤乳房的乳头流出分泌物。

另外，两种常见的乳房良性病变的特征也是乳房凹凸不平，即囊肿（充满液体的囊）和纤维腺瘤（实心的肿块）。乳房囊肿往往成串出现，而乳房纤维腺瘤通常是单个的肿块。两类肿块触摸起来都感觉圆圆的、小小的、很坚硬，把手压在肿块上都能够感觉到它在皮肤下活动。和乳房纤维囊病一样，乳房囊肿和纤维腺瘤的肿块也会随着月经周期的节律而来来去去。乳房纤维腺瘤甚至在十几岁的少女中也很常见，在怀孕期和哺乳期，乳房纤维腺瘤会增大。年老的女性如果接受激素替代疗法或者非常瘦的话，可能会在更年期的后期发现乳房囊肿增多的现象。

怎么会有额外的乳房

也许你觉得超过两个乳房的情况只可能发生在动物身上，其实不然，人类同样可能出现多长一个或多个乳房的情况，而这种情况在医学上被称为多乳症。这些多出来的乳房也叫做副乳，它们可能有乳头和乳晕，也可能没有。这种乳房异常通常很少被注意到，直到到了青春期、性激素刺激它们开始发育的时候才被发现。

副乳是从胎里带来的。在人的胚胎发育的第六周，胚胎仅有1厘米多一点时，其躯干的腹面两侧，外胚层细胞增厚形成脊状，相当于腋下到腹股沟的弧形连线，这两条脊状突起叫生乳线，线上有许多乳腺始基。

由于人一般只生育一胎或双胎，不需要许多乳腺，所以仅胸前的一对乳腺始基继续发育，形成乳头芽。到胚胎3个月时，形成乳腺管。其余的乳腺始基一般于胚胎第九周后逐渐消退。如退化不全，则在出生以后形成多余的乳房，医学上则称为副乳或多乳房症。

副乳的形成除了可能是尚未退化完全的结果之外，也可能是外力使得乳房变形的结果。因为长期穿着不当的内衣或是太过紧身的外衣，都会造成对胸部的压迫最终形成副乳。

副乳多见于腋下，正常乳房的上下，也可以长在臀部、颈部、肩膀和背部。男性和女性都可能会长出额外的乳房。多个乳房自然会影响美观，而且，任何可能发生在正常乳房上的问题（包括癌症）也一样可能会发生于那些额外的乳房上。有额外乳房的人有时会存在肾脏或其他器官的缺陷。

若发现自己存在这一状况，在日常生活中可通过以下方式进行改善：如果副乳的凸起组织过大，或经常与皮肤摩擦，反复出现湿疹困扰或带来生活上的不便，可考虑切除。副乳的切除有两种方式，如果是因为穿衣不当或单纯的脂肪囤积而形成的假性副乳，可利用抽脂手术来将它去除，伤口约0.5厘米；如果副乳内部有乳腺组织，需将副乳的乳腺去除，应选择切除手术，沿着腋下的皱折线下刀，开2～3厘米的切口，伤口会隐藏在腋下。

❤ 乳头内陷

有时候我们的乳头看起来更像个酒窝。医学上把这种情况称为乳头内陷。乳头内陷可能是良性的表现，也可能是比较严重的问题的信号。

乳头天生就"内凹"而不是"外凸"的男性或女性通常不必担心。不过，女性往往会因为乳头内陷而感到不安，因为这样会为哺乳带来困难。如果原来正常突出的乳头变得内陷了，可能就是乳腺癌的健康警示，特别是如果乳头还溢出血性液体或者乳头周围有肿块的话，就更可能是乳腺癌了。

继发性乳头内陷应针对病因进行，如治疗乳腺炎症、外伤、肿瘤等。原发性乳头内陷则应酌情采用非手术或手术治疗。而真性乳头内陷则需手术矫正。

在日常生活中要想预防乳头内陷主要应注意以下几个方面：

（1）凡是母亲、姨妈等直系亲属中的女性有乳头内陷者，应作为预防的重点对象。有遗传倾向的女婴出生后，母亲可轻轻将小乳头向外提拉，每天1～2次。注意动作一定要轻柔，最好请有经验者操作。这样，可以看到婴儿乳头呈绿豆状或小圆片状高出皮肤，将来发生乳头内陷的机会就大大减少。

（2）注重衣着。贴身内衣应为棉制品，并经常换洗、晾晒。发现乳头有发红、裂口的迹象时，应将内衣进行蒸煮消毒，少女使用乳罩不可过早。

（3）防止挤压。内衣、乳罩适当，不可过紧，对于乳房较大的少女，更应注意乳房的宽松。对于有俯卧习惯的少女，则要及时纠正，防止乳头遭受挤压，以免加重乳头内陷的程度。

起硬皮的乳头

乳头和乳晕应该是轻柔、松软的。不过，如果发现乳头或者乳晕上有些硬皮或者皮肤呈鳞屑样的话，就应该注意了，这可能是一种乳房癌症——乳房佩吉特氏病（有时候称为乳头佩吉特氏病）的表现。发硬的皮肤中其实含有癌细胞。乳房佩吉特氏病主要发生于女性。

一般来说，乳房佩吉特氏病只侵犯一个乳头。这个病变的乳头可能会变得扁平或内陷，也可能会溢出草莓色或鲜红色的液体。乳房佩吉特氏病的其他表现包括皮肤呈层状、发红、瘙痒和烧灼感，很像皮肤湿疹的表现。这些信号可能时隐时现，令女性或者医生认为这可能只是皮肤病反复发作而已。非常遗憾的是，很多患上乳房佩吉特氏病的女性早在确诊癌症之前6~8个月时就表现出这些健康警示了，只是没有及时诊断出来。

乳房佩吉特氏病和其他类型的乳腺癌一样，可以分为两类：一是乳腺导管原位癌，即乳腺癌的早期阶段，癌细胞仅局限于乳腺导管内；二是乳腺浸润性导管癌，即癌症的晚期阶段，癌细胞已经扩散到导管外的乳腺组织了。

针对乳房佩吉特氏病一般是作单纯乳房切除加淋巴结清扫术。个别情况只切除乳头和周围一部分正常组织，也能治疗成功。预后取决于恶性程度、肿瘤大小以及淋巴结是否已有转移癌等因素。

乳腺癌也会导致乳头上出现硬皮或者鳞屑，此外还有乳头内陷，乳头溢出血性液体，乳房红肿，乳房皮肤呈现橘皮样外观，乳房不对称，或者乳房上的创口或者溃疡经久不愈等症状。

乳汁性溢液

没有怀孕也没有哺乳的女性的乳头溢出乳汁，或者男性的乳头溢出乳汁，在医学上称为乳漏。通常出现在双乳，溢出的液体稀薄、呈白色或者奶黄色、绿色。成年人的乳漏通常是疾病的表现，但是青春期的男孩或者女孩可能会出现良性的乳汁性溢液，大约5%的新生儿的乳房会流出乳汁。在剧烈揉搓、挤压或者吸吮后，乳房也可能溢出乳汁样的液体，这是良性的信号。

收养婴儿的女性也可以为宝宝哺乳。用手或者吸乳器等机械刺激乳房数周后，她们的乳房也会产生少量乳汁，这叫做诱导泌乳。如果能够通过诱导泌乳而哺乳，那么在情感和健康方面，妈妈和宝宝都会受益匪浅。

男性的乳头溢出乳汁样液体通常是乳腺癌的唯一信号。不过，如果女性的乳头溢出乳汁样液体，但没有其他表现，通常不太可能是很严重的疾病。

乳漏可能是对某些处方药和违禁药品的反应，包括避孕药、激素替代疗法的药物、抗精神病药、抗抑郁药、抗高血压药、大麻、鸦片和类固醇药物。出现乳汁样溢液也可能是吃了太多含有植物雌激素的草药，如荨麻、茴香、福蓟草、茴芹和葫芦巴子。这些草药中的雌激素会导致乳汁流出。乳漏也可能是一些严重的激素相关疾病的信号，其中包括垂体肿瘤(催乳素瘤)和甲状腺机能减退。

❤ 下面痒痛，女人的尴尬

这儿痒、那儿痒，搔到痒处后抓一抓，真是舒服了。不过，要是痒的地方太过敏感，又恰巧发痒时在公共场所，或是正在上班、上课，想抓又抓不得，实在尴尬又难受。

其实，女性虽然比较爱干净，但是女性下体搔痒的经历，却几乎是人人都有过。女性外阴部发痒的可能原因很多，其中真菌（即念珠菌）、阴道滴虫是常见的感染因素。你或许会怀疑，天天洗澡身体怎么会出现真菌呢？其实人体内部本来就容易出现真菌，口腔、肠道、肛门、大腿、尿液、精液都可能是其藏身之处。

1.细菌感染

滴虫感染或真菌致病是引起外阴瘙痒的常见原因。以女性来说，四成妇女的阴道都有真菌栖息着。一般来说，只要宿主没有条件让它们快速成长，都是无害的。不过当真菌发挥作用时，除了瘙痒感外，还会出现性交疼痛、阴道灼热感，且分泌物增加呈现豆腐渣、乳酪状。患有滴虫性阴道炎、细菌性阴道炎、宫颈糜烂时，白带会明显增多，炎性分泌物的大量分泌刺激了外阴皮肤黏膜，同时引起瘙痒。另一种阴道滴虫感染后，分泌物会呈黄绿色、具臭味，而且会刺激阴唇、肛门至大腿内侧，痒、痛的感觉兼有。阴道滴虫的感染途径多半是由性器官直接接触而来。

2.外阴局部病变

如外阴湿疹、神经性皮炎、慢性外阴营养不良、外阴肿瘤等均可成为引起外阴瘙痒的原因。

3.全身性疾病

如维生素A及B族维生素缺乏、黄疸、贫血、白血病等可引起外阴瘙痒；糖尿病病人的糖尿刺激外阴，也会引起瘙痒；肥胖病人因皮脂腺、汗腺分泌过多，刺激外阴，也会引起外阴瘙痒。

4.不良卫生习惯

平时不注意清洁外阴，使阴道分泌物或经血积存于阴部会引起瘙痒。而每日数次清洗外阴，或经常使用碱性强的肥皂或高锰酸钾水泡洗外阴，使外阴皮肤过于干燥，也会引起瘙痒。

粪便、尿液刺激。极少数病人因患尿道阴道瘘，或小便失禁，或肛瘘，使粪便、尿液长期刺激外阴，出现瘙痒。

过敏。全身或外阴局部用药过敏，可引起外阴瘙痒。

此外，激素失调、情绪不佳、卫生习惯不良、药物或内裤质料过敏、停经的妇女或孕妇也常出现外阴部发痒的症状。

在了解了外阴瘙痒的原因之后就要对症下药，针对不同的诱因采取不同的措施来预防与改善外阴瘙痒：

（1）注意保持外阴卫生，避免阴虱、螨虫及其他寄生病原体的滋生。

（2）避免使用具有刺激性的卫生用品及穿用尼龙内裤等，以免造成外界物质的慢性长期刺激。

（3）穿用柔软宽大的内裤，保持外阴部汗液及分泌物的发散。

（4）避免过多食用过于辛辣油腻的食品。

（5）注意经期卫生，行经期间勤换卫生巾，勤清洗。

（6）忌乱用药物、抓搔及局部摩擦。

（7）进行适当的体育锻炼，每天做舒缓体操，舒展身体，调节情绪。锻炼出汗后，应及时洗澡换衣，操持外阴及身体的清洁干爽。

❤ 阴道为什么会"排气"

有些妇女，经常感到阴道中有股气体不自主地排出，民间称为"阴吹"。

病理情况常见于直肠阴道瘘、会阴Ⅲ度裂伤等，某些阴道炎因为细菌发酵产生气体，气体外泄，也可见于神经官能症，内感性增高，自觉有排气感。

一些中年以上有过生育史的妇女也会出现"阴吹"。由于阴道壁和骨盆底组织松弛，或者绝经后由于皮下组织松弛、萎缩，而造成阴道前后壁贴接不严、封闭不紧，以致空气入内，阴道一收缩，入内之气复出，产生"阴吹"。也有的是夫妻同房时空气随之进入造成。

阴道紧缩的锻炼方法

1.提肛运动：有便意的时候，屏住大便，并做提肛运动。经常做这一运动可以很好地锻炼盆腔肌肉。

2.屏住小便：在小便时，有意识屏住小便几秒钟，中断排尿，稍停后再继续排尿。如此反复，经过一段时间的锻炼后，可以提高阴道周围肌肉的张力。

3.收缩运动：仰卧，放松身体，将一个手指轻轻插入阴道，然后收缩并夹紧阴道，持续3秒钟后放松。重复做几次，时间可以逐渐加长。

4.其他运动：走路和站立时，有意识地绷紧大腿内侧及会阴部肌肉，然后放松，重复练习。

有些女性在进行性生活时，阴道不仅感觉排气，还会发出声响，这是因为阴道壁松弛，性交时阴道不能紧裹阴茎，阴道中就有一定的空隙，以致空气得以进入并且停留其间。加上房事时，阴道外1/3处张开，阴道内的气体便会随着阴茎的抽动而发出响声。

预防"阴吹"应注意产后休息，分娩时防止会阴裂伤。一旦裂伤，应及时修补。平时加强锻炼，提高体质。如患有阴道炎症或直肠阴道瘘管等疾，应及时治疗。饮食上，可食用党参、茯苓、淮山、陈皮、扁豆等健脾的食物，经常饮鸡汤。鸡汤有扶正的功效，对产妇恢复身体非常有益。还要保持大便通畅。

每一次性生活都很疼

性交疼痛多发生在女性身上，是指性交时阴茎向阴道内插入或在阴道内抽动，或在性交后出现的外阴、阴道局部或下腹部轻重不等的疼痛。

性交疼痛是女性常见的性功能障碍，给不少夫妻的性生活蒙上了阴影，严重者往往不能性交，造成夫妻间性生活不和谐。从性交疼痛的发生部位看可分浅痛、深痛两种。勃起的阴茎刚插入阴道产生的疼痛为浅痛。情欲高潮时，阴茎顶入阴道深部产生的疼痛为深痛。性交疼痛往往代表着一种严重的心理情感障碍，虽然性欲低下也会造成性交疼痛，但更多的还是疾病因素造成的。

生殖器官和泌尿系统的各种疾病，先天畸形等都可能导致性交疼痛。较典型的病变是接近阴道后穹隆的宫底韧带上有内膜异位结节，盆腔内炎症使腹脏器粘连，阴茎插入时撞击宫颈，引起腹膜振动而牵动脏器产生疼痛。

女性盆腔脏器炎症粘连、局部疤痕、宫颈炎、子宫内膜炎、卵巢的囊肿或肿瘤、阴道痉挛等都会导致性交疼痛。

阴道润滑不足也会造成性交疼痛，这主要有两方面原因：一是性交前的准备不充分，即调情动作不够；二是有焦虑、紧张情绪，思想不集中，以及工作、生活所带来的抑郁不快等。

还有一些女性的发病原因是因夫妇感情不和，对配偶的强烈反感，无法进入角色，激发不起性兴奋，阴道润滑作用差，干涩的阴道加上心理上的厌恶，加剧了性交时的不适感。

除此，应用抗组织胺药物、萎缩性阴道炎、放射性阴道炎和糖尿病等，都可导致润滑不够，阴道干涩，引起性交时疼痛。肛门直肠感染性疾病，严重痔疮，直肠阴道瘘引发的疼痛常呈弥漫性。子宫后倾，或伴有子宫肌瘤，月经前期由于盆腔充血，可引起性交时的深部疼痛。

女性患有外阴炎或阴道炎时，这些部位有炎症存在，平时局部有充血和肿胀的情况。在性生活时，局部充血就越发厉害，性生活时机械性的刺激，性高潮中阴道肌肉强烈收缩，可使阴部产生疼痛和不适。

子宫颈炎或宫颈糜烂，在性交直接刺激下，尤其在性高潮时子宫颈部的收缩，可导致事后阴部持续不适，有时还会有少量阴道出血。

偶尔的房事后阴部隐痛不适，很可能是由于性交持续时间过长，或过于剧烈等所致，不必惊慌失措。倘若每次房事后均出现上述症状，则应找出原因，及时治疗，同时暂停房事，以免加重。

在了解了诱发原因之后除了治疗原发病，还应注意以下几个方面，以缓解并治愈性交疼痛。

（1）树立男女平等的心理。心理不平等，是造成女性的性交疼痛和困难的原因之一。很多女性由于社会习俗、旧观念的影响和压力，而在性生活中有可能常常处于被动、消极的状态中。成功的性生活必须打破缄默和隔膜的重围。所以，应当提倡男女心理平等，即平等的性欲要求、平等的性欲表达方式、平等的主动权等。

（2）注重"前戏"。生活中的夫妻应当互敬互爱，成为平等的伴侣。房事前如妻子无"性"趣，丈夫不宜匆忙行事，更不能强迫为之。夫妻间的充分调情，对激发性欲十分重要，只有这样，才能启动性器官分泌黏液，润滑阴户，保证房事能顺利进行。

（3）预防感染。感染或其他刺激会导致阴道分泌的液体减少，造成性交不适。因此，应注意每日清洗外阴，勤换内裤，不用脏手摸外阴，注意经期卫生。尤其要注意性生活卫生，房事前要清洗阴茎和外阴。避免婚外恋，防止性病染身。

（4）制造良好的环境。环境最能影响人的心理反应，环境是否合适，对于治疗性生活障碍是必不可少的条件。一般应选择面积较小的房间来做卧室，尽量安静、少干扰，没有噪声，卧室中不凌乱，窗帘要能挡住强烈光线的照射。

由于疼痛的发生会引起夫妻双方一系列的问题，丈夫常常为此感到内疚，不敢过性生活；妻子则害怕疼痛，对性生活没有兴趣，长此以往，影响夫妻感情。此时，则需要夫妻双方加强沟通，共同解决问题。

♥ 不是月经期也出血

在非规律的月经时期阴道出血，而且出血症状异常，如过多、过少、颜色浅淡或浓深、有异常气味等，都不能视为正常的月经。

阴道出血是妇科的常见症状。血由阴道流出，出血部位可能在阴道、子宫颈或子宫，以后者最多。产后恶露的排出等属于正常的生理性阴道出血，不会危害身体健康。病理性的阴道出血则不同，很可能是身体疾病的一种表现。

通常导致阴道出血的疾病主要可见于以下几种：

1.宫颈糜烂

子宫颈腺体分枝复杂，一旦感染就不易彻底清除，其主要症状是白带增多，白带呈黏稠状或脓样，也有蛋清样。少数患者白带见血或有少量阴道出血，有的也有接触性出血。

2.宫颈息肉

主要因慢性炎症，如颈管黏膜局部增生引起，发生息肉的直径多在1厘米以内。极小的宫颈息肉常无自觉症状，大多在妇科检查时才被发现。息肉较大者，常出现血性白带或接触性出血，尤其是在性生活或排便用力后发生少量出血。

3.由盆腔、阴道炎症诱发

如子宫颈糜烂可导致性交出血；有子宫颈息肉的人用力排便后，也可出现阴道出血。幼儿阴道炎也会有少量阴道出血。老年性阴道炎患者多是白带带血，并伴随外阴痒痛。

4.阴道肿瘤

常见于阴道壁肿瘤，如阴道癌，但一般出血量不多。

食疗改善非月经期出血症状

1.山药莲子粥

山药50克，莲子30克，三七末6克，红枣20枚，小米100克。将山药、莲子捣碎，与三七末、红枣、小米共放锅内，加水适量，慢火煮粥。代早餐食。

2.熟地炖鸡蛋

熟地黄、枸杞子各30克，仙鹤草20克，鸡蛋3个。将上3味药水煎50分钟，然后打入鸡蛋煮熟即成。吃蛋喝汤，每晚一次。

3.双草方

鲜白茅根100克，龙胆草10克。水煎30分钟，过滤取汁，再加入赤小豆慢火煮至豆熟成粥，加白糖适量服食。每日1次。

5.子宫病变

急性子宫内膜炎由于子宫内膜充血、水肿，重者月经量过多，或阴道出血淋漓不止。慢性子宫内膜炎患者经量增多或经期延长，或阴道不规则出血。另外，子宫内膜结核也可引起阴道不规则出血。

6.功能失调性子宫出血。

发生在青春期前后、生育年龄，以及更年期前后。变现为月经周期、经期均会出现异常，出血可以时多时少、时有时无，甚至淋漓不止。

7.宫腔异物

如剖宫产后胎膜残留，由于影响了子宫内膜的收缩及修复而导致出血。宫内节育器机械性压迫，可使子宫内膜发生局部损伤、坏死及表浅的溃疡导致出血。子宫内膜异位症、子宫肌腺病也有可能导致出血。

8.血液疾病

如血小板减少性紫斑病、再生不良性贫血、白血病、缺铁性贫血等，也会造成生殖器出血，这时除了生殖器出血以外，也会有倦怠、发热、贫血等全身性症状，所以应该接受血液检查，以治疗造成出血的疾病。

在非月经期，阴道少量出血，要注意女性的精神状况，数数脉搏快不快，并让其卧床休息。面色苍白、出虚汗者，应把头部放低，脚抬高一些，喝点淡盐水，注意保暖，但不宜过热。

♥ 白带又出现异常了

白带是妇女从阴道里流出来的一种白色液体，分为生理性白带和病理性白带两种。

白带主要由子宫颈和子宫膜腺体的分泌液、阴道黏膜上皮毛细血管少量渗出液，以及脱落的阴道上皮细胞所组成。

正常情况下的白带为白色糊状，无特殊气味，量不多，仅能使妇女微有湿润的感觉。

正常的白带对妇女的健康是有益的，它能起到自净的作用。因为它能经常保持阴道、子宫湿润，利于阴道杆菌的生长、繁殖，而这种杆菌可以说是阴道的"卫士"，它所产生的酸性物质可杀死混进来的病菌。

健康的成年妇女，在排卵期和怀孕期，雌激素水平升高，会使白带的量多一些。月经前期、便秘、长期坐着工作会使盆腔充血而使白带增多。另外，性生活时白带量也会增加，这主要是性交时前庭大腺产生大量分泌物的缘故。还有一种情况，就是不论服用天然的还是人工合成的雌激素，都能刺激性器官，增加分泌物排出，从而使白带增多。以上这些都是生理性增多，属于正常范围，不必担心害怕。但是，当白带的数量、颜色、气味等发生变化时，就预示着发生疾病：

1.无色透明黏性白带

与鸡蛋清相似，或稍有混浊，但除白带增多外，很少有其他症状，这种白带多见于慢性宫颈炎、颈管炎以及应用雌激素后。

2.泡沫状白带

在公共浴池洗澡，或使用过公用的浴巾、浴盆后，出现灰白或灰黄色泡沫状白带，且有酸臭味，应考虑是否传染上了滴虫性阴道炎。

3.豆腐渣样白带

为真菌性阴道炎特有。外阴和阴道壁常覆盖一层白膜状物，擦出后露出红肿黏膜面，易感染真菌，常伴有外阴瘙痒及烧灼样疼痛感。特别是糖尿病人或孕妇，因为体质差，免疫力低下，更容易引起真菌感染。

4.水样白带

恶性肿瘤或子宫癌、输卵管癌等在早期会出现白带增多的现象。

5.血性白带

即白带中混有血液，出现此白带应警惕恶性肿瘤的可能，如宫颈癌、宫体癌、阴道肿瘤等。有些良性病变也可出现此白带，如老年性阴道炎、子宫颈糜烂等。

6.黄色（胺性）白带

大多为细菌感染引起。淋球菌、结核菌等都可能成为病因，梅毒螺旋体也会引起阴道的化脓性感染。当患者从阴道排出大量有特殊味的白带时，应怀疑是否有异物存在于阴道内，从而引起白带增多，严重感染。

7.黄色黏液性白带

见于宫颈糜烂、慢性宫颈炎等，它是轻度感染引起的。

8.白色黏液性白带

性状与正常相同，量增多，这种白带见于使用雌激素之后或盆腔充血时，它是宫颈腺体和阴道黏膜分泌增多引起的。

总之，白带增多仅是一种症状，是各种不同疾病的临床表现，而以炎症最为多见，特别是滴虫、真菌引起的阴道炎，容易交叉感染。马桶、浴具、游泳池等都可成为感染的媒介物，故应养成良好的卫生习惯，保持阴部的清洁，如有白带增多，应及时就医，以便针对原因进行治疗。

小贴士

改善白带异常的食疗方

1.三仁汤

白果仁10个，薏苡仁50克，冬瓜仁50克，以上材料一起放入锅中加水熬煮，熟后取汤半碗饮用即可。

2.藕汁鸡冠花汤

藕汁半碗，鸡冠花30克，红糖少许。将藕汁和鸡冠花一起放入锅中，用文火煎煮，20分钟加入少许红糖。每日食用2次。

3.鸡肉白果煎

鸡肉200克，白果10克，党参30克，白术10克，淮山30克，茯苓15克，黄芪30克。鸡肉切成小块，与其他材料一起放入锅中，加入适量清水先用大火烧沸，再用小火炖煮熟烂，去药渣。饮汤食肉。

4.扁豆止带煎

白扁豆30克，淮山30克，红糖适量。白扁豆用米泔水浸透去皮，同洗净去皮切块的淮山共煮至熟，加适量红糖。每日服2次。

♥ 到了日子还不来

月经推迟往往是女性常见的现象，如果偶尔发生，当然不必介意，倘若经常如此，应该检查病因，因为月经推迟往往是疾病的先兆，应该引起重视。实际上，月经推迟可以归纳为两种情况，一种是正常的情况，一种是疾病。

正常的月经推迟。妊娠会使月经暂时中断。倘若到了月经该来的日子不能来潮，而且出现小便次数增多、食欲改变、呕吐、恶心等，应考虑是否怀孕。

疾病导致的月经推迟。必须明确的是，月经推迟应该是超过五周的时间，如果仅仅是逾期一两天，不属于月经推迟。月经推迟的原因比较多，常见的有如下几种：

1.内分泌异常导致的月经推迟

临床最常见的是多囊卵巢综合征，如果有肥胖、多毛、痤疮、不孕等，应该检查内分泌，一旦发现异常，应该尽快治疗。卵巢功能早衰也会导致月经推迟。有一些患者，特别是在35岁左右出现月经推迟者，常常有颜面潮红、烦躁不安、心慌失眠等，应该检查内分泌六项，查看卵泡刺激素、黄体生成素、雌激素是不是有问题，如果属于卵巢功能的问题，这些检查结果都会反映出来。一旦发现异常，应该尽快进行治疗。

2.精神因素导致的月经推迟

如果突然出现精神过度紧张、悲愤、忧伤、气恼等异常情绪，往往会导致月经推迟。这样的情况下，往往伴有乳房胀疼、心烦意乱、郁闷不舒等现象。这样的情况一般不需要治疗，若月经一直推迟，可以服用中药进行辨证调理。

3.服用某些药物导致的月经推迟

一些药物具有副作用，常常会导致月经推迟，例如长期服用避孕药、服用紧急避孕药、胃动力药多潘立酮、治疗甲状腺功能亢进的药物、中药雷公藤多甙等。其特点是，服用这些药物之前月经周期往往正常，服用之后推迟，如果服用时间很短，常常在停止服用之后恢复正常，假如服用时间过长，往往需要药物调理才能使月经恢复正常。

4.慢性疾病导致月经推迟

一些慢性消耗性疾病，常常因营养缺乏而导致月经推迟，常见的有慢性肝炎、肺结核、肿瘤、甲状腺功能减退、严重的缺铁性贫血、再生障碍性贫血等。上述疾病，常常有明显的症状，一般能够发现异常，不容易误诊。一旦发生上述疾病，应该尽快治疗原发性疾病，原发性疾病治愈后月经可自然恢复。

5.过度减肥导致月经推迟

在现实生活中，有很多女性为了控制体重，服用一些减肥药物或者过度节食，导致月经推迟。这种情况，如果时间短暂可以自然恢复正常的月经周期，但对于时间比较长者，往往需要进行药物调理方可恢复正常。

6.贪凉引起月经不调

女性经期受寒，会使盆腔内的血管收缩，导致卵巢功能紊乱，可引起月经量过少，甚至闭经。

7.电磁波影响月经不调

如电脑、手机、电磁炉、微波炉等各种日常家电在使用过程中会产生不同的电磁波，这些电磁波长时间作用于人体就会对女性的内分泌和生殖机能产生不良影响，从而导致内分泌紊乱，月经失调。

8.便秘可能会引起女性月经紊乱

直肠内大便过度充盈后，子宫颈会被向前推移，子宫体则向后倾斜。如果长时间反复发生子宫后倾，阔韧带内的静脉就会受压而不畅通，子宫壁会发生充血，并失去弹性，发生腰痛、月经紊乱的症状。

9.吸烟

烟草中的尼古丁能降低性激素的分泌量，从而干扰与月经有关的生理过程，引起月经不调。每天吸烟1包以上的女性，月经不调者是不吸烟女性的3倍。

小贴士

月经不调食疗方

1.山楂红糖饮

生山楂肉50克，红糖40克。山楂水煎去渣，冲入红糖，热饮。活血调经，主治妇女经期错乱。

2.茴香酒

小茴香、青皮各15克，黄酒250毫升，将小茴香、青皮洗净，入酒内浸泡3天，即可饮用。每次15～30克，每日2次，如不耐酒者，可以醋代之。此方可疏肝理气，主治经期不定、经色正常、无块行而不畅、乳房及小腹胀痛等症。

闭经需要全身健康细细查

闭经，是指月经停止至少6个月。闭经分为两类：一类是生理性闭经，即女性因某种生理原因而出现一定时期的月经不来潮，如妊娠期、哺乳期、绝经后等；另一类是病理性闭经，指因某些病理性原因使月经不来潮，由全身性或局部的病变引起。

女性年满18周岁，尚未月经来潮，称为原发性闭经，约占闭经总数的5%，多属于先天发育异常；月经已经来潮，而有连续6个月不行月经的，称为继发性闭经，约占95%，病因各异。中医称其为"女子不月"、"月事不来"、"血枯"、"血隔"。

引起闭经的非正常原因较多，常见的有以下几种。

1.疾病

消耗性疾病，如重度肺结核、严重贫血、营养不良等；特有的内分泌疾病，体内一些分泌腺的影响，如肾上腺、甲状腺、胰腺等功能紊乱。由于这些因素的影响，常常会不来月经。这几种情况引起的闭经，只要原发疾病治愈，月经也会自然来潮。

2.生殖道下段闭锁

如子宫颈、阴道、处女膜、阴唇等处，有一段先天性闭锁，或后天损伤造成粘连闭锁，虽然有月经，但经血不能外流，称为隐形或假性闭经。发生生殖道下段闭锁，经过治疗可痊愈。

3.生殖器官不健全或发育不良

有的人先天性无卵巢，或卵巢发育不良，或卵巢损坏，不能产生雌激素和孕激素，子宫内膜不能发生周期性的变化，不会出现子宫内膜脱落，也就没有月经来潮。也有的人先天性子宫内膜发育不良，或子宫内膜损伤，即使卵巢功能健全，雌激素和孕激素的分泌正常，也不会月经来潮。

另外，结核性子宫内膜炎、脑垂体和下丘功能不正常等也会造成闭经。引起下丘脑功能失调的原因很多，有精神刺激、悲伤忧虑、恐惧不安、紧张劳累以及环境改变、寒冷刺激等因素。

无论是什么原因引起的闭经，都不能忽视，要根据自己的年龄和身体情况进行调养和治疗。体质虚弱者应多食用些具有营养滋补和补血活血通络作用的食物，如鸡蛋、牛奶、大枣、桂圆、核桃、羊肉等；对气滞血瘀引起的闭经，可多食些具有行血化瘀之品，如生姜、大枣、红糖等。对于极度消瘦引起的闭经者，应特别重视改变饮食习惯，消除拒食心理，加强营养的全面供给，改善身体的营养

身体疾病信号自查全书

状况，使身体恢复到正常状况。总之，全面合理的营养对促进青春期女性的身体、生理发育，以及闭经的治疗都会起到积极的作用。

小贴士

闭经食疗方

1.桃仁牛血汤

桃仁10～12克，鲜牛血（血已凝固）200克，食盐少许。将牛血切块，与桃仁加清水适量煲汤，食时加食盐少许调味。此方具有破瘀行血、理血通经、美肤益颜功效，适用于闭经、血燥、便秘等症。

2.木耳核桃糖

黑木耳120克，胡桃仁120克，红糖200克，黄酒适量。将木耳、胡桃碾末，加入红糖拌和均匀，瓷罐装封。每服30克，1日2次，直至月经来潮。此方具有滋肝肾、益气血、养冲任功效，适用于子宫发育不良之闭经。

❤ 为什么总是"不想要"

理想的性生活可使夫妻双方感到幸福、快乐，不和谐、不协调的性生活可给夫妇的一方或者双方造成痛苦。

在性冷淡的案例中，女性占了绝大多数，女性性冷淡是较为多发的妨碍正常性生活的因素，其不仅会对夫妻生活产生影响，而且往往会对双方感情造成阴影。

导致性冷淡的因素主要有以下几种。

1.情绪

人在情绪不佳时，性欲容易暂时减退，尤其是在极度悲伤、恐怖、消沉和绝望等恶劣状态下，性欲会受到显著影响，甚至可完全丧失。鉴于此，在爱人情绪不佳时，首要的问题是帮助他或她消除不良情绪，做好心理保健，此时不应过性生活。假若爱人勉强应付，非但激不起快感，还容易导致性冷漠，而且会损害夫妻感情。

2.营养

营养是性爱的物质基础。研究结果表明，蛋白质和锌等重要元素的缺乏，可引起性功能减退，对男子影响尤重。

相反，充足、齐全的营养，特别是多吃些含优质蛋白、多种维生素和锌的食物，可维持性功能的正常水平。

3.嗜烟酒

与不吸烟者相比，长期大量吸烟的人更容易引起阳痿。长期嗜酒可使性功能减退，性欲下降。据研究，大量饮酒可引起血管扩张，阴茎的血流和快感缺乏，因而导致性欲下降。但烟和酒精对性功能的影响是可逆的，戒除烟酒后大多数人的性功能可逐渐恢复至正常水平。

4.药物

长期或大量服用某些药物，可致性功能减退，甚至可以引起男子阳痿和女子性冷淡。影响性功能的药物种类很多，其中重要并常见的有：利血平、萝芙木、普奈洛尔、氯丙嗪、普鲁苯锌和一些抗癌药物。如长期接受放射治疗，也可导致性欲降低。

5.居住条件

居住在杂乱无章、通风不良、过于拥挤的环境里，不仅会引起心绪不佳，而且由于室内新鲜空气不足，导致大脑供氧不足，影响性功能，使性欲降低。特别是几代人同居一室，或与子女同睡一床，会形成无形的心理压力，容易引起性欲减退。

6.季节、气温

据调查，在气温偏低的冬春季节，多数人性欲较强，尤其是春季被认为是求爱季节，而盛夏时人的性欲常暂时减弱。一部分妇女的性欲与月经周期关系密切，常在月经来潮前几天性欲增强，一部分则在来潮后一周左右较强。多数妇女在妊娠期间性欲有些减退。男子的性欲也有周期性变化，但多数不甚明显。

7.年龄

这是影响性欲的重要因素。男子多在青春期之后性欲达到高峰时期，30～40岁时开始减弱，自50岁左右起，减弱明显，但多数能保持至70岁，甚至更长。女子的性欲到30～40岁时才达到高峰，绝经后逐渐减退，60岁左右开始显著减弱。

8.诱因、性生活史

性欲的发生除了内在原因性激素作用之外，外界的刺激也很重要。生活单调或很少与他人交往，从不看有关爱情的书刊和电影、电视，也不谈论有关话题，即缺乏性爱方面的诱发因素，性欲便受到抑制，处于较低水平。长期无性生活或很少获得快感和满足者可使性欲降低，同时，过频的性生活也会导致性欲降低。

9.感情

人类与其他动物不同，性欲的产生并不是单纯的生物本能，多由爱情所引发。因此，夫妻间感情出现障碍，特别是若已达到破裂的程度，对对方产生厌烦心理，性欲大多减退。所以，性生活和谐，源于夫妻间感情和谐。

10.健康状况

健康状况对性欲的影响既重要又复杂。因为，只有身心都健康的人才能长期保持较高的性欲水平，一些疾病会影响性欲，不过这一点因人而异。

（1）糖尿病。糖尿病引起性冷淡，主要是并发症惹的祸。如糖尿病血管病变导致女性阴道分泌物减少，润滑度降低，故性交时干涩并有疼痛感；神经病变使阴道壁神经末梢敏感性削弱，很难激发起性高潮；糖尿病女性阴道及泌尿系统感染性疾病也比较多见，会给患者的性生活带来消极影响。专家建议，对有性功能障碍的女性，应该做糖尿病的有关检查。

（2）甲状腺病。甲状腺属于内分泌器官，分泌甲状腺激素，直接调控女性睾丸激素的分泌。甲状腺功能减低时，甲状腺激素分泌量减少，睾丸激素亦随之减少，可引起性热情的下降。甲亢时甲状腺功能增强，甲状腺激素增多，去甲肾上腺素、多巴胺、5-羟色胺、乙酰胆碱等会发生变化，削弱调控性表达的调节能力；同时，过多的甲状腺激素抑制垂体促性腺激素的分泌，出现月经紊乱，甚至闭经，导致性功能障碍。因此，女性性冷淡，应及时到医院检查甲状腺功能。

（3）阴蒂黏连。阴蒂是女性最灵敏的性感区。有的女性阴蒂外皮过长，将整个阴蒂都包住，成为阴蒂黏连，导致阴蒂的头部无法接受刺激而诱发性兴奋。另外，阴蒂外皮过长，分泌物积聚于阴蒂外皮与阴蒂头部之间，诱发炎症，也会削弱"性趣"。因此，发现不明原因的性欲低下，要及时到妇科检查阴蒂，并进行合理治疗。

（4）卵巢早衰。卵巢早衰是指女性卵巢过早失去了排卵功能，出现不同程度的潮热多汗、阴道干涩、性欲下降等类似绝经期的症状。卵巢活检的结果可以将此病分为两类：卵泡耗竭型和卵泡数目正常型。造成卵泡耗竭的原因有：卵泡先天储备少或半乳糖血症等遗传病；卵泡遭受化疗、放疗、手术、环境毒素等生理化因素的打击与破坏；曾患病毒感染如流行性腮腺炎等。卵泡数目正常的早衰患者大多由于卵泡不发育，对促性腺激素敏感性减低，导致卵巢功能过早衰竭。对卵巢早衰，应及早接受专科医生的正规治疗。

（5）抑郁症。据心理医生统计，性冷淡的女性患者潜在抑郁症的比例最高可达26%。因此，做有关抑郁症的检查，也是大有必要的。

♥ 哩哩啦啦尿不净

尿不净，是指一直有排尿的感觉，但却无尿，是泌尿系受刺激的症状。有些人一旦出现排尿困难的状况后便觉得羞于就医。正因为这样，很多人错过了最佳的调理治疗时期，使得自己的病情不断加重，以致最后不能进行正常的性生活，承受着多方的压力和痛苦。

其实，引起排尿困难的原因很多。不注意个人卫生，平时不良的饮食习惯等都有可能导致此病。因此，如果发现自己有排尿困难的现象，一定要高度警惕，及时去就医，找出致病的真正原因。

1.饮酒过度

不当的生活方式，如长期的酗酒，或一次饮酒过多，能使生殖器官包括前列腺反复长期充血及引起性兴奋。酒后性交则可加重前列腺的充血，从而患病，导致排尿困难。

2.微生物感染

各种微生物，如细菌、原虫、真菌、病毒等都可成为感染的致病微生物，但以细菌感染最为常见。

3.性生活方式不当

性生活不正常或方式不当，性生活过频，性交被迫中断，或过多的手淫等，都可使前列腺不正常充血。但禁欲时间过长，性生活过度节制，也会产生长时间的自动兴奋，而造成前列腺被动充血。

4.尿道炎

尿道口和尿道膀腺是最容易受到淋菌感染的部位，有时会因一些炎症和一些细菌上行感染导致膀胱炎。这时主要表现为排尿困难，排尿时有烧灼感，伴有排尿不畅或致血尿。急性期体温会有升高，严重者尿道口有疼痛性包块。

5.前列腺增生

患有此病者，会出现排尿困难、尿线变细、尿力不足、尿程短、尿液淋漓不尽等现象，严重者甚至会引起肾盂积水。

6.前列腺炎

有乳白色分泌物，乳糜状尿液，伴有尿道灼热感、尿频、尿急、尿痛，严重者会导致早泄、阳痿甚至不育症。

不过生活中如果出现了尿不净的问题也不要太过害怕，通过一些习惯的培养即可远离排尿困难现象。

有尿意时，及时排尿，不要憋尿，每晚临睡前，排空膀胱。

积极治疗引起尿路梗阻的疾病，如

泌尿系结石、肿瘤、前列腺增生、包茎、肾下垂、瘢痕狭窄、泌尿系先天性畸形等。

尽量减少对会阴局部的压迫，如不穿紧身裤，骑自行车时间不宜太久等。

多喝开水，增加尿量，使尿液不断地冲洗泌尿道，尽快排出细菌和毒素，保持泌尿道清洁。

保证身体与心理健康，加强身体锻炼，精神上不要受压抑。这是保持正常人体免疫力的基础。

❤ 早泄，泄掉男人的自尊

早泄是男性常见的性功能障碍之一，指性爱活动的时间很短即射精。有的根本不能完成性生活，有的阴茎还未与女性接触，或刚接触女性外阴或阴道口，或阴茎刚插入阴道内，即发生射精，排精后阴茎随之疲软，不能维持正常的性生活。

早泄会给夫妻间的性生活带来很大烦恼，由于性爱时间短暂，双方还没有进入状态就匆匆结束，所以难以获得性的满足。如果早泄持续较久，甚至会导致家庭破裂，因此一定要对此引起必要的重视。

早泄问题通常由以下因素造成：

1.由于精神因素造成（心因性）

在早泄患者中的80%以上是由精神因素引起的，心因性者占早泄病人中的85%，例如，过度兴奋或紧张，过分疲劳，心情郁闷，夫妻关系不融洽，丈夫对妻子存在潜在敌意、怨恨和恼怒，或对妻子过分的畏惧、崇拜，存在自卑心

理等都是诱发早泄的因素。

过去有婚前长期手淫或婚后仍不能戒除者，早泄尤其容易发生。因为射精是在大脑皮层支配下的一种反射功能，任何外界性刺激达到一定的阈值时，都能引起射精反射。因此必须消除这些不正常刺激。新婚之夜夫妻之间第一次性生活，心情激动，神经高度兴奋，新郎可能在刚刚接触到性器官时或阴茎刚刚放入阴道就发生射精，还有夫妻久别重逢，性兴奋较快，男子射精出现早一些，这些情况不能诊断为早泄。随着夫妻在一起生活，逐渐会正常，不必治疗。

2.有器质性疾病（外因性）

例如，外生殖器先天畸形、包茎、龟头或包皮的炎症、尿道炎、阴茎炎、多发性硬化、脊髓肿瘤、脑血管意外、附睾炎、慢性前列腺炎等都可反射性地影响脊髓中枢，引起早泄。某种全身疾病，体质衰弱，也可以使性功能失调，

出现早泄。

在性生活中，夫妻之间应相互体贴、配合，一旦出现早泄不可相互责备、埋怨，应找出原因，共同配合治疗。早泄的治疗是夫妻双方的事，尤其妻子参与治疗十分重要。对早泄的心理治疗要取得病人妻子的配合。因为女方的误解或者埋怨，会使男方的紧张、焦虑感上升，加重心理负担。女方应持体谅、关怀的态度，给予言语及行为安慰，缓解男方的紧张心理，帮助其树立治愈信心。

♥ 龟头红肿是怎么回事

生殖健康是我们身体健康的一个很重要的部分，可是由于龟头红肿发生在隐蔽之处，再加上人们羞于谈性，所以很容易被忽视，尤其是年纪尚轻的男孩。有的男孩会出现龟头红肿发炎的现象，有的甚至龟头流出脓液，身体很不舒服。缺乏生理知识的男孩们心里十分恐慌，认为是患了性病。心里尽管困惑痛苦，但又不敢问父母，使问题越来越严重。龟头红肿的最大诱因是细菌或病原微生物，龟头红肿是生殖器官向男人发出的警示，应该赶快采取治疗龟头红肿的措施，并注意个人私处的卫生。

龟头红肿最可能预示的病症是包皮龟头炎。有些包皮口天生狭窄，尿液流出时因出口不畅常反流入"港湾"，这些尿液含有葡萄糖、蛋白质、矿物质等生命所需要的营养物质，使包皮囊内"雨水充足，土地肥沃"，加上适合的温湿度就十分有利于微生物的生长，因此常常会有各类微生物侵入，并在此栖息繁衍，如细菌、真菌、病毒等引起龟头红肿症状。所以要注意的是，不要穿过紧且不透气的裤子，因为空气不流通，温度湿度过高，也给细菌的滋生创造繁殖条件，使龟头红肿发炎，形成包皮龟头炎。

因包皮龟头炎引起的龟头红肿几乎都有包茎或包皮过长。在龟头和过长的包皮之间，由于脱落的上皮细胞、腺体分泌和包皮垢杆菌形成一个温热、潮湿的细菌培养基，一旦细菌进入即可引起炎症（龟头红肿）。包皮龟头炎可由于感染和非感染引起。由于不洁性交，感染了白色念珠菌、滴虫、衣原体、支原体及淋病双球菌，都可引起包皮龟头炎。非感染因素多是由于包皮过长，清洁不够，包皮和龟头之间的不洁之物，即包皮垢便会堆积起来，刺激局部的包皮和黏膜发生炎症。

包皮龟头炎发病初期可见龟头和包皮表面水肿、充血、龟头红肿，尿道口周围发红并出现创面、糜烂，并可发展成浅表的溃疡，有脓性分泌物流出，病人自觉龟头红肿、发痒或有灼热感，随后疼痛，溃烂后可流脓、味臭。严重者还会有乏力、低热、腹股沟淋巴结肿大及龟头红肿压痛。

另外，如为真菌感染的念珠菌性龟头炎，常表现为龟头红肿黏膜红斑、局部水肿、表现光滑、边缘轻度脱屑，并可有丘疹和小脓疮向周围扩大形成龟头糜烂。反复发作的念珠菌性龟头炎，可引起包皮干裂，纤维化和龟头硬化性改变。

包皮龟头炎要是没有引起重视，没得到及时有效的治疗，危害是方方面面的。

（1）危害泌尿系统健康。包皮龟头炎易引起泌尿系统的上行感染，一般多见于膀胱炎、肾炎、肾盂肾炎等，尤其是慢性龟头炎久治不愈者最容易导致泌尿系统疾病，急性期发病处理不当可危及生命。

（2）可导致性功能障碍。专家提醒：包皮龟头炎症期龟头部性感应神经处于敏感期，加之炎症的损伤，使得在性生活中易早泄，长期可导致阳痿的发生。而且包皮萎缩粘连形成的肥厚性狭窄环，勃起时受到向后牵拉压迫导致勃起不坚（阳痿）等。

（3）可导致男性不育症。由于致炎因子长期刺激对生殖系统精子和性反应的调节，以及包皮内隐藏的炎性分泌物在性交过程中和精液一起进入阴道，降低了精液质量，并且破坏经卵细胞，导致男性不育的发生。

（4）导致干燥性闭塞性龟头炎。干燥性包皮龟头炎是包皮龟头炎比较严重的一种病理损伤，破坏了包皮龟头的生理结构，对性生活和美观性也带来影响，也是早泄的常见因素。

♥ 该举不能举，面子都丢尽了

在有性欲要求时，阴茎不能勃起或勃起不坚，或者虽然有勃起且有一定程度的硬度，但不能保持性交的足够时间，因而妨碍性交或不能完成性交，这种情况称为阳痿。

导致阳痿的常见原因有以下几个方面：

1.精神因素

如幼年时期心理受到创伤，或新婚缺乏性知识，有紧张和焦虑的心理，或夫妻感情不和，家庭关系不融洽；或不良习惯，如自慰用力过度，因此而使阴茎的敏感度降低，精神紧张，思想负担过重等；脑力或体力过度，或不良精神刺激，如过度抑郁、悲伤、恐惧等，或恣情纵欲，性生活过度等引起大脑皮层功能紊乱而出现阳痿。

2.神经系统病变

下丘脑-垂体肿瘤或其他部位肿瘤，大脑局部性损害，如局限性癫痫、脑炎、脑出血压迫等，脊髓损伤，脊髓肿瘤，慢性酒精中毒，多发性硬化症，盆腔手术损伤周围自主神经等可发生阳痿。

3.内分泌病变

如糖尿病，垂体机能不全，睾丸损伤或功能低下，或甲状腺机能减退及亢奋，肾上腺功能不足等均可导致阳痿。

4.泌尿生殖器官病变

如前列腺炎、前列腺增生、附睾炎、精索静脉曲张等常可导致阳痿。部分中老年患者就是由于前列腺炎和前列腺增生而引起阳痿的。

5.慢性疲劳

肌肉过度疲劳或因过度用脑、忧郁不安、紧张等所致的心因性疲劳会干扰性欲的唤起，其中包括大脑功能降低抑制了性兴趣、皮层边缘系统情感中枢兴奋性降低，以及垂体的促性腺激素和睾丸的雄激素分泌减少而降低性兴奋。

要想改善阳痿要注意以下方面：

（1）正确对待性欲。不能把夫妻性生活看做是见不得人的事而厌恶和恐惧；不能因为一两次性交失败而沮丧担忧，缺乏信心。

（2）夫妻双方要增加感情交流，消除不和谐因素，默契配合。女方应关怀、爱抚、鼓励丈夫，尽量避免不满情绪的流露，避免给丈夫造成精神压力。

（3）性交时思想要集中，特别是在达到性快感高峰，即将射精时，更要思想集中。

（4）节房事。长期房事过度，沉浸于色情，自慰用力过度导致精神疲乏，是导致阳痿的原因之一。

（5）提高身体素质。身体虚弱，过度疲劳，睡眠不足，紧张持久的脑力劳动，都是发病因素。应当积极从事体育锻炼，增强体质，并且注意休息，防止过劳，调整中枢神经系统的功能失衡。

（6）适当摄入壮阳食物。如狗肉、羊肉、麻雀、核桃、牛鞭、羊肾等；也可多吃动物内脏，因为它们含有大量的性激素和肾上腺皮质激素，能增强精子活力，提高性欲，也属壮阳之品。

（7）适当摄入含锌的食物。如牡蛎、牛肉、鸡肝、蛋、花生米、猪肉、鸡肉等，含精氨酸食物如山药、银杏、冻豆腐、鳝鱼、海参、墨鱼、章鱼等，这些食物都有助于提高性功能。

（8）提高身体素质。身体虚弱，过度疲劳，睡眠不足，紧张持久的脑力劳动，都是发病因素。应当积极从事体育锻炼，增强体质，并且注意休息，防止过劳，调整中枢神经系统的功能失衡。

男人居然也会"流血"

不要以为只有女人才会"流血"，男人也可能会出现"流血"的现象，被称为血精。

血精，顾名思义是精液里有血，也就是乳白色的精液变成粉红色、红色，或夹带有血丝，在显微镜下可见到大量红细胞。得了这种病的人，可伴有轻度会阴、直肠及下腹部疼痛，或有排尿疼痛等泌尿道感染的征象。血精是精囊与前列腺、泌尿道、直肠等器官相邻的部位有炎症时，细菌很容易蔓延到精囊引起发炎，使精囊肿胀、充血和出血，故造成血精的最常见疾病是精囊炎。

有些男性遇到血精现象后，往往十分恐惧，认为血液和精液一起排出，体内一定患有严重的疾病。其实，这应该视具体情况分别对待。一般而言，血精可能是由以下疾病引起的：

1.精囊腺炎

在人体的后尿道处，前列腺的后方，生长着一对呈管状的腺体组织，叫做精囊。精囊通过射精管与后尿道相通。由于精囊腺的囊壁很薄，一旦发炎充血，或者出现结石等病变，布满血管的囊壁就容易出血。精囊出血使其分泌液染上血迹，随着精液排出体外时，就发生了血精。

2.慢性前列腺炎

其机理与精囊炎相似，由于前列腺液是精液的另一个重要组成部分，前列腺因炎症充血渗出，频繁房事引起毛细血管破裂，伴随射精排出时的强力收缩及松弛，都可以引起前列腺液带血，进而精液中也沾染上血迹。

3.其他病因

结核、精囊腺囊肿、精囊腺肿瘤、前列腺癌、前列腺增生、肝硬化门脉高压、外伤、尿路梗阻、前列腺肥大等，都可以引起血精。

在日常生活中可以通过以下方面来注意防患和改善血精情况：

（1）经常清洗外阴，注意房事卫生，保持生殖泌尿道清洁，及早诊治前列腺炎、尿道炎等疾病。

（2）平时应保持平静、愉快的心

情，饮食宜清淡，忌辛辣口味，有烟酒嗜好的一定要戒掉。减少性交次数，避免手淫过度。

（3）一旦患病应积极治疗。治疗期间，应减少性刺激和避免性生活，同时可参加慢跑、散步等适度的体育运动。

（4）发现血精时，要禁忌性爱，待血精消失后，仍要休息1～2周，恢复后的性爱也不宜过于频繁和过于激烈。同时热水坐浴，每天1次，每次15～20分钟，水温41～42℃，30天为一疗程，休息10天后再进行下一疗程，有显著效果。

小贴士

血精食疗方

1.鲤鱼汤

鲤鱼1条（重250～500克），胡椒、小茴香、葱、姜各适量。将鱼去鳞，去内脏，洗净放适量水煮汤，熟后加入调料。此方可清利湿热，适用于湿热下注所致的血精。

2.鲜藕粥

鲜藕50克，粳米50克，白糖适量。鲜藕与粳米共煮成粥，放白糖适量调服。可清热凉血、生津止渴，适用于血热型血精。

3.山药羊肉粥

羊肉、山药各500克，大米250克。羊肉煮熟烂作羹，山药研泥，肉汤内下米，共煮成粥食之。可益肾壮阳，适用于肾阳虚所致的血精。

4.赤小豆粥

赤小豆，大米各等份。上两味如常法煮粥，熟烂为佳，可作正餐食用。可清利湿热，适用于湿热型血精。

5.莲子粥

莲子、大米各50克，白糖适量。莲子去心，同大米煮粥，粥熟加白糖调味服食。可补益心脾，适用于心脾损型血精。

6.生地黄粥

生地煮汁150毫升，陈仓米适量。取生地黄汁加入陈仓米粥中，搅拌匀，服食。可滋阴降火，适用于阴虚火旺型血精。

❤ 不分场合"起立"，好尴尬

在日常生活中阴茎局部病变、尿道疾病或者血液病等都有可能造成男性勃起异常。不分场合的"起立"不仅让男性尴尬万分，同时它也可能意味着身体的病变。

勃起异常，是指男性在无性欲和性

刺激的情况下，突然发生持久性阴茎勃起，增粗变硬，并伴有阴茎根部疼痛，而龟头无痛感。勃起时间可能持续数小时、数天或数周，有时能射精，但射精后仍然勃起而不痿软。如果不及时治疗，可能造成海绵体纤维化，引起永久性阳痿，亦能造成阴茎组织部分坏死。

导致勃起异常的疾病如下：

1.阴茎局部病变

包茎、淋病、尿道结石、局部或盆腔肿瘤、阴茎外伤、局部刺激或静脉血液受阻等，由于局部反射性刺激，都会引起阴茎勃起异常。

2.尿道疾病

如前列腺炎，由于炎症造成前列腺静脉丛栓塞，妨碍深静脉的回流，导致阴茎坚挺不衰。

3.血液病

如慢性粒细胞白血病、地中海贫血、红细胞增多症、血小板减少症、镰状细胞贫血，引起阴茎海绵体血液沉积，输出静脉血液回流受阻。

4.神经系统病变

脑血管病变、脊髓肿瘤、炎症、外伤等中枢神经系统病变，刺激脊髓中枢过度兴奋，或直接刺激阴茎背神经。

此外，服用一些药物也有可能造成男性勃起异常，如治疗精神病的药物甲喹酮、安定、氯普噻吨、氯丙嗪，抗高血压药物如胍乙啶、利血平、哌唑嗪、肼哒嗪，抗凝血药物肝素，阴茎海绵体血管活性药物罂粟碱、酚妥拉明、前列腺素E_1，外涂龟头的药物如可卡因、大麻、乙醇。

但是，约有30%的阴茎异常勃起则是无明显病因的，估计与遗传或性兴奋时间长有关。

对于阴茎异常勃起现象，在日常生活中应注意以下几个方面：

（1）清心寡欲，尽量避免性刺激。阴茎久勃经治疗软缩后宜戒除性生活一段时间。

（2）戒除手淫，避免性生活时忍精不射。

（3）少食动火助欲的食品，如酒、牛鞭、羊鞭、海狗肾、乌贼蛋、狗肉、羊肉等。

（4）青壮年人勿随意服用温补肾精的补药，如人参、鹿茸、鹿鞭等。

（5）少食荤腥，多吃蔬菜。一些性凉退火的食品可以适量多吃，如苦瓜、黄瓜、冬瓜、蕨菜、黑木耳、兔肉、水獭肉等。

（6）阴茎久举不倒时，切勿焦躁烦恼。应尽量转移注意力，使全身处于放松状态。

哪些原因会导致睾丸疼痛

睾丸分为左右两个，位于阴囊的内部，是制造精子和雄性激素的"工厂"。精子用来繁殖后代，雄性激素用来维持男性的特征，所以说，睾丸是男性的性腺。正常情况下，左右两个睾丸的位置是不同的，左侧的比右侧的要稍低一些，这样可以避免男性在两腿并拢的时候挤压睾丸。当然，如果你是个左撇子，那也有可能是右侧比左侧低。睾丸一般是不会疼痛的，如果出现了睾丸疼痛的症状，那就很可能是疾病的表现。

男性睾丸疼痛可能是由以下几种原因造成的：

睾丸损伤：睾丸可能因为过于频繁的运动等外部伤害而肿胀疼痛；

睾丸扭转：睾丸可能因为剧烈的运动或房事而发生扭转，从而引起睾丸的疼痛；

睾丸精索扭转：如果悬挂着睾丸的精索发生了扭转，就会使得睾丸的血液供应被切断，引起睾丸疼痛；

炎症：睾丸炎和附睾炎是引起睾丸疼痛的常见原因，此外，流行性腮腺炎也可能使睾丸受到感染，引起睾丸疼痛；

阴囊疝脱：阴囊疝脱不仅会导致阴囊肿胀，而且还很可能会演变成一触即痛的敏感状况；

肾结石：当肾结石排出体外的时候，也会造成睾丸短暂的疼痛；等等。

由于导致睾丸疼痛的原因比较复杂，自己是很难准确判断，因此，当出现睾丸疼痛的症状以后，应该马上到医院就医，请医生进行诊断。医生在得出结论后，会根据病因给出适当的医疗建议，比如说由炎症引起的睾丸疼痛可采用抗生素治疗、有阴囊疝脱或精索扭转现象的可用手术矫正等等。

在众多导致睾丸疼痛的原因中，尤其需要引起注意的就是精索扭转，因为这种情况常常具有很大的潜伏性，患者本身很难察觉到这种病症。精索扭转会使供应睾丸的血液忽然遭到切断，但通常很快就可恢复，因此患者常常会忽然感到睾丸疼痛，但一会儿就消失了。正是因为来得快去得也快，所以很难引起患者的注意。

如果一直对这种状况不加注意，那么随着情况的不断恶化，睾丸疼痛的症状便不会再自行消失，而当疼痛持续几个小时以上的时候，就会造成睾丸坏疽，这时这个睾丸就不能再要了，只有将其切除掉才能痊愈。其实，如果能早一点发现这种情况，只要做一个小手术就可以使扭转的精索恢复正常，将睾丸保住。由此看来，及时就医是非常重要的，即使只是很快即可恢复的睾丸疼痛，也绝不能掉以轻心。

有些时候，睾丸疼痛只是因为阴囊内的组织充血时间过长而引起的，男性在单相思或性欲得不到满足的时候常常会出现这种状况。这种情况下的睾丸疼痛当然不是病理性的，而不过是一种正常的生理反应罢了。

睾丸肿胀预示着哪些疾病

睾丸肿胀常常会伴随睾丸疼痛的症状一起发生，像前面提到的流行性腮腺炎、附睾炎、精索扭转等病症，除了会导致睾丸疼痛以外，也都会造成睾丸肿胀。当然，并不是所有的睾丸肿胀都会和睾丸疼痛同时发生。没有疼痛的睾丸肿胀通常是由以下几种原因引起的：

精索静脉曲张：精索静脉曲张看起来有些像静脉瘤，患者自觉阴囊内有一种沉重或拖赘感，肿胀是由阴囊及睾丸里的静脉充血形成的；

肠子进入阴囊：有些时候，缠绕着的肠子会钻进阴囊里面，这也会引起睾丸肿胀，但这种肿块可以被推回去，只要将其推回腹部，肿块就会马上消失；

阴囊积水：从表面上看，阴囊积水似乎和肠子进入阴囊的情形很像，但由阴囊积水导致的睾丸肿胀，用手是推不回去的；

睾丸癌：睾丸癌是最常见的男性恶性疾病，尤其多见于25~35岁的男性，睾丸癌初期并不会造成任何疼痛，只是用手摸的时候会摸到硬块。

睾丸对于男性的重要性自然是无需多说的，但令人感到遗憾的是，很多男性都不知道该如何检查自己的睾丸，或者是懒得去检查，结果给了疾病可乘之机。男性应该像女性定期检查乳房一样定期检查自己的睾丸，检查的方法主要以观察和按摩为主，当发现自己不能解释的异常时，应该马上向医生求助，这对于及时发现疾病是非常重要的。

虽然说患上睾丸癌的确是一个十足的坏消息，但好在这种癌症很容易被发现，而且即使癌细胞已经开始扩散，也仍然有很高的治愈率。当然，发现得越早，治愈的概率就越大，如果发现得及时，那么睾丸癌就是一种极易治愈的癌症。所以说，男性朋友们应该多关心自己得睾丸，这样才能在第一时间发现异常，争取宝贵的治疗时间。

❤ 阴茎疼痛是怎么了

阴茎疼痛主要是指阴茎表皮或阴茎内部的疼痛，有些男性在第一次性交时会产生这样的感觉，但稍后便可自行消失。这样的阴茎疼痛是无需担心的，因为性交后短时间的阴茎胀痛通常是由于阴茎大量充血但回血功能较弱造成的，属于正常的生理现象，一般在初次性交后便可改善。此外，性交过度也可能造成性交疼痛，这时只要注意控制性交频率就可以了。生理性的阴茎疼痛很容易消除，但病理性的可就没那么容易了。

阴茎疼痛通常是由以下几种病症造成的：

外伤：阴茎表皮的外伤是引起阴茎疼痛的主要原因，比如说阴茎被咬伤或长了丘疹等，都会导致阴茎疼痛；

生殖器疱疹：阴茎表皮的疱疹不仅会导致阴茎疼痛，而且还会造成灼烧、发痒的症状，但随着疱疹的愈合，疼痛等一系列症状也会随之消失；

前列腺发炎：前列腺的炎症可能会刺激阴茎或者使阴茎受到感染，从而导致阴茎疼痛；

性行为传染病：有些通过性行为传染的疾病常常会造成阴茎疼痛，比如说非典型的尿道炎、淋病等；

龟头炎：龟头炎即是发生在包皮内的感染，可导致阴茎疼痛和肿大，未割破包皮的男性很容易出现这种状况。

除了常见的病因之外，阴茎疼痛还可能是由一些不太常见的原因造成的，虽然说在现实生活中出现这些情况的概率比较小，但却并非是没有可能发生的。比如：

人工弥补术：人工弥补术是用来治疗阳痿的一种方法，通过在阴茎组织中植入管子，帮助阴茎顺利地勃起，这种弥补术虽然可能让男性重新恢复性功能，但是植入的管子却可能会因为受到感染而引起阴茎疼痛；

赖透性综合征：赖透性综合征是一种因免疫系统失调而导致的病症，患者除了阴茎疼痛之外，还会出现阴茎分泌物，并同时伴有发烧、眼红、关节痛等症状，这些通常会在几个星期后自行消失，不需要治疗；

血液沉淀性疾病：沉淀的血液会凝结成块，当阴茎勃起时，血凝块会组织血液从阴茎流出，从而造成阴茎的持续勃起，引起阴茎的强烈疼痛，患有白血病、镰刀状细胞性贫血症的患者很容易发生这种状况；

北洛尼氏病：此病患者的阴茎里由于有结疤组织形成，因此在阴茎勃起时会造成阴茎弯曲并疼痛，给性交造成很大的障碍，严重者甚至根本无法进行性交，只能通过手术来改善这种状况。

阴茎疼痛是一种不容忽视的症状，

即使并不意味着严重的疾病，也会影响性生活的质量。因此，当出现阴茎疼痛的症状以后，一定要马上到医院确诊治疗，尽早消除症状。不过让很多男性都异常紧张的阴茎癌却很少引起疼痛，只有在其受到感染的时候才会出现疼痛的症状。其实，阴茎癌的辨认并不困难，在阴茎的表面就可以看到病变的组织。所以说，千万不要将阴茎疼痛视为阴茎癌的标志，而忽略了没有疼痛的病变组织。

❤ 阴囊瘙痒是怎么回事

阴囊是由皮肤和肌肉等组织构成的一个袋状囊，为睾丸和附睾提供了一个温馨舒适的家，并无微不至地呵护着它们。由于睾丸本身很脆弱，剧烈的运动以及外界的冲击都会对其造成伤害，所以阴囊的保护就显得尤为重要。阴囊具有一定的柔韧性，可以缓冲外界的冲击，这样就避免了对睾丸的伤害，从而起到保护睾丸的作用。更重要的是，阴囊还具有很好的散热功能，为精子的产生提供了必要的温度条件。

如果阴囊不能正常有效地发挥它的作用，就可能会影响人的生育能力，因此大多数男性都对阴囊的异常特别紧张。其实，阴囊出现的异常现象未必都是疾病的表现，也未必都会影响人的生育能力。在发现阴囊的异常症状之后，应该首先确定导致阴囊异常的原因，而不是盲目紧张慌乱。当然，跟过分紧张相比，无视异常的存在更加不可取，因为这很可能会延误疾病的治疗，造成更加严重的后果。

阴囊瘙痒是一种非常常见的症状，多出现在青年男性身上，尤其多见于体力劳动者身上。这是因为阴囊本就处在隐蔽的位置，通风情况较差，再加上劳动时产生的汗液，使得阴囊的皮肤经常受到汗液的浸渍，很容易出现瘙痒的症状。此外，阴囊瘙痒也可能是阴囊炎的信号，比如说核黄素缺乏引起的阴囊炎、念珠菌性阴囊炎等，都可导致阴囊瘙痒的症状。但阴囊炎引起的阴囊瘙痒，通常还会伴有其他症状。

为了预防阴囊瘙痒的出现，男性应该注意保持阴囊的干燥、清洁，不要穿紧身裤，而应该选择宽松的内外裤，面料以纯棉最佳，尤其是夏天更要注意。如果已经出现了阴囊瘙痒的症状，切忌用手抓搔，更不可用热水冲洗。如果瘙痒的情况比较严重，可以向医生求助来减轻症状，千万不要自己胡乱用药。

阴囊总是潮湿的

由于男性的阴囊长期处在比较隐蔽的位置，且通风状况较差，因此很容易发生阴囊潮湿的症状。阴囊长期处在潮湿的状态下将导致多种皮肤病，此外，有些疾病也可能导致阴囊潮湿。所以，男性切莫将阴囊潮湿的症状看得过于简单，平时就要多注意预防阴囊潮湿，一旦发现异常则应该尽快治疗。

阴囊潮湿可能与以下几种病症有关：

阴囊皮炎：阴囊皮炎通常是饮食中缺少B族维生素引起的，患者不仅表现为阴囊潮湿，而且还会同时出现阴囊疼痛、瘙痒、脱皮、渗液等症状；

阴囊湿疹：阴囊湿疹通常是汗水或污秽刺激引起的，患者除了有阴囊潮湿的症状以外，同时还会伴有阴囊皮肤红肿、瘙痒难耐、渗液结痂、增厚粗糙等症状；

神经性皮炎：阴囊部位的神经性皮炎可导致阴囊潮湿、瘙痒增厚等症状，病情反复发作，持久不愈；

阴囊癣症：阴囊癣症常是由其他部位的皮肤癣症引起的，主要表现为阴囊潮湿、阴囊皮肤潮红、先起水泡继而脱屑，奇痒难耐等症状；

阴囊炎：核黄素缺乏性阴囊炎可导致阴囊潮湿，并可同时出现食欲不振、口角炎及舌炎等症状，常年食用精米精面的男性很容易出现这种症状；

慢性前列腺炎：阴囊潮湿也可能是慢性前列腺炎的典型信号之一，如果在阴囊潮湿的同时还伴有小腹胀痛、小便不利、足下发热、腰酸乏力等症状，则基本可以肯定是这种情况。

阴囊潮湿大多与皮肤病有关，因此，注意保持阴囊的清洁和干燥是非常重要的。如果已经出现了皮肤病，则要马上治疗，让其尽快痊愈，以免造成更为严重的后果。对于核黄素缺乏性阴囊炎引起的阴囊潮湿，只要服用核黄素片，就可以使症状明显好转。而对于慢性前列腺炎引起的阴囊潮湿，则要请医生来决定治疗方案。

阴囊肿大是正常现象吗

阴囊是重要的男性生殖器官，它的病变是绝对不能忽视的，因为严重的阴囊病变很可能会危及生命。虽说如此，但也不用对所有的阴囊病变都过分紧张，因为有些阴囊病变并不意味着严重的疾病，这时的紧张显然就是没有必要的。比如说阴囊肿大，导致这种症状的原因很多，有些比较严重，有些则无伤大雅。

阴囊肿大可能是由以下原因造成的：

精囊囊肿：精囊囊肿除了会造成阴囊肿大之外，一般不会导致其他的症状，对健康也没有危害，因此是不需要担心的；

皮肤病：阴囊部位的皮肤疾病常常会导致阴囊肿大，比如说皮肤水肿、瘀血、外伤等，都可出现阴囊肿大的症状；

急性睾丸炎：睾丸的炎症也可造成阴囊肿大，此种情况多出现在青年男性身上；

附睾炎：附睾炎是一种十分常见的病症，除了会造成阴囊肿大以外，还会出现阴囊局部皮肤红肿、触之即痛等症状，有时甚至会出现全身发热等全身性症状，多发生在青壮年或做过前列腺手术的男性身上；

腹股沟斜疝：腹股沟斜疝造成的肿大不仅表现在阴囊部位，而是从阴囊一直延伸到腹股沟，且肿块会随着体位的变化而移动；

精索静脉曲张：这种情况在前面已经提到了，阴囊及睾丸里的静脉充血将会造成阴囊肿胀和睾丸肿胀；

睾丸鞘膜积水：当睾丸鞘膜出现积水的时候，就会导致阴囊肿大，但轻微的积水是可以自行吸收的，因此不需多虑，不过如果是比较严重的积水，那就会破坏睾丸的血液循环，导致睾丸萎缩，甚至可能造成不育；

睾丸扭转：如果阴囊肿大的现象发生在睾丸剧烈的疼痛之后，那就很可能是睾丸忽然发生扭转而引起的；

睾丸肿瘤：睾丸肿瘤所造成的阴囊肿大，主要表现在睾丸的体积变大和质量增加上，且通常情况下，这种的肿瘤都是恶性肿瘤；等等。

当出现阴囊肿大的症状以后，既不要盲目紧张，也不能不以为然。虽然说阴囊肿胀并不都是严重疾病的表现，但我们也应该及时到医院检查确诊，找到病因进行治疗，以免让现有的病情恶化，错过最佳的治疗时间。

♥ 不射精是怎么回事

射精是一个非常复杂的过程，主要受神经系统的支配和控制，通过生殖道各个部分的协调动作，才能将精液由阴茎射出体外。射精是男性性高潮的体现，如果性交进行了很长时间仍然感受不到快感，达不到性高潮，无法完成在阴道内的射精，那就是不射精症的表现，是男科的一种常见病症。

男性不射精主要是由以下原因造成的：

缺乏必要的性知识：新婚男性常常会因为性知识的欠缺而出现不射精的现象，比如说性交姿势不当、性交环境不良等均无法让男性产生足够的性兴奋，达到性高潮；

身体状况不佳：当男性处在过度劳累、体力消耗过大或性交过于频繁等状况下的时候，也会因为自身的身体状况而无法射精；

精神状态不佳：当男性的精神负担过重或处在极度紧张、恐惧、抑郁的情绪中时，性能力必然会受到影响，因此很容易出现不射精的症状；

器质性病变：如果男性在任何时候都无法射精，那就是器质性病变造成的，比如说神经性病变、毒素侵袭等均可导致不射精；等等。

不射精大多都是功能性障碍引起的，因此很容易治愈，但一定要在生活调养上下工夫。比如说保持愉悦的心情、加强体育锻炼、彻底戒烟、限量饮酒、避免性生活过度、放弃手淫等，都是行之有效的方法。

精液异常是什么原因导致的

精液是由精子和精浆所组成的混合物，其中精子是由睾丸产生的，精浆则是分别由精囊腺、前列腺和尿道球腺产生的。正常情况下，精液的颜色应该是乳白色的，但有些时候，精液中会带有血丝或者全部变成红色，这就是精液异常的表现。每当遇到这种状况，大多数人都会非常担心，以为自己得了什么重病，但实际上，这种异常的表现可能并没有什么危害。

精液异常可能是生理性的，也可能是病理性的。如果只是偶尔出现了精液中带血的症状，那就无需担心，因为这种情况一般都是生理性的，且不需要治疗便可自愈。但如果精液带血的症状经常出现，而且还伴有其他的症状，那就要小心了，因为这通常是病理性精液异常的表现，应该马上向医生求助。

导致精液异常的生理原因主要有以下几种：

毛细血管的通透性发生改变：由于射精时精囊会剧烈地收缩，这种变化可能会改变精囊管壁的毛细血管通透性，使得红细胞渗透到精液中，造成精液中带血的假象；

毛细血管破裂：在性交的过程中，生殖器官急骤充血，很容易使毛细血管破裂，进而出现精液中带血的现象；

毛细血管壁受损：这种情况多是全身性过敏反应的一种表现，精囊管壁上的毛细血管受损将会导致渗血现象，进而使得精液呈现出红色。

导致精液异常的病理原因主要有以下几种：

精囊腺炎：精囊腺是生产精浆的地方，而精囊腺壁又很薄，因此一旦发生炎症，就很容易发生出血的现象，患者还通常伴有性欲减退、射精疼痛、尿频、尿痛等症状，精囊腺炎也是导致精液中带血最常见的原因；

前列腺炎：前列腺炎也很容易导致精液异常带血，且同时还会出现排尿烧灼、尿后淋漓不尽、不定位疼痛等症状；

精囊囊肿：精囊囊肿是一种先天性病变，除了精液中带血之外，通常没有其他明显的症状；

其他病症：精囊腺肿瘤、前列腺癌、前列腺肥大、外伤、尿路梗阻等病症也可造成精液中带血的症状。

当出现精液异常的症状以后，首先应该判断这种异常是生理性的还是病理性的。如果是生理性的，则无需担心，只要在生活细节上多加注意即可，比如说控制好性生活的频率和强度、忌酒和辛辣刺激性食物等。如果是病理性的，则要马上到医院请医生确诊治疗，并在治疗期间停止性生活，可以按摩精囊腺和前列腺，并坚持每天用温水坐浴来辅助治疗。如果不是肿瘤等严重疾病引起的精液异常，一般炎症引起的精液异常都是可以治愈的，而且治愈后也不会影响性能力和生育能力。

精液中混杂的血液有些呈鲜红色，有些则呈红棕色，这是因为在体内停留的时间不同而引起的。比如尿道黏膜出的血就是鲜红色的，而且血液与精液并没有完全混合在一起，这就是因为出血后很快就排出了，所以保留了血液的本色；而炎症引起的出血则呈红棕色，且血液与精液很好地混合在一起，这是因为血液已经在体内停留了一段时间，所以颜色才发生了改变。

❤ 为什么性欲总是很亢进

跟女性相比，男性的性欲要更旺盛一些，尤其是正处在青壮年的男性，每周的性生活一般都有三次到五次。年轻时的性欲旺盛是正常的，但如果中年男性忽然出现了性欲旺盛、性冲动过分强烈的现象，那就不正常了。前面已经介绍了女性性欲亢进的危害，与其相似，男性性欲亢进同样是危害无穷的。不过从导致性欲亢进的原因上看，男性和女性却有着明显的区别。

男性性欲亢进主要表现为对性行为的渴求明显增多，对周围生活中的性刺激过于敏感，阴茎勃起的频率较高，常常因为一点儿小小的刺激就自动勃起。

男性性欲亢进大多是前列腺炎引起的，但并不是所有的前列腺炎患者都会出现性欲亢进的症状。此外，内分泌失调、脑肿瘤、甲状腺功能亢进等病症也可使男性出现性欲亢进的症状。

无论是什么原因导致的性欲亢进，都不能听之任之，一定要想办法尽快摆脱这种状态。性交过于频繁不仅会给伴侣造成极大的负担，而且对男性自身的伤害也是很大的。这是因为精液对于维持男性的生命活动以及保证身体的健康都具有十分重要的意义。精液中含有水、果糖、脂肪、蛋白质等营养物质，而且还含有多种酶类和无机盐，尤其锌元素的含量更是高达每毫升150毫克，这是其他的任何机体组织都无法比拟的。另外，精液中还含有一种可以与青霉素相媲美的抗菌物质——精液胞浆素，可杀死多种细菌。如果失去了过多的精液，人的抗病能力就会下降，导致疾病的产生。

当发生性欲亢进的症状以后，首先应该弄清导致性欲亢进的原因。如果与疾病有关，就一定要马上治疗疾病。如果与疾病无关，则要注意控制自己，多做一些其他的事情，丰富自己的生活，让自己充实忙碌起来。如果觉得控制起来有困难，可以暂时与妻子分开一段时间。如果实在控制不住，也可服用镇静类的药物来减轻症状。

男性不育好苦恼

男性不育通常被认为是一种单独的病症，但实际上，男性不育却是其他疾病的症状之一，是由其他疾病引起的。只要将根源处的疾病治愈了，男性不育的烦恼自然也就解除了。我们可以将男性不育看成是某种疾病的信号，这样可能会更有利于治疗。

为了保证伴侣能够顺利地受孕，男性必须具备以下几个条件：

睾丸必须制造出足够数量的精子；

制造出的精子必须要具有旺盛的生命力，也就是要足够健康；

精子必须顺利地从阴茎射出，进入女性的身体。

上面几个条件中的任何一个得不到满足，都会造成男性不育。具体说来，男性不育可能是由以下几种病症造成的：

脑垂体病变：脑垂体如果发生病变，就不能分泌足够的激素去刺激睾丸，这将使睾丸制造的精子数量过少，从而造成不育；

睾丸病变：睾丸本身的病变将无法保证制造出的精子数量和质量，因此也很容易造成不育，比如说隐睾症，即睾丸没有降至阴囊的一种病症，就很容易导致不育，而且不止双侧隐睾，即使仅是单侧隐睾，不育率也是非常高的；

性病：精子从睾丸进入尿道，必须要经过输精管，如果输精管因为性病而发生阻塞，那么精子就无法顺利进入尿道，自然也就无法排出体外了；

沙眼衣原体感染：由沙眼衣原体感染引起的尿道炎、输精管炎、附睾炎等竟会降低精子的活动力，因此很容易导致不育；

支原体感染：支原体感染虽然不会引发明显的病症，但是这种慢性感染却会导致不育，因此要特别小心；

流行性腮腺炎：如果流行性腮腺炎病毒侵袭了睾丸，使睾丸的组织遭到破坏，那就很可能会导致不育；

精索静脉曲张：精索静脉曲张会影响睾丸的血液回流，导致睾丸营养和供氧不足，因此给精子的制造带来了很大

的麻烦，常常会引起不育；

其他病症：阴囊炎、慢性前列腺炎、精子不良症等其他病症也可能导致不育。

此外，男性不育还可能是药物因素引起的。某些治疗高血压的药物会造成逆行性射精，即精子不能进入阴茎，而是倒流进膀。精子无法从尿道中射出，自然也就不可能进入女性身体与卵子结合了。

治疗男性不育的关键就是要针对病源进行治疗，因此查找病因是非常重要的。如果经过检查无法找到不育的原因，而且无论怎么努力都没有结果，那么不妨考虑另一种选择——人工授精。这种技术目前的成功率已经达到了百分之二十五，因此，对于迫切希望有一个孩子但却总是不能成功怀孕的夫妻来说，这也不失为一个比较好的选择。

从小儿体表的异常察知疾病

◎小儿体表上的异常更应引起家长和亲人的注意，因为小儿的语言表达能力还不够强，当出现身体上的不适时，他们不能很好地、准确地用语言表述出来，尤其是婴幼儿，此时他们常表现为不明原因的哭啼、厌食等。家长只有密切关注小儿的异常状况，才能及早发现疾病、及早就诊，否则很可能延误病情，造成不可挽回的严重后果。

♥ 小儿鼻出血是什么原因

鼻出血是一种非常普遍的症状，无论是成人还是孩子都可能发生，但孩子的出现概率要更高一些。一般来说，鼻出血的症状更容易发生在气候干燥的季节，但其他季节也有可能发生。虽然这是一种常见症状，但家长们也绝不能忽视，因为并不是所有的鼻出血都那么简单，而且长期反复流鼻血也会危害小儿的身体健康。

小儿鼻出血与他们的年龄和生理特征有着密切的关系，具体说来，导致小儿鼻出血的原因主要有以下几种：

鼻外伤：鼻黏膜可能因为外伤而破裂，从而流出鼻血来，比如说当鼻子受到外部撞击或者是孩子经常挖鼻孔等，都可能造成鼻黏膜的破裂；

鼻腔异物：孩子都比较淘气，很可能会将一些小东西塞进鼻腔里，而自己又取不出来，这样留在鼻腔里的异物就很可能导致鼻黏膜的感染或破裂，造成

鼻出血的症状；

急性发热性传染病：孩子的抵抗力通常比较差，很容易受到传染病毒的感染而发生传染病，急性发热性传染病可导致鼻黏膜充血水肿，这时只要鼻腔一用力，就会造成鼻黏膜下的血管破裂而流出鼻血来；

鼻内炎症：鼻内炎症也可导致鼻腔内黏膜的充血水肿，因此一旦受到刺激，黏膜下的血管就会破裂出血；

血液病：这是最为严重的一种情况，是人体自身的血液凝固功能出了问题，比如说白血病、血友病、再生障碍性贫血等，都可出现流鼻血的症状。

当发现小儿鼻出血以后，应该马上想办法止血，比较有效的方法是用手指紧捏住孩子的鼻翼上方，如果出血的情况比较轻微，那么通常在十分钟之后血即可止住。如果出血的情况比较严重，家长就应该在紧急处理之后，马上带孩

子到医院请医生来处理。在家长不能准确判断鼻出血原因的情况下，一定要带孩子到医院做详细的检查，查明原因，以免耽误了严重疾病的治疗。

如果孩子出现了反复、大量的鼻出血现象，家长们一定要提高警惕，因为这很可能是血液病的表现。一般来说，小儿出现的白血病、血友病等血液病都是遗传而来的，因此，如果家族中确实有人患有血液病，那么孩子就很可能遗传了这种疾病。

♥ 小儿鼻塞要警惕

从表面上看，鼻塞的症状似乎并没有鼻出血严重，但事实却并非如此。鼻出血可能与疾病无关，比如说经常挖鼻孔造成的鼻出血等，对于这样的鼻出血，家长们大可不必担心，只要帮助孩子改掉这种坏习惯就可以了。而鼻塞则是疾病的症状之一，与疾病有着必然的联系。也就是说，一旦发现孩子出现了比赛的症状，那就要想到可能是某种疾病引起的。

小儿鼻塞可能与以下几种病症有关：

急性鼻炎：主要表现为鼻塞忽然出现，且症状加剧的速度很快，同时伴有发热、头晕等症状，但通常在一周左右便可自行消失；

慢性单纯性鼻炎：主要表现为间歇性的鼻塞，且在躺下和夜晚时鼻塞的情况比较严重；

慢性肥厚性鼻炎：主要表现为持续性的鼻塞，且使用一般的治疗药物也不见好转，或者仅好转数分钟便又恢复鼻塞；

萎缩性鼻炎：主要表现为鼻塞，且同时伴有鼻黏膜干燥、鼻涕带血等症状；

慢性鼻窦炎：主要表现为鼻塞，且同时伴有头晕、头痛、流出的鼻涕呈黄脓状等症状；

过敏性鼻炎：主要表现为季节性或常年性的鼻塞，且多伴有打喷嚏、流鼻涕等症状；

鼻息肉：主要表现为持续进行性加重的鼻塞，可能同时出现过敏性鼻炎的症状，可以为单侧，也可以为双侧；

恶性肿瘤：主要表现为进行性加重的鼻塞，可能会同时出现鼻腔的分泌物呈黄水样、头晕等症状；

鼻咽癌：主要表现为鼻塞，且同时伴有耳闷、颈部包块等症状。

当孩子出现鼻塞的症状以后，为了保证呼吸的顺畅，他们就会改用口来呼吸。但口并不是人体的呼吸器官，也不具备鼻子除尘、恒温等功能，因此，长期用口呼吸将对孩子的健康产生很大的影响。所以，不管是什么原因造成的鼻塞，家长们都应该充分重视，一经发现就带孩子到医院检查，尽早消除鼻塞的症状。

❤ 小儿低热不能掉以轻心

当小儿的体温在37.3～38℃之间的时候，即是低热的表现。低热也是小儿经常出现的一种症状，很多原因都可导致这种症状，这其中包括生理性的、功能性的、病理性的等等。对于小儿的低热症状，家长们既没有必要太过紧张，也不能掉以轻心，最重要的是找到低热的原因。

1.非病理性低热

非病理性低热即是指与疾病无关的低热现象，其产生主要是由以下几种原因造成的。

暂时性的分解代谢增加：这是一种生理性低热，当小儿衣着过厚、进行了激烈的运动或者处在温度过高的环境中时，都会导致分解代谢增加，造成低热，但这种低热只是暂时性的，当诱因消除时，小儿的体温也会恢复正常。

小儿自身的特殊体质：这是一种功能性低热，低热的出现与其他任何因素都没有关系，只是由小儿自身的体质决定的，服用退热药物起不了任何作用，但稍后便可自行消退。这种体质性低热也不会对健康产生影响。

季节变化：这也是功能性低热的一种，小儿的体温随着季节的变化而变化，到了夏季便可出现低热的症状，但过了夏季又恢复到正常的体温。这种季节性低热同样不会影响小儿的健康。

2.病理性低热

病理性低热即是指由疾病造成的低热，主要是针对以下几种病症而言的。

急性感染：急性感染可影响小儿的体温调节中枢，导致低热症状的出现，比如说小儿麻疹、白喉、百日咳等急性传染病均可引起低热；

慢性感染：慢性感染也可引起低热，比如说肺结核、扁桃体炎、中耳炎等；

其他感染：病毒感染、败血症、立克次氏体感染等也会导致长期的低热症状；

全身性疾病：很多全身性疾病均可造成长期的反复性低热，比如说结缔组织疾病、内分泌系统疾病、恶性淋巴瘤等。

当小儿出现低热的症状以后，家长们首先应该注意区分是不是病理性的。如果是生理性低热，只要消除诱因，即可使低热消退；如果是功能性低热，则无需做任何处理；如果是病理性低热，就要马上到医院确诊治疗。有些家长总是怕孩子着凉，不管天气怎样都给孩子穿很多衣服，这样做对孩子并没有好处。应该合理地为孩子增减衣物，并让孩子做适当的锻炼，这样才能增强体魄，更加健康地成长起来。

❤ 导致小儿盗汗的原因有哪些

小儿在入睡后出汗，而在醒后即停止出汗，这种症状就被称之为盗汗。盗汗可能是生理性的，也可能是病理性的，小儿盗汗主要以生理性盗汗为主，但不排除发生病理性盗汗的可能。一般来说，只要小儿的体温调节中枢和交感神经受到了影响，就可能发生盗汗的现象，而盗汗的状况则可能各不相同。

根据盗汗的发生时间以及盗汗过程中的出汗量，可以将盗汗分为轻型、中型和重型三种类型，其特点如下：

轻型盗汗：轻型盗汗的小儿出汗量比较少，仅在醒后会出现稍有汗湿的感觉，盗汗的症状多发生在熟睡之后或醒来之前的一两个小时里；

中型盗汗：中型盗汗的小儿出汗量稍多，一般可将衣服浸透，小儿常常因汗湿醒来，醒来后觉得口干舌燥，但再次入睡便不再出现盗汗的现象，盗汗的症状在入睡后不久即可发生；

重型盗汗：重型盗汗的小儿出汗量非常多，常常将被褥浸湿，如不更换就无法入睡，患儿常伴有明显的烘热感，心情也异常烦躁，盗汗的症状在患儿刚闭上眼睛即将入睡的时候就会出现，且醒后再次入睡仍然会出现盗汗的现象，患儿基本上整晚都无法安睡。

轻型盗汗和中型盗汗一般不会对健康造成太大的影响，但重型盗汗却会严重影响小儿的睡眠，长期下去甚至会向"脱症"发展，对健康的危害较大。

小儿很容易发生生理性盗汗，这是因为小儿的皮肤含水量比较多，且新陈代谢也比较旺盛，但自主神经调节功能却还不太健全，因此，如果小儿在睡前进行了过多的活动，那么在睡眠时新陈代谢就仍然处于非常活跃的状态，为了将体内的热散发出去，汗腺就会分泌出大量的汗液。如果小儿在睡前吃了过多的食物，那么胃就必须分泌出更多的胃液来消化食物，这也会促进汗腺的分泌。此外，当室内的温度过高、盖的被子过厚或使用电热毯的时候，也很容易出现生理性盗汗。

当然，盗汗并不全都生理性的，也可能是病理性的。事实上，所有能影响人体体温调节并能提高交感神经兴奋性的疾病，都可以造成盗汗的症状。如果小儿盗汗的现象发生在上半夜或者以上半夜为主，那很可能是血钙偏低的表现，多出现在佝偻病患儿身上。如果在盗汗的同时还伴有低热消瘦、食欲不振等症状，则很可能是肺结核引起的。区分生理性盗汗和病理性盗汗的方法很简单，生理性盗汗通常有明显的诱因，待诱因消除后症状也可以消除，而病理性盗汗则没有诱因，任何情况下都可能发生，且常伴有其他的症状。

由于小儿盗汗大多都是生理性的，因此通常是可以预防的。具体的预防方法如下：

控制好小儿入睡前的活动量和进食量；

控制好室内的温度，并根据季节和气温的变化来选择合适的被子；

让小儿多到户外活动，多接受阳光的照射；

一定要用母乳喂养，增强小儿的体质；等等。

当小儿出现盗汗的症状以后，家长一定要做好护理工作。比如说及时擦干小儿流出的汗液、及时补充小儿身体流失的水分和盐分等。如果是生理性盗汗，千万不要胡乱服药，最好通过克服诱因来消除症状。如果是病理性盗汗，则要到医院请医生确定医疗方案，不可自己擅作主张。

小儿哭啼有原因

很多家长都认为小儿哭啼是他们的一种语言方式，是他们表达自身愿望的一种方式。这种说法似乎有一定的道理，但却不完全对。对于没有语言能力的婴儿来说，当他们饥饿、口渴或想要大小便的时候，就会以哭的方式来表达，因为这是他们的唯一表达方式。但有些时候，婴儿的哭啼却是因为他们承受了某种痛苦，是疾病的表现。

小儿哭泣可能是以下几种病症引起的：

佝偻病：主要表现为夜间哭啼，且常伴有多汗、烦躁等症状，多出现在一岁以下的小儿身上；

中耳炎：主要表现为间歇性的哭啼，但以夜间为甚，且同时伴有摇头、抓耳、发热、呕吐、腹泻等症状；

哮喘：主要表现为早晨或夜间的哭闹，同时可明显地感觉到小儿呼吸的困难和喘气的粗重，多伴有咳嗽等症状；

口腔炎：主要表现为持续性的哭闹，且同时伴有拒食、口腔红肿等症状；

湿疹：主要表现为夜间哭啼，且患儿会不断抓搔面部的斑疹；

呼吸道感染：主要表现为不停地哭闹，且同时伴有发热、咳嗽、流涕等症状；

肠痉挛：主要表现为间歇反复性的发作，但反复发作数次后哭啼可自动终止，每次发作时间不等，少则几分钟，多则几十分钟，且发作时小儿的双腿会自动蜷曲；

肠套叠：主要表现为突发性的哭闹，且同时伴有面色苍白、屈腿等症状，多发生在两岁以下的肥胖儿身上；

腹胀腹痛：主要表现为躁动不安的哭闹或便前便后的哭闹；

脑炎：主要表现为伴有尖叫声的哭啼，且同时还会出现烦躁不安、眼神发直、呕吐抽搐等症状；也可能是脑膜炎或颅内出血的信号。

生理性的小儿哭啼一般都有明确的目的性，如果无论你做什么都不能让他停止哭啼，或者是突然出现异常的哭啼，则要考虑到病理性哭啼，应该马上带孩子到医院检查，以免耽误了治疗。需要注意的是，两到三个月的小儿很可能会因为生物钟颠倒而哭啼，这时只要加以诱导和纠正，帮助其将生物钟调整过来就可以了。如果小儿在白天一切正常，仅在晚上哭啼，那就很可能是这种情况。

❤ 小儿烂嘴是怎么了

烂嘴是一种非常普遍的症状，尤其在婴幼儿中较为多见，与婴幼儿自身的免疫力及口腔黏膜的屏障功能有着密切的关系。一般来说，免疫力低下、口腔黏膜屏障也较差的婴幼儿，出现烂嘴的可能性要更大一些。烂嘴不仅会给小儿造成一定的痛苦，而且还会影响小儿进食，因此家长们必须要充分重视。

小儿烂嘴多是口腔炎的信号，比如说疱疹性口腔炎、细菌性口腔炎等等。不同性质的口腔炎表现出的症状也是有所差别的，但通常都会出现烂嘴的症状。如果在烂嘴的同时出现了38~40℃的高热症状，且在一天或两天后口腔黏膜长出了小水疱，那就是疱疹性口腔炎的表现，是由疱疹病毒引起的。如果在烂嘴的症状主要表现为口腔黏膜的充血水肿，而后才出现了大小不等的糜烂和溃疡，那就是细菌性口腔炎的表现。

疱疹性口腔炎通常在一周到两周的时间里便可自行愈合，但愈后却很容易再次发作，这很可能是缺锌造成的。因此，当小儿出现反复发作的疱疹性口腔炎的时候，就要特别注意给孩子补锌。细菌性口腔炎常发生在小儿抵抗力下降或者是口腔内细菌横生的时候，比如说急性感染或者是长期的腹泻就很容易导致细菌性口腔炎。要预防细菌性口腔炎的发生，就必须增强小儿的抵抗力，不给细菌入侵的机会。

小儿烂嘴虽然不是什么大病，也不至于造成太恶劣的后果，但其带给小儿的痛苦却是不容忽视的。所以说，家长们应该重视小儿忽然出现的烂嘴现象，一旦发生了症状，就要马上带孩子到医院检查诊治，减轻小儿的痛苦。

小儿磨牙要注意

磨牙并不是成人才有的症状，小儿也同样可能出现。有些家长将小儿磨牙说成是"恨家不起"，这是毫无科学依据的。别说小儿根本不清楚他的家什么样，即使他真的清楚，也绝不可能以这样的方式来表达，因为磨牙本身就是一种自己无法控制的行为，对这个世界还很陌生的小儿又怎么可能用磨牙的方式来表达想法呢？

小儿磨牙可能是以下几种原因造成的：

肠胃功能紊乱：肠胃功能紊乱可导致面部的咀嚼肌自发收缩，从而出现磨牙的症状，这种情况多是小儿不良的饮食习惯造成的，晚餐吃得过多或者挑食、偏食等都是引起肠胃功能紊乱的原因；

不良情绪：焦虑、紧张、烦躁等不良情绪都可能使小儿在夜间发生磨牙的现象；

消化道内有寄生虫：孩子肚子里的寄生虫将会掠夺小肠里的营养物质，并在肠道里乱窜，从而影响孩子的正常睡眠，发生磨牙的现象；

鹅口疮：鹅口疮是口腔念珠菌感染引起的，主要通过餐具和奶瓶进行传播，一岁以内的小儿常常因为使用了不洁的餐具和奶瓶而感染了鹅口疮，继而出现夜间磨牙的现象；

尿布疹：尿布疹是皮肤受到氨的刺激而发生的一种皮炎，如果小儿的尿布长期不更换，使得小儿的皮肤长期与尿湿的尿布接触，那么尿液中的尿素就会产生氨并刺激皮肤，形成尿布疹，这也是导致磨牙的原因之一；

牙齿异常：牙齿排列不齐、咬合面不平、龋齿等牙齿异常症状，均可导致磨牙；

其他病症：佝偻病、神经衰弱等病症也可导致磨牙。

小儿磨牙通常都有比较明显的诱因，比如说饮食不合理、不注意卫生、情绪不佳等，这时只要消除诱因，就可以使症状得到缓解。但如果小儿经常磨牙，且与饮食及精神因素都没有关系，那就要马上到带孩子医院就医，以免耽误了治疗。

小儿呼吸不畅是怎么回事

大多数家长都不会特别关注小儿的呼吸，这是因为大多数小儿的呼吸都是顺畅而自然的，对于自然而然的行为，当然也就不会引起他人的注意了。但是有些小儿的呼吸却不那么顺畅，可表现出明显的喘息、憋气、呼吸急促或呼吸过慢等症状，这些都是呼吸不畅的表现。如果发现自己的孩子出现了呼吸不畅的症状，那家长们可就要提高警惕了。

呼吸不畅可能是鼻部疾病引起的，因为鼻是主要的呼吸器官，所以当鼻子发生病变的时候，就可能导致呼吸受阻，从而表现出呼吸不畅的症状。呼吸不畅也可能与感冒有关，但这种情况很容易识别，因为由感冒引起的呼吸不畅通常还会伴有其他典型的感冒症状，比如说咳嗽、发热、鼻塞、流涕等。最严重的呼吸不畅应该是气管异物引起的，如果气管中的异物较大，将气管全部堵住，那就很可能会使小儿因为窒息而死亡。

因此，当发现小儿有呼吸不畅的症状时，应该立刻查明病因。在自己无法准确判断病因的情况下，一定要尽快带孩子到医院诊疗，以免耽误了治疗，造成不可挽回的后果。

什么原因会导致小儿抽搐

抽搐也就是我们通常所说的抽风，是小儿比较常见的一种症状，而且年龄越小就越容易发生。患儿在抽风的时候，常常表现为意识突然丧失、双眼上翻、面部肌肉痉挛等，看上去十分吓人，一次发作可能只有几秒钟，也可能持续数分钟。小儿忽然出现的抽风症状常常让家长惊惶失措，但也有些家长对此不以为然。那么，抽风究竟是怎么回事呢？

抽风并不是一种单纯的生理症状，而是某种疾病的症状之一。总的说来，可以将抽风分为感染性抽风和非感染性抽风两种。

感染性抽风：由病菌感染引起的疾病所导致的抽风就被称为感染性抽风，通常还会伴有不同程度的发热症状，比如说破伤风、化脓性脑膜炎、病毒性脑炎等病症均可导致感染性抽风；

非感染性抽风：病菌感染疾病以外的疾病引起的抽风则被称为非感染性抽风，颅出血、颅内肿瘤、癫痫等病症均可导致非感染性抽风。

在现实生活中，以高烧引起的抽风最为常见，但由癫痫引起的抽风也不少见。对于高烧引起的抽风，一定要及时帮助孩子退烧，可以服用退烧药，用冷毛巾敷额头，并用酒精擦身体等方法来给孩子降温。对于癫痫引起的抽风，则要注意消除导致癫痫发作的诱因。此外，无论是哪种原因引起的抽风，都应该让患儿的头转向一侧，以防其咬伤舌头，并要做好保护，防止其他外伤。如果发现患儿的口腔中有分泌物，应该马上将其清除，以免分泌物进入气管，造成呼吸道阻塞。

很多家长过分注重抽风的程度，其实，引起抽风的病症才是真正值得关注的。因为抽风本身并不是一种疾病，抽风的样子并不意味着疾病的严重程度。所以，即使只是轻微的抽风，很快就可恢复正常的抽风，也绝对不能忽视。此外，家长们还应该特别注意抽风之外的其他症状。任何原因引起的抽风都不会单独发生，必然会有其他的症状相伴出现，识别这些症状也是判断抽风病因的重要依据。总之，当孩子出现抽风的症状以后，一定要带其尽快就医治疗，以免延误了病情。

小儿皮肤青紫是怎么了

正常情况下，小儿的皮肤应该是洁白红润的，当然，有些小儿的皮肤偏黄或偏黑一些也属于正常的范围之内。但不管怎么说，小儿的皮肤绝不会呈青紫色。如果出现了小儿皮肤青紫的症状，那就应该引起足够的重视。

小儿皮肤青紫可能是由以下几种原因造成的：

肠原性青紫：肠原性青紫多是由饮食引起的，如果小儿吃了变质的蔬菜，就很容易使血红蛋白失去携带氧气的能力，造成全身缺氧，从而使得患儿的全身皮肤以及嘴唇黏膜都表现为青紫色；

先天性心脏病：由于先天性心脏病的患儿心脏内的血液循环紊乱，常常出现静脉血混入动脉的情况，而静脉血又携带着大量的废弃物，因此很容易造成机体缺氧，使得患儿的皮肤、黏膜、指甲等部位呈青紫色；

肺部疾病：当肺部发生病变时，将会使气体交换受到不同程度的影响，因此常常会出现皮肤青紫、呼吸困难、鼻翼翕动等症状，比如说肺炎、肺气肿、哮喘等肺部疾病，都可造成皮肤青紫；等等。

无论对于何种原因引起的小儿皮肤青紫，都不能不以为然，应该带孩子到医院进行详细的检查，查明病因，对症治疗，切不可自己胡乱用药，耽误了治疗不说，还可能会造成不良的后果。

小儿胎记对孩子有害吗

胎记是指小儿出生时即有的不同于其他皮肤的印记，是在母体中就已经形成的。胎记很少会引起家长们的注意，大多数家长都认为胎记是无害的，不会对小儿的健康构成威胁。事实上，有些胎记确实无损小儿的健康，而且随着小儿的成长，胎记也会逐渐消失。但并不是所有的胎记都对健康无害，有些胎记如果不加以重视，就可能延误了治疗。

血管瘤是一种比较常见的先天性良性肿瘤，它的出现常常会伴随着皮肤表面的胎记，其胎记特点主要表现为颜色呈红色、淡紫色或皮下深蓝色，部位多出现在面部、颈部和四肢，且胎记稍突出于皮肤表面。色素痣也是一种比较常见的胎记，其颜色多为黑色、瓦青色、淡蓝色或灰黑色，有些色素痣还会长有毛发，出现在面部的情况比较多件，非常引人注目。

血管瘤可能会影响小儿的正常发育和生理功能，对于这样的血管瘤，一定要马上到医院处理。但由于血管瘤有自发消退的特点，因此对于没有增大迹象的血管瘤，则不必急于处

理，可以等到孩子五岁以后再视情况而定。色素痣非常影响美观，而且有恶变的可能，所以应该到医院将其处理掉，但太早处理可能会对小儿产生不良的影响，因此对于恶变迹象的色素痣，最好等小儿长大成人后再做处理，这样更安全一些。不过如果发现色素痣有面积增大、颜色加深、局部增厚突出等恶化迹象时，则应该马上治疗，以防其恶变。

家长们切不可对小儿的胎记轻忽大意，应该密切关注胎记的变化，一旦发现异常就要马上到医院请医生检查，采取必要的措施，以免造成不可挽回的后果。当然，也没有必要对所有的胎记都过分紧张，因为有些胎记是无害的。此外，即使胎记严重影响了小儿的美观，家长们也不能过早对胎记进行处理，因为这样做很可能会留下治疗瘢痕。所以说，如果不是有恶变危险的胎记，就最好等到成人之后再做处理。

小儿头痛是什么疾病引起的

头痛是一种非常普遍的症状，对小儿来说也是如此。一般来说，小儿头痛都属于良性的血管性头痛和肌肉收缩性头痛，但也有少数头痛是脑部病变的表现，因此，家长们一定不能大意。由于头痛的原因比较复杂，而小儿自己又说不清具体的症状，所以

在病因的判断上就存在一定的困难。家长们可以根据头痛的部位、发作的时间、频率及持续时长来判断，比如说：

如果头疼的部位在一侧，那么这样的头痛就很可能是血管性头痛；

如果头痛的部位局限在眼眶附

近，那么这样的头痛就很可能是脑动脉瘤的信号；

如果头痛的部位局限在前额，那就可能是脑垂体异常引起的；

如果头痛的部位局限在后脑勺，那就可能是后颅脑肿瘤的信号；

如果头痛的部位不确定，那往往是精神性头痛的表现；

如果头痛的症状出现在清晨，那就可能是鼻窦炎或脑肿瘤引起的；

如果头痛的症状出现在下午：那往往是紧张性头痛的表现；

如果头痛的症状出现在半夜睡眠之中，那就很可能是颅内器质病变引起的；

如果头痛的症状仅持续几秒钟到几分钟，那就是神经痛引起的；

如果头痛的症状持续了几个小时到几十个小时，那往往是血管性头痛的表现；

如果头痛持续不断，且有逐渐加重的趋势，则可能是脑肿瘤的信号；等等。

有些家长在发现小儿头痛之后就自作主张，自行吃药给小儿治疗，其不知这样做很可能会害了孩子。头痛的原因非常复杂，只有针对病因的治疗才是有效的治疗，胡乱吃药只会延误治疗，甚至造成更严重的后果。所以说，家长们千万不能仅凭自己所谓的经验就胡乱给孩子吃药，一定要到医院确诊后才能决定该如何治疗。

❤ 小儿胃痛是怎么回事

胃痛也是一种常见的症状，任何年龄段的小儿都可能发生，只是两岁以下的小儿很难表达出来罢了。一般来说，小儿胃痛都是由不良的饮食习惯造成的。小儿的自制力比较差，看到好吃的就会暴饮暴食，而看到不想吃的就干脆不吃，这当然会伤害到他们的胃，引发胃痛。此外，有些孩子喜欢吃生冷的食物，喝凉水，这些都会引发小儿胃痛。

其实，家长本可以做些什么来让孩子远离胃痛，但遗憾的是很多家长却在以爱的名义做一些不爱的事，他们纵容孩子的不良习惯，一切都由着孩子的性子来，这显然是很不负责任的。孩子的生活常识是非常有限的，他们需要家长告诉他们什么该做，什么不该做，以及该做和不该做的原因。如果家长能在小时候就帮助孩子养成良好的生活和饮食习惯，那么对孩子一生的帮助就将是非常大的。

上面提到的胃痛都属于功能性胃痛，也就是没有病理变化的胃痛。虽然说小儿发生功能性胃痛的情况比较多见，但也有些小儿的胃痛是器质性的，也就是由内部器官病变引起的胃痛。比如说胃炎、胃溃疡等器质性胃病，都可以导致小儿胃痛。不过小儿患上胃病的概率比较小，毕竟新生的器官还不至于那么脆弱。

由于小儿胃痛大多是因为不良的饮食习惯造成的，因此家长们只要帮助孩子养成良好的饮食习惯，就可以将胃痛的发生率降到最低。虽然说小儿胃痛大多是功能性的，但仍然不排除有些小儿先天就脾胃功能较弱，因此发生器质性病变也是很有可能的。所以，对于小儿胃痛，虽然不必太过紧张，但也不能太过大意。如果发现胃痛的情况比较严重，则应该到医院请求医生的帮助。

♥ 小儿哮喘真可怕

小儿哮喘与遗传因素有着一定的关系，父亲或母亲患有哮喘的，子女患上哮喘的可能性就很大，如果父母双方都患有哮喘，那么子女患上哮喘的可能性就会更大。哮喘的症状以咳嗽为主，也可能会同时伴有呼吸困难、喘息等症状。因此，当发现孩子有长时间的咳嗽症状时，就应该考虑到可能是有哮喘。

小儿哮喘大多与过敏有关，一个患有过敏性鼻炎的小儿，发生支气管哮喘的可能性要比正常人高出8~20倍。如果小儿同时患有哮喘和过敏两种病症，那么过敏反应就将会加重哮喘的症状。当然，哮喘和过敏并不总是同时发生的，有些小儿只有哮喘而没有过敏症，而有些小儿则只有过敏症却没有哮喘。

当发现小儿有哮喘的症状以后，一定要积极地进行治疗，切不可抱着侥幸的心理，以为小儿的哮喘可以不治自愈。虽然有些小儿的哮喘确实可以在长大后自愈，但那毕竟不是全部，如果小儿的哮喘没有在长大后痊愈，那么家长们就浪费了最好的治疗时机。由于小儿的免疫系统还没有发育完全，因此此时的可塑性是很大的，治愈哮喘的机会也很大。随着年龄的增长，免疫系统越来越完善，可塑性就会越来越小，治愈的机会也会越来越小了。所以说，家长应该把握住治疗的最佳时间，尽早将孩子的哮喘治愈，以免留下后患。

小儿厌食有原因

小儿正处在生长发育的关键时期，因此摄取足够的营养是非常重要的。如果小儿总是对食物不感兴趣，提不起食欲，那就是厌食的表现。良好的食欲是小儿健康的标志之一，如果小儿长期厌食，那不仅会损害小儿的健康，而且也会影响小儿的生长发育。因此，无论什么原因引起的小儿厌食，家长们都必须加以重视，并尽快改变这种状况。

厌食可能是生理性的，也可能是病理性的。生理性厌食大多与不健康的饮食习惯和不佳的情绪状态有关，有时也可能是气候过热造成的。病理性厌食则是由某种疾病引起的，具体说来，引起小儿厌食的病症主要有以下几种：

寄生虫：体内有寄生虫是导致小儿厌食最常见的病症，这是因为肠道内的寄生虫可以造成肠胃功能紊乱，甚至损害小儿的神经系统，因此可使小儿的食欲降低；

营养缺乏病：身体因缺乏某种营养物质而引起的疾病即为营养缺乏病，如缺铁性贫血、维生素缺乏症等都属于此类疾病，这些疾病将会影响小儿的肠胃功能，进而导致厌食；

神经官能症：神经官能症可引起神经性厌食，患儿虽然外表活泼，但却不思饮食，因此身体非常虚弱；

感染性疾病：感染性疾病所产生的

毒素可影响小儿的中枢神经和肠胃功能，从而导致厌食，如结核病、败血症等均属此类病症；

消化系统疾病：消化系统疾病是引起小儿厌食的常见原因，如胃炎、胃溃疡、十二指肠溃疡等均可表现出厌食的症状；

内分泌疾病：糖尿病酮症酸中毒、甲状腺功能亢进、慢性肾上腺皮质功能减退等都可导致小儿厌食。

此外，小儿厌食也可能与药物有一定关系，那些会刺激胃黏膜的药物，都可能导致小儿厌食，比如说红霉素、止痛药等。

生理性厌食很容易处理，可以采取下面的办法来防治：

避免让小儿进食过多的零食，应该让其养成定时吃饭的好习惯；

保证小儿食物各种营养的均衡，不要让小儿的饮食太过单一，因为当蛋白质、糖或脂肪中有一种摄入过多时，都会引起消化功能障碍，导致厌食；

帮助小儿走出生活中的困境，让孩子保持轻松愉快的心情；

不要让小儿长时间处在过热的环境中；

注意饮食卫生，不要让小儿进食不洁的食物；

进行适当的体育锻炼，增强小儿自

身的体质；等等。

如果小儿厌食不是由生理因素引起的，而是由病理因素引起的，那么家长就要尽快到孩子到医院进行详细的检查，确定病因，对症治疗。

生理性厌食和病理性厌食很容易区分：如果厌食的症状出现在一岁以下的小儿身上，则多是病理性厌食的表现；如果症状出现在幼儿及较大的儿童身上，则多是生理性厌食的表现。症状较轻的多是生理性厌食；症状较重的多是病理性厌食。症状持续的时间较短且无其他症状的多是生理性厌食；症状持续的时间较长且伴有其他症状者则多是病理性厌食。

小儿呕吐是怎么回事

呕吐也是小儿经常出现的一种症状，其中有些呕吐对健康无害，而有些呕吐则是某种疾病引起的。因此，当发现小儿有呕吐的症状时，家长们既不必太过紧张，也不可轻忽大意，应该尽快弄清呕吐的原因，然后再进行相应的处理。有些小儿在吃奶之后会出现溢奶的现象，这种情况是无损健康的，而且随着年龄的增长，溢奶的现象也会自动消失。

除了溢奶，还有一种呕吐也是不需要担心的。有些小儿会发生周期性的呕吐，由诱因引起发作，比如说吃得过饱、食物太过油腻、饥饿等，发作时每天呕吐数次，且每次呕吐的时候都会吐出胆汁和血丝，呕吐后不能进食也不能喝水，但患儿有口渴、头痛等症状，通常在1~3天之内可以痊愈。这种呕吐虽然看起来很吓人，但却并不意味着某种严重的疾病，而多是遗传因素引起的，患儿在不发作的时候跟正常的孩子没有区别，一般到了青春期，症状就会完全消失。这种呕吐虽然没有大的危害，但由于会给小儿造成很大的痛苦，因此也要注意预防，尽量避免诱因。

如果排除了以上两种情况，那就很可能是病理性的呕吐。对于病理性的呕吐，我们可以根据呕吐的特点来判断病因。比如说先产生恶心感而后呕吐的多是肠胃道感染引起的；没有恶心感而直接出现的喷射状呕吐则多是颅内感染、胃扭转或幽门梗阻引起的，等等。总之，如果呕吐的情况比较严重，而且还伴有其他的症状，那么家长就应该尽快带孩子到医院检查，请医生来诊断治疗。

小儿溢奶多是由于吃奶过多或者是吃奶时咽下了气体而引起的，因此，要预防小儿溢奶，可以通过控制小儿的吃奶量来实现，可以多次喂奶，但每次不要让小儿吃得过多。此外，可以把奶嘴上的孔适当弄大一些，这样可以避免小儿在吃奶的时候吸入空气，喂奶后让小儿坐着也比躺着更不容易发生溢奶的现象。

小儿尿量异常

与成人相似，小儿每天的排尿量也应该在一定的范围之中，如婴儿每天的排尿量应该在四百到五百毫升之间，幼儿应该在五百到六百毫升之间，学龄前儿童应该在六百到八百毫升之间，学龄儿童应该在八百到一千四百毫升之间。如果明显脱离了这个范围，那就是尿量异常的表现。

小儿尿量异常可能是生理因素引起的，也可能是病理因素引起的。我们知道，尿量的多少与饮水多少及天气变化有一定的关系：喝水过少或天气过热时，尿量就会少一些；而喝水过多或天气寒冷时，尿量就会多一些。但如果尿量异常与生理因素都没有关系，那就要考虑病理原因了。

导致小儿尿量异常的病因主要有以下几种：

肾脏疾病：当肾脏发生病变时，常常会导致尿量异常，如急性肾炎、慢性肾炎急性发作、肾衰竭等可导致少尿，而尿崩症则可导致多尿等等；

腹泻和呕吐：腹泻和呕吐都会带走体内大量的水分，因此，当小儿出现剧烈的腹泻和呕吐症状时，排尿量就会有所减少；

糖尿病：糖尿病可导致小儿尿量过多，也有人将尿量过多看成是糖尿病的信号之一；

电解质紊乱：当小儿体内发生电解质紊乱的现象时，将会导致尿量增多，比如说血钾过低、血钙过高等，均可使尿量增加；

药物：服用某些药物可能会导致尿量异常，但在停药后尿量便会恢复正常。

此外，尿量异常还可能与精神因素有一定的关系，有些人在精神紧张的时候尿量会明显增多，而有些人则刚好相反。

除了饮水量和天气等生理因素引起的尿量异常不需要担心之外，其他原因导致的尿量异常都应该引起家长们的注意。如果自己不能准确判断病因，就要马上带孩子到医院进行检查，争取宝贵的治疗时间。对于精神紧张引起的尿量异常，家长可以帮助孩子做一些放松的训练，缓解孩子的紧张情绪，比如说给孩子讲故事、陪孩子玩游戏等。

💙 小儿尿频

小儿排尿次数过多即是小儿尿频的表现。小儿尿频与成人尿频不可等同而论，虽然两者都意味着排尿次数过多，但其具体的意义却是不同的。对于成人来说，如果每天的排尿次数超过了10次，那就可以称之为尿频了；而对于新生儿来说，每天排尿20次也是正常的表现。这主要是因为小儿的膀胱容量比较小，能容纳的尿液有限，因此排尿自然也就比较频繁，而随着年龄的增长，膀胱的容量不断增加，排尿的次数就会越来越少了。

小儿尿频也可以分为生理性和病理性两种。喝水过多或天气寒冷都会导致尿频，如果出现尿频的症状却不见其他异常，那很可能就是这种情况。如果在尿频的同时还伴有其他症状，则很可能是某种疾病的信号。比如说尿频伴有尿急、尿痛等症状时，多是泌尿系统感染的信号；尿频伴有尿多、多饮、多食、消瘦等症状时，则多是尿崩症的信号；等等。生理性尿频很容易消除，而对于病理性尿频，则要针对病因进行治疗。

病理性尿频也有单独出现的时候，除了尿频，患儿不再表现出其他的症状，排尿时也没有痛苦，只是每次排尿的尿量都不多，这很可能是包皮过长或蛲虫刺激阴部而引起的。对于这种尿频，可以进行手术治疗或驱虫。

💙 小儿尿液异常

尿液是反映小儿健康状况的重要指标，一旦尿液出现了异常，就很可能是小儿的健康状况出了问题，是疾病的信号。因此，家长们一定要密切留意小儿的尿液变化，这样才能及时发现异常，尽早治疗。

小儿尿液异常主要表现为以下几种情况：

牛奶尿：主要表现为尿液冷却后成乳白色，很像牛奶的样子，一般是由于尿液中的盐类结晶引起的。

水果尿：主要表现为尿液的尿糖值过高，并常伴有腹泻、厌食等症状，多是因为过量食用水果而引起的。

白浊尿：主要表现为尿液白浊，与牛奶尿很像，但牛奶尿与疾病无关，而这种尿液则是由丝虫病引起的。

血尿：主要表现为尿液中带血，引起血尿的疾病很多，可根据伴随症状来区分。如果伴有尿频、尿痛、高热、烦躁等症状，则多是泌尿系统疾病引起的；如果伴有脓尿、低热、盗汗等症状，则多是肾结核引起的；如果伴有少尿、高血压、水肿等症状，则多是急性肾炎引起的；如果伴有排尿疼痛等症状，则多是结石排出引起的；等等。

如果小儿出现了牛奶尿，应该督促孩子多喝水，并改掉偏食等不良的饮食习惯。如果小儿出现了水果尿，则要控制孩子的水果和果汁摄入量。如果出现了其他尿液异常的现象，则应该马上向医生求助，待确诊后再采取相应的治疗措施。

虽然牛奶尿和水果尿的发生往往与疾病无关，但如果置之不理，却可能导致较为严重的后果。长时间的牛奶尿可能导致尿路结石的发生，而水果尿的出现则往往预示着肾脏病变的到来。因此，当发现小儿有牛奶尿和水果尿的现象时，家长们千万不要掉以轻心，以免造成更为严重的后果。

♥ 小儿便血须警惕

便血也是一种比较常见的小儿症状，多是由于小儿不良的饮食和排便习惯引起的，但也有可能是某种疾病引起的。因此，当发现小儿有便血的症状以后，家长们不必过于紧张，但也不能不以为然，应该首先查明原因，然后再做相应的处理。

小儿便血可能是由以下几种原因造成的：

不良的饮食习惯：饮水量过少或摄入的纤维素类食物过少，从而使得粪便过于干硬，给排便造成了困难，因此才出现了便血的现象；

不良的排便习惯：由于排便习惯不良而引起了便秘，进而导致了便血的出现；

肛裂：肛裂是引起便血的常见原因，主要表现为大便干硬、排便疼痛且粪便中带有少量鲜血等症状；

肠息肉：肠息肉引起的便血常出现在排便之后，且没有疼痛感，排出的鲜血也不与粪便混合，多发生在3~6岁的儿童身上，恶变的可能性非常小；

急性坏死性肠炎：此种病症多发生在夏季，是小儿吃了不洁的食物引起的，主要表现为水样血便，有腥臭味，且在排便前有急性腹痛出现；

肠套叠：肠套叠是一种非常常见的急腹症，多出现在两岁以内的小儿身上，主要表现为果酱样血便，且伴有腹痛、腹部肿块等症状；

其他病症：消化道肿瘤、流行性出血热、痢疾、食管裂孔疝、血液病等病症也可导致便血。

为了防止小儿出现便血的症状，家长应该注意小儿的饮食卫生，并帮助小儿养成良好的饮食和排便习惯，多吃富含纤维素的食物，多喝水，定时排便等等。此外，增强小儿自身的体质也很重要，因此家长还应该鼓励小儿多参加体育锻炼。

♥ 小儿粪便异常

小儿的排便情况与其年龄、饮食、生活环境、排便习惯等因素有着密切的关系，因此，不同的小儿其排便情况也是不尽相同的。一般来说，母乳喂养的小儿，其粪便多呈绿色或金黄色，形态有如膏药，没有明显的臭味，每天排便2~4次，但到一岁以后则减少为每天一次；人工喂养的小儿，其粪便多呈淡黄色或土灰色，质地坚硬，有明显的臭味，每天排便一次到两次。

如果小儿的排便情况与正常情况有着明显的差异，那就很可能是疾病的信号，应该引起注意。比如说：

如果人工喂养的小儿排出的粪便呈绿色，则是肠蠕动加速或肠道有炎症的表现；

如果母乳喂养的小儿排出的粪便有明显的臭味，则是蛋白质消化不良的表现；

如果小儿的粪便呈灰白色，则可能是肠道梗阻引起的；

如果小儿的粪便呈黑色，则可能是胃肠道出血引起的；

如果小儿的粪便中有很多泡沫，则是碳水化合物消化不良的表现；

如果小儿的粪便呈奶油状，则是脂肪消化不良的表现；等等。

小儿粪便异常可能是饮食结构不合理引起的消化不良造成的，对于这种情况，只要合理搭配食物，减少某一类物质的食用量，一般就可以使粪便恢复正常。而对于其他由疾病引起的粪便异常，则要到医院请医生确诊治疗。

注意身体其他部位的健康警讯

◎身体健康是每个人最渴望得到的。然而身体健康不仅仅是指身体没有大的疾病，其实小毛病中也可能隐藏着大问题。如果你足够细心地对待自己的身体，无论是日常的笑容、咳嗽或者仅仅是人体的气味，你都可以从中观察到身体健康的情况。做一个有心人，不要轻易忽视自己身体的一些小毛病，因为每个异动可能都是健康的威胁。

♥ 解读身体上的斑块与图案

在我们的一生中，皮肤难免会出现一些问题。有时候身上会出现各种颜色与斑块。它们的诱因大多不同，而治疗的方法也各异。

大大的白色斑块：你可曾注意到有的人身上有大块大块的白斑，这些白色斑块可能是白癜风（也叫做白斑病）的特征。白癜风是一种皮肤病，往往是家族遗传的，通常在20岁之前表现出症状。白色的斑块本身是良性的，是缺乏黑色素的缘故，这样的皮肤特别容易被晒伤，也很容易患上皮肤癌。

白癜风可能是自身免疫性甲状腺疾病的早期健康警示，特别是最常见的毒性弥漫性甲状腺肿。实际上，大约1/3的毒性弥漫性甲状腺肿患者身上会有白斑，桥本氏甲状腺炎患者也常常出现白斑，这两种甲状腺疾病都可能在家族中遗传。不过，白癜风可能比毒性弥漫性甲状腺肿的其他表现早出现数十年。

1.青肿的淤痕

任何人如果把腿或者手臂撞在一个尖锐拐角上，都会出现淤青——青肿的淤痕，医学上称为挫伤或者淤斑。这种斑痕通常是良性的，往往是受伤后毛细血管（很小的血管）破裂，导致血液渗漏到周围组织中形成的。如果用手指压迫这些淤痕，压迫区不会发白。偶尔，渗漏出来的血液在皮肤下形成一个很大的血块，医学上称为血肿。受伤部位的皮肤除了青肿以外，触摸上去还可能会凹凸不平。

容易出现淤斑可能是一种遗传特征，也可能是衰老的一个很烦人却也很自然的信号。当我们渐渐变老的时候，皮肤中具有保护性的脂肪层变薄，致使血管更加容易破裂。

非物理性损伤导致的淤青在医学上称为紫癜。紫癜与血肿以及其他淤青一样，是血液渗漏到皮下组织中形成的，压迫也不会变白。紫癜可能是对某些药物的反应，血液抗凝剂特别容易引起紫癜，如阿司匹林、华法林（香豆定）以及皮质类固醇药物。某些草药和补充剂也会增加皮肤上出现青肿淤痕的可能性，如银杏、姜、鱼油和大蒜。淤青也有可能是机体缺乏某些营养物质的表现，如缺乏维生素C、维生素K、维生素B$_{12}$、叶酸或者生物类黄酮（柑橘和其他水果和某些蔬菜中含有的一组化合物）。

频繁出现的或者难以解释的淤青可能是一些严重的系统性疾病的健康警示，特别是白血病。白血病的其他表现包括皮肤苍白、疲倦、运动时呼吸短促、频繁感染以及难以解释的出血。

皮肤淤青也可能是柯兴氏综合征（也叫做皮质醇过多症）的表现。柯兴氏综合征是肾上腺合成了过多的激素皮质醇，患者通常会肌肉无力、特别疲倦、不育。患有这种疾病的女性往往会出现多毛症——面部、胸部以及正常情况下毛发不多的部位长出过多的毛发。柯兴氏综合征的女性患者也很容易肥胖或出现月经周期不规律现象。

皮肤特别容易出现大面积淤青还有可能是血小板减少的早期表现，血小板减少是指血液中血小板计数低于正常值，往往是诸如白血病和艾滋病等严重疾病导致的。（血小板是骨髓生成的，是血液凝固所必需的血液成分。）

皮肤出现大量青肿的淤痕有时候提示可能患上了肝硬化或者一些其他严重的肝脏疾病、淋巴瘤（淋巴系统的肿瘤）、狼疮以及甲状腺机能减退。

最后，淤痕可能是皮肤弹性过度的常见表现。皮肤弹性过度是一种罕见的结缔组织疾病，主要侵犯皮肤、血管和关节。患上皮肤弹性过度后还可能会表现出一些其他的症状：关节过度伸展、关节脱位、脊柱侧凸以及眼睛问题。不过，很多患者可能不会出现这些症状或者注意不到自己的这些症状。不幸的是，由于这些信号往往被忽视或者误诊，大约90%的皮肤弹性过度（一种潜在致残、致死性的疾病）患者一直得不到正确的诊断，可能直到看急诊的时候才被诊断出来。

2.紫色的图案

如果皮肤上有渔网、花边或者交叉排线的紫色图案，那么这可能是网状青斑的典型表现。这种斑驳（网状）图案通常出现在躯干或者四肢，是血管收缩形成的。网状青斑通常在我们走到寒冷的室外时出现，不过，当我们暖和过来以后也不会立即消失。

如果紫色图案的线条彼此邻接，像一块完整的渔网，这通常是良性表现。不过，如果线条不连贯，就可能是某些系统性疾病的早期健康警示。这些疾病包括类风湿关节炎、风湿热、狼疮以及血小板增多。血小板增多是指血液中血小板过多，而血小板减少是血液中血小板太少，两者不可混淆。

3.深色的斑块

如果有深色的斑块出现在身上，而不是脸上，这些斑块比正常皮肤更厚、像天鹅绒一般，那么这有可能是一种医学上叫做黑棘皮症的色素沉着。初次发现这些斑块的黑棘皮症患者会认为自己身上有块洗不干净的脏地方。这些斑块的颜色从浅褐色到深褐色不等，斑块可以很小，也可以很大，常见于颈背部、腋窝、腹股沟或者身体上任何褶皱或褶痕处。黑棘皮症的另一个表现是皮赘，皮赘常常长在斑块上或者斑块周围。黑棘皮症有时候是遗传的，最常见于非洲血统的人，皮肤颜色的变化通常是慢慢出现的。

黑棘皮症可能是对某些药物的反应，包括皮质类固醇、口服避孕药以及胰岛素。黑棘皮症比较常见于肥胖的人，可能提示胰岛素抵抗。黑棘皮症也往往是糖尿病的一个重要早期健康警示。对于体重超重的女性而言，黑棘皮症可能是多囊性卵巢综合征的表现。多囊性卵巢综合征是育龄女性最常见的一种激素失调，是不育的主要原因。黑棘皮症有时候也见于柯兴氏综合征患者。

4红色斑点

皮肤上出现很多红斑可能是长了粉

刺或者痱子，属于一般的良性皮肤问题，但也可能提示存在比较严重的、持续性的问题。例如，一簇突起的带有银色鳞屑的红斑可能是牛皮癣的表现，牛皮癣的红斑常见于头皮、肘部、膝盖、背部和臀部。

牛皮癣是一种自身免疫性疾病，往往是家族遗传的。这种疾病可以持续终生，有些牛皮癣患者也会有很长时间的间歇期。大约20%的牛皮癣患者也患有关节炎——牛皮癣性关节炎。对于某些人而言，牛皮癣是关节炎的早期健康警示；而另外一些人则会先出现关节问题，后表现出牛皮癣。

单个的红色、粗糙或者有鳞屑的斑块可能是日光性角化病（也叫做光化性角化病）的健康警示。日光性角化病属于癌前病变（身体上也可能会出现多个这类的癌前红斑），斑块可以是深粉色或者肤色的，患者更有可能是通过触摸发现的，而不是看到的。日光性角化病的红斑如果不去除的话，可能会转变为鳞状细胞癌。

5.发红的手掌

如果手掌总是红红的，但没有疼痛，那么可能是肝掌。肝掌可能是一种完全良性的状况，也可能提示机体缺乏B族维生素或者饮酒过度。肝掌也可能是酒精导致的肝硬化以及肝炎和其他肝脏疾病的健康警示，或是甲状腺功能亢进、糖尿病、类风湿关节炎、结核病甚至癌症的表现。

手掌上出现无痛、平坦的红斑可能是一种非常罕见的疾病詹韦损害（也可能出现在足底）的信号。詹韦损害是感染性心内膜炎的表现。感染性心内膜炎是心脏内膜的感染，可能会导致心衰、血栓和脑卒中。感染来源很多，从静脉注射到牙科治疗，到心脏手术都有可能。心内膜炎的其他表现包括手指和脚趾上有红色、无痛的小结（医学上称为奥氏结节）、指甲下方出血，以及眼白出血（罗思斑）。水肿和过量出汗提示感染加重了。

6.手掌和脚掌上有鳞屑的皮疹

如果发现自己的手掌或者脚底有大量细小的鳞屑，一般可能会把它们误认为是一堆小小的疣甚至是牛皮癣。不过，这可能是患上了赖特尔综合征（也叫反应性关节炎），这种关节的炎症主要发生于年轻男性。这些病损，医学上称为脓溢性角化病，看起来可能红红的或者呈棕黄色，有时候表现为一簇带硬皮的边缘脱皮的斑块。赖特尔综合征可能是性传播疾病或者肠道感染导致的，其他表现包括眼睛感染和排尿疼痛。

这些手掌和足底的病损也可能是掌跖脓疱性银屑病的表现。掌跖脓疱性银屑病是一种罕见的牛皮癣，可能是对某些药物或者化学物质的反应，如类固醇药物、锂、青霉素和碘。感染和情感压力也会激发掌跖脓疱性银屑病。

♥ 看得见的静脉

如果发现自己腿上的皮肤表面有小小的、突起的血管，这很可能是蜘蛛静脉，是小一号的静脉曲张。蜘蛛静脉通常见于大腿、小腿后部和脚踝。这些小血管看起来就像蜘蛛网或者树枝。

蜘蛛静脉有时候是家族遗传的，女性比男性更多见。蜘蛛静脉通常是良性的，可能出现于青春期、怀孕期间、服用口服避孕药期间或接受激素替代疗法期间。体重超重是可能引发蜘蛛静脉的一个风险因素，长期穿着阻断血液循环的袜子也会引起蜘蛛静脉。

蜘蛛静脉是很小的、红色的或者紫色的，而静脉曲张则是大的、突起的、弯曲的、蓝色的，静脉曲张周围的皮肤可能会瘙痒或者疼痛。静脉曲张可能是遗传的，也可能是怀孕、肥胖或者激素变化的表现，还可能是站立时间太长的表现。静脉曲张和蜘蛛静脉一样，也可能是穿的袜子太紧的证据。一个人同时存在蜘蛛静脉和静脉曲张的情况不多见。

一般来说，静脉曲张只会令腿变得不好看而已。不过，静脉曲张也可能会增大患静脉停止性溃疡的风险。当静脉曲张使得皮肤不能获得足够的氧的时候，皮肤就会出现溃疡。静脉曲张的人患静脉炎（也叫做血栓性静脉炎）的风险也会增大。静脉炎是静脉的肿胀或炎症，通常出现在腿部，是血凝块导致的。并非所有出现静脉炎的静脉都是可以看得见的。不过，如果看得到那些受到感染的静脉，这种静脉炎就叫做血栓性浅静脉炎。大部分情况下，这属于良性状况，不过会带来不适。偶尔，血栓性浅静脉炎可能是腹部肿瘤或者深静脉血栓的表现。

深静脉血栓是指腿的深部静脉内出现血栓，通常会导致相应的皮肤红、肿和疼痛。如果血栓脱落，就可能会流入肺部，导致危及生命的肺栓塞。有时候，脱落的血栓会到达心脏或大脑，导致心脏病发作或者脑卒中。

在生活中，把腿长期保持在一个非常好的状态，不使其出现肿胀，是预防腿部静脉曲张的重要一环。以下十招美腿建议，能帮助你保护好双腿。

（1）避免长时间站或坐，应经常让腿做抬高、放下的运动。可能的话，最好能小走一番。

（2）经常抬高双腿，高于心脏水平，并维持膝盖弯曲，以促进腿部血液循环。

（3）避免经常提超过10千克的重物。

（4）保持正常体重，以免因超重使腿部静脉负担增加。

（5）每晚检查小腿是否有肿胀情况。

（6）戒烟。

（7）保持脚及腿部清洁，避免受伤。

（8）如腿部皮肤比较干燥，应遵医嘱涂药。

（9）晚上睡觉时，将腿垫高约15厘米。

养成每天穿着医用弹力袜，运动腿部1小时的习惯，散步、快走、骑自行车、跑步皆可。小腿静脉压过高的人，应在每天起床后，就穿上弹力袜，晚上睡觉时再脱下。

♥ 身体上的结节与肿块

大部分人的皮肤上都出现过大小各异的结节或肿块。这些结节和肿块与很多其他皮肤信号一样，大多数是完全无害的。不过，有些则可能提示你存在潜在的系统性疾病，有些肿块甚至是恶性肿瘤。

辨别自己身上的肿块是恶性肿瘤还是良性肿块并非总是很容易的事情。不过，有些基本的原则是可以参考的：皮肤上任何结节或肿块（医学上称为丘疹）如果大小或者外观发生变化、出血或者总是不消退，那么就可能是皮肤癌的表现，应该进行检查。

如果身体上有个小小的、亮亮的、突起的丘疹在慢慢增大，偶尔会出血，那么它可能是基底细胞癌。通常，基底细胞癌是无痛性生长的，边界不规则，可能会增厚，可能会呈现珍珠白。基底细胞癌的大小和外观千变万化，也会令人困惑，它们可能呈现粉红色、红色、紫色、淡褐色、棕色或者黑色，有些扁平，像个疤痕，有些裂开并结痂；有些生长很缓慢，令人几乎发现不了。基底细胞癌是最常见的一种皮肤癌，好消息是，基底细胞癌出现在皮肤外层很少会转移。坏消息是，如果不治疗，基底细胞癌会侵犯周围组织，导致严重损伤和畸形，也会扩散至其他器官。患上基底细胞癌后，即使接受了治疗，还是有25%的人会在5年之内复发。

基底细胞癌可以发生于身体任何部位，不过，通常会发生于经常暴露于阳光下的部位，特别是面部、头和颈部。接受X线照射也会增加患皮肤癌的风险。

具体而言，身体上的结节和肿块包括以下几种：

1.多彩的痣

很多人身上都长有痣，痣就是那些几乎可以在全身各处突然冒出来的黑色的小点。如果身上的痣特别多（100个或者更多），那么患黑色素瘤的风险就比较高了，黑色素瘤是最少见但最致命的一种皮肤癌。

黑色素瘤通常是深色的，因为它们来自生成色素的皮肤细胞。黑色素瘤通常出现于一个痣上或者一个痣的周围，有时候也会发生于洁白无瑕的皮肤上。黑色素瘤最常见的表现是扁平、突起的、多种颜色的、形状不规则的痣，特别是新长出的痣，或者最近外观发生了变化的痣。

黑色素瘤和其他类型的皮肤癌一样，可以呈现出不同的形状、大小、颜色和质地。例如，一个大的棕色斑块上的深色小斑点，不规则生长的红色、白色或蓝色斑点，发亮、坚硬、圆顶形的肿块，这些都可能是黑色素瘤。黑色素瘤最常出现在上背部和面部，不过，它们可能出现在身体的任何部位，包括四肢、手掌、脚底、手指尖、脚趾以及口腔、鼻子、阴道和肛门内的黏膜。

暴露在阳光下是形成黑色素瘤的主要原因。任何在儿童时期曾经被严重晒伤过的人患黑色素瘤的风险更大。而且，用晒黑床和晒黑灯晒黑的人，特别是在35岁之前，患黑色素瘤的风险也会增大。不过，如果早期发现，黑色素瘤是可以治愈的。如果未能早期发现，黑色素瘤会很快导致死亡。

2.蜡样、疣状生长物

如果看到自己身上有像棕色的蜡一样的东西，而又没有吃烛光晚餐，那么这些东西可能是脂溢性角化病的表现。脂溢性角化病有时也叫做"藤壶"（藤壶是一种海洋甲壳类动物），因为它们看起来很像黏附在木头或者贝壳上的藤壶。这些异常生长物往往被误认为是疣。确实，有些人把脂溢性角化病称为脂溢性疣。不过，它们并不是疣，也不含致疣病毒HPV。

脂溢性角化病通常是棕色的，也可能呈黑色或者肤色。通常是圆形或者卵圆形的，宽度可以从6厘米到数厘米。这些异常生长物通常出现在晒得到太阳的部位——面部、肩膀、背部和胸部。有些人身上只长一个，有些人会长很多个，散布在全身。这些异常生长物的边缘通常不附着于皮肤，很容易抠掉。脂溢性角化病会导致瘙痒，而搔抓会增加感染的风险。

随着我们渐渐衰老，身上就会出现越来越多烦人的、难看的异常生长物。实际上，这些东西是老年人最常见的良性肿瘤。有时候这些生长物会被误认为是皮肤癌，特别容易被误认为是黑色素瘤。好消息是，它们不是恶性的。坏消息是，有时它们内部可能出现鳞状细胞癌和黑色素瘤。

3.皮赘

如果发现自己身上有些小小的、难看的、活动度好的、肤色的异常生长物，看上去就像悬挂在身上的细线，这些就是皮赘，医学上称为软垂疣。软垂疣通常从皮肤褶皱中钻出来，如颈部、腋下、腹股沟以及乳房下方。不过，软垂疣可能出现在全身任何部位。

很多人身上都长有这些小赘生物，这些难看的东西是体重增加或者衰老的证据。它们通常在我们到了30多岁的时候就开始冒出来。到了70岁的时候，大部分人都会长有皮赘。体重超重的人和怀孕的女性比其他人更容易长皮赘。

这些异常生长物尽管很难看，却不是癌症。有时候，把它们切下来或者撕掉时，皮赘会出血，甚至可能感染。据最新研究显示，皮赘可能是非胰岛素依赖型糖尿病和肥胖症的表现。

4.黄色小肿块

表皮下方柔软、黄色、边界清楚的小肿块最有可能是脂肪沉积，医学上称为黄瘤。黄瘤可大可小，小的可以非常小，大的直径可达7.6厘米以上。这些脂肪沉积提示血脂水平过高，特别是遗传性的高血脂，还可能提示心脏病、糖尿病、原发性胆汁性肝硬化以及某些类型的癌症。

如果黄瘤出现在眼睑上——黄瘤最

常见的部位，就叫做黄斑瘤。黄瘤可能出现的其他部位有肘部、关节、腱、手、脚或者臀部。黄斑瘤和黄瘤通常都是良性的。不过，它们预示着胆固醇水平高，这是心脏病的一个重大风险因素。

5.活动的结节

感觉到自己皮肤下方有圆形的、活动度好的、有弹性的结节，特别是颈部、躯干和前臂上，你可能会惊慌失措。不过，这些东西很可能是脂肪瘤，是一种无害（除非侵犯神经）、非癌症的脂肪肿瘤。实际上，脂肪瘤是成年人最常见的一种良性软组织肿瘤。脂肪瘤通常生长缓慢，直径不会超过5～7.5厘米。有些人只长一个脂肪瘤，有些人长多个脂肪瘤。脂肪瘤最常见于女性和体重超重的人。

无痛、柔软、活动度好的、生长缓慢的肿块还可能是皮脂腺囊肿。这些囊肿最常出现于颈部，不过，几乎全身各处都可能长皮脂腺囊肿，包括阴囊和阴道的皮肤。与脂肪瘤不同的是，皮脂腺囊肿的中央通常有一个黑头样的小点。皮脂腺囊肿是良性的，有时候可能会有内容物溢出。

6.肚脐肿块

如果留心看自己的肚脐，可能会发现它或者是内陷的，或者是外凸的。这两种情况都很正常，不过，90%的肚脐是内陷的。肚脐在医学上称为脐，实际上是出生的疤痕，当婴儿的脐带脱落后，就会留下永久性的疤痕。

如果从前内陷的肚脐最近开始外凸了，那么可能是怀孕的一个常见表现，怀孕三个月后肚脐往往开始外凸。如果没有怀孕，或者你是位男士，肚脐外凸可能就是脐疝的表现，也就是部分小肠从腹壁薄弱部位或者腹壁的洞中突出出来（如果从腹股沟处膨出，就是腹股沟疝）。

脐疝常见于婴儿，不过，成年后也可能会出现，往往是过度肥胖、多胎妊娠、提重物导致的，甚至可能是咳嗽引发的。如果医生可以把脐疝推回去，便是良性表现。不过，如果脐疝是绞窄性的或者嵌顿性的，就会导致剧烈疼痛，甚至可能会引发危及生命的状况。

如果发现肚脐内有一个肿块，形状不规则，可能有可见的血管，那么这可能是恶性肿瘤脐转移。这种罕见的肿块通常无痛而坚硬，但是可能会有渗出，肿块可能会呈青紫、棕红甚至白色。遗憾的是，恶性肿瘤脐转移通常提示腹腔晚期癌症，不过，癌症可能发生于任何器官。有时候，恶性肿瘤脐转移可能是卵巢癌、直肠癌或者胰腺癌的唯一表现。

♥ 过敏性紫癜意味着什么

过敏性紫癜的典型症状是下肢大关节附近及臀部分批出现对称分布、大小不等的斑丘疹样紫癜为主，主要分布于下肢和臀部，常为对称性，少数累及面部和躯干。而引起过敏性紫癜的原因也是多种多样的。

中医学认为，过敏性紫癜为病邪侵扰机体，损伤脉络，离经之血外溢肌肤黏膜而成。其病因以感受外邪、饮食失节、瘀血阻滞、久病气虚血亏为主，临床以阳证、热证、实证为多，若迁延不已，反复发作则表现为虚症及虚实夹杂之证。过敏性紫癜初起系感受外邪，灼伤血络所致，甚则导致热毒内盛，迫血妄行。若日久不愈，或反复发作，则又表现为气血亏虚，淤阻脉络，成难治之症。

西医认为，过敏性紫癜属于自身免疫性疾病，由于机体对某些过敏物质发生变态反应而引起毛细血管的通透性和脆性增高，导致皮下组织、黏膜及内脏器官出血及水肿。过敏原可由多种因素引起，具体如下。

1.感染因素

最常见的细菌感染为β溶血性链球菌，其次为金黄色葡萄球菌、结核杆菌、伤寒杆菌、肺炎球菌和假单胞菌等，以上呼吸道炎较为多见，也可见于肺炎、扁桃体炎、猩红热、菌痢、尿路感染、脓疱疮、结核及病灶感染（皮肤、牙齿、口腔、中耳）等。病毒感染中有风疹、流感、麻疹、水痘、腮腺炎、肝炎等。寄生虫感染也可引起本病，以蛔虫感染为多见，还有钩虫、鞭虫、绦虫、血吸虫、阴道滴虫、疟原虫感染等。

2.食物因素

主要是动物性异性蛋白对机体过敏所致，鱼、虾、蟹、蛤、蛋、鸡和牛奶等均可引起本病。

3.药物因素

如氯霉素、链霉素、异烟肼、氨基比林、阿司匹林、磺胺类等药物均有引起本病的报道。

4.其他因素

昆虫咬伤、植物花粉、寒冷、外伤、更年期、结核菌素试验、预防接种、精神因素等均可引起。另外在血液透析病人、淋巴瘤化疗后病人及Guillain-Barre综合征病人中，也有引起过敏性紫癜的报道。

过敏性紫癜的病变范围相当广泛，可累及皮肤、关节、胃肠道、肾脏、心脏、胸膜、呼吸器官、中枢神经系统、胰腺、睾丸等。

虽然多种原因都可能造成过敏性紫癜，且可能引起多种并发症，但我们在生活中同样可以采取多种措施来预防以及治疗。

（1）预防各种感染，如细菌、病毒、寄生虫等感染。积极防治上呼吸道感染。

（2）饮食有节。饮食要清淡，主食以大米、面食、玉米面为主；多吃瓜果蔬菜，忌食肥甘厚味、辛辣之品，以防胃肠积热；对曾产生过敏而发病的食物，如鱼、虾、海味等绝对要禁忌。气虚者应补气养气止血。血瘀者可用活血化瘀之品。

（3）调节情志，保持心情的轻松愉快。

（4）经常参加体育锻炼，增强体质，预防感冒。

（5）尽可能找出过敏源；防止食物、药物、花刺、虫咬等致敏。

（6）急性期和出血多时，应限制患者活动。

湿疹意味着什么

湿疹是一种常见的由多种内外因素引起的表皮及真皮浅层的炎症性皮肤病，一般认为与变态反应有一定关系。湿疹的临床表现以皮疹多样性、对称分布、剧烈瘙痒、反复发作、易演变成慢性为特征。可发生于任何年龄、任何部位、任何季节，但常在冬季复发或加剧。湿疹的发病是多种因素互相作用所致。

1.遗传因素

某些类型的湿疹与遗传有密切的关系。

2.环境因素

很多研究证实环境因素是湿疹患病率增加的重要原因之一。环境包括群体环境与个体环境，人类的群体环境致病因素是指室外大范围的空气、水、土壤、放射源、大面积的致敏花粉植被、大面积的气传致敏菌源等。个体环境是指个体的生活环境，由于人们的生活约2/3的时间在室内，因此，个体环境对湿疹的影响更加密切。环境因素的影响主要是指日益增多和复杂的环境性变应原，包括：

（1）人造织物、人造革品、与衣着有关的印染剂、漂白剂、光亮剂、防蛀剂、防霉剂、坚挺剂等。

（2）人造食品、方便食品、反季食品，用于食品生产的化肥、农药、人工饲料、饲料添加剂，用于食品加工的防腐剂、矿氧化剂、香料、色素、催熟剂、增稠剂等。

（3）人造建筑构件、化学涂料、塑料制品、橡胶制品、人造纤维、胶合剂、防水剂、家用及办公室电子器材所产生的电磁辐射、居室清洁剂、杀虫剂等。

（4）化学燃料燃烧所产生的气体，制造汽车、舟船、飞机的材料，道路的沥青路面，马路旁绿化植物的花粉等。

（5）洗涤剂工厂中制造洗涤剂所有的酶制剂，塑料工厂的甲苯二异氰酸酯，橡胶工厂的乳胶，制药厂的抗生素及其他化学原料等。

（6）某些与现代生活方式有关的环境性变应原，如使用化妆品及养猫、鹦鹉等。当人体长期生活在这种不良环境因素影响之下时，可导致免疫功能失调，最终造成对环境的变态反应，从而引起湿疹。

3.感染因素

某些湿疹与微生物的感染有关。这些微生物包括金黄色葡萄球菌、马拉色菌、气源性真菌如交链孢霉、分枝孢霉、点青霉、烟曲霉、镰刀霉、产黄青霉、黑曲霉及黑根霉等。

4.饮食因素

加工食物中应用的糖精、醋酸、枸橼酸（柠檬酸）、香精、合成染料等，可引起变态反应，从而导致湿疹的产生。日常饮食中易引起湿疹的有以下几类：富含蛋白质的食物，如牛奶、鸡蛋等；具有特殊刺激性的食品，如辣椒、酒、芥末、胡椒、姜等；某些生吃的食品，如生葱、生蒜、生西红柿；某些富含细菌的食品，如死鱼、死虾、死螃蟹以及不新鲜的肉类；某些富含真菌的食品，如蘑菇、酒糟、米醋等；某些富含蛋白质而不易消化的食品，如蛤蚌类、鱿鱼、乌贼等；种子类食品，如各种豆类、花生、芝麻等。

5.药物因素

药物因素是某些湿疹，尤其是湿疹型药疹的最主要的原因。一般来说任何药物均有引起湿疹性药疹的可能性，但常见者主要为乙二胺类抗组胺剂如氨茶碱、哌嗪，安息香酊吸入剂，普鲁卡因，醋磺己脲，对氨基水杨酸等。

6.其他因素

湿疹的产生尚可由苦闷、疲劳、忧虑、紧张、情绪激动、失眠等神经精神因素及日光、紫外线、寒冷、潮湿、干燥、摩擦等气候、物理因素所引起。此外，慢性肠胃疾病、慢性酒精中毒、肠寄生虫以及新陈代谢障碍、内分泌失调等因素皆是湿疹发生的原因。

可预防湿疹的4种蔬菜

1.苦瓜

苦瓜内含奎宁，具有清热解毒、祛湿止痒之功，可用于治疗热毒、疖疮、痱子、湿疹等病症。

2.番茄

番茄内含丰富的维生素A、维生素B_1、维生素B_2、维生素C、烟酸，维生素E；还含有苹果酸、柠檬酸、钙、磷、铁及番茄碱等物质。番茄具有生津止咳、健胃消食、凉血平肝、清热等功效。番茄中的果酸对维生素C有保护作用，故而能有效地补充维生素C；番茄碱有抑菌消炎、降低血管通透性的作用，所以外用番茄汁治疗湿疹可起到止痒收敛的作用。

3.韭菜

韭菜内含胡萝卜素、B族维生素、维生素C及钙等，有解毒祛湿的功效，故韭菜汁外搽可治湿疹。

4.芹菜

内含丰富的纤维、维生素B_2及维生素C，还有大量的矿物质、微量元素。芹菜具有化湿、利湿等功效，可有效防治湿疹的复发。

❤ 从人的说话声音中发现早期疾病

世上的人声音大多各不相同，这是天生的。但声音也会受身体状况的影响，呈现出不同的状态。如果声音出现嘶哑、粗糙、发音费力等情况，那可能提示你的身体出了状况。

1.说话时声音高音破裂

刚开始时发低音则无变化，但发高音时则声音破裂。用声易见疲劳，不能持久，以后则逐渐加重，出现沙哑声，声嘶呈间歇性逐渐发展，最后出现持续性声嘶者，提示患了声带小结（又称为歌唱者小结、教师小结、声带颗粒等）。此外，声音嘶哑还可见于用声过度、急性咽炎、血管神经性喉头水肿、喉头结核、甲状腺癌、癔症、全身衰弱以及手术或外伤引起喉返神经麻痹或损伤等。

2.经常清嗓咙

这可能是经历了一次长期咳嗽或者喉

炎后留下的坏习惯。不停地清喉咙可能是焦虑或者紧张的表现，也可能是抽搐或者其他运动失调的表现。和声音沙哑一样，频繁地清喉咙也可能是患有慢性后鼻滴涕或者胃食管反流病的重要线索。

有时，不停地清喉咙是咽喉干燥（可能是对那些导致声音沙哑的药物的不良反应）的表现，也可能是放疗造成的。更为重要的是，不停地清喉咙可能是喉癌的健康警示。

3.说话时声音粗糙、低沉、发音费力

早晨较为严重，提示患了急性喉炎。说话时声音低沉、粗糙发硬或破裂，早晨较轻，午后加重，说话前常需清一下嗓子的，为慢性喉炎信号。

4.发音困难

即使要发出一个简单的声音，也需要身体多个部位的参与，如声带、嘴唇、舌头、牙齿、软腭、咽、喉、气管、肺、横隔膜和鼻子等。这些身体器官中的任何一个部位出现了问题，声音就会发生变化，声音的变化不只是说明身体出现了问题，声音的清澈度、音质、音量还有助于帮助我们定位问题的所在。

5.声音颤抖

在感觉沉着冷静、泰然自若时，

是否经常发现自己的声音发抖呢？这可能是衰老的表现。不过，也可能是一种头颈部特发性震颤的表现。特发性震颤是一种神经运动性障碍，通常不是特别严重。特发性震颤由于往往在家族中遗传所以也叫做家族性震颤，其最常见的表现是手的抖动，特别是意向性运动和抖动。不过，颤抖的声音可能提示更为严重的神经疾病，如多发性硬化和帕金森氏病。

6.言语不清

言语不清（医学上称构音障碍）可能是多种疾病的信号。举例来说，可能是血糖过低（低血糖）的表现，低血糖是糖尿病的一种常见并发症；还可能是一些神经疾病的表现，如多发性硬化和帕金森氏病。不幸的是，患有这些严重疾病的人往往由于说话含糊不清而被误认为是喝醉了酒，不能得到及时救助。另外，言语不清也可能是小中风，医学上称为短暂性脑缺血发作的证据，也可能是完全性脑卒中的预先警报。

7.突然说外地（外国）话

如果某天早晨醒来，听到自己的伴侣在用一种外地口音说话，你可能想自己还在睡梦中。实际上他（她）可能是患上了一种叫做外地口音（外语）综合征的罕见疾病，这种情况有时是心理问题，不过，更有可能的是由于头部受伤

或者脑卒中而导致大脑受损的表现。

8.说话声音太大或太轻

你可曾坐在一家餐馆里，注意到一个响亮而清晰的声音盖过了其他所有人的声音呢？如果某个人在公共场所、私下里或者在电话里说话声音特别响亮，是非常令人讨厌的。不过，始终都很大声地说话更可能是耳聋的表现。与此相反，总是特别轻声地说话和总是特别大声地说话一样令人烦恼，也可能是听力问题导致的。轻声说话的人可能是患上

小贴士

七招教你保护好嗓子

1.水分是声带润滑剂：说话时，声带振动很快，只有适当的水平衡才能让它得到润滑。多喝水有助于嗓子保持良好状态。不过，酒精和含咖啡因的饮料不起作用，含有大量水分的食品滋润性最强，比如苹果、梨、西瓜、桃、甜椒等。此外，湿润的空气对嗓子也有好处，应尽量让家中和办公室空气湿度大一点。

2.让你的嗓子打个盹：每天让嗓子打几个盹，也就是休息几次，特别是长时间使用嗓子的时候。例如，教师在课间休息时最好不要讲话；平时说话多的人，午饭后噤声半个小时，不要没完没了地跟同事谈天说地。

3.嘈杂地方少说话：在饭馆、酒吧等嘈杂地方，最好少说话，更不要高声说话和尖叫。如果感觉喉咙干燥或者嗓音沙哑，这是一种警告，说明你的声带受到了刺激，此时一定要少用嗓子。

4.低头仰头都不对：不管唱歌还是说话，保持头部平直，让气流畅通、喉咙和颈部处于放松状态，最有利于保护嗓子。有人唱歌时喜欢在高音时仰头，低音时低头，时间长了容易导致肌肉紧张，并让发声达到极限，极易损害嗓子。

5.想清嗓子先喝水：有人喜欢吭吭卡卡地清嗓子，这就像猛拍声带一样，时间长了会造成损害，让声音沙哑。如果想清嗓子，可以先喝一口水，缓解一下欲望。经常清嗓子的人最好检查一下有没有咽炎、胃食管反流和鼻窦炎等。

6.嗓子也要节约着用：感冒时最好少说话，因为病毒会感染咽部，令嗓子沙哑。此外，在公众场合讲话时，特别是在室外，一定要用扩音设备，避免造成声带紧张。

7.远离香烟这一最大敌人：吸烟会大大增加喉癌发病率。即使是二手烟，一旦进入喉咙，就会严重刺激声带，损害嗓子。

了一种叫做传导性耳聋的疾病，这样的患者听到的自己的声音（不是其他人的声音）是放大了的声音。导致传导性耳聋的原因与其他类型耳聋的病因相同，包括耳部感染、异常生长物、耳垢和耳咽管堵塞。

9.说话时声音嘶哑

若嘶哑呈进行性加重，并出现呼吸困难，最后完全失声，提示可能患了喉癌。凡是40岁以上的男人（尤其是吸烟者），突然发现声音嘶哑，经持续治疗一周以上无好转时，应警惕喉癌的发生，并及早去耳鼻喉科做详细检查，以便于早期发现，及时治疗。

偶尔的声音嘶哑，医学上称为喉炎，通常是不太严重的感冒、过敏或者后鼻滴涕的正常表现。不过，也可能是比较严重的呼吸道感染造成的。

低沉、沙哑的嗓音，特别是女性低沉而沙哑的嗓音，往往是吸烟太多的证据，说明当前或者以往吸烟过多。

吸烟者的嗓音往往是任克氏水肿的表现。任克氏水肿是声带水肿，很少发生于非吸烟者。遗憾的是，男性患上任克氏水肿后常常被漏诊，因为低沉的声音对于男性而言并非不正常。任克氏水肿是吸烟导致声带严重损伤的明显证据。

声带肿瘤的显著特点就是声音嘶哑，吸烟是导致声带肿瘤的主要原因。如果不进行治疗，声带肿瘤会继续生长、损伤咽喉，以致说话和呼吸困难，最终导致死亡。因此，那些吸烟的人不仅应该戒烟，还应该定期检查是否存在癌前病变或者癌变。说话声音长期嘶哑刺耳也可能是长期酗酒导致的。过量饮酒与吸烟一样，会对声带造成刺激，同时也会对口腔和咽喉造成不良刺激。

♥ 从饮食习惯中发现疾病

民以食为天，但如果你发现自己食欲不振或食欲亢进或进食后感觉身体出现异样，那么它可能提示你身体出了状况。

1.食欲不振

食欲不振可分生理性和病理性两类。生理性是指人体并无任何异常，只是由于情绪变化，如焦虑、恐惧、忧郁、愤怒等影响食欲中枢的正常活动所引起。病理性食欲不振常由下述疾病所引起：

口中出臭气，食欲低下，提示可能患了习惯性便秘。由于便秘时粪便停滞，肠道细菌出现腐败，产生了有毒物质，经人体吸收后影响了肝脏的解毒功能和食欲中枢。

饮食无味，食欲呆滞，见食生畏，遇到油腻就恶心欲吐，全身困倦、乏力，稍有发热或无热，小便如同浓茶水，眼白（巩膜）发黄，提示可能患了黄疸型肝炎。

经常性食欲欠佳，大便稀薄，次数增多，一闻到食物气味就感觉不快，一进食油腻食物就要腹泻。这是由于肠胃消化功能减退所引起，提示患了肠胃病。

突然不思饮食，口淡无味，全身乏力，流鼻涕，发热或不发热，舌苔黄腻或白腻，提示患了伤风感冒。

食欲不振还可由于各种恶性肿瘤、急性传染病、肾脏疾病以及心脏疾病等所引起。

老年人和儿童，在一般情况下，如果出现食欲不振，往往是大病初起的先兆。应高度警惕，注意观察病情的发展。

2.食欲亢进

食欲亢进可分为生理性和病理性两类。生理性食欲亢进是指人体无任何异常，但由于机体生理代谢旺盛，如从事重体力劳动或特殊职业，或妇女由于怀孕、分娩等，消耗或补充增加，必须增加食量进行补充，以保持生理平衡状态。相反，病理性食欲亢进是由于某些疾病所引起的，如甲状腺功能亢进和糖尿病等。

食欲亢进，但体重明显减轻，且伴见困倦乏力、怕热、易见出汗、心跳加快、性情急躁、易激动、面部潮红、眼球突出，提示患了甲状腺功能亢进症。

食欲旺盛，大量进食，反而容易饥饿，身体反倒日渐消瘦，并兼见口渴、多饮、多尿、失眠等症状者，提示患了糖尿病。

食欲亢进还见于严重的脑动脉硬化症。这是由于脑动脉发生硬化后，使控制食物摄入的下丘脑中枢缺血、缺氧所造成的。

3.进食后发生感觉异常

中老年人，无其他原因造成食后上腹部饱胀，食欲不振，进食减少，全身呈进行性消瘦者，提示患了早期胃癌，应及时去医院检查治疗。

进食后即出现呕吐，吞咽困难，只能喝水或流质饮食，上腹部和胸骨后出现不适或疼痛，全身渐见消瘦，体重明显减轻，造成营养失调者，提示患了贲门痉挛症或食管癌。

进食后不会立即呕吐，隔一段时间甚至到第二日才吐出食物，且呕吐严重者，提示患了幽门梗阻。

进食正常，食后肠胃蠕动亢进，有肠鸣、便感，即表现出吃一餐即排便一次的规律，提示患了肠胃功能紊乱症、肠道过敏症或习惯性慢性肠炎等。

进食冷饮后，出现腹痛、腹泻症状的，说明肠胃对冷过敏，提示患了肠胃道功能紊乱症。进食冷饮后，使平常表现不明显的多饮、多食、多尿症状加重，并渐见全身消瘦，困倦无力症状的，提示患了不典型性糖尿病。

当佳节、宴会之际，待酒足饭饱之后，出现嗳腐、吞酸、腹胀、腹痛等症状，提示患了"伤食症"。如出现头昏脑涨、恶心、呕吐、腹胀、腹痛、眼球突出、上肢麻木、下颌抖、心慌气短、心动过速、心律失常、全身困倦乏力等症状的，提示患了"美味综合征"，是由于过食鸡、鹅、鸭、虾等美味佳肴所造成的。

暴饮暴食之后，突然出现上腹部剧烈疼痛，或疼痛呈束带状向左侧背部放射，或腹肌紧张全腹呈板样，并伴见恶心、呕吐、发热等症状者，提示患了急性胰腺炎。

进食后腹胀加重，平卧时即见减轻，常伴见恶心、嗳气、上腹部不适，偶见腹泻或便秘，且体形瘦长者，提示患了胃下垂。

进食后30~60分钟见胸骨剑突下或中上腹部出现不适感。此时若少量进食，上述症状即见缓解者，提示患了慢性胃炎、胃及十二指肠溃疡等。

食欲正常，但当进食油腻性食物后，当即感觉右上腹部胀痛，有时放射至右肩背部者，提示患了胆囊或胆道疾病，应及时到医院做详细检查。

❤ 观痘痘的位置测疾病

面部长痘，是身体出现异常的表现，而且不同位置的痘所预示的疾病也不一样，应注意观察。

1.位于发鬓的痘痘

因为卸妆没有卸干净，造成毛孔堵塞和污染，容易在较闷的发鬓或眉间形成细小痘痘。加强卸妆和清洁的工作，一定要彻底搓揉干净，每星期做一次去角质工作，保证皮脂腺顺畅。

2.位于额头的痘痘

额头上出现痘痘，有可能是压力太大，容易脾气不好，造成心火和血液循环有问题。应养成早睡早起的习惯，让睡眠充足，并多喝水。

3.印堂痘

如果有出现在两眉正中间的痘痘，通常有胸闷、心律不齐、心悸等毛病。这时，不要尝试太过激烈的运动，应戒烟限酒。

4.眼头痘

靠近鼻子和眼头区域的痘痘，通常是肝功能不好所引起，需要注意调整作息时间，避免熬夜，尽量在11点前上床睡觉。

5.鼻头痘

鼻头出现痘痘可能是胃火过大、消化系统异常的表现。患者要少吃冰冷食物，寒性食品容易引起胃酸分泌，造成胃火过大。

6.鼻翼痘

鼻翼突然冒出肿大的痘痘，可能与卵巢机能或者生殖系统有关。

7.右边脸颊痘

右边脸颊出现痘痘，说明近段时间可能消化系统有问题，饮食不健康，暴饮暴食，或者是肺部功能失常，也有可

能是感冒前兆。患者在饮食上尤其要注意以清淡为主，不要吃得过于油腻，少吃油炸食物，多吃一点蔬菜和水果，尽量避免芒果、芋头、海鲜甲壳类易过敏的食物。

8.左边脸颊痘

肝功能不顺畅，如肝脏的分泌、解毒或造血等功能出了状况容易在左边脸颊出现痘痘，患者需保证作息正常，保持心情愉快，不要让身体处在过度闷热的状态。

9.唇周痘

便秘导致体内毒素累积，或者是使用含氟过量的牙膏，都是造成唇周痘痘的主因。患者应多吃高纤维的蔬菜水

小贴士

教你如何"战痘"

1.借助对于治疗痘痘有辅助功效的食物。能改善微循环的食品：山楂、蜂蜜、麦芽、黑木耳等；增强皮肤抵抗力的食物：动物肝脏、花生、百合、玉米仁等；抑制皮肤油脂分泌过多的高维生素食物：新鲜果汁、各种水果、蔬菜；具有抗感染的食物：冬瓜、丝瓜、绿豆、葡萄等。

2.不食易诱发痤疮的食物，如花生米、咖啡及辛辣刺激性的食物，多食蔬菜和水果，要保持消化功能正常，防止便秘。

3.严禁面部机械性的刺激和挤压，特别是三角区。

4.忌用含油脂多的化妆品和粉底霜。

5.要保持面部清洁，不使用偏碱性的洁面剂。

6.每日宜饮用鲜萝卜汁、黄瓜汁、莴苣汁、菠菜汁1~2杯。

7.保持愉快而乐观的心理和足够的睡眠时间。

果，调整饮食习惯，刷牙漱口要彻底。

10.下巴痘

内分泌失调，月经不调，导致雌性激素过盛，或者吃了太多的保健品，尤其是过多补充维生素，也有可能会导致下巴长出痘痘。患者要调理内分泌失调，不要过于劳累，也不要吃太多的保健品。

11.太阳穴痘

太阳穴周围长痘，说明胆汁分泌不足，因为吃了过量的油脂而让胆囊负担加重。要给胆囊减负，每天一杯苦瓜汁是最快捷的方法，或者食用其他瓜类，比如黄瓜、冬瓜，这些都能很好地吸收油脂。

从人的睡梦里发现早期疾病

古有周公解梦，今有弗洛伊德关于梦的解析。事实上，不同的梦境可能提示人不同的身体状况。

如果夜里做梦，清晨醒后记得非常清楚，提示患了神经衰弱或体质衰弱。

夜里梦见双腿或一条腿如有石头绑捆，沉重无比，无法走动一步，提示腿部出现病变。

经常性梦见想解小便，但一时又找不到卫生间，或经常梦见性交，提示患了内分泌系统疾病。

经常性梦见进食腐败食物，醒来时嘴里还感觉有某种味道；或在梦里感觉非常饥饿，或腹痛难受，提示患了胃肠道疾病。

经常性梦见有人从背后踢你一脚或用力刺杀而被惊醒，醒来后，总感觉被踢或被刺的部位出现疼痛，提示腰背部或肾脏有潜在性疾病。

经常性梦见自己腾云驾雾，面貌狰狞，提示循环系统和消化系统存在问题。

经常性梦见自己涉水过河，或常与水打交道，或被洪水淹没，提示肝、胆出现问题。

经常性梦见大火，自己常与火打交道，或被大火包围，提示患了原发性高血压。

经常性梦见自己被人关在黑暗的房间里，感觉呼吸十分困难；或经常性梦见自己胸部遭受压迫，或身负千斤重担而远道行走，提示呼吸道或肺部出现病变。

经常性梦见自己从高处跌下，但终不能落在地上便被惊醒，提示患了隐匿性心脏病。

经常性梦见自己身体歪歪斜斜或被扭曲，并伴有窒息感觉，然后突然惊醒，提示患了冠心病心绞痛。

经常性梦见自己后面有人追赶，想喊叫而又叫不出声，提示心脏冠状动脉供血不足。

经常性梦见有人卡自己的喉咙，或在睡梦中感觉咽喉被骨头梗阻，或感觉有叉子刺入喉咙，提示咽喉部出现问题。

经常性梦见自己耳边有喇叭声高鸣，或有子弹、飞箭从头部穿过，提示头部出现问题。

经常性梦见有人或怪物敲打自己的头部，或向五官七孔内灌、挖东西，提示脑部出现肿瘤或神经系统出现问题。

♥ 肢体发麻需要探求原因

肢体麻木是人们日常生活中常常会出遇到的症状，如不正确睡姿、如厕久了均可引发肢体麻木，一般会在短时间内消除，不会有什么大问题。但是，有的人手脚麻木后长时间（超过一天）无法缓解，就可能是身体出现了疾病的信号。

肢体麻木是指肢体对外界的刺激感觉失灵，不知痛痒，搔之不觉的一种皮肤感觉障碍的症状。虽然肢体麻木可能只是神经被压迫所造成，但因任何压迫皆可能造成永久性的神经损害，况且肢体发麻的背后，亦可能潜藏某些严重疾病的警讯。

1.糖尿病

糖尿病所引发的慢性并发症包括神经病变，尤其是末梢神经的损害。其症状表现较多样化，有可能是双肢，亦可是单肢，病人会感觉下肢酸麻烧痛和刺痛，严重者就连日常生活皆受影响。

2.脑血管疾病

老人手脚发麻多与脑血管硬化密切相关，其中以"小中风"及高血压引起发麻现象最多。

所谓"小中风"，又称"短暂性脑缺血发作"。由于大脑组织特别是大脑皮质缺血，大脑的感觉和运动中枢发生了功能性障碍，从而导致相应部位的肢体麻木。脑缺血可引起一侧上肢或下肢麻木，或者半身麻木，一般持续几小时至数天，如不及时治疗，可发展成半身不遂症，甚至危及生命。"小中风"除有手脚麻木或软弱无力外，还伴有头晕、头痛、视力障碍（视物模糊或复视等）、记忆减退（尤其是近期记忆下降），以及血压增高或偏低等现象；手脚麻木多为半侧，以大拇指或连同食指麻木者为常见。

高血压者当血压波动或升高时，全身小动脉痉挛，动脉管腔变窄，可使肢体血液循环发生障碍，引起手足局部供血不足而出现发麻。除手脚麻木外，患者肢体可有僵硬、蚁行感，以及常伴有头晕、头痛、眼花、耳鸣、失眠等症状。此外，血压突然降低，有时也可出现手指发麻感觉。

3.腕管综合征

摩托车手、靠腕部工作的人，因腕部过于频繁使用，常犯腕管综合征，左手食、中指一带会麻，有时夜晚睡醒会很麻，只要甩一甩便较舒服。而有些人仅小指、无名指一带发麻，则是肘部神经受到压迫所引发。至于左臂内侧及小指发麻，则是冠状动脉心脏病的指标。若是手指麻木现象，如持续过久或症状加重，则不可大意，因为老年人出现一个大拇指麻木感觉，往往是脑卒中的预兆。

4.末梢神经病变

末梢神经病变的特点是四肢末端发麻，如同戴了手套或穿了袜子后的感觉（减退）一般。这种情况多由缺乏维生素B$_1$或由药物及重金属，如农用杀虫剂、接触漂白粉、铅、汞中毒及工业污染有机物中毒所致。经过适当的治疗，一般2～6个月即可痊愈。

5.坐骨神经痛

腰椎间盘发生破裂或滑动移位现象时，其主要特征是下半背部与腿部会发生麻木，且会变得极为敏感，即使是轻微碰触也会疼痛，好像针刺一般，原因是盘状软骨压迫到神经所致。而当经过腹股沟的韧带（即股外侧表皮神经）受压迫，则会引起大腿外侧发麻。

6.脊髓病

当脊椎有炎症、肿瘤等情况时，可呈现一侧肢体麻木，另一侧肢体无力；或者表现为身体下半截麻木无力等。此外，严重的跌跤、压伤或是车祸受伤，都可能造成脊椎骨骨折，进而伤害到脊髓。除了严重背痛外，伤处以下会有麻木现象，这种麻木可能是瘫痪前兆，也可能只是暂时的现象。

7.颈椎病

手脚发麻亦有可能是颈椎的毛病，如果经常伏案工作或者是电脑工作者要考虑是否有颈椎疾病，颈椎病容易压迫神经导致血液流通不畅而出现手脚麻木。如果是神经根型的颈椎病，可以出现拇指、食指、中指或无名指、小指的麻木。经过理疗、牵引等治疗，症状即会减轻或消失。

根据头痛的部位和时间判断疾病

普通的头痛大多数是由于紧张、疲惫或饮酒造成的，其症状往往是在几个小时后自行消失，只需要重新调节一下不良的生活规律和习惯，就会有所改善。而病理性的头痛成因较复杂，且因发生部位和时间的不同而不同。

前额头痛多见于贫血、发热疾病或眼、鼻、咽部疾病。其中眼病引起的头痛大都位于眼区，也会扩展到整个头部，且常伴有视力减退现象；鼻火及鼻窦炎引起的头痛多在前额部，鼻腔常有脓性分泌物，或是鼻窦有压痛。

顶部头痛，多见于神经衰弱；侧部头痛，多见于偏头痛、癔症（歇斯底里）及耳部疾病，其中60岁以上的人，太阳穴部位的头痛，可能是颅动脉炎症引起；后脑部头痛，多见于高血压、尿毒症、脑膜炎、癫痫以及蛛网膜下腔出血等；整个头痛或位置不定的头痛，则多以脑炎、脑震荡、神经衰弱和动脉硬化患者居多。头痛的程度较轻且以眩晕为主，常是贫血所致；中等程度的头痛，多见于脑瘤、副鼻窦炎和眼科疾病；剧烈头痛，常见于脑膜炎、偏头痛和高血压脑病。若是中老年人，头部出现突发性阵阵剧痛，如头部被重球击中一般，常是脑出血的征兆。

根据头痛发作的时间，则可作出如下判断：

（1）突发性的剧烈头痛，疼痛呈持续进行，清晨头痛头瘸病突然加重，说明可能要发生脑出血。

（2）后脑部位的头痛，特别是清晨更为严重，之后可较为缓解，可能是高血压的先兆。

（3）眼科疾病引起的头痛，多在下午或晚上发生，尤以阅读后为多。

（4）入夜后疼痛加剧甚至闭睑，表示为急性虹膜睫状体炎头痛。

（5）脑瘤和副鼻窦炎造成的头痛，以上午较剧烈。

（6）头痛多在餐后3小时左右出现，呈间歇性，进食后可缓解，通常是低血糖性头痛。

由各种疾病引发的头痛

由不同原因和疾病引发的头痛，其症状和发作部位各有不同，我们可以据此判断身体状况：

1.血管性头痛

头痛多发生在人多拥挤时，且局限在患者一侧头部，疼痛时间较短，伴有面部潮红、出汗、流泪等症状，待离开拥挤环境后不久便可缓解。

2.紧张性头痛

头痛发作时，头部沉重，似戴了一顶沉重的帽子，也有的呈痉挛性痛和胀痛，待按摩或热敷后可缓解，这类病人大都长期处在紧张的工作环境，多见于男性青年。

3.偏头痛

头痛发生在头部一侧或两侧，呈搏动性头痛，持续数小时到数天，并伴有恶心、呕吐、精神不振等症状。以20～40岁女性居多。

4.丛集性偏头痛

多发于30～50岁男性。头痛环绕一侧眼球向脸颊和头额扩散，伴有脸部潮红、眼球充血、流泪、畏光、鼻塞、疼痛剧烈，每日发作一次至数次，每次持续半小时至两小时，疼痛持续数周至数月后自行缓解。

5.神经官能性头痛

头痛常呈现跳痛或胀痛，日久会伴有眩晕无力、失眠多梦、记忆力减退等现象，一般临床检查常查不出原因。

6.脑膜炎

头痛突然发生，呈全头痛，疼痛程度剧烈且持续性加重，同时伴有发烧、颈部强直、恶心、喷射性呕吐等征兆，严重者甚至出现脑神经麻痹、意识丧

小贴士

你知道吗，食品也能引起头痛

饮食不当也可能是造成头痛的重要原因。如果有头疼的症状，下列五种食品应该加以限制。

1.味精。临床诊断证明，有些头痛病患者，是长期大量食用味精的结果。

2.火腿、腊肉、香肠、腌肉。其中的亚硝酸盐能使血管扩张。

3.干奶酪及保存过久的野味、腌制的鲱鱼。经化验，上述食品中含有能引起人头痛的酪氨酸。

4.巧克力及其制品。

5.酒精，尤其是白葡萄酒和香槟酒。

失、肢体瘫痪、癫痫样抽搐。

7.癫痫性头痛

头痛常易突然发作，呈跳痛，痛点常在前额、头部或眼眶等处，疼痛剧烈难忍，每次发作可持续数秒到数十分钟。

8.颅内肿瘤头痛

头痛呈深钝性、间歇性，且伴有沉重感，头痛多于夜间开始，晨起后加剧，先起于头部一定的部位，之后随着肿瘤的增大而加剧，且疼痛随着患者姿势变换而增减。

9.高血压性头痛

头痛发作时呈搏动性钝痛，头部有紧压感。摇头或用力时加重，并伴有头晕。

10.蛛网膜下腔出血

病人常有头部被猛击一下的感觉，继之出现突发性炸裂样剧烈头痛，疼痛部位在前额、后枕或整个头部，可延及颈背部，并伴有恶心、呕吐、颈部强直、烦躁不安，严重者会发生昏迷。

11.三叉神经性头痛

头痛发作时呈电击样短促的剧痛，并沿单侧三叉神经的分支区间向颜面放射，有时只有十几秒，但反复发作，每天可发数次到数十次，间歇期完全不头痛。

12.五官科头痛

五官科疾病也常引起头痛，如近视眼、远视眼、散光眼，常在视物过久后出现头痛，休息后减轻或消失；青光眼，头痛较剧烈，急性期常伴有呕吐；副鼻窦炎，为钝性疼痛，并伴有鼻塞、鼻流脓涕，晨起较为严重；耳病、牙病也常引起头痛，必须仔细加以分别。

总之，头痛的成因五花八门，每个人的痛感和反应不一样，某些忍痛能力强的人，容易延误治疗的时间。等到想上医院做检查时，往往已经病得十分严重。因此对头痛最好的应对方法便是，及早发现，及早治疗，尤其是出现下列10种头痛的危险信号，更应尽速就医为妥。

（1）突发的严重头痛。

（2）在早上起床后最厉害，咳嗽或打喷嚏会加重头痛。

（3）头痛伴有视力模糊，且有恶化趋势。

（4）已睡着了，却被痛得醒过来。

（5）以前不曾头痛过的人，突然发生头痛，且头痛持续不减。

（6）头痛伴随癫痫发作。

（7）头痛伴有发烧和脖子僵硬或疼痛。

（8）头部外伤引起的头痛，伴有恶心、呕吐、视力模糊，或走路不稳。

（9）头痛伴有人格改变、记忆改变、性情改变，或思考改变。

你了解发烧吗

发烧在日常生活中是再普通不过了，然而，发烧本身并不是一种疾病，它只是由于相关疾病引起的一种表象。我们需要通过现象看本质，找到引起发烧的原因，对症下药。

临床上通常把超过正常体温0.5℃称为发热，体温升高不超过38℃称为低热；38.1～39℃为中等热，39.1～41℃为高热，41℃以上是过高热。

根据统计，引起发烧的疾病种类中，以感染症居多（占30%～35%），其次依序是恶性肿瘤、自体免疫性疾病以及其他一些较少见的疾病，如肺栓塞、疟疾、伤寒等。

我们可以根据发烧时出现的症状及发烧病程的长短等，来进行自测。

（1）发烧伴有咳嗽、咳痰、胸痛等症状，常见于呼吸系统疾病。

（2）发烧伴有腹痛、腹泻、恶心、呕吐等症状，常见于消化系统疾病。

（3）发烧伴有尿急、尿痛、频尿、腰酸等症状，常见于泌尿系统疾病。

（4）发烧伴有昏迷、头痛、呕吐等神志改变时，常见于中枢神经系统的

小贴士

发烧的10种危险信号

当发烧出现下列10种危险信号，就要提高警觉，及时就医救治。

1.高烧持续不退。

2.高烧突然下降到正常体温以下。

3.卧床不起的发烧。

4.发烧时出现惊厥。

5.发烧时伴有呼吸困难。

6.发烧伴有尿量显著减少。

7.发烧伴有异常消瘦。

8.发烧病人神智不清、意识模糊。

9.发烧病人脸色发青灰色或土黄色。

10.发烧伴有身上长疮。

身体疾病信号自查全书

感染，如病毒性脑膜炎、细菌性脑膜炎等。

（5）发烧伴有淋巴结肿大，并有触痛者，多为局部感染所致，如全身性淋巴结肿大，表示有结核病、血液病的可能。

（6）发烧时，出现皮下淤斑，常见于流行性脑脊髓膜炎或血液病。

（7）发烧时，出现皮疹，常见于出疹性传染病，如麻疹、猩红热等。

（8）发烧时，伴有肝脾肿大，常见于伤寒、疟疾、急性血吸虫病等。

（9）发烧时，皮肤出现黄疸，常见于肝胆疾病及败血症。

（10）发烧时，并伴有皮肤感染，应考虑为丹毒和疖肿。

根据发烧时间的长短情况可做如下判断：

短期发烧（一星期以内），常见于流行性感冒、上呼吸道感染、中暑、食物中毒、痢疾等；也见于各种急性传染病，如水痘、麻疹、风疹、猩红热等。

长期发烧（超过两星期以上），常见于败血病、结核病、白血病、伤寒、胶原性病、恶性肿瘤、感染性心内膜炎等。

免疫、代谢或结缔组织方面的疾病，如急性痛风症、红斑性狼疮、类风湿性关节炎、甲状腺中毒急症，有时也会有持续发烧现象。

药物中毒，尤其是阿司匹林过量，会影响调温中枢，造成肝肾破坏、休克以及高达40℃的体温。药物过敏，也会使下视丘功能受损，使体温上升，医学上谓之"药物热"。有些病人是因长期使用抗生素，才使发烧持续不退。

有许多癌症会合并发烧，常因肿瘤阻塞了血流或癌组织有局部感染，导致高烧不退。有些较硬、组织较致密的肿瘤，本身就会产生高烧。肝癌、肺癌、骨癌、胰脏癌、肾上腺瘤都会如此。高烧往往是许多血液方面疾病，或癌症的早期唯一症状，如急性溶血症、急性血癌、淋巴瘤、霍杰金氏症等。所以一些长期发烧的病人，必须检查是否有癌症的问题，小儿应注意血癌。

有些人在大病一场，高烧数天后，变得有些发呆或脑性麻痹，看似烧坏了脑子，其实是因为他们患有脑炎或是脑膜炎的关系。当细菌、病毒侵入脑部或脑膜，破坏了脑组织，身体也因此引起了"发烧反应"。换言之，是脑坏掉才造成发烧，而不是发烧造成脑坏掉。

❤ 咳嗽虽小，麻烦却大

咳嗽是生理机能的一种保护性反射动作，可将呼吸道过多的分泌物或异物咳出体外，如果咳嗽个不停，由急性转为慢性，则会给患者带来很多不便。

在临床上，有很多疾病都可引起咳嗽，根据引起的原因，可分为生理性咳嗽和病理性咳嗽两类，若能区别咳嗽的种类，将有助于了解病情轻重及对症治疗。

1.生理性咳嗽

生理性咳嗽并不是疾病所致，这种咳嗽通常对身体有益，目的是将进入气管的异物或尘粒咳出体外，吸烟者的咳嗽即是最好的例子。从鼻孔吸进的尘埃，首先由鼻毛负责拦截，有些较小的尘埃粒子仍能通过鼻毛的阻拦"闯关"进入气管，被黏液薄膜吸住，最后凝结成"痰"。痰逐渐增多就会刺激到咽喉。此时，猛吸一口气，并在瞬间将之吐出，这就是咳嗽。许多医生建议，可以借由喝大量的水来避免咳嗽，并稀释呼吸道的分泌物。

2.病理性咳嗽

咳嗽的形成和反复发病，常是许多复杂因素综合作用的结果。

咳嗽是呼吸系统疾病的主要症状，咳嗽的形成和发作与反复呼吸道感染有关。在咳嗽患者中，可存在有细菌、病毒、支原体等的特异性，如果吸入相应的抗原则可激发咳嗽。在病毒感染后，可直接损害呼吸道上皮，致使呼吸道反应性增高。在乳儿期，呼吸道病毒（尤其是呼吸道合胞病毒）感染后，表现咳嗽症状者也甚多。

咳嗽无痰或痰量很少为干咳，常见于急性咽喉炎、支气管炎的初期；急性骤然发生的咳嗽，多见于支气管内异物；长期慢性咳嗽，多见于慢性支气管炎、肺结核等。

发生在白天的咳嗽，多见于支气管及肺部炎症；夜间的咳嗽，常见于肺结核、百日咳、心力衰竭、支气管哮喘；清晨或夜间咳嗽加剧，则以支气管扩张及慢性支气管炎居多。

咳嗽声短促，多见于肺炎和胸膜炎；较微短促的咳嗽，常见于肺结核病初期；咳嗽声犹如破竹，多见于急性喉炎或白喉；痉挛性阵咳，常见于百日咳和气管异物；犬吠样咳嗽，常见于假声带肿胀、主动脉弓瘤、纵隔肿瘤等。

咳嗽的频率。轻微单发的咳嗽，多见于气管炎、喉炎、早期肺结核以及吸烟者；阵发性咳嗽，常见于百日咳、支气管哮喘、气管异物；连续不断地咳嗽，则要考虑支气管扩张、慢性气管炎或肺结核伴有空洞等疾病的可能。

急性咳嗽多见于肺炎、胸膜炎、急性支气管炎或上呼吸道感染；慢性咳嗽多见于支气管炎、肺结核、肺癌等。

咳嗽时如果伴有发烧，常见于感冒、肺炎、肺结核（高热多见于肺部感染，低热常见于肺结核）；咳嗽时如果伴有呕吐，则多见于百日咳、慢性咽炎；咳嗽伴有呼吸困难者，有哮喘、心力衰竭的可能；咳嗽时痰中带血，常见于肺结核或急性支气管炎；咳嗽大量咯血，多见于支气管扩张及肺结核末期；至于咳嗽伴有体重快速消瘦，则应警惕肺癌的可能。

对于咳嗽的治疗若用药不当，不仅不能止咳，反而会加重病情。具体说来，人们自我药疗时选用止咳药，主要存在以下几方面的误区：

误区一：滥用抗生素。咳嗽最常见于感冒，而感冒的罪魁祸首多是病毒。抗生素类药物主要是针对细菌感染，对病毒无效。咳嗽时滥用抗生素非但改善不了症状，反而会促使细菌产生耐药性，当真正发生感染时，药物就有可能失去疗效。

误区二：一药百治。引起咳嗽分为的原因是多方面的，中医学将咳嗽分为热咳、寒咳、伤风咳嗽、内伤咳嗽等，因此止咳中成药也有寒、热、温、凉之分，不对症下药，则无法达到止咳的疗效。例如川贝止咳露、强力枇杷露偏寒，不适合风寒咳嗽者服用。

误区三：用药不及时。很多人认为咳嗽不用治疗，扛一扛就过去了。其实，如果在咳嗽发生的起始得不到及时有效的治疗，很容易使咳嗽频繁发作，导致咽喉疼痛、声音嘶哑、胸痛等。对

于感冒咳嗽，需要引起足够的重视，及时采用合理的药物治疗。

误区四：忽视成瘾性。中枢性镇咳药如可卡因虽然镇咳效果较好，但长期使用容易成瘾，对药物产生依赖，停药后会出现烦躁不安、恶心和呕吐等心理和生理症状，因此其应用受到严格控制，需要凭处方购买。临床上应用比较广泛的镇咳药是右美沙芬制剂，镇咳作用与可待因相似，在15～30分钟内快速起效，并且在有效剂量内无成瘾性，被世界卫生组织推荐为可替代可待因的一种镇咳药。

误区五：一咳就用药。人体的呼吸系统受到病源菌的感染时，呼吸道内的病菌和痰液均可通过咳嗽被排出体外。如患气管炎、肺炎等疾病时，呼吸道上下会存有大量痰液，这时就不宜使用镇咳药，否则会因咳嗽停止而将痰留在呼吸道内，使炎症扩散；一般应选用祛痰药，如氯化铵、碘化钾、痰咳净等。

误区六：忽视饮食调护。俗话说："三分治，七分养。"对咳嗽的治疗，应加强饮食调护，注意食补养肺。可以适当进食一些养阴生津之品，如百合、蜂蜜、梨、莲子、银耳、葡萄，以及各种新鲜蔬菜等柔润食物，少吃辛辣燥热之品。

胸痛的原因

胸痛是指胸部正中或偏侧作痛。一般来说，常见的引起胸痛的原因，如自律神经系统亢进引起的情绪上胸痛，这种症状以"心悸、胸闷"来表现者较多。患有良性心脏疾病者，虽会有胸痛，但绝大多数只是心理问题，心脏并无大碍，有的甚至没有必要就医。

胸腔的浆膜受刺激，或骨骼关节受刺激所引起的胸痛，其中较常见的有心包膜炎、胸膜痛、肋软骨或胸软骨关节痛等，这些病症虽然不会立即有生命危险，但必须就医治疗。

严重的胸痛，有因器官或组织撕裂而引起的疼痛，包括气胸、心绞痛、心肌梗死、主动脉瘤剥离、椎间盘破裂等，其中急性心肌梗死发作后，会出现剧烈且持久的心绞痛样心前区胸痛，这类病人往往突然在数小时、数分钟，甚或瞬间停止心跳。这种不可意料的，骤然来临的死亡，医学上统称为"猝死"，须特别加以小心。

胸痛的病因错综复杂，而且疼痛时系因神经传导及神经反射所致，极易出现转移及牵引性疼痛。但是，如果注意胸痛的部位、疼痛性质、时间和伴随的症状，自己大致也能判断胸痛是由何种疾病所引起。

依据胸痛的部位可做出如下判断：

（1）心绞痛常位于胸骨上段或中段之后，亦可波及大部分心前区，疼痛可放射到左肩或左臂内侧，甚至直达小指或无名指。

（2）进行性肌痛时，胸、腹部肌肉剧烈疼痛，可向肩、颈部放射。

（3）肺栓塞、自发性气胸、急性胸膜炎等，会出现患侧胸痛剧烈。

（4）胸部皮肤上出现密集米粒大的水泡，沿肋间神经分布，但不越过中线，且有针刺或火烧般的疼痛，多见于肋间神经感染病毒引起的带状疱疹。

（5）食道疾病、膈疝、纵隔肿瘤的疼痛多位于胸骨后。

（6）肋间神经痛的部位则沿肋间神经分布。

（7）外伤引起的胸痛，多位于外伤的部位。

（8）肺部病变影响脏层胸膜时，可引起疼痛，且疼痛多位于病变邻近部位。

依据胸痛的性质可做出如下判断：

（1）心绞痛呈压榨样痛，且在心前区常有重物压迫的窒息感。

（2）心脏神经官能症患者，若将手指置于左乳下方（心脏前端心尖处），会有气闭般的痛苦。

（3）急性食道炎的疼痛呈灼热痛。

（4）癌肿转移到肋骨，可出现剧烈难忍的胸痛和局部压痛。

（5）肋间神经痛常呈针刺样或刀割

样痛；骨痛呈酸痛或椎痛；肌肉痛则呈酸痛。

（6）胸部主动脉瘤破裂、自发性气胸、食道破裂等，都可出现突遽的胸痛。

（7）白血病，特别是急性白血病患者，胸骨压痛更是重要的征兆之一。据临床观察，多数病人胸骨压痛以胸骨体下部（相当于第四、五肋间的胸骨体部）最为明显。因此，若发现自己的胸骨有压迫感而非外伤引起时，应及时到医院诊察，不可大意。

依据胸痛发生的时间可做出如下判断：

心绞痛或心肌梗死常在受寒着凉、暴饮暴食（饱餐）、情绪激动等诱因下，或过度劳累后的晚上发作。胸膜炎或肋间神经痛的胸痛，多在呼吸或咳嗽时加重。

食道炎、食道憩室、食道肿瘤、食管裂孔疝、弥漫性食道痉挛等所引起的胸痛，常在吞咽时发作或使之加剧。

依据胸痛伴随的症状可判断出如下疾病：

（1）胸痛伴有呼吸困难和发绀，多见于气胸。

（2）胸痛伴有呼吸困难、血痰、咳嗽，可见于肺栓塞。

（3）胸痛伴有咳嗽、咳痰、咯血，常见于肺结核、支气管扩张及支气管癌等。

（4）胸痛伴有发烧，并有相关的胸部征兆，可见于脓胸、大叶性肺炎、结核性胸膜炎。

（5）胸痛（心前区疼痛）伴有发烧、咳嗽、呼吸困难、疲乏及出冷汗，可见于心包炎。

（6）胸痛（心前区剧痛）伴有血压下降、出冷汗、面色苍白、恶心、呕吐，并有恐惧不安或濒死之感，多见于心肌梗死。

（7）胸痛伴有胸闷、心悸，与此同时或在此之前，出现发烧、咽痛、腹泻、身体酸痛等症状，可见于急性心肌炎。

（8）胸痛伴有消瘦、吞咽困难，吞食物时有阻塞现象，且阻塞物似乎有逐渐下降的趋势，可见于食道癌。

不热的时候感觉热

总是感觉热并且出现潮热，这是更年期的特征，不过，并非所有怕热的女性都有更年期相关的潮热。而且，也并非所有怕热的都是女性。

怕热是几种激素相关疾病的典型表现，特别是甲状腺功能亢进。过多的甲状腺激素会导致体温升高、新陈代谢加速。甲状腺功能亢进的其他常见表现包括神经紧张、体重下降、过度饥饿和口渴以及突眼。男性和女性均可患甲状腺功能亢进，不过女性更容易患这种病。

经常觉得热可能是对过量的咖啡因、某些抗抑郁药以及甲状腺药物的反应。对热敏感甚至可能是严重疾病的信号，如多发性硬化。怕热还可能是缺汗症的健康警示。缺汗症就是不能出汗，这种疾病可能会危及生命。因为不出汗的人会过热，容易发生心力衰竭和中暑。

在感觉过热时，可以通过食疗来辅以治疗。

（1）佛手粥：佛手9克，海藻15克，粳米60克，红糖适量。将佛手、海藻用适量水煎汁去渣后，再加入粳米、红糖煮成粥即成。每日1剂，连服10～15天，能够疏肝清热，调整精神抑郁，情绪改变。

（2）昆布海藻饮：昆布、海藻、牡蛎用水煎汁。每日1次，连服数日，能疏肝清热，理气解郁。

（3）青柿子羹：青柿子1000克，蜂蜜适量。青柿子去柄洗净，捣烂并绞成汁，放锅中煎煮浓缩至黏稠，再加入蜂蜜1倍，继续煎至黏稠时，离火冷却、装瓶备用。每日2次，每次1汤匙，以沸水冲服，连服10～15天。以清热泻火为主，用于烦躁不安、性急易怒、面部烘热者。

❤ 腹泻是由什么原因导致的

腹泻是排便次数比正常多，大便稀薄，甚至如水样；或者大便中夹有黏液、脓血。由于肠蠕动增强，粪便通过结肠的速度加快，水分无法被充分吸收，就会引起排便次数增多，粪便稀薄。

腹泻的原因很多，如胃、肠、胰、胆的疾病都可引起腹泻。其中又以肠胃感染最为常见，多由肠胃运动和分泌机能失调所致。

严重腹泻会造成胃肠分泌液的大量流失，产生水分与电解质平衡的紊乱以及营养物质缺乏所带来的种种后果。

腹泻可分为急性和慢性。如果发病急，病程短，腹泻次数多，一般为急性腹泻；病程较长，腹泻次数较少，则为慢性腹泻。

我们可以根据腹泻与腹痛的关系可以进行自我鉴别，初步了解腹泻的原因。

腹泻伴随脐周围绞痛，多为嗜盐杆菌食物中毒；左下腹疼痛，多为细菌性痢疾；右下腹疼痛，多为肠结核或阿米巴痢疾；中上腹部疼痛，多为肠胃炎。

腹泻后腹痛不缓解者，多为痢疾；腹泻后腹痛能缓解者，多见于肠炎、肠结核；周期性腹痛，伴随有痉挛、腹痛及不适感，多为局部性回肠炎；若是腹泻伴随腹痛、呕吐则以食物中毒或肠变态反应性疾病居多。

以腹泻伴随的症状来看，腹泻伴随里急后重，多见于直肠或乙状结肠下段的毛病，如直肠癌、细菌性痢疾；腹泻伴有腹部肿块，应警惕肿瘤，多见于结肠癌或增殖型肠结核等；如触及肝脾肿大，就要怀疑血吸虫病的可能；急性腹泻伴随发热等全身症状，以肠道感染性疾病居多，如食物中毒、沙门氏菌感染；慢性腹泻伴随发烧，常见于慢性细菌性痢疾、阿米巴痢疾、血吸虫病、肠结核及结肠癌等。

腹泻在临床上只是一种症状，首先必须清楚其发生的原因，再根据病症给予治疗。切忌滥用止泻药。如食物中毒引发的腹泻，可借由腹泻把细菌毒素和毒物排出体外，对人体有一定保护作用，然若是乱服止泻药，即无法将毒素和毒物排出。

再者，很多人认为腹泻都是不洁食物或细菌感染所致，因此就自作主张服用抗生素，这是不对的。须知，在正常情况下，每个人肠内都有一定数量和比例的菌群存在，它们相互制约，对健康有益。如果滥用抗生素，将会使正常的菌群遭受破坏，反而加重病情。

腹泻患者可喝些淡茶水，帮助止泻解毒，预防脱水。茶叶所含的茶碱、鞣酸、维生素和多种电解质对腹泻亦有良效。

❤ 腰痛预示着什么

腰痛是指腰部一侧或两侧或正中等处发生疼痛之症，腰痛既可以是多种疾病的一种症状，也可以作为独立的疾病。由于腰痛的原因颇为复杂，因此，要确定腰痛的真正病因，就需要仔细观察、分析。具体而言腰痛的原因应该有以下几种：

1.常见的腰痛原因

（1）腰痛最常见的原因是腰肌的损伤或韧带的拉伤。当用力弯腰，搬运重物或举重物之后，会突然发生腰痛，且在腰椎两旁肌肉出现痉挛和触痛。姿势不当、肥胖、剧烈运动等都可以导致肌肉韧带的损伤，提示可能为急性腰扭伤或腰肌劳损。

（2）腰痛剧烈，有时痛会沿着神经的分布从臀部放射至大腿后侧、腘窝、小腿外侧，从而发生下肢疼痛或感觉麻木，甚至针刺或电击样的感觉，严重者连起床行走都有困难，特别是不能弯腰。病人躺卧后则症状可减轻，但行走、咳嗽、打喷嚏和排便用力时，腰痛会明显加重，提示可能为腰椎间盘突出症，也就是"软骨压到了神经"。

（3）腰痛以第四、五腰椎旁最

为明显，并向一侧下肢放射，有时疼痛或麻木可下移至大脚趾，平卧时患侧下肢无法直腿抬起，提示可能为根性坐骨神经痛。

（4）腰痛多发于早晨起床后，腰部或骨盆关节处有点僵硬，活动时会有疼痛感，但不明显，有时症状会反射到下肢，类似坐骨神经痛，症状时好时坏，经过一段时间后，病灶往上延伸侵犯脊椎，此时病人腰痛加剧，身体无法前、后、左、右摆动，整个脊椎发生僵硬和固连，行动不便，就应考虑为僵直性脊椎炎。

（5）开始为中上腹或右上腹部疼痛，之后可累及腰部钝痛。发病时病人常坐卧不安，痛得弯腰打滚，大汗淋漓，恶心呕吐，脸色苍白，但当结石退回胆囊或进入十二指肠后，疼痛可完全消失，提示为胆结石。

（6）一侧腰腹部突然发生犹如"刀割"样绞痛，疼痛可沿输尿管行走方向放射到下腹部、会阴及大腿内侧，每次持续数分钟到数小时不等。腰痛发作可使病人屈腰拱背、坐卧不宁、脸色苍

小贴士

生活细节防腰痛

1.在日常生活与工作中，注意对腰部的保健，常坐硬板凳，睡硬板床。

2.工作时要做到腰部姿势正确；注意休息，劳逸结合，防止过度疲劳；同时还要防止腰部受到外伤及寒冷等不良因素的刺激。

3.一个姿势持续工作时间不宜过长，要少弯腰。一个姿势工作一段时间，应适当伸伸腰，也可自己轻轻捶捶腰，这样可使腰部的紧张得以解松片刻，防止腰部肌肉的疲劳。

4.多卧床休息。卧床可缓解腰部肌肉的痉挛，可使腰肌和椎间盘得到充分的休息与放松。

5.腰部敷一些如热水袋之类的东西，可促进局部的血液循环，缓解痛楚。

6.注意腰部保暖，特别是夜间睡觉时要注意睡姿，以双下肢稍屈曲位、侧卧为好，可使腰椎间盘内的压力减低、腰部肌肉松弛，以获得充分的休息。

7.适当进行锻炼，尤其是加强腰部肌肉锻炼，可以有效地防止和减缓腰部肌肉和椎间盘的劳损。另外，每日半小时的倒退走路也可以治疗慢性腰痛。

白、大汗淋漓，患侧腰背部有明显的撞击痛，疼痛过后，常出现不同程度的血尿，多见于泌尿系统结石。

（7）心情紧张，除了内心紧张外，同时亦可造成背部肌肉紧张，长期肌肉紧张，导致血管收缩，血液循环不良，使得新陈代谢的废物无法顺利排出而积存在组织内，特别是乳酸量增加，会刺激神经末梢，产生腰痛，就是情绪问题造成的腰痛。

（8）在运动后腰痛加重，休息后减轻者，提示为类风湿性骶髂关节炎。

（9）患有结核病的腰痛病人，提示可能为腰椎结核或肾结核。

（10）腰痛同时伴有频尿、尿急、尿意窘迫和发烧患者，应考虑有肾盂肾炎的可能。

（11）腰痛在卧床时加重，起床后反而减轻，应考虑为腰纤维组织炎。

（12）腰痛且有肾区叩击疼痛患者，应考虑有肾结核、肾盂肾炎、肾周围脓肿等肾脏疾病的可能。

2.因妇科病导致的腰痛

此外，妇女的腰痛发生率很高，大都是由妇女自身的生理或病理特点造成。常见的原因有：

（1）月经期：女性自十四五岁，初潮过后，由于骨盆腔血，血液循环受阻，因而会反射性地引起腰酸腰痛。

（2）子宫颈炎：子宫颈发炎后可出现白带增多、局部瘙痒、刺痛等症状，还伴有腰酸腰痛等表现。

（3）子宫脱垂：正常子宫的位置是前倾前屈位，如果西侧支撑子宫的韧带经生产过度牵引或老化后，使得子宫脱垂、后倾，同时部分神经受压，就会导致腰痛的产生。

（4）骨盆腔肿瘤：包括卵巢瘤、子宫肌瘤、卵巢囊肿及其他妇科癌症，都会压迫和牵拉到骨盆腔的神经，造成腰痛。

（5）妊娠腰痛：随着胎儿的逐月增大，腰部的支撑力增加，导致骶部韧带松弛，压迫骨盆腔神经及血管，也会导致腰痛的发生。

（6）骨质疏松：女性停经后，卵巢和内分泌功能减退，骨质就会趋于疏松。这种毛病也常与蛋白质的新陈代谢不良有关，严重者就会引起腰痛。老年妇女的这种情形会特别严重，有些甚至痛得无法翻身，坐起来更为酸痛。

年龄大的人常不喜欢运动，但身体上的任何部位都一样，愈不运动，越萎缩。如果长期不运动，甚至连走路都很少，那么脊椎必会慢慢疏松，终而压扁，导致腰痛。因此，女性年过35岁以后，便应补充雌激素、钙质及增强运动，以"贮存骨本"。

❤ 分析身体水肿原因

水肿又称"水气"，是指血管外的组织间隙中有过多的体液积聚，属于临床常见症状之一。水肿与肥胖不同，由于水分保留太多，会表现为手指按压皮下组织少的部位（如小腿前侧）时，有明显的凹陷。

水肿的发生与渗透压有关。正常情况下，在毛细血管动脉端，毛细血管压会高于血浆胶体渗透压，液体从血管中渗出，形成组织液。而毛细血管静脉压低于血浆胶体渗透压，组织液又回流到血管中。如果这种平衡一旦失调，则水分将过多滞留在组织间隙而形成"水肿"。

通常水肿在脚或腿上最明显，因为重力会使液体往下堆积。一半以上的肾脏病人会有水肿现象，有些人因水肿不是突然发生的所以并不在意，反而以为自己发胖了。

当然，并非所有的水肿都是肾脏病造成，据目前所知，能够引起水肿的病变多达30余种，其中最常见的还包括心脏病、肝脏病、甲状腺疾病伴发的水肿。

此外，还有一类水肿"病人"，尽管医生为其做了各种详细检查和化验，结果均在正常值，医院的诊断书上写的是"原因未明性水肿"。而且经过长期观察，这些人并无器质性病变，健康亦未受到影响，在此统称其为功能性水肿，

又称良性水肿，它包括以下几种情况。

1.月经前水肿

女性在月经前一周或10天内约有1/4可出现水肿（少数病人可在经期或月经来潮后发生），且多为下肢轻度水肿，严重者可达颜面及手部水肿，并常伴有乳房胀痛、烦躁不安、易怒、失眠、头痛等症状。随着月经来潮，排尿增多，症状即逐渐消失。

2.妊娠水肿

孕妇正常妊娠后期，由于膨大的子宫压迫下腔静脉，血液回流受阻，常有轻度下肢水肿。与妊娠中毒（毒血症）症状不同的是，其血压正常，无蛋白尿，且在休息后即可稍退。

3.高温性水肿

炎热的季节或高温下作业，由于热的刺激，引起体表血管扩张、动脉血流增加或浅静脉的扩张、淤积滞留，致使毛细血管滤过压增高，体液在皮下疏松结缔组织间隙渗聚而形成轻度水肿，尤其是手部和足部最常见。

4.老年性水肿

老年人，由于心、肝、肾功能减退，血管壁渗透性增高，所以常可出

现水肿。这种水肿，经各种检查，多半无异常发现。

5.体位性水肿

久走或久立后，下肢静脉回流受阻，毛细血管渗出增加，就会出现下肢水肿，所以又称旅行者水肿。

6.药源性水肿

有不少药物的副作用，能影响体内的水钠代谢，引起水肿，如经常服用类固醇、口服避孕药或非类固醇抗发炎药等，可导致水肿，但停药后即可逐渐消失。

7.肥胖性水肿

肥胖者皮下脂肪增多，血管易于扩张，使血液淤积，加上下肢静脉压升高，就会发生水肿。本症多见于身体肥胖的女性，尤以下肢最为明显，只要定期运动、减轻体重，即能改善。

8.眼睑水肿

许多人早晨起床时，眼皮常会有些水肿，这是因为睡眠中，眼睑活动减少，血液流动缓慢，使得局部毛细血管压力增加，液体流出血管进入疏松的眼睑组织，因而引起水肿。这是一般人每天起床都有的现象，并非疾病所致，然而若到了上班、上课后，仍是眼皮肿胀、睡眼惺忪，可能即是疾病的征兆。

由疾病导致水肿可见于以下几种情况。

1.肾源性水肿

急、慢性肾炎与肾病变综合征，是发生水肿最常见的疾病。因毛细血管与血浆胶体渗透压平衡失调，导致水分过分滞留于组织间隙。其特点是，疾病早期只在早晨发现眼睑或颜面水肿，以后向下发展为全身性水肿，按之呈凹陷状，病人面色苍白，并伴有血尿、蛋白尿、管型尿。

2.心源性水肿

心脏功能异常引起心力衰竭。其特点是，水肿顺序是先从下肢踝部开始，之后再逐渐向上延至全身，按之呈凹陷状。严重者可出现全身水肿，病人常不能平卧，并伴有心悸、呼吸急促、肝脾肿大及胸腔积水等症状。

3.肝源性水肿

多见于肝硬化疾病。其特点是，常先有腹水，水肿多发生于下肢，按之呈凹陷状，但全身性水肿较少见，并可伴有肝功能异常，以及肝脾肿大等症状。

4.黏液性水肿

多因甲状腺机能低下所致。其特点是，按压水肿处不会出现凹陷，多见于颜面及下肢，严重时亦可累及全身。同时伴有贫血、怕冷、便秘、无力、毛发脱落、月经紊乱及反应迟钝等症状。

5.妊娠中毒症水肿

多发于妊娠6个月以后，以第一胎居多，更多见于双胞胎，羊水过多或有高血压疾病的孕妇。其特点是，水肿较严重，且呈全身性，水肿、蛋白尿及血压高是本病的主要表现。

当发现全身或局部水肿，首先要到医院做详尽的检查，只有在排除各种疾病引起的可能，且又不伴有其他症状，才能判断其为功能性水肿。

一般来说，水肿从头面部肿起，可考虑为肾脏病；而从脚先肿起，则以心脏病居多。再者，无论是脸部或脚部过度的水肿，都要提高警觉，不容忽视。

6.营养性水肿

这类水肿主要由于血浆蛋白或维生素减少所致，常见于营养缺乏症，慢性消耗性疾病，如严重贫血、结核、恶性肿瘤。其特点是水肿多为全身性，发展较慢，以下肢最明显，按之呈凹陷状，同时伴有营养不良的相关症状。此外，有些女性有偏食、挑食习惯，或出于减肥目的而控制饮食，日积月累导致血浆中蛋白质缺乏，就会造成营养不良性水肿。

❤ 短期变瘦绝非福音

随着健康常识的普及，大家对肥胖是百病之源的说法都再熟悉不过。然而，瘦也需要一个限度，即不应低于标准体重的20％，否则形体过瘦、皮肤粗糙、皱纹密布、脂肪缺乏，不仅会影响身体的各种功能，更会成为各种疾病的先兆。

变瘦的原因很多，主要是由于体内分解代谢增加，"支出大于收入"或消化吸收功能障碍等因素所致。如果一个人的饮食、精神及生活环境没有特殊变化，在短时间内身体日渐消瘦，一定要加以重视，认真找出原因。

以老年人消瘦为例，人到60岁以后逐渐消瘦大都是正常现象，而且可以避免因肥胖引起高血压、高脂血症、胆石症、冠心病、糖尿病和脑出血等许多慢性病。但是，"老年瘦"也可能预示着某些疾病。

消瘦程度逐渐加重，并伴有怕热、多汗、烦躁不安等表现，有的病人甚至出现抑郁、冷漠、低热、精神错乱等表现，常见于甲状腺功能亢进患者。

消瘦并伴有消化道症状，特别是慢性不明显的腹泻，多见于慢性胃炎、消化性溃疡、慢性非特异性结肠炎等。此时由于消化和吸收障碍，也会引起消瘦。

此外糖尿病也有可能导致消瘦。糖尿病患者，早期多为肥胖，但时间一长，消耗增多，会造成消瘦，有些老年糖尿病患者虽没有明显的"三多"（多饮、多食、多尿）症状，但由于体内糖代谢紊乱，也会导致消瘦。

如果先是消瘦，以后又逐渐出现皮肤黏膜色素沉着，应考虑为肾上腺皮质功能减退。

无任何原因的消瘦，特别是近期有明显消瘦者更应警惕，因恶性肿瘤早期都会出现不明原因的消瘦。例如：消瘦伴有吞咽困难者，提示有食道癌的可能；消瘦伴有便血、排便习惯改变、里急后重、粪便变细等，要注意大肠癌、结肠癌；消瘦且有萎缩性胃炎或胃溃疡的病史，应提防胃癌的潜伏；消瘦并可在体表摸到肿大的淋巴结时，要当心支气管癌或淋巴细胞瘤的存在。

此外，过度消瘦更是胰腺癌早期仅有的症状。据统计，该病约有90%的病人有迅速而显著的体重减轻，一旦出现黄疸往往已属晚期。

中年人消瘦比较少见，这是因为中年人进食的热量经常超过消耗量，多余的热量会转化为脂肪存储于各组织及皮下，所以进入中年期大多数人都会发胖。如果中年人不胖反瘦，而且是过度的消瘦，有可能是恶性肿瘤的征兆。

全面养护身体，防患于未然

◎我们不仅需要了解身体各部位的异常状况所预示的疾病，更应懂得在日常生活中如何正确使用和养护身体，以防止身体出现异常，这样才可永保健康。

● 是什么决定了你头发的好与坏

我们经常看到有些人头发乌黑发亮，发质特别好，有些人的头发却干枯甚至脱落，他们使用的护发产品可能并没有什么区别，那么是什么决定了一个人的头发好还是不好呢？

传统医学认为，"肾藏精，其华在发，肾气衰，发脱落，发早白"，也就是说头发的盛衰与肾气是否充盈有很大关系。随着人从童年、少年、青年、壮年到老年的演变，肾气的盛衰不断发生变化，头发也在随之变化，所以说"肾者……其华在发"。

为什么说肾气的充盈决定着头发的好坏呢？这主要从3个方面来讲：第一，"发为血之余"，肾藏精，精生血，肾精充足则气血充足，进而可以滋养头发；第二，肾精化生元气，元气是人之根本，可以激发和促进头发的生长；第三，头发的好坏与督脉有关，督脉起于胞中，其分支从脊柱里面分出，属肾。

由于督脉循于脊里，入络于脑，上过头顶，下属于肾，在肾、脊髓、脑髓、头发之间形成了一条通路。所以，当肾中精气旺盛、髓海充盛时，则随督脉之经气上行而荣养头发，于是头发就生长得浓密而有光泽，反之则稀少、枯萎、暗淡无光。所以，在中医看来，要想滋养头发，补肾为第一要义。

另外，我们上文提到"发为血之余"，也就是说，头发的好坏受气血的影响。中医理论中有"肝主藏血"，所以头发的好坏跟肝也有关系。肝藏血，所以血液的正常运营以及贮藏、调节，与肝密切相关。肝功能正常，人体血液才能正常运营、贮藏、调节，全身各脏器及毛发才能得到血液的滋养。当肝功能出现异常时，就会导致气血运行不畅，毛发营养供应受阻。

所以，觉得自己头发不好的人不要总是在外部下功夫，用非常好的洗护用品，而应从内部找找原因，要想到是不是自己的肝或者肾出了问题。特别是脱发的患者，大多数是肝肾两虚，致使精不化血，血不养发，发无生长之源，毛根空虚而脱落，表现在外部就是脱发；突发的精神刺激或长期的精神压力也会造成气血肝肾亏虚而致早秃、脱发、斑秃等。因此，要想拥有健康的头发，首先要保证自己的肝肾健康。中医治病都讲究治本，"本"治好了，"标"自然也就好了。养护头发也是同样的道理，要从养护肝肾做起。

辨清发质，是护理头发的第一步

头发的分类标准是由头发的天然状态决定的，即身体产生的皮脂量决定发质的不同。护理头发的第一步便是要了解自己的头发属于哪一类型，认清发质，然后选择合适的洗发、护发方法，这样才能达到事半功倍的效果。

1.油性发质

油性发质显得油腻，需要经常清洁，有时甚至有扁塌的感觉。油性长发的发尾却会因为油脂不够而显得干枯。此类发质者容易头痒。发细者更容易出现油性发质的可能，因为每一根细发的圆周较小，单位面积上的毛囊就较多，皮脂腺同样较多，故分泌皮脂也多。

2.干性发质

如果你的头发无光泽、干燥，特别在浸湿的情况下难以梳理，发梢处经常发生开叉现象，那么你的发质就属于干性。只有5％的人生来就是干燥型头发，大多数干性发质的人多是由于生理的、病理的或人为的因素，使得头发失去必需的油脂。

绝大多数人的干发是由于过多的日晒和干燥风的吹拂引起的。不少人发生干发现象后，错误地采取减少洗发次数，期望自然分泌的头油集结起来以滋润头发，结果产生大量头垢，直至堵塞毛囊中的皮脂腺，致使头发更为干燥。

3.中性发质

中性发质不油腻、不干燥、有光泽，油脂分泌正常，头皮屑很少。这是比较健康，也比较容易打理的一类发质。但日常生活中真正属于中性发质的人不多，大多数人是偏干性或者偏油性的发质。

不同发质的头发，护理方式也有所区别，最基本的就是要选择适合的洗发水。一般的洗发水都会在外包装上标明适合的发质类型，购买时要多加注意。

保养头发六步走

头发是观察身体健康状况的重要途径，所以我们要好好保养它，以便让它发挥应有的作用。那么，具体该怎么保养呢？

1.经常按摩头皮

提到头发的保养，很多人会想到洗发膏、护发素等，其实有个简单、而且能从"根"上护发的方法——按摩头皮。

头皮上有很多经络、穴位和神经末梢，按摩头皮还能刺激头皮，使头皮上的毛细血管扩张、血液循环加快，使毛囊所需的营养物质增加，有利于头发的生长，并能防止头发变白、脱落。此外，按摩头皮能够通经活络，刺激末梢神经，增强脑的功能，提高工作效率。

很多人把按摩想象得很复杂，其实按摩很简单，可以在每日的早、晚，用双手手指按摩头皮，从额骨攒竹穴位开始按摩，经神庭穴位、前顶穴位到后脑的脑户穴位，用手指各按摩数十次，直至皮肤感到微微发热、发麻为止。

2.千万不要像搓衣服一样洗头发

日常生活中，很多人洗头发时像洗衣服一样反复搓洗，殊不知这样很容易使头发打结、摩擦而受损，甚至在拉扯中扯断发丝。

正确的洗发步骤是，洗发前先用宽齿梳将头发梳开、理顺，用温水从头皮往下冲洗头发，待头发湿透，将洗发水挤在手心中，揉出泡沫后均匀抹在头发上，然后用十指指肚轻柔地按摩头皮几分钟，再用手指轻轻捋发丝，不要将头发盘起来或搓成一团，保持发丝垂顺。

3.洗头发时最好水洗

干洗头发是理发店流行的洗头方式，即直接将洗发产品挤在头发上，然后喷少许水揉出泡沫，按摩十几分钟后冲洗掉。很多人觉得这既是一种享受，又能将头发洗得更干净。其实，这种想法和做法是大错特错的。干燥的头发有极强的吸水性，直接使用洗发剂会使其表面活性剂渗入发质，而这一活性剂只经过一两次简单的冲洗是不可能去除干净的，它们残留在头发中，反而会破坏头发角蛋白，使头发失去光泽。

另外，中医认为洗头发的时候做按摩很容易使寒气入侵。理发师在头发上倒上洗发水，就开始搓揉头发，再按摩头部、颈部。按摩使头部的皮肤松弛、毛孔张开，并加速血液循环，而此时头上全是冰凉的化学洗发水，按摩的直接后果就是吸收化学洗发水的时间大大延长，张开的毛孔也使头皮吸收化学洗发水的能力大大增强，同时寒气、湿气也通过大开的毛孔和快速的血液循环进入头部。由此可见，洗头发还是水洗的好，同时在洗头时不要做按摩。

4. "发常梳"，但一定要有个限度

唐代著名医学家孙思邈的"养生十三法"里有个"发常梳"。经常梳头是一项利于生发、护发的保健运动，但是凡事都应有度，梳头也是如此，应该有个合理的限度。调查研究证明，如果连续梳刷50次，甚至100次以上，很容易会因梳头过度，增加头发负担，使头发受损，不但不能达到按摩效果，反而更加刺激皮脂腺，使发根过于油腻，发尾易于干枯、断裂。而适度合理的"发常梳"是：将手掌互搓36下，令掌心发热，然后由前额开始扫上去，经后脑扫到颈部。早晚做10次。

5. 睡觉时要把头发散开

人工作了一天，晚上要睡觉休息，头发也一样，扎了一整天，晚上一定要散开来。尤其在春天，由于是生发的季节，不管是晚上还是白天，都不要把头发扎成马尾辫，而要让它散开，这样才

能让它生发起来。

6. 等头发干了再去睡觉

很多人洗完头发没等头发干就去睡觉，殊不知，经常这样会引起头痛。因为大量的水分滞留于头皮表面，遇冷空气极易凝固。残留水凝固于头部，就会导致气滞血瘀，经络阻闭，郁疾成患，特别是冬天寒湿交加，更易成病。所以，洗完头后一定不要马上睡觉，要等到头发干了再睡。

7. 护发素一定要在发梢重点"施肥"

洗发后使用护发素会让头发变得柔顺，所以很多女性在使用护发素时毫不吝啬，厚厚地涂满头，特别是在发根处重点"施肥"，可是久而久之，头发却出现油腻、头屑多等"消化不良"症状。其实头发不比植物，更何况植物的根吸收过多营养也会发育不良，在发根使用过量的护发素只会阻塞毛孔，给头发造成负担，发梢才是最易受损、需加强保护的部位，使用护发素时，应先涂抹在发梢处，然后逐渐向上均匀涂抹。

❤ 藏在生活中的护发方法

很多人认为头发的日常护理很简单，无非是几天洗一次头发，长头发的人每天可能还要梳理几遍，短头发的男性可

能平时根本就不梳头，早晨起来用手抓两下就出门了。其实，日常的头发护理对于头发的健康是很重要的，而且即使

是看似简单的洗发也有很多讲究，如果操作不当，就有可能对头发造成损伤。

1.洗发

正确的洗发应该包括洗头和洗发两部分。洗头是在发根头皮处通过手指进行抓挠，使头皮上的皮脂、头屑、污垢脱落浮出，随着洗发水冲干净。洗发是在洗头的基础上，通过洗发水的泡沫，将浮在头发上的灰尘、污垢及头皮处脱落下来的头屑一起冲洗掉。

正确的洗发方式应该包括以下几个步骤：

（1）洗发前先用梳子梳理头发，这样可以把头皮上的脏东西和鳞屑弄松，以方便下一步的清洗。也可以按摩头皮，这样，在洗发时发丝就不易纠结。

（2）把头发弄湿，注意要使得底层的头发和上层的头发一样湿透为止。

（3）将洗发水倒入手掌，加水稀释，揉搓至起泡。不要直接把洗发水倒在头发上，这样会过度刺激头皮，促使头皮屑产生。

（4）用指腹把洗发水均匀揉进头发里，用指腹以小圆圈的圆弧轻轻按摩，直到形成一层厚厚的泡沫。这样可以促进血液循环，使皮脂腺正常分泌皮脂，滋润发丝。要记住，不要用尖利的指甲抠头皮。

（5）冲洗头发，直到彻底冲洗干净为止。水温不要太高，三四十摄氏度的温水最适宜。

（6）将护发素从发梢抹至发根，轻轻按摩一会儿，再彻底冲掉。护发素的微酸性可以使头发的表皮层再度合起来，发丝才不会因鱼鳞状的表皮层打开而受损。

完成了以上6步，你的洗发才算是大功告成，既清洁又养护，更不会对秀发造成不必要的损害。

2.干发

有些人经常在早上洗发，然后顶着湿漉漉的头发就出门。这其实是很不好的做法，洗完头发，应该及时干发。

干发也有讲究，先要用吸水性较强的干毛巾将头发包裹起来，用手挤压一下，让毛巾把头发的水分吸得半干。千万不要用力搓干，也不能用毛巾拼命抖动头发。因为湿发很脆弱，过度揉搓很容易使头发断裂或打结。

待头发不再滴水后，用宽齿梳将头发全部向前梳拢（男士的短发就可以省掉这一步了），再用吹风机，从发根吹至发梢。吹风机口离头发不要太近，否则头发很容易过度干燥甚至烧焦。最好用冷风吹。吹至半干还带点湿润的时候就停止吹发，然后等待头发自然干透，这才是正确的干发方式。

3.梳理发丝

这一条同样主要针对长头发的女性

朋友。如果能用正确的方法梳理自己的发丝，对头发的健康也是很有好处的。

要梳理秀发，自然离不开必备的工具——梳子。一把好梳子要遵循下列标准：

（1）梳具设计要坚固耐热，柔软有弹性，不扎手。

（2）梳齿尖端要浑圆，不要过于尖锐。

（3）不会产生静电。

（4）梳齿排列均匀、整齐，间隔宽窄合适，不疏不密。

（5）有一个坚固耐用的梳柄。

准备好了舒适耐用的梳子，现在就来学习怎样正确梳理头发吧！

（1）先用梳子梳开散乱的发根，遇到打结的地方，可以用梳子轻贴头皮，慢慢旋转着梳拢，用力一定要均匀，这样，打结的地方才更容易梳开。

（2）由头发的中段梳向发尾，梳一会儿再从发根轻轻刺激头皮，慢慢梳向发梢。梳发时用力要轻柔，切忌用力拉扯。

（3）从左、右耳的上部分别向各自相反的方向进行梳理，梳完之后让头发向头的四周披散开来再梳理一次就好了。

洗发、干发、梳理发丝，这是我们每天都要做的工作，也是最基础的头发护理。只有从这些最简单的事情做起，长期坚持下来，才能拥有健康的头发。

♥ 治疗早秃的独家秘方

男性脱发主要发生于顶额部、发前缘，尤其额部两侧发际向后退，因而前额变高，尤以两鬓角明显，向上向后延伸。随着病情逐渐加重，头顶部一片光秃，仅枕部及两侧颞部仍保留剩余的发缘。脱发处头皮光滑，可见纤细的毳毛，无自觉症状或仅有微痒。

女性脱发少见，程度也轻。一般是弥漫性头发脱落，以头顶部位明显。逐渐脱落，但不脱光，两鬓角也很少脱发。头发柔细并失去光泽。患处头皮变薄，可有灼热感，发痒或按痛，以后很难再完全长出新发。

早年秃顶是指在老年之前，于青壮年时期头发过早地逐渐脱落。常从前发缘向后脱落，或头顶部头发稀薄直至除发缘外整个头皮头发全部脱落。脱发常呈进行性，有家族倾向，多见于男性。

过早脱发原因未明，但病人常有较明确的家族史，遗传因素和血液中有较高水平的雄激素是两个重要因素。血液中有足量的雄激素是早秃发生发展的重要因素。有下列证据：男性在青春期前不发生早秃，但用睾酮长期治疗者可发生早秃；早秃随年龄增加而加重；早秃者的胡须、阴毛和腋毛不脱落；发现初期受累的毛囊有5-α-二氢睾酮积聚，它可能抑制毛囊代谢。但进一步原因尚不清楚。

本病常伴皮脂溢出，但已证实其与早秃无因果关系。另外，局部因素比如帽子戴得太紧、晚上戴压发帽、洗头水过凉或过热等都是造成早秃的主要因素。

生发乌发的刮痧调治法

一头乌黑亮丽的秀发人人都爱，但是随着生活节奏的加快，工作的压力越来越大，头发也受到了侵害。乌黑的头发不再亮丽，不再发动心动，买高价的护发品也起不到明显的效果，大家不妨试试传统中医乌发疗法——刮痧。小小动作，让你拥有大大的美丽。

刮拭方法如下。

用刮痧板梳沿着经络的方向梳理头部中间的督脉，还有两侧的膀胱经、胆经。刮痧板梳对经络的刺激，可促进气血的循环，使局部的毛囊得到气血的滋润，从而使头发变黑、变密。

用面刮法刮拭肺腧、脾腧、肾腧、

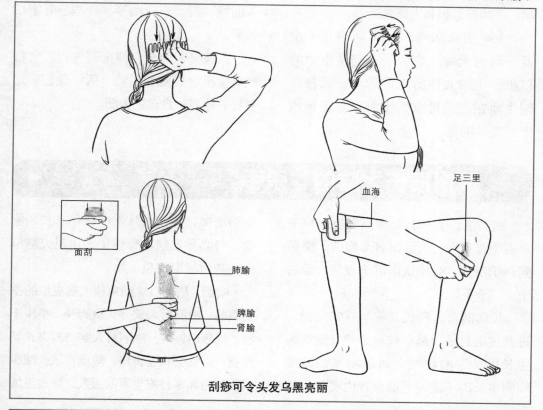

面刮

血海

足三里

肺腧

脾腧

肾腧

刮痧可令头发乌黑亮丽

血海、足三里等，刮拭的力度由轻到重。局部刮痧可促进血液循环，提升气血，补充给头部足够的营养，令头发乌黑亮丽。

❤ 脑为髓之海——中医对脑的认识

《灵枢·海论》说："脑为髓之海。"在中医看来，人的脊髓是先天的，而大脑是后天形成的。道教认为脑是阴性的，而《黄帝内经》却认为脑为阳，为"诸阳之会"。脑部是所有阳经会聚的地方，入脑的经脉有督脉、膀胱经、肝经、胃经、奇经八脉中的阳经和阴经六条。

脑的主要生理功能有主宰生命活动、主精神意识和主感觉运动。

主宰生命活动。《本草纲目》中说"脑为元神之府"。大脑是生命的枢机，主宰人体的生命活动。元神存则生命在，元神败则生命逝。得神则生，失神则死。

主精神意识。人的精神活动，包括思维意识和情志活动等，都是客观外界事物反映于脑的结果。脑主精神意识的功能正常，则精神饱满、意识清楚、思维灵敏、记忆力强、语言清晰、情志正常；否则，便出现精神思维及情志方面的异常。

主感觉运动。眼、耳、口、鼻、舌等五脏外窍，皆位于头面，与脑相通。人的视、听、言、动等，皆与脑有密切关系。

脑髓充则神全，神全则气行，气行则有生机、感觉和运动，所以我们一定要好好地养护自己的大脑。

❤ 警惕损伤大脑的"杀手"

脑力工作者整日处于高强度、快节奏的生存状态，大脑很容易疲劳。要做到科学用脑，必须认识以下损伤大脑的十大"杀手"。

长期饱食。现代营养学研究发现，进食过饱后，大脑中被称为"纤维细胞生长因子"的物质会明显增多。纤维细胞生长因子能使毛细血管内皮细胞和脂肪增多，促使动脉粥样硬化。长期饱食，势必导致脑动脉硬化，出现大脑早衰和智力减退现象。

嗜酒，嗜甜食。酒精使大脑皮层的抑制减弱，故酒后人觉得头重脚轻、举步不稳、反应迟钝等。酗酒对大脑的损害尤其严重。甜食会损害胃口，降低食欲，减少对高蛋白和多种维生素的摄入，导致机体营养不良，影响大脑发育。

不愿动脑。思考是锻炼大脑的最佳方法。只有多动脑、勤思考，人才会变得聪明。反之，越不愿动脑，大脑退化越快，聪明人也会变愚笨。

带病用脑。在身体不适或患病时，勉强坚持学习或工作，不仅效率低下，而且容易对大脑造成损害。

蒙头睡觉。蒙头睡觉时，随着被子里的二氧化碳浓度升高，氧气浓度会不断下降。长时间吸进潮湿的含二氧化碳浓度高的空气，对大脑危害极大。

不注意用脑环境。大脑是全身耗氧量最大的器官，只有保证充足的氧气供应，才能提高大脑的工作效率。因此，用脑时，要特别讲究工作环境的空气卫生。

轻视早餐。不吃早餐会使机体和大脑得不到正常的血糖供给，若大脑的营养供应长期不足，就容易损伤大脑。此外，早餐质量与思维能力也有密切联系。据研究，吃高蛋白早餐的人最佳思维普遍相对延长，而吃素的人精力下降相对较快。

睡眠不足。大脑消除疲劳的主要方式是睡眠。长期睡眠不足或睡眠质量太差，会加速脑细胞的衰退，聪明的人也会变糊涂。

少言寡语。大脑有专司语言的功能区，经常说话尤其是多说一些内容丰富、有较强哲理性或逻辑性的话，可促进大脑这些功能区的发育。整日沉默寡言、不苟言笑的人，这些功能区会退化。

长期吸烟。吸烟会破坏大脑细胞合成蛋白质的功能，造成记忆力衰退。常年吸烟会使脑组织呈现不同程度的萎缩，这是因为长期吸烟可引起脑动脉硬化，导致大脑供血不足，神经细胞变性，继而发生脑萎缩。

♥ 脑血管疾病并不可怕

目前，中风、脑出血、脑血栓是脑血管疾病中发生率最高的，下面我们就一一分析。

1.中风

中风往往被认为是突然发生的疾病，实际上，中风是有很多前期征兆的，如突然无故流鼻血就是其中之一。

此外，很多患者在发病前有短暂性脑缺血发作现象，往往有下列几种表现：

（1）麻木、刺痛或软弱无力。这几种症状如果发生在手臂、腿部或半边脸上，多数是表示流到脑中某一部分的血液已经减少。有一位63岁的网球手发现自己突然失去了发出大力球的能力，于是去找医生检查，结果查出他通往头部的两条颈内动脉已经变窄。医生施行外科手术将其血管中的一层厚脂肪清除后，血液运行不畅的现象便消除了。

（2）短暂的失明。这种情况也许只持续数秒或几分钟，它往往是脑部血管严重狭窄的警告信号，对这种现象不应置之不理。

（3）短暂的说话困难。"我的嘴巴好像忽然塞满了棉花"，这是一位教师对短暂性脑缺血发作症状的体会。对于这种情况，神经科医生会给病人服药或用手术方式将淤塞的血管打通。

金代医学家刘完素说："中风起病急，故属火热为患。火热之成，皆由内伤，如平日穿衣饮食，安处动止，精魂神志，性情好恶，不循其宜而失其常，久则气变兴衰而为病也。"脏腑气血亏损，阴阳失调，或招感外邪、忧思恼怒、饮酒饱食、房事不节，都会引发中风，所以要预防中风就要消除中风的诱发因素。

2.脑出血

脑出血就是脑血管破裂，那么为什么血管会破裂呢？体温降低是主要的诱发因素。以前这类疾病常见于老年人身上，但现在的人每天坐在空调屋里，喝冷饮，吃反季节蔬菜，最直接的后果就是导致体温降低。当体内温度长年偏低，血管自然就会变硬变脆，危险也就随时存在，这也是脑出血开始越来越多

地光顾中年人，甚至年轻人的原因。另外，脑出血也是人体元气不足的表现，当人体元气充足时，血液就不会黏稠，气能够带着血在人体各处运动，且末梢血管有弹性而不会脆裂，就不会发生脑出血。

脑出血发病比较迅速，如果能及时采取一些措施，对减少并发症，防止病情加重十分重要。正确的做法是十宣放血。

十宣放血法就是在十个指尖放血，这个方法可以很快止住脑出血。原理是头部和指尖都属于末梢，头部的压力太大了，通过在手这个末梢的地方放血，把上面的压力宣泄出去。

3.脑血栓

脑血栓是由气血淤滞造成的。在人体元气的推动下，血液通畅地在血管内流动，而一旦元气不足，没有足够的动力推动血液上升到脑部，就会致使血液凝固在脑部血管末梢，形成血栓。所以，预防脑血栓疏通血管是治标，固摄元气才是治本。

那么对于脑血管病，我们应该怎么预防呢？

首先要做到"三个半分钟，三个半小时"。

"三个半分钟"就是醒过来不要马上起床，在床上躺半分钟；坐起来又坐半分钟；两条腿垂在床沿又等半分钟。

经过这三个半分钟，减少了很多不必要的猝死、不必要的心肌梗死、不必要的脑卒中。

"三个半小时"，就是早上起来运动半小时，打打太极拳、跑跑步，但不能少于3千米，或者进行其他运动，可因人而异，运动适量；中午睡半小时，这是人体生物钟的需要，老年人更是需要补充睡眠，晚上老人睡得早，早上起得早，中午非常需要休息；晚上6~7点慢步行走半小时，这样老年人晚上睡得香，可减少发病率。

其次要经常活动双手。指尖是最容易产生堵塞的地方，平时只要我们把指尖这个地方疏通开，就能减缓头部的一些压力。这里教大家一个方法：用双手指腹点击式按摩头部，每天2次，一次50下，这样不仅活动了手，也可有效治疗头昏脑涨。

再有就是控制情绪，少生气。注重饮食，多吃性温平的食物，少吃寒凉之物，避免体温降低，血管收缩。

健脑七法

中医认为"脑为元神之府"，脑是人体精髓和神经的高度会聚之处，是生命要害的所在，人的视觉、听觉、嗅觉、感觉、思维、记忆力等都受到脑的控制，所以我们一定要学会养脑健脑的方法，这样才能健康长寿。

1.勤用脑

大脑最符合"用进废退"的原则。科学家测试发现：勤用脑的人，大脑不易疲劳，脑神经细胞保养良好，能避免老年痴呆；而懒于用脑的人，不仅智力下降，大脑也容易萎缩和早衰。当然，在生病或者疲劳的时候，还是要注意休息。

2.节欲健脑

中医认为："肾为先天之本，主要生髓，通于脑，脑为髓海。脑为元神之府，脑髓不足则头晕耳鸣，目无所视。"大脑的活动有赖于肾精的充养，节欲可养精，养精才能健脑养神，延缓大脑衰老；反之，性生活过度，则伤精耗神，未老先衰，头脑昏沉，智力减退，精神委靡，百病丛生。

3.生活有规律

长期使大脑皮层处于紧张状态容易导致人的早衰，所以我们平时应该避免过度的精神紧张，合理安排工作、学习和娱乐，使大脑皮层兴奋部位轮流得到休息，防止过度兴奋而加重神经系统的负担。

4. "健脑" 锻炼

每日清晨起床后，到户外散步，或做保健操、打太极拳，或做气功锻炼，等等。可以使大脑得到充足的氧气，唤醒尚处于抑制状态的各种神经机制。当学习、工作疲劳时，应调节一下环境，如听听悦耳的音乐、美好动听的鸟语，或观赏一下绿草、鲜花等，这些活动能使人心情愉快、精神振奋，提高大脑的活动功能。

5. 保证充足睡眠

睡眠是使大脑休息的重要方法。人在睡眠时，大脑皮层处于抑制状态，体内被消耗的能量物质重新合成，使经过兴奋之后变得疲劳的神经中枢重新获得工作能力。

6. 手指运动健脑

手托两个铁球或两个核桃，不停地在手中转动，长期坚持会有良好的健脑作用。经常进行手指技巧活动，能给脑细胞以直接刺激，增强脑的活力。

7. 多食补脑食物

平时可以多吃一些健脑的食物，如核桃、大枣、葵花子、黄花菜、银耳、莲子、黑芝麻、桂圆、黄豆、花生、鸡蛋、牛奶、动物肝、新鲜蔬菜、水果等。

♥ 头晕也是病

头晕也是一种常见症状，病因复杂，按照中医的说法，"诸风掉眩，皆属于肝"，意思是眩晕之类的问题病因都是"风"，病位所在的脏腑为肝。因为肝属木，木生风，肝为风脏，风气通于肝，所以肝病可以生风，出现以动为特征的症状，也就是眩晕。所以说，头晕的问题主要跟肝有关，要治疗头晕就要养护肝脏，从肝经上入手。

我们还经常说"头晕目眩"，这里要明确一下，"头晕"与"目眩"是两种病症。头晕是感觉天旋地转，而目眩是指眼前发黑，这两种症状经常相伴出现。

中医认为"目为心之使"，就是说如果人的心神散了，眼神也会散，就会出现重影或者看不见东西的情况。所以，如果眼睛出现了问题，一定要赶快去医院检查一下，因为这可能不光是眼睛的问题，还有可能是心脏出了问题。这也提醒我们平时要注意保护眼睛，不要用眼过度，总是使眼睛处于疲劳状态。

头痛了就刮刮痧

头痛是一种常见病，祖国医学历代医家认为，头部经络为诸阳经交会之处，凡五脏精华之血，六腑清阳之气，都上会于此。若六淫外侵，七情内伤，升降失调，郁于清窍，清阳不运，皆能致头痛。新感为头痛，久病为头风。大抵外感多实证，治宜疏风祛邪为主；内伤头痛，多属虚证，治宜平肝，滋阴，补气，养血，化痰，祛瘀等为主。但由痰饮，瘀血所致者，为虚中有实，应当分别施治。头痛可分偏正、左右、前后、寒热，如痛在脑后，上至巅顶，下连于项，多太阳经风郁。

无论哪种情况引起的头痛，均与循行于头部的经脉气血失调，气滞血瘀有

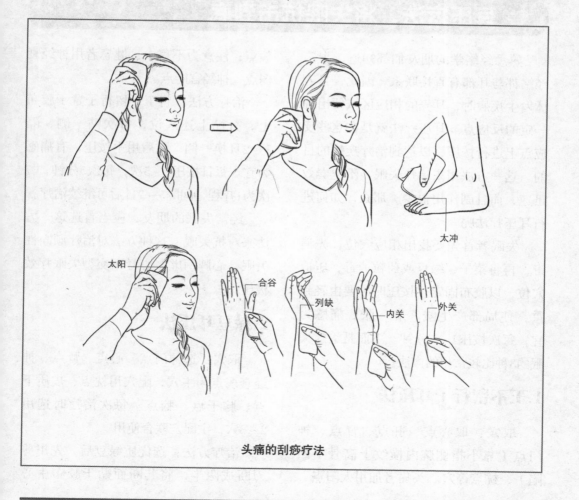

头痛的刮痧疗法

关。因此刮拭寻找并疏通头部和头部对应的疼痛区域都可以缓解头痛的症状。

刮拭方法如下。

用水牛角刮痧梳子以面刮法刮拭全头，先刮侧头部，将刮痧板竖放在发际头维穴至耳上处，从前向后刮至侧头部下面发际边缘处。

用平面按揉法刮拭双侧经外奇穴太阳穴。

感冒头痛可用平面按揉法刮拭手背部双侧大肠经原穴合谷，及与其相表里的肺经络穴列缺。

内伤头痛可用面刮法或平面按揉法刮拭腕部外侧外关，及腕部内侧对应穴位内关。

偏头痛者用垂直按揉法按揉足拇指与次趾缝后肝经太冲穴，力度要重，每按压15秒钟放松1次，直到头痛缓解为止。

耳压疗法，将失眠抗击到底

熟悉经络学的朋友们都知道，十二经络都与耳部有直接联系。因此，当人体发生疾病时，耳壳的相应区域便出现一定的反应点。耳压疗法就是在这些反应点上进行按压，以达到治疗疾病的目的。这一方法用来治疗失眠，不但奏效迅速，而且副作用很少。那么，如何进行耳压疗法呢？

失眠者首先要找出相应穴位，先消毒，再将菜子、绿豆或药粒消毒，压迫穴位，以胶布固定。按压时，要由轻到重，使局部产生酸、麻、胀、痛感为宜，每次按压1～5分钟。下面是治疗失眠的3种比较常用的方法：

1.王不留行子耳压法

取穴：取心点、肝点、肾点、神门点（靠小指侧腕内横纹上高骨下凹陷）、枕点等穴。头痛者加用太阳点、

额点；注意力不集中、健忘者用神经衰弱点、神经官能点。

治疗方法：将王不留行子置于胶布上，分贴上述穴位，每次贴一侧，隔1～2日换一侧，贴后用手按压，有痛感为宜。每日按压4～5次，每次5分钟，7次为1疗程，间隔5～7日后可继续治疗。

经常失眠的朋友，应当首选这一方法来对抗失眠。这种方法对治疗顽固性失眠，心脾两虚、心肾不交型失眠疗效极佳。

2.绿豆耳压法

取穴：选神门点、心点、肾点、神经衰弱点为主穴，配穴用枕点、皮质下点、脑干点、脑点。每次治疗时选用2～3穴，主配穴联合使用。

治疗方法：选优质绿豆后，先用剪刀断成两半，将其断面贴于胶布中心

备用，再用大头针圆头从所选耳穴周围向中心点均匀按压，找出敏感点。将准备好的绿豆胶布对准耳穴贴好压紧，用手指揉按贴压的耳穴，以出现酸、麻、胀、痛感为宜，每日自行按压2～3次(最好在中午及晚睡前均按压1次)，每次2分钟。一周更换1次。夏日每周更换2次，6次为1个疗程。

失眠者而且伴有严重头痛的病人，在运用这一疗法的时候应该稍重些，而一些常年患病的人或者年老体弱者在运用这一手法的时候要适度减轻。

3.冰片耳压法

取穴：选主穴神门点、皮质下点、脑点、交感点、神经衰弱点、失眠点，配穴心点、脾点、胰点、胆点、肝点、肾点、胃点、肺点等。

治疗方法：用4毫米左右的冰片贴在7毫米的方形胶布中心，贴压在所选穴位上，揉按约1分钟，每次选主穴2～3个，配穴3～4个，白天做3次，饭后各揉按1次，睡前半小时再揉按1次，每次3～5分钟。3日更换1次，4次为一个疗程。顽固性失眠症患者，可在神门、脑等穴的耳背对应点用王不留行子加压。

值得注意的是，胶布的周围要严密封闭，以避免冰片挥发，从而影响治疗效果。

♥ 揭开颈部疼痛的秘密

有时候我们会有这样的感觉：看书或写字时间长了，颈部就会感觉很疼痛，一般人以为这是颈部劳累的缘故，但是如果是长时间颈部疼痛的话，则很可能是疾病的预兆。

颈部软组织损伤：明显的外伤史，伤后颈部疼痛，有负重感，伤处有压痛，疼痛可循颈后到枕部，或放射到一侧或两侧的肩部和肩胛部。损伤较重时颈部疼痛也较甚，或呈现僵直状态，各种活动功能受限，甚至出现头重、头痛、雾视、耳鸣等交感神经症状。也可出现一侧或两侧上肢麻木、无力、不灵活、持物易脱落等症状。

落枕：酸困不适，多为一侧，双侧者不见。重者头常向患侧斜，颈部不能自由旋转、回顾，颈部活动时，疼痛加剧。

颈椎综合征：是由于颈椎的退行性变而刺激或压迫周围的血管、神经等，引起肩、臂瘫痪等多种症状，但以肩、臂痛占大多数，所以称颈肩综合征。

项韧带钙化：患者项韧带钙化时，一般主诉为颈椎病的常见症状，并无特殊症状，甚至部分病人没有明显的症状。

♥ 刮痧疗法，让失眠远离你

　　失眠是由于心神失养或不安而引起、以经常不能获得正常睡眠为特征的一类病症。失眠者会难以入睡或睡眠不久就醒，醒来难以睡去，或者彻夜不眠。患者常伴有头昏脑涨，四肢乏力，精神不振，食欲不振，记忆力减退等。

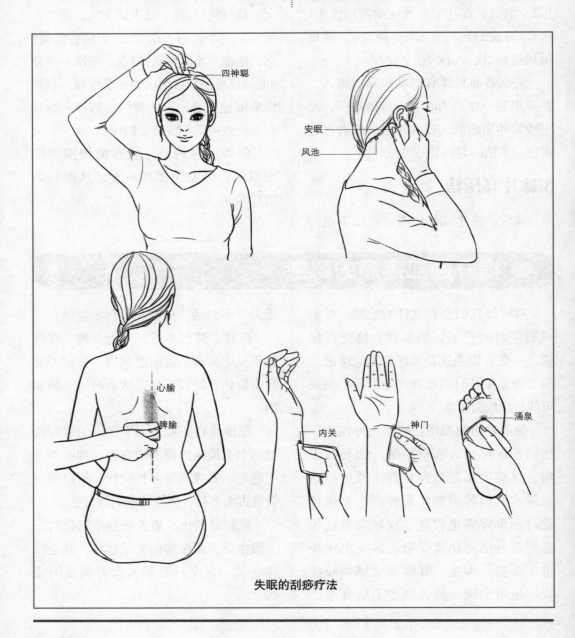

失眠的刮痧疗法

刮拭方法如下：

用单角法刮拭头顶四神聪。

用单角法刮拭后头部风池、安眠穴。

用面刮法从上向下刮拭背部心腧至脾腧。

用单角法点揉内关、神门、涌泉穴，以出痧为度。

刮痧对失眠症有较好的疗效，但应在患者临睡前1～2小时施用。值得注意的是，并非所有人都适合用刮痧治疗失眠，以下几类情况是绝对不可以刮痧的：

孕妇的腹部、腰骶部，妇女的乳头禁刮。

白血病，血小板少慎刮。

心脏病出现心力衰竭者、肾衰竭者，肝硬化腹水，全身重度水肿者禁刮。

下肢静脉曲张，刮拭方向应从下向上刮，用轻手法。

凡刮治部位的皮肤有溃烂、损伤、炎症都不宜用这种疗法，大病初愈、重病、气虚血亏及饱食、饥饿状态下也不宜刮痧。

颈椎很脆弱，要好好保护它

现在，患颈椎病的人群正在大幅度增加，而且越来越趋向年轻化，长时间低头看书、长期在电脑前工作的人最容易得颈椎病。颈椎病最典型的症状就是脖子后面的肌肉发硬、发僵，颈肩疼痛，而且头晕恶心、手指麻木、腿软无力。

颈部是脑和躯干之间一个灵活的连接部，人体的3个主要器官都会经过颈部：脊髓从脑部开始沿着脊柱通过；气管运载空气进入肺部；食管从口腔运载食物到达胃部。在颈的内部还有供应血液给头的血管；颈部的肌肉支持并且能使头转动，帮助我们吞咽食物。颈部还有重要的内分泌腺——甲状腺，可分泌出甲状腺素，调节人体的新陈代谢。

颈部是人体中最重要的部位，中医认为，经过颈椎的经脉一共有6条，它们分别是：督脉、膀胱经、三焦经、小肠经、大肠经和胆经。

颈部的7块颈椎只是由肌肉和韧带提供支持，是人体最脆弱的部分之一。颈椎如此脆弱，那么，我们该怎样防治颈椎病呢？有一个简单有效的方法，就是常做伸颈活动，以改善颈部肌肉韧带的供血，使血液循环加快，肌肉韧带更加强壮，从而增加骨密度，预防骨质疏松，减少颈椎病的发生。

♥ "咽喉要道" 的日常保健

咽喉是人体饮食与呼吸的通路，食物通过咽从食道进入胃肠为机体提供营养，空气通过喉从气管进入肺为机体提供氧气。咽喉也是人体的语言发声器官，我们在形容某个地方非常重要、属于所属地区要害之处时经常会用到一个词"咽喉要道"，从这些都可以看出咽喉在人体中的重要意义。因此，咽喉的日常保健也有重要意义。

一方面，日常饮食的刺激、外界气候的变化都会影响咽喉的功能，甚至造成病理性的伤害。所以，我们的日常饮食应以清淡为主，少吃辛辣食品、戒烟酒，以避免对咽喉造成刺激。而且，对气候的变化要敏感，根据天气变化适当增减衣物，及时调节室内的温度和湿度，减轻外界环境变化对咽喉的伤害。

另一方面，要注意咽喉的清洁。每天早晚刷牙后，用淡盐水漱口，以清洗咽喉，持续进行3～5次，有利于保持口腔及咽喉部清洁，预防咽喉疾病。

此外，经常进行适量运动以增强体质，也是咽喉养生保健的重要举措。

♥ 刮痧可以抹平颈部皱纹

"要想知道女人的年龄，只需看她有多少条颈纹！"而大部分女性把保养比例的90%放在了面部，却不知颈部已成为最危险的"泄密者"。用刮痧法对某些穴位进行刺激可有效抚平颈纹。

祛除颈纹的刮拭方法如下：

用按揉法点按风池、翳风、扶突、天牖，每穴点30次。此方法可以清肝泻

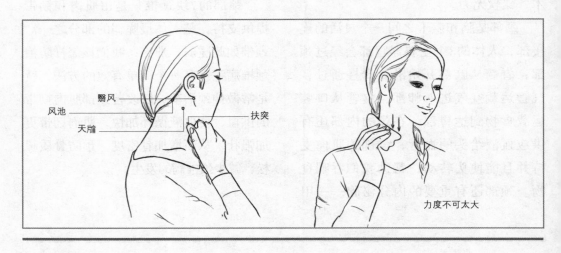

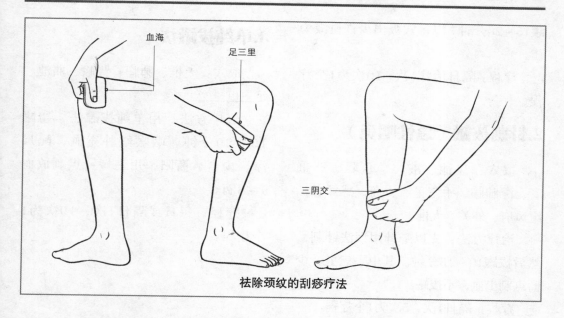

祛除颈纹的刮痧疗法

胆，清除机体代谢产物，利于颈部邪气清除。

用三角形水牛角刮痧板的弧形边，在皱纹较多的阿是穴部位周围，从上向下刮拭。力度不可太大，并可采用摩、

游、托、拍、提等多种手法，刮拭5～10遍。阿是穴，可以直达病所，有利于皱纹的消除。

用长方形水牛角刮痧板刮拭血海、足三里、三阴交。

❤ 拔罐治疗咽喉炎疗效显著

咽炎虽不是大病、重病，但因其发病率高，患病人数多，容易被轻视等原因，往往会影响身体健康和人们正常的工作、生活。咽炎分为急性咽炎和慢性咽炎。急性咽喉炎的主要症状是起病急，初起时咽部干燥，灼热；继而疼痛，吞咽唾液时咽痛往往比进食时更为明显；可伴发热，头痛，食欲不振和四肢酸痛；侵及喉部，可伴声嘶和咳嗽；慢性咽喉炎的主要症状是咽部不适，

干、痒、胀，分泌物多而灼痛，易干呕，有异物感，咯之不出，吞之不下。以上症状尤其会在说话稍多、食用刺激性食物后、疲劳或天气变化时加重。治疗咽喉炎可采用拔罐疗法。

1.刺络拔罐法（慢性咽炎）

取穴：大椎、肺腧、阴谷、下巨虚、照海。

治疗方法：先用三棱针点刺，然后拔

罐15～20分钟，以每穴吸出少许血液为
佳。

疗程：隔日治疗1次，10次为1个疗
程。

2.针刺拔罐（急性咽炎）

取穴：风池、液门、鱼际。严重
者，配肺腧、手三里、少商；感冒者，
配风府、外关、大椎。

治疗方法：先以毫针用泻法针刺，
然后拔罐10～15分钟。其中手三里、少
商点刺出血，不拔罐。

疗程：隔日1次，5次为1个疗程。

3.单纯拔罐法

取穴：大椎、肺腧、肾腧、曲池、
足三里。

治疗方法：用单纯拔罐法，留罐
15～20分钟。咽喉红肿充血，配尺
泽、少商、商阳，用三棱针点刺放血
1～3滴。

疗程：每日或隔日1次，10次为1
个疗程。

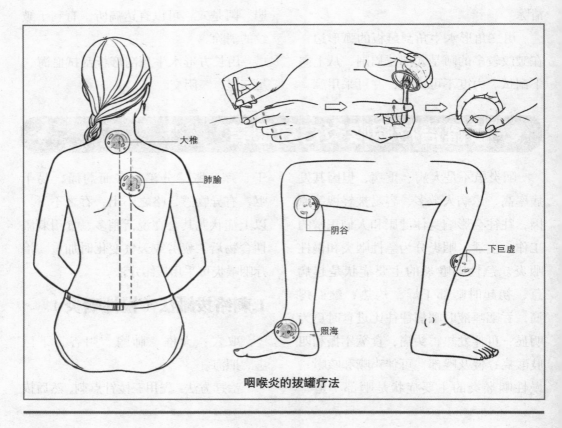

咽喉炎的拔罐疗法

💗 为什么一哭就会掉"金豆豆"

有时候，看到孩子在哭我们就会调侃："看，又掉金豆豆了。"这当然是一种玩笑话，但是从眼泪的功用来看，它还真是名副其实的"金豆豆"呢！

眼泪是一种弱酸性的透明无色液体，其成分中绝大部分是水，并含有少量无机盐、蛋白质、溶菌酶、免疫球蛋白A等其他物质。其中，蛋白质可以降低泪液的表面张力，无机盐则可以维持一定的渗透压力，使眼泪可以均匀地覆盖到眼球上，在眼球表面形成一层膜，具有湿润眼球和提高眼角膜光学性能的作用。

人流泪分两种情况：一种是反射性流泪，一种是情感性流泪。情感性流泪中所含的蛋白质比反射性流泪要多，并且情感性流泪有一种类似止痛剂的化学物质。眼泪中的乳铁蛋白、β-溶素等还可抑制细菌生长。此外，眼泪的分泌会促进细胞正常的新陈代谢，避免其形成肿瘤。

眼泪的功用主要有两方面：一是保护眼睛，消炎抗菌；二是缓解精神压力。下面我们就详细地讲一下这两方面的功用。

1.保护眼睛，消炎抗菌

当异物进入眼睛时，泪腺会分泌大量的眼泪，对脏东西进行清洗和稀释，将其冲到眼睛之外，以保护角膜和结膜不受伤害。眼泪也可以在角膜表面形成一层薄膜，它可以保持眼球表面的湿润，减轻眼睑和眼球的摩擦，还可以使角膜表面更加光滑细腻，让眼睛看起来更加明亮。另外一个重要原因是眼泪中含有一种特殊的杀菌物质——溶菌酶，这种物质可以杀死并溶解有毒细胞。此外，泪液中的蛋白也有抗菌抑菌的作用。可以说，眼泪是保养眼睛的最好的"眼药水"。

2.缓解精神压力

俄罗斯家庭心理医生纳杰日达·舒尔曼说：眼泪是缓解精神负担最有效的"良方"。这也许就是女人比男人少得因神经紧张而诱发的梗死和中风的原因之一。因为，受了委屈或被悲痛折磨时哭出来，能把心中的痛苦发泄出来，对改善情绪和维持健康非常有益。

而且，眼泪的成分相当复杂，不同情况下流出的眼泪中的成分也会不同。比如人在悲伤时流出的眼泪就含有过量的蛋白质，还有脑啡肽复合物和催乳素这两种化学物质，而人在受到洋葱刺激时产生的眼泪中却没有这些物质。这些由于精神压抑而产生的物质对身体健康很不利，流泪就可以将其排出，从而缓解身体压力。

另外，哭也是呼吸系统、循环系统、神经系统的不寻常运动，这种运动也可以放松情绪和肌肉，使人感觉轻松。

此外，一些非正常的流泪也可能是眼睛出现了炎症，还可能是泪道狭窄或者被异物阻塞，导致泪腺分泌的眼泪不能排入鼻腔出现溢泪。所以，当眼睛出现非正常流泪时，千万不要忽视，应尽快就医。

大体说来，流泪是一件对身体有好处的事，不管是悲伤垂泪，还是喜极而泣，只要有流泪的欲望，就好好哭一场吧！把心里的郁闷与苦恼发泄出来就好了。但是哭得太多会损伤记忆力和注意力，甚至降低人体免疫力，所以流泪也要适可而止。

保护眼睛的小窍门

眼睛不仅使我们能识别万物，欣赏秀美景色，还能表达人的思想感情，更重要的是，眼睛是人健康的标志，所以我们要好好保护眼睛。下面介绍一些眼睛保养法：

转眼。经常转眼睛有提高视神经的灵活性、增强视力和减少眼疾的功效。先左右，后上下，各转十多次眼珠。需要注意的是，转动眼珠，宜不急不躁地进行。

用冷水洗眼。眼睛干涩时，有人喜欢用热水来蒸眼洗眼，觉得这样很舒服，其实这种做法是不对的。用热水洗眼睛，虽然暂时能感到滑润，但过一段时间就会感到发涩。眼睛用冷水洗是最好的，虽然刚开始时眼睛发涩、不舒服，但过一段时间就会感觉很舒服。

按摩"后眼"。晚上走路的时候，我们总感觉到身后有人跟着，之所以出现这种感觉和"后眼"有关。在后脑勺正对眼睛的地方，有两个椭圆的凹陷，这就是"后眼"。在眼睛干涩、疲劳时按摩"后眼"，症状会很快得到改善。

食疗护眼。视疲劳者要注意饮食和营养的平衡，平时多吃些粗粮、杂粮、红绿蔬菜、薯类、豆类、水果等含有维生素、蛋白质和纤维素的食物。

此外，木瓜味甘性温，将木瓜加薄荷浸在热水中制成茶，晾凉后经常涂敷在眼下皮肤上，不仅可缓解眼睛疲劳，还有减轻眼袋的作用。无花果和黄瓜也可用来消除眼袋，即睡前在眼下部皮肤上贴无花果或黄瓜片，15～20分钟揭掉。生姜皮味辛性凉，食之可以消水肿、调和脾胃。

七彩颜色是养护眼睛的好方法

眼睛是我们最重要的视觉器官，我们看东西都要靠一双眼睛。大自然的各种色彩使人产生各种感觉，并可陶冶人的情操。不同的颜色会使人产生不同的情绪，为了自己的身心健康，我们应该多看那些让人感觉舒服的颜色。

心理学家研究表明：在一般情况下，红色表示快乐、热情，它使人情绪热烈、饱满，激发爱的情感；黄色表示快乐、明亮，使人兴高采烈，充满喜悦之情；绿色表示和平，使人的心里有安定、恬静、温和之感；蓝色给人以安静、凉爽、舒适之感，使人心胸开阔；灰色使人感到郁闷、空虚；黑色使人感到庄严、沮丧和悲哀；白色使人有素雅、纯洁、轻快之感。总之，各种颜色都会给人的情绪带来一定的影响，使人的心理活动发生变化。

国外曾发生过这样一件事：有一座黑色的桥梁，每年都有一些人在那儿自杀。后来把桥涂成天蓝色，自杀的人明显减少了。人们继而又把桥涂成粉红色，就没有人在这里自杀了。从心理学观点分析，黑色显得阴沉，会加重人的痛苦和绝望的心情，把人向死亡推进一步；而天蓝色和粉红色使人感到愉快、开朗、充满希望，使人从绝望中挣扎出来，重新鼓起生活的勇气。

颜色不仅会影响人的情绪，还会对人的健康产生作用。在临床实践中，高血压病人戴上烟色眼镜可使血压下降；病人住在涂有白色、淡蓝色、淡绿色、淡黄色墙壁的房间里，心情就会很安定、舒适，有助于恢复健康。

所以说，不同的颜色给人心理上的感觉是不同的，对人的健康也会产生不同的影响。我们应该多给眼睛看一些健康的颜色，少接触那些会让人沮丧、绝望、烦闷的颜色，这样不仅有利于眼睛的健康，也有益于我们的身心健康。

常见的眼睛疾病及日常保健

人的身体是很奇妙的，仔细观察和聆听我们的身体，可以得到很多信息。比如通过一双眼睛我们就可以知道自己身体的健康状况。一些问题看似出现在眼睛上，其实是人体内的器官出了问题。

1.眼球

单侧眼球突出，多由局部炎症或眶内有占位性病变所致，有时是因为颅内病变；双侧眼球突出，常见于甲状腺功能亢进；双侧眼球下陷，常见于严重脱水或者老年人因眶内脂肪萎缩所致双眼眼球后退；单侧眼球下陷可见于Honer综合征和眶尖骨折等。眼球有血丝，对太阳光线敏感，血压高，可能是结膜炎引起的(过敏或感染)；眼球泛红，可能由于肉类食用过多而使肝脏负担太重；眼睛肿胀、充血，可能由肾结石引起，也可能是因为水果和糖食用过多。

2.角膜

角膜边缘及周围出现灰白色混浊环，多见于老年人，是类脂质沉着的结果。患者无自觉症状，不妨碍视力。角膜边缘若出现黄色或棕褐色的色素环，环的外缘清晰、内缘较模糊，多见于肝豆状核变性，是铜代谢障碍的结果。

3.结膜

结膜苍白，常由贫血导致；结膜发黄，常见于急性或慢性肝病引起的黄疸；结膜充血发红，常见于结膜炎、角膜炎；结膜上布满颗粒与滤泡，常见于沙眼；结膜上若有多少不等散在的出血点，常见于亚急性感染性心内膜炎；若有大片的结膜下出血，常见于高血压、动脉硬化。

4.巩膜

正常巩膜呈瓷白色，巩膜黄染多见于黄疸。但注意即使眼睛发黄确实属于黄疸，也不能确认就是肝炎。因为除了肝炎之外，大叶性肺炎、败血症、肝癌、胆囊及胆管发炎、胆石症引起胆管堵塞或溶血性贫血等许多疾患都可能出现黄疸症状。

5.黑眼圈

黑眼圈常因睡眠不足、过度疲劳或房事过度引起。祖国医学认为黑眼圈是肾亏所致：肾精亏少则两眼缺少精气的滋润，肾之黑色就浮越于上，因此双目无神、眼圈发黑。如能节制性生活，情况就能有所改善。

6.眼皮皮肤病

眼皮皮肤病有病毒性感染、细菌性感染与过敏性3种。常见的病毒性感染有眼皮带状疱疹、热性疱疹、眼皮牛痘；细菌性感染有脓疱病、丹毒、眼皮蜂窝织炎；过敏性眼皮皮肤病常见于药物过敏、眼药水过敏，化妆品、染料、油漆接触、昆虫叮咬、食物过敏等。

7.眼皮水肿

全身皮肤中最薄的地方就是眼皮，其皮下组织也最疏松，因此很容易发生体液积聚。

眼皮水肿可分为生理性和病理性两种：生理性眼皮水肿多发生于健康人，原因是晚上睡眠时枕头过低而影响面部血液反流，夜间睡眠不足或睡眠时间过长。病理性眼皮水肿又分为炎症性和非炎症性两种。前者常伴有红、热、痛等症状，常见于睑腺炎、丹毒、虫蜇伤、急性泪囊炎、眶骨膜炎等；后者由局部和全身原因引起，如过敏性疾病，急、慢性肾炎，妇女月经期，心脏病，甲状腺功能低下，贫血以及特发性神经血管性眼皮水肿。

8.眼皮结膜苍白

多由贫血所致。医生们常通过眼皮结膜颜色来初步判断患者是否为贫血。

9.眼皮下垂

眼皮下垂包括先天性和后天性两类。一生下来就上睑下垂为先天性上睑下垂，以单眼发病居多，长大后可进行手术矫正；后天性眼睑下垂往往由疾病所致，如精神抑郁症、重症肌无力、一些脑血管病变及维生素B_1缺乏症等。

10.眼皮上出现赘生物

赘生物有良性与恶性之分。

良性肿瘤。常见于黑痣、黄色瘤、眼皮血管瘤、表皮样和皮样囊肿、眼皮乳头状瘤等，其中眼皮乳头状瘤部分会发生恶变。

恶性肿瘤。如眼皮恶性黑色素瘤、眼皮基底细胞癌、鳞状细胞癌、睑板腺癌等。值得一提的是，睑板腺癌多见于老年人，老人如发现硬质的霰粒肿，应提高警惕。

11.眼皮无法闭拢

眼皮无法紧闭，是面神经麻痹的特征之一，又称"兔眼"。如果是儿童在入睡后上下眼皮不能完全闭合或闭不紧，则是脾胃虚弱的表现，应注意饮食调养，少食生冷、不易消化的食物。双侧眼皮闭合障碍常见于甲状腺功能亢进症。

上述这些症状都能说明一些常见疾病，虽然有的不只是眼睛上的问题，但我们平时也要注意保养眼睛，多注意以下几个方面：

12.少吸烟

吸烟会令眼睛内的血管出现动脉粥样硬化及形成血栓，进而对晶状体和视网膜造成组织上和功能上的改变。吸烟也会促进游离基的产生，同时降低血液、玻璃体和眼球组织的抗氧化物的能力。因此，吸烟人士受游离基和氧化作用的损害机会较大，眼睛有可能永久受损，增加永久失明的可能。

13.少吃甜食

甜食在消化、吸收和代谢过程中会产生大量的酸性物质，与人体内的钙中和，可造成血钙减少，导致眼球壁的弹性降低，眼轴伸长。过量摄入甜食还容易引起眼内房水的渗透压改变，使晶状体突出，影像模糊，从而导致近视眼的发生。所以，特别是青少年，不要偏食高糖食物。

14.用眼卫生

保护眼睛，用眼卫生是关键。长期使用电脑的人，眼睛与屏幕的距离应保持在50厘米以上，最好采用光下视20度的视角。电脑不应放置在窗户的对面或背面；环境照明要柔和，避免反光。在饮食上要多吃些富含维生素A的食物，如豆制品、鱼、牛奶、核桃、青菜、大白菜、西红柿、空心菜及新鲜水果等。另外，最好工作一小时就休息一次，缓解眼睛的疲劳状态。

15.日常保护

经常以热水、热毛巾或蒸汽等熏浴

双眼，以促进眼部的血液循环，防止眼睛患病。

适当运转眼球，锻炼眼球的活力，以达到舒筋活络、改善视力的目的。

经常用手按摩双眼，不仅可保持眼部的青春活力，而且可预防视力下降。

不要用沾上油污、灰尘等脏物的毛巾去擦眼睛，不要和别人共用毛巾，尤其是不能用有眼病的人的毛巾。在强光下，最好戴墨镜、茶镜等护目镜。

一旦得了眼病，除注意休息外，还要及时治疗，以免病情加重。如发现眼睛屈光不正，就要通过验光，选戴合适的眼镜。

♥ 拔罐治疗近视

近视眼是指眼在不使用调节时，平行光线通过眼的屈光系统屈折后，焦点落在视网膜之前的一种屈光状态。所以近视眼不能看清远方的目标。若将目标逐渐向眼移近、发出的光线对眼呈一定程度散开，形成焦点就向后移，当目标物移近至眼前的某一点。此点离眼的位置愈近，近视眼的程度愈深。

1.综合罐法（近视）

取穴：神门、合谷、外关、光明、

足三里、三阴交、关元、心腧、肝腧、肾腧。

每日或隔日1次，10次为1个疗程。或一组穴罐后加用艾灸。

治疗方法：取光明、三阴交两穴用闪罐法，反复吸拔10余次；取神门、合谷、外关、足三里、关元5穴用坐罐法，留罐10分钟左右；取心腧、肝腧、肾腧3穴用走罐法，至局部出现暗紫色淤斑为止。

疗程：隔1日1次，10次为1个疗程。

2.闪罐法（假性近视）

取穴：足三里、光明、三阴交、肝俞、肾俞。

治疗方法：取光明穴用闪罐法，反复吸拔10余次；取足三里、三阴交2穴用坐罐法，留罐10分钟左右；取肝俞、肾俞2穴用走罐法，至局部出现暗紫色淤斑为止。

疗程：隔1天1次。

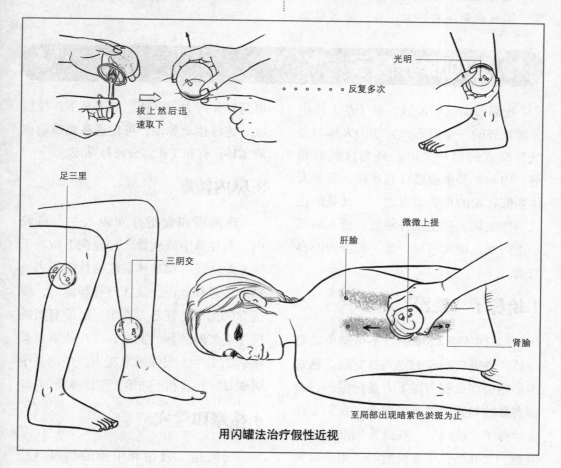

用闪罐法治疗假性近视

❤ 扫除夜盲，让眼睛在黑暗里找到光明

夜盲症俗称"鸡盲眼"，有后天性与先天性两类，后天的多因维生素A缺乏，或营养吸收失调引起。由维生素A缺乏引起者，白天视力良好，只是在夜间或光线不足的地方，则视力甚弱，并感眼睛干涩、流泪等。多因久病虚羸，

或脾胃虚弱，导致肝虚血损。多见于小儿，伴有腹大，面黄肌瘦，头发稀疏，舌质淡、苔腻，脉细无力。

先天性者多由遗传所致。以视网膜色素变性最为典型，有夜盲、视力狭窄、眼底色素沉着三大主征。患者早期即有夜盲症状，但中心视力可正常。最初视野出现环形暗点，以后随着病情的缓慢发展，视野呈向心性缩小，夜盲症状逐渐加剧，直至日间行路亦感困难。后期视野成为管状，甚至陷于失明。

❤ 如何保养鼻子

我们前面已经说过，鼻子是人体中非常重要的一个器官，它作为人体与空气打交道的第一关口，外与自然界相通，内与很多重要器官相连接，既是人体新陈代谢的重要器官之一，又是防止致病微生物、灰尘及各种脏物侵入的第一道防线。由此可见，鼻子的保健不容忽视。

1.给鼻子"洗澡"

人们在外界环境中，不可避免地要与被各种废气污染的空气打交道，这些污染物会在鼻腔内留下大量污垢，逐渐损害鼻腔黏膜的健康。因此，我们要经常给鼻子"洗澡"。在此特别推荐冷水浴鼻，尤其是在早晨洗脸时，用冷水多洗几次鼻子，可改善鼻黏膜的血液循环，增强鼻子对天气变化的适应能力，预防感冒及各种呼吸道疾病。

2.鼻外按摩

用左手或右手的拇指与食指夹住鼻根两侧并用力向下拉，由上至下连拉12次。这样拉动鼻部，可促进鼻黏膜的血液循环，有利于正常分泌鼻黏液。

3.鼻内按摩

将拇指和食指分别伸入左右鼻腔内，夹住鼻中隔软骨，轻轻向下拉若干次。此法既可增加鼻黏膜的抗病能力，预防感冒和鼻炎，又能使鼻腔湿润，保持黏膜正常。在冬、春季，还能有效减轻冷空气对肺部的刺激，减少咳嗽之类疾病的发生，增强耐寒能力。拉动鼻中隔软骨，亦有利于防治萎缩性鼻炎。

4.按摩印堂穴

用拇指、食指和中指的指腹点按印堂穴(在两眉中间)，也可用两手中指一左一右交替按摩印堂穴。此法可增强鼻黏膜上皮细胞的增生能力，并能刺激嗅觉细胞，使嗅觉灵敏，还能预防感冒和呼吸道疾病。

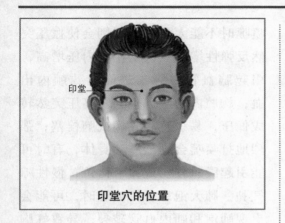

印堂穴的位置

5.按摩"迎香"穴

以左右手的中指或食指点按迎香穴(在鼻翼旁的鼻唇沟凹陷处)若干次。因为在迎香穴处有面部动、静脉及眶下动、静脉的分支，是面部神经和眼眶下神经的吻合处。按摩此穴既有助于改善局部血液循环，防治鼻病，还能防治面部神经麻痹症。

现在我们大部分人还是没有认识到鼻子的重要性，更是疏于鼻子的日常保健。那么，从现在开始，就多多关注自己的鼻子吧，每天花几分钟的时间来爱护它，我们的身体就能更健康。

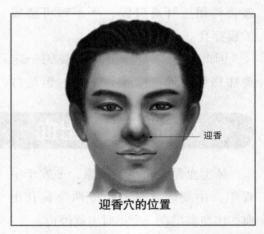

迎香穴的位置

❤ 打喷嚏是人体的自我保护

喷嚏，相信每个人都打过，它的发生是不受人为控制的，是一种呼吸道排斥异己的行为，也是一种人体自我防御和保护行为。

当我们感冒的时候，通常会通过打喷嚏来排出体内的一部分细菌和病毒，随着感冒症状的好转，打喷嚏的现象也会逐渐消失。当我们受到风寒侵袭的时候，人体就会通过打喷嚏的方式使身体内的器官产生热量来赶走体表的微寒。当我们情绪不良的时候，也可以通过打喷嚏的方式使心情舒畅、情绪稳定。另外，鼻道如果受到花粉、真菌等微小颗粒物质的刺激，人们也会通过打喷嚏的方式经由鼻道排出过敏物。

我们现在已经知道，打喷嚏其实是人体自身的一种保护反应，偶尔打喷嚏还有益于人体健康，可以将体内的一部分病菌释放出来，所以不要一味地忍。但很多人认为在公共场所打喷嚏不太礼貌，因此通常会把喷嚏憋回去，实在忍不住时，就又捂嘴又捏鼻子，以免飞沫四溅。殊不知，这样不仅会把喷嚏中的细菌吞回体内，给健康埋下隐患，还容易使咽部的细菌由咽鼓管进入中耳鼓室，从而引发急性中耳炎。而且人在打喷嚏时，上呼吸道会产生强大的压力，口、鼻都被捂住，不能得到缓解的压力会通过咽鼓管作用于耳道鼓膜，严重时可造成鼓膜穿孔。

因此，为了身体健康，我们一定要痛痛快快地把喷嚏打出来。但是打喷嚏时不能太强烈，否则会使血压突然反弹性增高，甚至使颅内压增高，引起脑血管破裂，进而导致颅内出血；胸腔内的压力也会从高压突然转成低压，易诱发心脏病或脑栓塞；强烈地打喷嚏会剧烈震动身体，有时可能引起腰肌损伤或关节错位；慢性肺气肿、肺大泡患者打喷嚏时，可能会出现肺泡和肺内血管破裂，导致气胸或血气胸。

❤ 如何应对鼻出血

鼻出血是很常见的现象，多发于中青年，主要症状是一个或两个鼻孔出血，出血多半在一个小时内就停止。

鼻出血大多数由感冒、鼻部或头部损伤、气压改变、高血压、挖鼻孔、用力擤鼻或打喷嚏、鼻窦炎等引起。有些血液病也会引起鼻出血。

平时不要挖鼻孔或不要把异物塞进鼻孔。若出现出血现象，立刻端坐在椅子上，头稍微向前，用力捏住鼻子的柔软部分最少15分钟。吐出或吞下流入鼻子后方的血液，张嘴呼吸。15分钟之后放开鼻孔，静坐。如果再次出血，可再按照前面的方法做一次。出血停止后，静坐或躺卧一会儿。至少在3小时内不要擤鼻子。

如果实施上述方法后仍未止住鼻出血，或者失血太多，以致面色苍白或头晕眼花时，需尽快就医，医生会实行局部麻醉使鼻子麻木，然后塞进纱布或放入一个可以膨胀的气球；量血压，看患者是否患有高血压，如有需要，给予治疗；用电灼器烧灼易于出血的血管等。

❤ 鼻窦炎的刮痧疗法

鼻窦炎是鼻窦黏膜的非特异性炎症，为一种鼻科常见多发病。所谓鼻窦是鼻腔周围面颅骨的含气空腔，左右共有4对，分别称额窦、上颌窦、筛窦、和蝶窦。因其解剖特点各窦可单独发病，也可形成多鼻窦炎或全鼻窦炎。刮痧是一种用来治疗鼻窦炎的不错方法。

刮拭方法如下：

用平面按揉法按揉面部印堂、上迎香、迎香穴，用平面刮法刮拭攒竹。并用单角刮法刮拭头顶部百会穴和头颈部双侧风池。

用面刮法刮拭下肢自阴陵泉刮至三阴交。

用面刮刮拭上肢列缺至太渊穴，用平面按揉法按揉手背合谷穴。

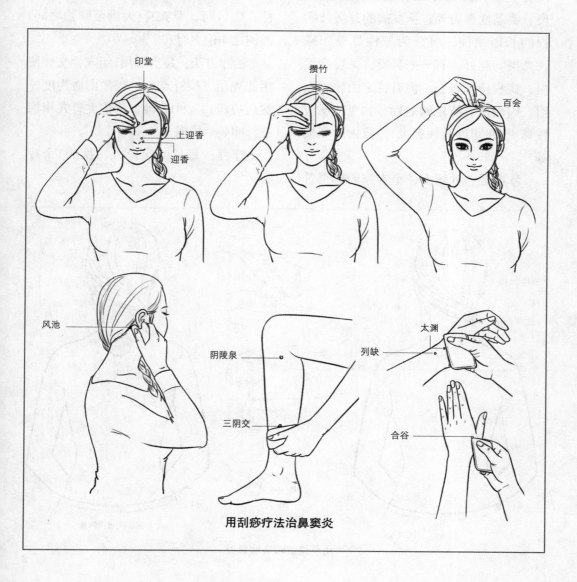

用刮痧疗法治鼻窦炎

鼻炎的拔罐疗法

鼻炎，指的是鼻腔黏膜和黏膜下组织的炎症。鼻炎的表现多种多样。从鼻腔黏膜的病理学改变来说，有慢性单纯性鼻炎、慢性肥厚性鼻炎、干酪性鼻炎、萎缩性鼻炎等；从发病的急缓及病程的长短来说，可分为急性鼻炎和慢性鼻炎。此外，有一些鼻炎，虽发病缓慢，病程持续较长，但有特定的致病原因，因而便有特定的名称，如变态反应性鼻炎(亦即过敏性鼻炎)、药物性鼻炎等。

鼻炎是一种痼疾，令专家们都很苦恼，拔罐是缓和鼻炎症状很好的方法。

1.刺络拔罐法(过敏性鼻炎)

取穴：A.大椎、肺腧；B.大杼、身柱；C.风门、背夹脊(大椎至肺腧之间)两侧之华佗夹脊穴。

治疗方法：每次选用1组穴，交替使用，先用三棱针点刺，以微出血为度，然后拔罐15~20分钟。华佗夹脊穴用梅花针叩刺后拔罐。

疗程：每日治疗1次，5次为1个疗程。

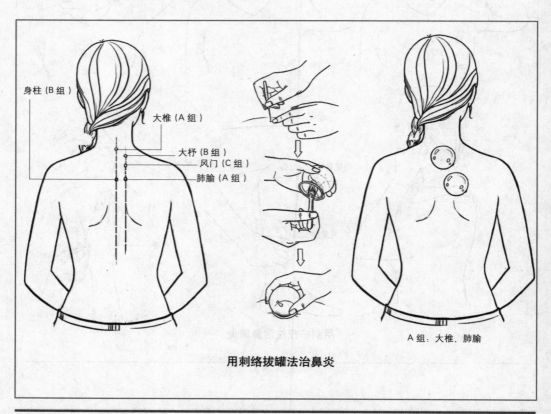

用刺络拔罐法治鼻炎

2.闪火罐法（过敏性鼻炎）

取穴：神阙。

治疗方法：用闪火罐法，每隔5分钟拔1回，连拔3回为1次。5次为1个疗程。

疗程：每日1次，约3日后病情缓解可改为隔日1次。10次为1个疗程。

3.综合拔罐法（萎缩性鼻炎）

取穴：肺俞、脾俞、肾俞、气海；迎香、鼻通。

治疗方法：第1组穴用单纯拔罐法，或用针刺后拔罐法。留罐15～20分钟。第2组用针刺，不留针，不拔罐。

疗程：隔日治疗1次，10次为1个疗程。

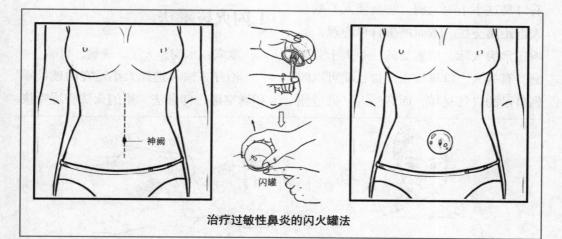

治疗过敏性鼻炎的闪火罐法

♥ 口腔溃疡不容忽视

口腔溃疡是人体阴阳失衡的典型表现，它虽不是什么重病，却时时给人的生活带来不便与痛苦。治疗口腔溃疡，应根据具体情况采取正确的方法。

如果是因为吃东西上火引起的口腔溃疡，可以用西红柿来治疗。西红柿是蔬菜、水果中含维生素和矿物质最多的，治疗内热上火效果特别好，方法是将西红柿去皮，切成小块，拌上白糖连吃2次。

另外，口腔溃疡患者还可以食用绿豆鸡蛋花。方法是将鸡蛋打入碗内拌成糊状，取适量绿豆放陶罐内冷水浸泡十多分钟，放火上煮沸约15分钟(不宜久煮)，这时绿豆未熟，取绿豆水冲鸡蛋花饮用，每日早晚各一次，治疗口腔溃疡效果好。

身体亏虚和寒湿较重所致的口腔溃疡会反复发作，这时要在饮食上忌掉所有的寒凉食物。另外，还要用艾叶煮水泡脚，将虚火引下去，一般泡一两次就好了。

胃有火气、肝热，就很容易患口腔溃疡，有时还会伴随口臭。如果想治好口

腔溃疡，就每天坚持敲腿内侧的肝经和腿外侧的胃经，每次敲15分钟。只要肝平了，胃好了，口腔溃疡自然就会好。

❤ 口臭的中医拔罐疗法

口臭就是人口中散发出来的令别人厌烦、使自己尴尬的难闻的口气。别小看口臭这小小的毛病，它会使人不敢与人近距离交往，从而产生自卑心理，影响正常的人际、情感交流，令人十分苦恼。有些人，口臭较重，自己就可以闻到自己的口气臭秽；而有些人，通过他

人的反应，才知道自己口臭。以下是治疗口臭的一些方法。

1.闪火拔罐法

取穴：水沟、大陵、脾腧、胃腧。

治疗方法：选择大小适宜的玻璃罐和真空罐，仰卧法，用闪火法将罐吸拔

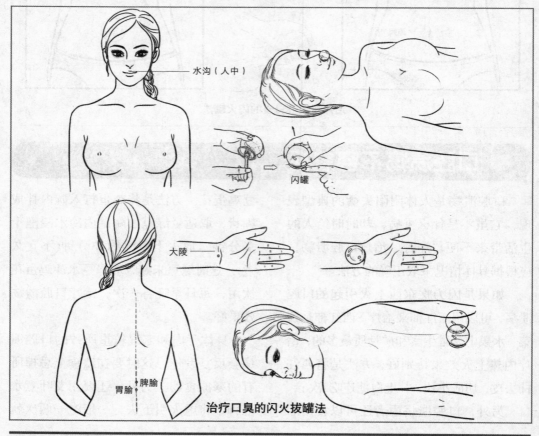

治疗口臭的闪火拔罐法

于水沟、大陵穴，留罐15～20分钟。然后俯卧位，将罐吸拔于脾腧、胃腧穴，留罐15～20分钟。

疗程：每天1次，15次为1个疗程。

2.自我调理

平时可用藿香、佩兰各3克，开水冲泡频饮和含漱。

3.自测口气的方法

将左右两手掌合拢并收成封闭的碗状，包住嘴部及鼻头处，然后向聚拢的双掌中呼一口气后紧接着用鼻吸气，就可闻到自己口中的气味如何了。

♥ 牙痛的中医拔罐疗法

牙痛了，去看西医，医生会告诉你是炎症，然后开一堆消炎药让你回家吃，如果牙坏了，就会建议你把坏牙拔掉。牙坏了，失去了它的正常功能，当然可以拔掉，但是牙痛时，我们真的只有靠止痛药来缓解吗？

当然不是。牙痛时我们可以用拔罐法来调治。

1.刺络拔罐法

取穴：阿是穴（在背脊椎第7颈椎以下至第5胸椎以上之间，中线两侧各旁开1寸（约3.3厘米）和2寸（约6.7厘米）处找出色泽粉红、并有压痛之点，即阿是穴）。

治疗方法：每次取2～4个压痛点，在痛点中心用三棱针点刺放血（每点刺1

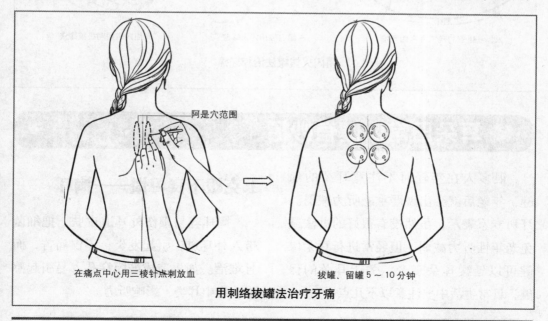

阿是穴范围

在痛点中心用三棱针点刺放血　　　　拔罐、留罐5～10分钟

用刺络拔罐法治疗牙痛

下，每次不超过4下，直刺深度0.3~0.5厘米)后，再拔罐，留罐5~10分钟。

疗程：每天1次。

2.闪火拔罐法

取穴：A.大杼、胃腧、曲池、下关；B.颊车、内庭、肩贞、合谷。

治疗方法：第一组穴位用闪火罐法拔罐15~20分钟；第2组穴用刺络拔罐法，留罐15~20分钟。

疗程：每天1次。

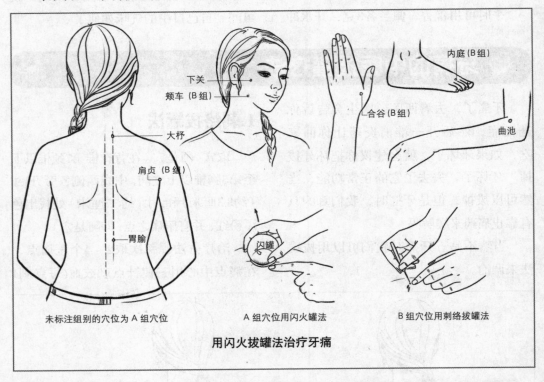

下关
颊车（B组）
大杼
肩贞（B组）
胃腧
内庭（B组）
合谷（B组）
曲池
闪罐

未标注组别的穴位为A组穴位　　A组穴位用闪火罐法　　B组穴位用刺络拔罐法

用闪火拔罐法治疗牙痛

♥ 耳朵日常保健有妙招

很多人在年轻时不注意耳朵的保健，年老后就会出现严重的听力减退。耳科专家表示，虽然没有很好的办法避免老年性听力减弱，但经常进行耳朵保健可以延缓耳朵衰老。关于耳朵的保健，日常生活中要注意以下几点：

1.克服不良习惯——掏耳

掏耳容易损伤外耳道皮肤，把细菌带入外耳道，引起发炎，不仅痛苦，而且难治。如果造成鼓膜穿孔，易引起感染，患中耳炎，影响听力。

如果耳痒难忍，可以用棉棒蘸酒精擦拭，但不要插入太深。

2.预防游泳性耳病

硬块的耳屎可以形成栓塞，耳朵进水，耳屎变软膨胀，影响听力，刺激耳道，引起发炎。如果耳膜已经穿孔，则不要游泳，以免引起各种疾病的复发。

平时游泳时最好用耳塞，头部仰起，高于水面。

3.预防药物中毒影响听力

可以致聋的药物主要有链霉素、卡那霉素、新霉素等，这些药物易损害内耳、耳蜗(听觉感受器)、前庭(平衡感受器)，造成耳聋和平衡失调。

耳蜗中毒症状主要有：用药期间或停药以后，出现高调耳鸣，听力下降，并且逐渐加重，直到全聋。

前庭中毒的症状主要有：眩晕、恶心呕吐、走路不稳和平衡失调。

致聋药物有交叉易感性，一种药不行，其他药物也不能用。

致聋药物可母婴感染，所以怀孕期间应避免使用各种耳毒性药物。

另外，耳聋还有家族易感性，如果家族中有人发现容易致聋，其他人更应注意。

4.远离噪声

不规律、强刺激噪声，不仅会引起心理不适，而且会损伤听力。噪声损伤听力是缓慢的、进行性的损伤，很难治疗。强烈刺激的音乐也会使听力下降。

5.养成科学的饮食习惯

多食含锌、铁、钙丰富的食物，可改善微量元素的缺乏，从而有助于扩张微血管，改善内耳的血液供应，防止听力减退。

6.保持良好的精神状态

当人情绪激动时，肾上腺素分泌会增加，可使内耳小动脉血管发生痉挛，小血管内血流缓慢，造成内耳供氧不足，导致突发性耳聋。

如何防治耳鸣

耳鸣是一种常见的耳朵疾病。

肾开窍于耳，肾的精气充足则会耳聪、听觉灵敏，如果精气不足则会耳鸣。此外，过度疲劳、睡眠不足、情绪过度紧张时，也可能产生耳鸣。对于前者引起的耳鸣，治疗时应该去补肾精、补元气，后者只需将这些不良的生活方式戒除即可。此外，如果平时生活中坚持进行保健按摩，对耳鸣的防治很有效果。

先用食指和大拇指轻柔按摩听会穴

(在耳屏的前下方与小豁口平齐，张嘴时的凹窝处)5分钟左右，一般350～400次。

两掌搓热，用两掌心掩耳，十指按在头后部。再将食指叠在中指上，敲击枕骨下方约50次，使耳内听到类似击鼓的声音。

用已搓热的两手掌心捂住两耳，手掌将耳朵完全封闭，然后两掌突然松开，这样重复捂耳30次。

用食指和大拇指先从上至下按捏耳郭，然后从下至上按捏，这样反复按捏至双耳有发热感，共按捏耳郭100次。

按摩合谷穴(伸掌，大拇指、食指

两个手指并拢，在两指间肌肉最高处取穴)80次。

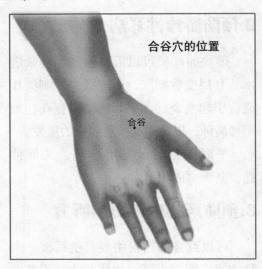

合谷穴的位置

合谷

♥ 应对耳聋，走出无声的世界

耳聋即单侧或双侧耳朵对某种声音的听力降低。按照听力下降的性质可分为：由耳内器官病变引起的感音性听力下降和由耳道阻塞引起的传音性听力下降及两者病因兼而有之的混音性听力下降。

耳聋可能是以下疾病的表征。

非化脓性中耳炎：常见于儿童，多数人发病时有感冒症状。患者感觉耳朵堵闷、耳鸣、听力下降。

耳道感染：如耳道内发生炎症引起肿胀而使耳道不畅，就可能影响听力，但此时耳道已有流液，甚至外耳道疼痛。应到医院就诊，尽早使用抗生素治疗。

内耳硬化：是一种内耳听骨异常增生而影响声传导所导致的耳聋。病情发

展缓慢，病人先是感到所听声音发生改变，后逐渐出现听力的减退。

耳咽管堵塞：如听力下降且出现咽痛或感冒，有可能是连接中耳与咽部的耳咽管出现堵塞。造成成人耳道阻塞的原因多是耳道内耳垢堆积，会出现耳鸣、耳闷、听力下降。胆脂瘤、肿瘤也是耳道堵塞的原因。

老年性耳聋：其成因很多，一是老年人因内耳逐渐退化而引起的耳聋，另一种是冠心病的征象。临床上将内耳症状看成是冠心病的主要前兆症状。还有一种与老年人的高血脂饮食相关。

此外，服用某些药物也可因药物的副作用而导致药物性耳聋。长期在噪音中生活和工作，可造成职业性耳聋。

搓脸——精神焕发的好方法

不知大家注意过没有：在感觉疲劳或者困倦的时候，我们下意识的动作就是去搓搓脸，然后就会感觉精神一些，这是为什么呢？

中医认为，心之华在面，心功能的强弱是通过面色来反映的。中医的望诊可以通过面部征象判断人身体的健康与否。面部聚集着大量穴位，它是足三阳经的起点和手三阳经的终点，搓脸就是在无意识中按摩了这些经脉和穴位，使其气血畅通、循环无碍，所以人就会变得精神一些。因此，搓脸也是一种可以促进健康的保健方法，经常搓脸，人就可以变得脸色红润、双眼有神。这也是《如皋长寿方案》中介绍的如皋长寿老人的一种养生方法。

搓脸的方法很简单，它不受时间、地点的限制，疲劳时、困倦时、身体不舒服时，都可以搓一搓。如皋老人通常都先把双手搓热，然后用搓热的双手去搓脸，可以从上往下，也可以从下向上，每次都把下巴、嘴巴、鼻子、眼睛、额头、两鬓、面颊全部搓到，过程可快可慢，以自己感觉舒服为宜。

另外，搓脸需要肩关节上抬并上下运动，这是锻炼肩关节、预防和治疗肩周炎的好方法。但是，搓脸的时间不要过长，特别是老人，应量力而行，以免过度疲劳，造成肩膀酸痛，这就背离了保健的主旨。

搓脸的同时，一般还应配合搓耳。通过每天搓脸和搓耳，不仅能获得红润的面色和强壮的身体，还能获得对健康生活的信心。如此简单的养生保健方法，适合我们每一个人，也祝愿大家都能像如皋老人那样寿与天齐，拥有快乐安康的生活。

养生先养心，心好则命长

现在患心脏病的人越来越多，还有很多人年纪轻轻心脏就不好，不是憋闷，就是疼痛难忍，或者老是心慌。其实，养心贵在坚持，那么在生活细节中，我们应该注意什么呢？

1.静心、定心、宽心、善心

何谓"养心"？《黄帝内经》认为是"恬淡虚无"，即平淡宁静、乐观豁达、凝神自娱的心境。生活中我们要做到静心、定心、宽心和善心。

静心就是要心绪宁静，心静如水，不为名利所困扰，不为金钱、地位钩心斗角，更不能为之寝食不安。

定心就是要善于自我调整心态，踏实度日，莫为琐事所烦忧。豁达乐观，喜乐无愁，纵有不快，也一笑了之，岂非惬意？

宽心就是要心胸开阔。宰相肚里能行船，心底无私天地宽，让宽松、随和、宁静的心境陪伴自己，自然快乐每一天。

善心就是要有一颗善良之心，时时处处事事都能设身处地为别人着想，好善乐施献爱心，向需要帮助的人伸出热情的援助之手。

2.通过饮食来保护心脏

合理的饮食能预防冠心病、心绞痛和心肌梗死等疾病的发病率。平时饮食要清淡，因为盐分过多会加重心脏的负担；不要暴饮暴食;戒烟限酒；多吃一些养心的食物，如杏仁、莲子、黄豆、黑芝麻、木耳、红枣等。

3.保护心脏的穴位

一方面，内关穴可调节心律失常。平时既可以边走边按揉，也可以在工作之余，每天花两分钟左右按揉，有酸胀感即可。

内关作为冠心病的日常保健穴位之一，经常按揉该穴位，可以增加心脏的无氧代谢，增强其功能。

另一方面，内关穴可止住打嗝。生活中，很多人都有打嗝不止的经历，一

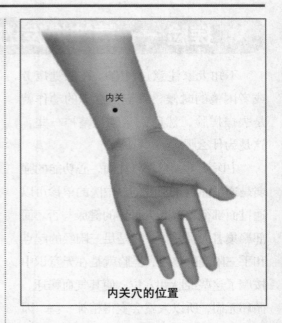
内关穴的位置

般都会在短时间内停止，也有的长时间不停。这时，你可以用拇指在内关穴上一压一放地按，很快打嗝就能止住。

内关穴在前臂内侧，腕横纹上2寸（约6.7厘米），两筋间。

4.适量运动益养心

进行适量的运动，如散步、慢跑、太极拳、游泳等，可根据自己身体的具体情况选择运动的方式和运动量。适量的运动有利于心血管系统的健康，可以增强心脏的功能。

此外，有一点要提醒大家，不宜清晨锻炼，因为上午6～9点是冠心病发病和脑出血的危险性最大的时刻，发病率要比上午11点高出3倍多。

❤ 暴饮暴食易引发心脏病

与朋友聚会，开开心心、吃吃喝喝是难免的，但如果狂喜加上暴饮暴食，那么你可要注意了，你的心脏未必能承受！

欢喜过度会让人心气涣散，再加上吃了很多东西，结果就会出现中医里讲到的"子盗母气"的状况。"子盗母气"，是用五行相生的母子关系来说明五脏之间的病理关系。"子"在这里是指脾胃，"母"指心，是说脾胃气不足而借调心之气来消化食物，就会伤害到心。因为心也有很多的工作需要做，同样需要很多的心气，被脾胃盗走的心气过多，心一定会有所伤。

如果一个人本来就有心脏病，欢喜过度时心气已经涣散了，这个时候又暴饮暴食，脾胃的负担超负荷了，只好"借用"心气来消化这些食物，心气必然亏虚。因此，心脏病患者，特别是老年人，在这个时候往往会突然引发心脏病，这就是乐极生悲了。

所以，不管是在平时，还是在节庆假日里，都要在饮食上有所节制，要管好自己的嘴，千万不要让美食成为生命的威胁。

❤ 肝为将军之官

"肝胆相照"这一成语大家都知道，比喻以真心相见。其实里面蕴涵着中医的理论。《黄帝内经》中说："肝者，将军之官，谋虑出焉。胆者，中正之官，决断出焉。"足厥阴肝经在里，负责谋虑；足少阳胆经在表，负责决断。只有肝经和胆经相表里，肝胆相照，一个人的健康才有保证。同理，一个国家要想兴盛发达，也需要"肝"（谋略之才）和"胆"（决断之才）相表里，肝胆相照。

也许有人会问："负责谋虑和决断的不是心吗，怎么又说是肝和胆呢？"

其实，这就相当于一个单位有个一把手总揽全局，还有一些副手负责具体事务一样。心是"君主之官"，负责全局，具体的工作则交给肝和胆。肝和胆的谋虑和决断又不同于心。中医的心包括心和脑，心和脑的谋虑和决断主要在思维和意识之中，它是理性的；而肝与胆的谋虑和决断主要在潜意识中，它是感性的，是本能的。一个人胆小就是胆小，你很难让他通过理性思考变得胆大起来，但是如果你让他的肝和胆发生变化，他的胆子就会本能地大起来。

言归正传，我们看一下肝脏在身体

内有什么具体功能。

中医理论认为，肝主要有两大功能，主藏血和主疏泄。

肝主藏血一部分是滋养肝脏自身，一部分是调节全身血量。血液分布全身，肝脏自身功能的发挥也要有充足的血液滋养。如果滋养肝脏的血液不足，人就会感觉头晕目眩、视力减退。肝调节血量的功能主要体现在：肝根据人体的不同状态，分配全身血液。当人从安静状态转为活动状态时，肝就会将更多的血液运送到全身各组织器官，以供所需。当肝的藏血功能出现问题时，则可能导致血液逆流外溢，并出现呕血、衄血、月经过多、崩漏等病症。

肝主疏泄的功能即肝气宜泄，也就是说肝气具有疏通、条达的特性。这个功能其实与肝主藏血的功能是相辅相成的。"气为血之帅"，肝气疏通、畅达，血就能顺利地流向身体各处，如果肝气淤滞，则血流肯定不畅，不能供给全身，就会导致全身乏力、四肢冰冷等症状。如果肝气长期淤滞，全身各组织器官必然长期供血不足，影响其生长和营运功能，这样，体内毒素和产生的废物不能排除，长期堆积在体内，就会发展成恶性肿瘤，也就是我们闻之色变的"癌"。

一个人怒气冲天，实际上就是肝的功能失调。谋略、理智全没了，全靠情绪去做事，就会造成很严重的后果。所以在这里要强调的是：要想发挥聪明才智，最重要的是肝的功能正常。要想孩子聪明，就要养他的肝的生机，要让孩子的天性都发挥出来，该学就学，该玩就玩，该睡就睡，别逼着孩子把那点生机给毁了。

如此疗养最养肝

现在，我国约有1300万慢性乙肝病人，每年约有30万人死于肝硬化和肝癌。而且从儿童到老人，各个年龄段都有可能发病。对此，我们必须予以重视。对于肝病尤其是慢性肝病，世界上还没有一种特效药物，各种中西药物也各有利弊。其实与其单纯依靠药物治疗，不如着重进行调养。而如何加强自身调养，搞好养生之道，则应遵照《黄帝内经》中"起居有常，饮食有节，不妄作劳"的教导。

1.起居有常

日常生活起居要有规律，每天保证足够的休息和睡眠时间，按时睡觉、起床和午休。这是因为休息是肝炎病人最重要的保健治疗基础。

实践证明，不注意休息是肝炎转

为慢性的最常见原因。当然，休息不是做家务，不是打牌和散步，而是卧床休息。中医认为"人动则血归于诸经，人卧则血归于肝脏"，肝脏供血充足不仅有利于肝细胞的恢复，还会增加肝脏的局部免疫能力。

2.饮食有节

不能暴饮暴食，并注意食物禁忌，如不能饮酒，忌吃雄鸡、鲤鱼、牛、羊、狗肉等发物；少食油腻辛辣刺激性强的食物，如肥肉、猪油、辣椒、油炸等上火食物。要做到不偏食，注意五谷为养、五果为助、五荤为充，合理均衡地搭配饮食。

3.不妄作劳

随着人们年龄的增长，肝的重量逐渐减轻，肝细胞的数目逐渐减少，肝的储备、再生、解毒能力下降，若过度劳累或精神紧张，肝很容易受到损害。

有一位徐先生，他在一年中常感浑身无力、没有食欲，晚上看一会儿电视眼睛就会发干。后来医生告诉他，他这种情况是劳累过度造成的轻度肝损害，要注意多休息。没过多久，他的状况就有所好转了。

所以，我们在工作、学习时不能过于劳累，不宜苦干、加班加点和熬夜，性生活也应适当节制。

4.按摩太冲穴

太冲穴是肝经上最重要的穴位，是治疗各种肝病的特效穴位，能够降血压、平肝清热、清利头目，与菊花的功效很相似，而且对女性的月经不调也很有效。它的位置在脚背上大脚趾和第二趾结合的地方，足背最高点前的凹陷处。那些平时容易发火着急，脾气比较暴躁的人要重视这个穴位，每天坚持用手指按摩太冲穴2分钟，直到产生明显的酸胀感，用不了一个月就能感觉到体质有明显好转。

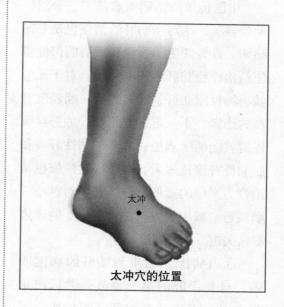

太冲穴的位置

❤ 要想肝好，千万别动怒

中医认为肝"在志为怒"，所以七情中的"怒"与肝的关系最为密切。肝的疏泄失常可导致情志失常，而出现急躁易怒、心烦失眠，或抑郁寡欢、情绪低沉等症状。大怒伤肝，可导致肝的疏泄失常，而出现心烦易怒、面红目赤甚至吐血、不省人事等症状。调节情志，化解心中的不良情绪，使自己保持一个好心情则有益于养肝。

现在，生活压力使很多人都没有好心情，其实你可以找个时间去附近的公园转转，那里有花有草有树，视野也开阔，环境优美，空气清新，对身心健康有益。满目的绿色会给人带来舒畅、朝气蓬勃的好心情，对肝脏的养生保健也有利。

❤ 对付脂肪肝，三分治七分养

中国传统的治病概念是"三分治、七分养"，这对脂肪肝的治疗也是非常贴切。良好的生活习惯和适当的保健措施是治疗脂肪肝的基本手段。对于无症状单纯性脂肪肝、仅有甘油三酯轻度升高的患者，不一定需要用药，加强自我保健就能消除病患；对于脂肪性肝炎和脂肪性肝硬化患者，自我保健措施也是治疗方案中的重要部分，其中对甘油三酯实行"减少收入、扩大支出"的政策非常关键。具体做法如下。

远离病因。如果脂肪肝的病因明确，自我保健的第一步就是要远离这些病因，不让其再加重肝脏病变。不论是否酒精致病，都必须严格禁酒；因肥胖引起者，需大力减肥；合并糖尿病者，要控制好血糖；由药物引起的，应避免再用该药。

调控饮食。包括调整饮食结构和控制摄入量。相当一部分单纯性脂肪肝是由于营养过剩所致，患者如能管住嘴巴，即调整饮食的"质"和"量"，病情往往可以控制"一半"。由于体内的甘油三酯多由摄入的糖分转化而来，因此应当减少淀粉类食物的摄入，如米、面、土豆、糖和甜饮料等，每天摄入总量（相当于米饭）女性为200～250克，男性为350～400克。进食淀粉类食物太少也不好，会造成机体对胰岛素的敏感性降低，容易诱发低血糖。正常人每日脂肪的摄入量如不超过35克可促使肝内脂肪沉积的消退。蛋白质食物应保持在每人100克左右，足够的氨基酸有利于载脂蛋白的合成，有助于体内脂肪的转运。各种畜禽的瘦肉、鸡鸭蛋的蛋白、河鱼海鱼都可以吃。总之，理想的饮食应该是高蛋白低脂少糖的食谱和保持一日三餐的规律。

加强锻炼。除药物、妊娠等所致的脂肪肝外，多数脂肪肝患者都被医生劝告加强体育锻炼，此与病毒性肝炎患者需要多休息截然不同。加强体育锻炼的目的是为了消耗体内过多的脂肪。适合的锻炼形式是长跑、快走、上下楼梯、骑自行车、体操、游泳、打乒乓球等强度小、节奏慢的有氧运动，运动量因人而异，以微微气喘、心跳达每分钟120次左右为度。

靠爆发力的大强度、快节奏的剧烈运动，如短跑、跳远、投掷、单双打、踢足球等，主要是从体内无氧酵解途径获得能量，消耗脂肪不多，因而对脂肪肝并无多大益处。

此外，根据最近的药理实验，多喝绿茶、决明子茶或常吃山楂，可能有利于脂肪肝的治疗。如经济条件允许，买些保健品服用并无不可，关键是选用的保健品要确有降脂等作用。患者一定要有明确的概念，即保健品代替不了上述的自我保健措施。

肝硬化患者要从细节之处照顾自己

肝硬化是指由一种或多种原因长期或反复损害肝脏，导致广泛的肝实质损害，肝细胞坏死，纤维组织增生，肝正常结构紊乱，肝质变硬的一种疾病。肝硬化患者如果不重视自己所患的疾病，那么就可能引发肝癌。"逆水行舟，不进则退"是对肝病最恰如其分的比喻。所以我们要关注肝脏，从生活的一点一滴做起，达到预防的目的。那么肝硬化患者平时该注意些什么呢？

1.不宜长期服化学药物

病理解剖发现，肝硬化的肝脏发生了弥漫性的肝细胞变性、坏死、再生、炎症细胞浸润和间质增生。因此，肝脏

的解毒以及合成肝糖原和血浆蛋白的功能下降了，病人就会出现疲乏、食欲不振、饭后困倦、厌油、肝区疼痛、腹泻、腹水等一系列不适症状。尤其是食醉，就是吃完饭以后，立即想睡觉，这是肝脏有毛病的特征。肝脏失去了解毒功能，而如果病人还口服化学药物，那么肝细胞变性、坏死、再生、炎症细胞浸润和间质增生的过程就要加速。这就是许多肝硬化病人，越治越坏的原因。

2.不能吃硬食

通过食管镜可以发现，食道壁上趴着许多像蚯蚓一样的东西，这就是曲张的静脉。这些曲张的静脉一碰就破，破

了就要大出血，这是肝硬化病人最危险的并发症。避免大出血的唯一办法就是不吃硬东西，而应以软、烂、易消化的食物为宜。

3.不宜动怒

快乐可以增加肝血流量，活化肝细胞。而怒气不仅伤肝，也是古代养生家最忌讳的一种情绪："怒气一发，则气逆而不顺。"动不动就想发脾气的人，在中医里被归类为"肝火上升"，意指肝管辖范围的自律神经出了问题。在治疗上，一般会用龙胆泻肝汤来平肝熄火。通过发泄和转移，也可使怒气消除，保持精神愉快。

♥ 脾为"后天之本"

脾在人体中的地位非常重要。中医认为"肾是先天之本，脾为后天之本"，怎样理解这个"后天之本"呢？你不妨想一想土地。虽然现在人们的生活水平提高了，有汽车、电脑、高楼等，但这些不是人类生存所必需的，没有这些，人类照样生活了几千年，那么什么才是人类离不开的呢？那就是土地，离开了土地，人类将面临毁灭。在中医理论中，脾属土，它就是人的后天之本，是人体存活下去的根本。

脾主运化，把水谷化成精微并吸收，转换成气血津液，传输至全身，保证人体的正常运行。没有脾的运化作用，人体就不能得到能源，也就不能生存和生活下去。

脾还有统血的作用，就是统摄、约束血液行于脉内而不外溢。如果脾气虚弱，失去了约束血的力量，就会出现一些出血病症，如皮肤紫癜、产后出血不止、呕血、便血、尿血等。治疗脾虚引发的出血症状重点在于补脾气，中成药"归脾丸"就是治疗这类出血症的有效药物。

中医认为"脾开窍于口，其华在唇，在液为涎"，因此，要观察脾的运化功能是否正常，很简单，看嘴唇就行了。脾的运化功能好，嘴唇就会滋润、丰满，否则就会比较干瘪。"在液为涎"也好理解，我们经常见到一些小孩爱流口水，衣服前面总是湿的，还有一些大人，中风后也会流口水，这都是由脾虚导致的。另外，"诸湿肿满，皆属于脾"，也就是说，身体出现莫名的消瘦、流口水、湿肿等症状，都是属于脾病，从脾上治肯定是没错的。

思虑伤脾——压力过大造成消化系统疾病

近年来，随着社会竞争的加剧，职业发展的困惑、上司的期望、管理难题、人际关系、经济压力、家庭矛盾、健康危机等带来的压力，把很多人压得喘不过气来，身体不适也随之而来，尤其是肠胃问题更是雪上加霜。

中医有"思虑伤脾"之说，思虑过多就会影响脾的运化功能，导致脾胃呆滞、运化失常、消化吸收功能障碍，而出现食欲不振、脘腹胀闷、头目眩晕等症状。所以缓解压力就可以健脾，那么生活中我们应该怎么减压呢？下面几种对策，你不妨试试看。

"笑一笑十年少"，"哭一哭也无妨"。当自己感到郁闷时能够"笑一笑"当然是最好的，实在笑不出来就"哭一哭"。在传统观念中男人哭泣被认为是软弱的表现，是被人瞧不起的。但是心理学家研究发现，眼泪能杀菌，"哭"是一种极好的情绪宣泄方式，而且比其他的宣泄方式更有益于身体健康。所以男人感到压抑时应该尽量放声痛哭，如果怕没面子可以找个没人的地方痛快地大哭一场，等情绪稳定后再树立自己的男子汉形象也不迟。

多听悦耳动听的音乐。悦耳动听的音乐会通过人的听觉影响大脑皮层，使内分泌系统增加分泌一些有益于健康的激素和酶，所以当一个人听到自己喜欢的音乐时，呼吸加深，神经松弛，疲劳便得以消除。

劳逸结合，疲劳时学会放松。每个人都有感到无能为力的时候，在自己情绪低落或精力不足的时候，要给自己充分放松和休闲的时间，不要过分地强迫自己而不顾身体的实际情况拼命蛮干。

找一个没人的地方自言自语。因为自己声音的音调有一种使人镇静的作用，可以产生安全感，所以在感到心情不好的时候，找一个没人的地方自言自语一会儿，可以发泄内心长年所遭受的思想和感情上的压抑，从而获得精神状态和心理状态的平衡协调。

降低对自己过高的期望值。有的人追求更高、更快、更完美地做事情，不断地给自己设定目标，这自然会给自己带来无穷的压力和烦恼。因此，要正确认识自己的能力，量力而行，不要忘了：健康才是事业发展的本钱。

❤ 糖尿病是威胁脾健康的元凶

对于现代人来说，最常见的脾病就是糖尿病。人的脾本来应该把精华送给心肺，但是脾不好好工作，亵渎职责，却把这些精华往下送，人体所需的糖分都随尿排走了，使肌肉不能正常工作。

饮食不当、运动不足是糖尿病致病的主要原因，其中饮食不当最为重要。经常买菜的朋友可能知道，现在的菜场菜样丰富，很多菜不管什么季节都有，乍一看市场丰富了，却违反了植物的自然生长规律，反季节的蔬菜与水果与自然的五行之气相驳，对人体的健康影响是潜移默化的，久而久之便有可能成为致病的因素。

随着现代生活的改善，很多国外的生活方式进入中国人的生活，其中有合理的也有不合理的，不合理就会致病。比如，果汁饮料以自然鲜榨为好，经过加工后加入了添加剂和防腐剂或者香精、色素等，对脾脏就是一个不利的因素。很多人喜欢喝带气的饮料，觉得爽口、过瘾，殊不知其中的气体对人体的脾脏是非常不利的因素，对脾脏的机能有损害作用。

有胃病的人喝了带气的饮料就会引起胃部的不适，甚至胃痛，没有胃病的人喝多了就容易发胖，其原因就是人的脾脏机能受到了影响。因此，反季节的蔬菜、水果对人体的健康是非常不利的，碳酸饮料对人体的脾脏机能有不利的影响。啤酒对人体的脾脏也是有害的，多喝不利于人体健康，啤酒肚就是脾脏变弱的一个信号。

多运动对人体来说非常重要，因为脾主运化，预防糖尿病就要注意锻炼，吃好、睡好、运动好，这样糖尿病就不会再侵扰你了。

❤ 肺是人体大宰相，脏腑情况它全知

《黄帝内经·素问·宝命全形论篇》中有："夫人生于地，悬命于天，天地合气，命之曰人。""悬命于天"不是封建迷信，不是说命运由上天决定。人不吃东西，可以活上十天半月，但是人不呼吸空气就连十分钟也活不下去，这不就是悬命于天吗？人体与空气相连的是肺，所以命悬于天，就是命悬于肺。

另外，肺外合皮毛，皮毛是肺的外延。皮肤是由肺经的气机来充养的，如果肺经气机太足，血液循环就会加快，导致皮肤发红、怕热、容易过敏；如果肺经气机长期虚弱，皮肤血液循环不

足，就会失去光泽，肤色比较暗淡。这时，只用化妆品并不能达到美容目的，首先要将肺经的气机养起来，这样内外兼修，才有效果。

在情志方面，肺主悲，很多时候我们悲伤过度会有喘不过气来的感觉，这就是太过悲伤使肺气受损了。反过来，肺气虚时，人也会变得多愁善感，而肺气太盛时，人容易骄傲自大。所以说，过犹不及，凡事处于平衡时，才是最好的状态，身体也是一样，只有各个器官之间、器官内部平衡、和谐，身体才是舒适的，人也才是健康的。

好肺好健康，日常生活中的护肺良方

肺是人体重要的呼吸器官，负责体内外气体的交换。通过肺的呼吸作用，我们可以吸入自然界的清气，呼出体内的浊气，从而进行吐故纳新，实现体内外气的交换，维持人体正常的新陈代谢。那么，在生活中，我们应该如何养肺呢？我们要坚持以下3个原则。

1.情绪要开朗

这点非常重要，因为肺气虚容易引起悲伤，而悲伤又会直接影响到肺，所以要戒忧。林黛玉就是悲悲凄凄伤到肺才早逝的。《红楼梦》里的《好了歌》就告诉人们要看开。

"世人都晓神仙好，唯有功名忘不了，古今将相今何在，荒冢一堆草没了。"大家都知道做神仙很好，但是功名却忘不了，都追求功名；在功名追不到的时候，就要悲伤了。你看古今帝王将相，他们的功名是最高的吧，可他们现在在哪里啊，都在坟墓里埋着呢。

"世人都晓神仙好，唯有金银忘不了。""世人都晓神仙好，唯有娇妻忘不了。"现在的社会为什么多忧伤?追逐钱财女色，平生只恨聚无多，直至多时眼闭了。

"世人都晓神仙好，唯有子孙忘不了。"在中国，人们都重子孙，一辈子辛辛苦苦就为了子孙，可是"痴心父母古来多，孝顺儿孙谁见了?"当然，《好了歌》说得比较消极，但如果我们以这种长远的眼光来看待事物，把事情的终极看清楚，那就没有什么忧愁悲伤，也就不会因为情绪而伤害到肺了。

到了深秋时节，面对草枯叶落花零的景象，在外游子与老人最易伤感，使抗病能力下降，导致哮喘等病复发或加重。因此，秋天应特别注意保持内心平静，以保养肺气。

2.注意呼吸

肺是主全身呼吸的一个器官，肺主全身之气，其中一个就是呼吸之气。要通过呼吸吐纳的方法来养肺，怎么呼吸呢?有一种方法：使呼吸节律与宇宙运行、真气运行的节律相符，也就是要放慢呼吸，尽量使一呼一吸的时间达到6.4秒钟。要经常做深呼吸，把呼吸放慢，这样可以养肺。

《黄帝内经》还介绍了一种呼吸的方法，叫闭气法，就是闭住呼吸，叫"闭气不息七遍"。先闭气，闭住之后停止，尽量停止到你不能忍受的时候，再呼出来，如此反复7遍。这种闭气的方法有助于增强我们的肺功能。

3.注意饮食的调养

可以多吃一些玉米、黄豆、大豆以及水果，有助于养肺。秋令养肺最重要，肺喜润而恶燥，燥邪会伤肺。秋天气候干燥，空气湿度小，尤其是中秋过后，风大，人们常有皮肤干燥、口干鼻燥、咽痒咳嗽、大便秘结等症。因此秋季饮食应"少辛增酸"、"防燥护阴"，适当多吃些蜂蜜、核桃、乳品、百合、银耳、萝卜、秋梨、香蕉、藕等，少吃辛辣燥热与助火的食物。同时，饮食要清淡。

此外，中秋后室内要保持一定湿度，以防止秋燥伤肺，还要避免剧烈运动使人大汗淋漓，耗津伤液。

5.冷水浴、冷热水浴对肺脏健康有很好的作用

冷水浴：即用低于20℃的冷水擦洗全身。中老年人开始进行冷水浴锻炼时，最好选择在夏季，先用低于体温的35℃的水进行锻炼，随着机体的适应逐渐降低水温至20℃以下。身体条件较好者亦可参加冬泳运动。

冷热水浴：先用热水洗全身，再用冷水冲洗，然后用毛巾将全身皮肤擦直至产生热感。冷热水浴可以使全身的血管受到刺激，使血管既有舒张又有收缩，能增强血管的弹性，提高人体的抗寒能力，还有促进肺脏功能和提高适应性的作用。

4.主动咳嗽能排出肺内毒素

自然界中的粉尘、金属微粒及废气中的毒性物质，通过呼吸进入肺脏，既损害肺脏，又通过血液循环而"株连"全身。主动咳嗽可以"清扫"肺脏。每天到室外空气清新处做深呼吸运动，正确的深呼吸方法是：找一个空气清新的地方，首先放松肺部，用指尖轻轻触及肺部，接着用鼻子平稳地深深吸气，此时指尖可感觉到肺部鼓起，直到整个肺部充满了气体，让气体在肺部停留4秒钟，再用嘴慢慢呼气。

另外，可以吹口哨清肺。在玩具店买一个口哨，用力地吹口哨，其有力的吹动将吸走肺中的灰尘，有毒废物和灰尘可以有效地清除掉。

肺可益气通便，用刮痧维护好人体的"换气扇"

肺在五脏六腑的地位很高，《黄帝内经》中说："肺者，相傅之官，治节出焉。"也就是说肺相当于一个王朝的宰相，一人之下，万人之上。宰相的职责是什么？他了解百官、协调百官，事无巨细都要管。肺是人体内的宰相，它必须了解五脏六腑的情况，所以《黄帝内经》中有"肺朝百脉"，就是说全身各部的血脉都直接或间接地会聚于肺，然后敷布全身。所以，各脏腑的盛衰情况，必然在肺经上有所反应，中医通过观察肺经上的"寸口"就能了解全身的状况。寸口在两手桡骨内侧，手太阴肺经的经渠、太渊二穴就处在这个位置，是桡动脉的搏动处，中医号脉其实就是在观察肺经。

1.刮拭方法

（1）用单角刮法从上而下刮拭胸部正中器官的投影区，然后用平刮法沿着胸部肋骨的走向，从身体正中线向两侧刮拭；再用平刮法从上向下刮拭肚脐周围大肠投影区。

（2）用面刮法自上而下刮拭背部以肺腧为中心的脊椎对应区、腰骶部脊椎大肠对应区。重点刮拭膀胱经肺腧穴（位于背部，第3胸椎棘突下，左右旁开2横指处）、魄户穴、大肠腧穴（穴位于腰部，第4腰椎棘突下，左右旁开2横指处）。

（3）用面刮法刮拭太渊（位于腕掌横纹桡侧端，桡动脉搏动处）、列缺（位于前臂掌面桡侧缘，桡骨茎突上方，腕横纹上2横指处，能感觉到脉搏跳动之处）、偏历穴。

（4）用面刮法或用平面按揉法刮拭手掌和足底肺和大肠的全息穴区。

2.刮痧对肺的保健作用

（1）能够改善呼吸系统的环境，可预防流感、咳嗽等呼吸系统性疾患。

（2）维持和促进肺的生理功能，益气养肺，延迟呼吸系统的衰老。

（3）清洁肠道，维持和改善肠道的生理功能，预防腹泻、腹胀、便秘等疾病。

克服忧悲情绪，减少对肺的伤害

忧和悲是与肺有密切牵连的情志，人在悲哀时，可伤及肺，出现干咳、气短、咯血、音哑及呼吸频率改变、消化功能严重减退。事实上正是如此，唐代文学家柳宗元才华出众，但由于遭到打击，长期被贬，沉闷、忧郁的贬谪生活把柳宗元折磨得形容憔悴、体质虚弱，得了毒疮又患霍乱，47岁就含恨长逝了。

中医上有"喜胜悲"的观点，也就是说快乐就能战胜悲伤。喜是火，悲是金。用五行的说法就是火克金，火可以把金属熔化开。火是散，气是气结、凝聚，因此悲要用散法。在什么情况下会喜胜悲呢？比如说我们白天工作非常疲惫，又受到领导的批评，心里很憋闷。有的人就会去喝酒，认为一醉解千愁，其实不然，喝酒只是让你暂时把烦恼忘记。这时候你可以去听听相声，看看搞笑的电视剧或东北二人转，都可以让你开怀一笑，调节心情，这就是喜胜悲。

所以，在生活中尽量不要让自己有忧或悲的情绪，如果出现这种情绪，自己就去找让自己能快乐起来的事情做，用喜的情绪来战胜忧伤的情绪。

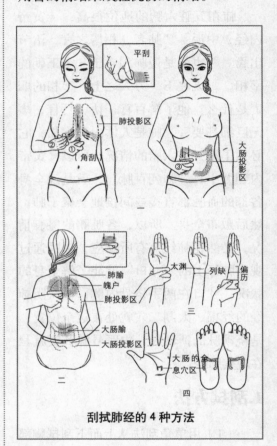

刮拭肺经的 4 种方法

藏精纳气都靠肾，给生命提供源源动力

肾最大的功能就是繁衍后代。每一个孩子最初都是父亲的精子和母亲的卵子相遇、结合，然后慢慢成长起来的。而精子和卵子与肾有非常密切的关系。

《黄帝内经》中就说过："肾者，作强之官，技巧出焉。"这就是在肯定肾的创造力。"作强之官"，"强"，从弓，就是弓箭，要拉弓箭首先要有力气。"强"就是特别有力，也就是肾气足的表现，其实我们的力量都是从肾来，肾气足是人体力量的来源。"技巧出焉"的技巧，就是父精母血运化胎儿，这个技巧是你无法想象的，是由父精母血来决定的，是天地造化而来的。

肾开窍于耳及二阴，其华在发，在志为恐。一个人肾气开始衰弱了，最先表现在头发，普通人一过40岁就开始有白头发了，这说明你的肾气开始走下坡路了，这是一种正常的现象。如果少年白发，说明先天不足，在母亲肚子里就亏了一些，应该多从后天之本的脾胃上补偿一些。肾的精气充足则会耳聪，听觉灵敏，如果精气不足，则会耳鸣。肾主骨，齿为骨之余，所以牙齿也依赖于肾精的充养，肾亏牙齿就会松动，甚至会脱落。

肾的另一个功能就是主纳气。这个气就是元气，元气是天生的，有的人先天元气充足，身体就比较壮，但是如果倚仗自己出生时带来的那点元气，不知保养，肆意挥霍，也不一定能长寿；相反，有的人先天元气不是非常充足，自小身体就比较弱，各种病痛不断，但是注意调养，不随意耗费元气，反而会长命百岁。所以，元气虽是先天带来的，但是后天的养护也非常重要。元气足了，我们的五脏六腑才能够平安健康。

每天的下午5~7点，也就是酉时，是肾经当令的时间。肾经是与人体脏腑器官联系最多的一条经脉，健康强大的肾经能激发身体的巨大潜能。与肾经相对应的是肾。肾主藏精，这是肾的一个非常重要的功能。这里所说的精是维持人体生命活动的基本物质。肾藏精气有先天、后天之分，先天之精是从父母那里传承来的，是构成人体胚胎的原初物质；后天之精是出生后摄取的水谷精气及脏腑生理活动过程中所化生的精微物质，又称"脏腑之精"。"先天之精"是人体生长、发育的根本，"后天之精"是维持生命的物质基础，所以说，肾精是否充足与人的生老病死都有很密切的关系。

❤ 五步辨别肾气的强弱

"肾气"，是指肾精所化之气，这个概念反映了肾的功能活动，对人体的生命活动尤为重要。若肾气不足，不仅早衰损寿，而且还会发生各种病症，对健康极为不利。主要表现为以下5个方面：

封藏失职。肾气不足，精关不固，男性易发生遗精、早泄、滑精；老年女性则会出现带下清稀而多、清冷。肾气不足，膀胱失约，会表现为小便频数而清长，夜间更为严重，严重时还会小便余沥不尽或失禁。

肾不纳气。肾主气，肾气不足，气失所主，气逆于上，表现为喘息气短，气不连续，呼多吸少，唯以呼气为快，动则喘甚，四肢发冷，甚而危及生命。

主水失职。肾气有调节人体水液代谢的作用。老年人肾气不足，水液代谢紊乱，就会造成水失所主，导致水肿发生，还会引起尿频、尿失禁或者尿少、尿闭。

耳鸣失聪。肾气不足，不能充养于耳，就会造成肾虚耳鸣，听力减退，甚至耳聋。

衰老提前。肾气在推动人体生、长、壮、老、死中起着重要作用。肾气不足，五脏六腑功能减退，则会出现诸如性功能减退、精神疲惫、腰膝酸痛、须发早白、齿摇脱落等衰老现象。

总的来说，一个肾功能比较好的人其精神也好，平时走路脚步轻快、不失眠、耳聪目明。而肾功能差的人，夜尿比较多，经常有头昏眼花、腰痛腿软、眼圈发黑、容易脱发等问题。此外，还可以根据日常尿量来判断，一般正常人每天的排尿量应该在1500～2000毫升，正常饮水的情况下多于2500毫升或少于400毫升有可能是肾出现问题，应及时到医院就诊。

❤ 补肾不是男人的专利，女人同样需要

中医认为肾是人体最重要的脏器，是机体生命活力的源泉，贮藏着禀受父母之精和繁衍下一代之精，故有称"肾为先天之本"。中医学所讲的肾与西医学所讲的肾，无论在生理功能和病理变化上均有很大的不同。中医学的"肾"不但包括西医学"肾"的泌尿功能，而且还包括西医学中的神经内分泌系统的功能、生殖系统功能和部分呼吸系统功能。中医认为"肾藏精，主生长、发育与生殖"，肾所藏的精包括来源于父母的"先天之精"和来源于脾胃消化吸收的"后天之精"，对人体的生长发育、生殖均有重要的作用。

肾脏是与人体生长发育和生殖功能关系最为密切的器官。肾中精气充足，人体的生长发育及生殖功能就正常，机体的各个脏腑器官组织就能正常地发挥其各自的生理功能，表现为面色红润，齿固发黑，耳聪目明，记忆力好，性功能正常，身体强健有力，反应敏捷。如果肾脏虚损，肾中精气不足在小儿可导致生长发育迟缓，智力低下；在成年人则出现牙齿松动脱落，头发稀疏，耳鸣耳聋，视物昏花，腰膝酸软，记忆力下降，性

功能减退，体弱无力，反应迟钝等一系列早衰现象。

所以，我国古代中医学及养生学都非常强调保养"肾"的重要性。现代中医学和养生学家对"肾"同样重视，延缓衰老的养生保健方法和中成药多是从补养肾进行的。肾的养生保健是保持青春活力、延缓衰老最重要的方法。

❤ 以食利尿消肿，肾炎患者的出路

肾炎主要分为急性肾炎和慢性肾炎两大类，都有其独特的特点。

1.急性肾炎

急性肾小球肾炎简称急性肾炎，是儿童及青少年人群的常见病，感染甲族B组溶血性链球菌是主要病因，是机体对链球菌感染后的变态反应性疾病。轻度患者出现咽炎、扁桃体炎、中耳炎、丹毒、脓疱疮、水肿等症状；重者短期内可有心力衰竭或高血压脑病而危及生命。此外，还可有恶心、呕吐、厌食、鼻出血、头痛、疲乏、抽搐等症状。急性肾炎的病程长短不一，短者仅数日就可痊愈，长者可达1年以上。

2. 慢性肾炎

慢性肾小球肾炎简称慢性肾炎，青壮年是主要感染人群，是机体对溶血性链球菌感染后发生的变态反应性疾病，病变常常是双侧肾脏弥漫性病变。病情发展较慢，病程在1年以上，初起病人可毫无症状，但随病情的发展逐渐出现蛋白尿及血尿，病人疲乏无力、水肿、贫血、抵抗力降低以及高血压等症。晚期病人可出现肾衰竭而致死亡。中医认为本病属"水肿"、"头风"、"虚劳"等范畴。

预防肾炎，人们在平时的饮食要多样化，吸收全面的营养，应适当补充含优质蛋白的鸡蛋、瘦肉、鱼类等，脂肪类以植物油为佳。多吃芝麻、木耳等黑色食物滋养肾脏，注意每天进食适量的蔬菜水果。

肾炎饮食要视患者有无高血压及水肿情况，分别给予少盐、无盐饮食。选用生理价值高的蛋白质，如蛋类、乳类、肉类等，以补偿排泄损失，避免和治疗水肿及贫血。宜选用富含维生素A、维生素B$_2$及维生素C的食物。可饮用橘汁、西瓜汁、橙汁、果子水和菜汁等，以利尿消肿。若伴有高血压或高脂蛋白血症者，须限制膳食中的饱和脂肪酸与胆固醇的含量。对有贫血的病例，应选用富含蛋白质和铁的食物，如肝、腰子、牛肉、蛋黄及绿叶蔬菜等。

急性肾炎病人多采用高碳水化合物来补充机体热量，尽量采用多品种的主食，如玉米面和富强粉做发糕或窝头配大米稀饭，选用富含维生素、低钾、低钠的蔬菜水果，蔬菜如油菜、葱头、西红柿等，水果可吃苹果、草莓、葡萄、橙子等。蛋白质的选用一般以牛奶、鸡蛋、带鱼、牛肉等优质动物蛋白为主，不过要限量进食。

下面推荐几道对治疗肾炎有益的食物。

冬瓜羊肺汤

材料：羊肺250克，冬瓜250克，葱、姜适量，盐少许。

做法：羊肺洗净切成条状，放在油锅中炒熟，再将冬瓜切片，加水适量，文火炖煮，可放葱、姜调味，不加盐，以上为1日量，随素食用，1周为1个疗程，间隔3日，继续下1个疗程。

功效：能消肿补虚，主治水肌。

番茄烧牛肉

材料：牛肉150克，番茄150克，酱油50毫升，白糖10克，精盐5克，蚝油、料酒各2.5毫升，姜丝、葱丝、植物油各少许。

做法：把牛肉洗净，切成方块；番茄洗净，去皮去子，切成块；锅置火上，放油，烧热，放姜、葱丝煸炒，下入牛肉煸炒几下，烹入料酒、蚝油，加入水（浸没牛肉），放精盐、白糖，烧至熟，再加入番茄烧至入味，出锅即成。

功效：西红柿性凉味酸、甘，有清热解毒，凉血平肝，生津止渴，健胃消食等功效；牛肉营养丰富，其性温味甘、咸，有补脾和胃，益气增血，强筋健骨等功效。将二者合烹食，可平肝清热，滋养强壮。对慢性肾炎有疗效。

肾病综合征，降"三高"升"一低"

"三高一低"是肾病综合征的主要症状，即高蛋白尿、水肿、高脂血症和低蛋白血症。尤其是严重蛋白尿者，每天从尿排出的蛋白质在10克以上的任何肾疾病，都可能引起肾病综合征的发生。每天尿蛋白排出量大于3.5克，血清血蛋白小于30克/升，可确诊为肾病综合征。

高血脂、高胆固醇饮食的摄入是肾病综合征发病的重要原因。要预防肾病综合征，人们平时的饮食要控制脂肪和胆固醇的摄入量，多吃萝卜、玉米、黄豆、大枣、海带、山楂、牛奶、花生、芹菜、黄瓜等食物，有效降低体内血脂，预防肾病综合征发作。

纠正"三高一低"，是肾病综合征患者食疗的主要目的，这主要通过采用高能量、高生物价、高蛋白质饮食，限制钠摄入量，控制脂肪和胆固醇的饮食方式来实现。肾病综合征患者饮食宜清淡，适当饮水，多食含维生素多的蔬菜和水果，维生素及矿物质的补充也利于缓解肾病综合征患者的病情，宜选择富含铁及B族维生素、维生素A和维生素C的食物。长期大量蛋白尿，使钙磷缺乏，导致骨质疏松，发生低钙血症，故必须注意钙的补充，多喝牛奶。明显水肿者还应限制进水量，也要多增加膳食纤维，以辅助降低血氮，减轻酸中毒。

肾病综合征患者应忌食酱豆腐、咸菜、咸蛋、松花蛋等含钠食物；禁食含碱主食及含钠量高的蔬菜，如白萝卜、菠菜、小白菜、油菜等。

下面是两道适宜肾病综合征患者食用的食谱。

茯苓赤小豆粥

材料：茯苓25克，赤小豆30克，大枣10枚，粳米100克。

做法：先将赤小豆冷水浸泡半日后，同茯苓、大枣、粳米煮为粥。早晚餐温服食。

玉米豆枣粥

材料：玉米50克，白扁豆25克，大枣50克。

做法：将上3味共煮成粥，每日食用1次。

胆，保护人体阳气生发的起点和动力

《黄帝内经·素问》指出："胆者，中正之官，决断出焉。凡十一脏，取决于胆也。"

所谓中正是什么意思呢？比如说，左是阴右是阳，胆就在中间，它就是交通阴阳的枢纽，让两边都不出现问题。胆是少阳之气，是人体一天阳气生发的起点和动力，所以少阳子时，夜里11点到凌晨1点，是阳气最少但又是最宝贵的时候，要养少阳，子时一定要睡觉。

五脏六腑为什么取决于胆？为什么不是取决于心，取决于肺，取决于肝、肾、脾？按一般人的想法应该是心脏第一，而《黄帝内经》为什么把胆提到那么高的位置？

人要生存下去，首先必须有足够养分。没有养分小孩无法成长，没有养分成人活不下去，没有养分人体生命需要的血就造不出来，没有血人体五脏六腑的气机不能升腾，甚至无法维持。养分的来源主要是人们每天的进食，人们吃了足够的食物，虽然有牙齿的帮助、胃肠的蠕动，但如果没有胆囊疏泄的胆汁参与或胆汁分泌疏泄不足，人体是吸收不到足够的养分的。胆的好坏影响到胆汁的分泌疏泄，而胆汁的分泌疏泄又会影响到食物的分解，食物分解的好坏影响到食物营养成分的吸收与转化，而营养成分的吸收转化又直接影响到人体能量的补充供给，能量补充供给又影响到其他脏腑的能量需求(五谷、五味、五畜、五禽、五色等入五脏)。

胆有两大功能,一个是胆主决断,调情志;一是胆藏精汁,主疏泄。

1.胆主决断,调情志

中医认为,胆的生理功能,与人体情志活动密切相关,主要表现为对事物的决断及勇气方面。胆气豪壮者,剧烈的精神刺激对其所造成的影响不大,且恢复也较快。所以说,气以胆壮,邪不可干。如果胆的功能失常,就会出现情志方面的变化。胆气虚弱的人,在受到精神刺激的不良影响时,易生疾病,表现为胆怯易惊、善恐、失眠、多梦等精神情志病变。

一般来说,人们对事物的判断和对行动的决心,都是从胆发出来的。俗话说:"胆有多清,脑有多清。"如果胆不清了,头脑自然一片混乱,头脑不清自然无法做决断;胆清了,头脑也清醒,决断也容易下了。

2.胆藏精汁,主疏泄

胆汁在肝的疏泄作用下进入胆囊、浓缩;同时,又在肝胆二气的疏泄作用下流入小肠,对食物做进一步的消化吸收。因此,胆汁疏泄正常,对脾胃、小肠的功能活动都十分有益。相反,如果胆失疏泄,胆汁藏泄功能发生障碍,就会影响到脾胃,使小肠的消化吸收功能失常,主要表现为食欲不振,厌油腻食物,腹胀,便溏,或胁下胀满疼痛等症。如胆汁上逆,会出现口苦,呕吐黄绿苦水等;如果胆汁外溢,会导致巩膜和肌肤发黄而产生黄疸等症。

人在子时前入睡最宜养胆,而且子时阳气开始生发,此时入睡,有利于协调平衡人体的阴阳。

子时胆经当令,要入睡

子时是夜里11点到凌晨1点这段时间,这个时辰是新的一天的开始,人体也开始进入一个新的循环过程,体内阳气开始生发,阴阳相交。古代的人非常重视这个时间段,通常会在这时静坐修行以求心肾相交。什么是心肾相交呢?心在南方,属火,肾在北方,属水,心肾相交就是要让心火向下走去温肾,肾水向上升腾起来润心,也就是实现阴阳结合。如果心火一直往上走,肾水一直向下去,心肾之间没有任何交联,阴阳相隔,人体就要出问题了。在中医看来,人体内部只有阴阳调和才会处于健康状态。

子时睡觉就像午睡一样重要,都是为了配合身体完成这个心肾相交的过程。此时，应好好睡觉，什么都不要做，不要打扰这个过程，让阳气好好生发。但是现代很多人都做不到在子时好好睡觉，或者是忙工作或者是娱乐，总要拖到很晚才睡。娱乐的人精神非常兴奋可能感觉不太明显，但熬夜工作的人就会有这样的感受：9点、10点钟的时候非常困，几乎要熬不下去了，到11点多的时候，又精神起来了，有时还会觉得饿，这就是阳气开始生发了，你的精神其实是在耗费体内的阳气。所以，大家一定不要觉得这个时候精神好就继续熬夜，最好还是在11点以前就睡觉，让阳气好好地生发起来，否则是很伤身体的。

胆囊炎的拔罐疗法

胆囊是位于肝脏正下方的小器官。它的功用是贮存胆汁以备消化脂肪之需。胆囊发炎并肿大多是因为结石堵塞了胆汁从胆囊正常流往肠内通道的结果。另外，胆囊炎也可能是由肠道感染逐渐向上扩散所致。胆囊发炎时，病人的右上腹有剧烈的疼痛。随后有发烧、恶心及呕吐的症状，病情严重者会出现黄疸。此症需立即送医处理，否则可能会威胁生命。如果胆囊因某种疾病肿胀得太厉害而破裂，还会形成严重的腹膜炎。

1.按摩拔罐法

取穴：胆腧。

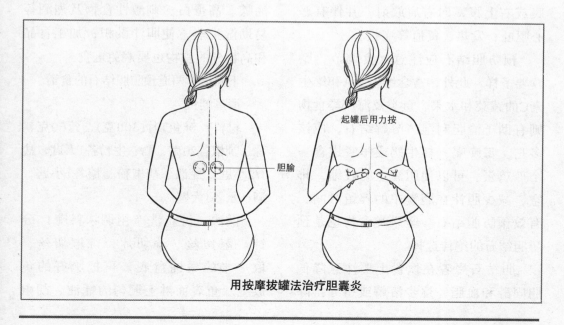

用按摩拔罐法治疗胆囊炎

治疗方法：先在胆腧穴上拔罐，留罐10～15分钟。起罐后，用右手拇指在胆腧上用力按摩15分钟。

疗程：每天1次，6次为1个疗程。

2.自我调理

在胆囊炎发作时，禁吃固体食物数天，仅喝蒸馏水或矿泉水。接着再喝3天果汁，可喝梨子汁、甜菜根汁、苹果汁等。然后再开始恢复固体食物，用生甜菜切碎加2汤匙橄榄油、新鲜柠檬汁、新鲜的苹果酱食用，这个饮食计划对患者很有帮助。

♥ 胆绞痛，要人命——胆结石的食疗方法

"胆绞痛，要人命"，这是对胆结石发作起来的苦痛的最佳写照。胆囊内胆固醇或胆红素结晶形成的一粒粒小团块就是胆结石，这主要是因为人体内胆固醇和血脂过高造成的。胆结石平时可能无明显症状，但当结石异位或嵌顿在胆管时开始发作，主要于晚餐后胆绞痛、胀痛，一般在中上腹或右上腹，向右肩放射，并伴有恶心呕吐、发热、黄疸等症状。

预防胆结石应注意饮食调节，膳食要多样，此外，富含维生素A和维生素C的蔬菜和水果、鱼类及海产类食物则有助于清胆利湿、溶解结石，应该多吃。每晚喝一杯牛奶或早餐进食一个煎鸡蛋，可以使胆囊定时收缩，排空，减少胆汁在胆囊中的停留时间，有效预防胆结石。坚果类食物也是预防胆结石的绝佳选择。

胆结石患者在饮食上要注意降低胆固醇和血脂，逐步溶解或引导排除结石。多补充维生素E、维生素A、维生素C和高纤维，多吃粗粮、水果蔬菜和动物内脏等食物。

胆结石患者应忌吃下列食物：绝对不吃内脏、蛋黄等富含胆固醇的食物；进食如马铃薯、地瓜、豆类、洋葱等容易产生气体的食物；脂肪含量多的高汤也在禁忌之列；少吃生冷、油腻、高蛋白、刺激性食物及烈酒等易助湿生热，使胆汁淤积；加工食品和高糖分的食物也要避免进食。

下面推荐两道预防胆结石的食谱。

清蒸鲑鱼

材料：鲑鱼1片(300克)，葱60克，蒜、辣椒各20克、酒、生粉各1大匙，盐1/2小匙、蚝油、胡椒粉、糖各1小匙，酒、水各1大匙。

做法：鲑鱼洗净用调味料腌15分钟。葱切丝、蒜切片、辣椒切丝，取一半的量铺盘底，再把腌好的鱼放上。鱼表面淋上调匀的蚝油、胡椒

粉、糖、酒、水等调味料，将剩余的葱丝等铺上，送入蒸笼大火蒸10分钟，用筷子刺鱼肉、不沾筷即可食用。

功效：清蒸鲑鱼能降低胆固醇、预防胆结石，滋味也十分鲜美。

豆薯拌番茄

材料：豆薯(又称凉薯)200克，大番茄100克，金橘酱3大匙，黑芝麻少许。

做法：将番茄、豆薯洗净切条状，放入容器里头。加入金橘酱、黑芝麻拌匀，凉拌2小时后即可食用。

功效：清清凉凉的凉拌食谱，不但消暑、还能预防胆结石、减少胆固醇。

♥ 吃好早餐养护胃气

所谓"胃气"，在中医中泛指以胃肠为主的消化功能。对正常人来说，胃气充足是机体健康的体现；对病人而言，胃气则影响到康复能力。

那么如何判断一个人有无胃气呢？答案是看一个人是否有饥饿感。

婴儿饿了，就哇哇地哭，这就是饥饿感；小孩子饿了，就闹着要吃饭，这就是饥饿感；成年人早晨起来就想吃东西，这就是饥饿感；病人病好点了，就有吃东西的欲望，这就是饥饿感。人只要有饥饿感，就说明这个人是正常人、健康人，也说明此人的胃气很好。

胃气是人赖以生存的根气，只可养，不可伤。因此在诊断上要审察胃气，在治疗上要顾盼胃气，在养生上要调摄胃气。胃气强壮，则气血冲旺，五脏和调，精力充沛，病邪难侵，可祛病延年。所以胃气是养生学中的关键问题。

那么，我们该如何调养胃气呢？

调摄最重要的一点就是吃好早餐。胃经在辰时当令，就是早晨的7～9点，一般这段时间大家都非常忙碌，赶着去上学、上班，但是不管多忙，早饭都一定要吃好，而且最好是在这段时间吃。因为这个时候太阳升起来了，天地之间的阳气占了主导地位，人的体内也是一样，处于阳盛阴衰之时，所以，这个时候人就应该适当补阴，食物属阴，也就是说应该吃早饭。

很多人以为不吃早饭就可以减肥，其实这是非常错误的观念。早饭即使吃得再多也不会胖，因为上午是阳气最足的时候，也是人体阳气最旺盛的时候，食物很容易被消化。胃经以后是脾经当令，脾可以通过运化将食物变成精血，输送给人体五脏。如果不吃早饭，9点以后，脾就是在空运化，它也没有东西可以输送给五脏，这时人体会有不适现象产生，比较明显的表现就是头晕。所以，早饭一定要吃，而且要吃好。中医说脾胃是"后天之本"，也是这个道理。因为人维持生命靠的就是食物，而脾胃负责食物的消化吸收，脾胃不好，人体运转就会出问题。

早餐不但要吃而且还要吃对，最健康的早餐就是要选择热食。一些人贪图凉爽，尤其是夏天，早餐喝蔬果汁代替热乎乎的豆浆、稀粥。这样的做法短时间内也许不觉得对身体有什么影响，但长此以往会伤害胃气。

从中医角度看，吃早餐时是不宜先喝蔬果汁、冰咖啡、冰红茶、绿豆沙、冰牛奶的。早餐应该吃热食，才能保护胃气。因为早晨的时候，身体各个系统器官还未走出睡眠状态，假如这时候你吃喝冰冷的食物，必定使体内各个系统出现挛缩、血流不畅的现象。也许刚开始吃喝冰冷食物的时候，不觉得胃肠有什么不舒服，但日子一久，你会发现皮肤越来越差，喉咙老是隐隐有痰不清爽，或是时常感冒，小毛病不断。这就是伤了胃气，降低了身体的抵抗力。

因此，早饭应该是享用热稀饭、热燕麦片、热羊乳、热豆花、热豆浆、芝麻糊、山药粥等，然后再配着吃蔬菜、面包、三明治、水果、点心等。最好不要喝牛奶，因为牛奶容易生痰、导致过敏，不适合气管、肠胃、皮肤差的人及潮湿气候地区的人饮用。

胃气犹如国家之饷道，饷道一绝，则万众立散，而胃气一败，便百药难施，所以无病之人若想不生病，有病之人想尽快康复就要想方设法调摄自己的胃气。

❤ 饭前先喝汤，养胃的良药方

常言道"饭前先喝汤，养胃的良药方"，这话是有科学道理的。这是因为，从口腔、咽喉、食道到胃，犹如一条通道，是食物必经之路。吃饭前，先喝几口汤，等于给这段消化道加点"润滑剂"，使食物能顺利下咽，防止干硬食物刺激消化道黏膜。

若饭前不喝汤，则饭后会因胃液的大量分泌使体液丧失过多而产生口渴感，这时喝水会冲淡胃液，影响对食物的吸收和消化。

汤可以是鸡汤、牛筋汤、猪蹄汤、鱼汤、肉皮汤、羊蹄汤、牛肉汤、排骨汤等。汤是非常重要的，但由于效价不同，不同的汤可以起到不同的抗病防疾效果。

鸡汤抗感冒。鸡汤，特别是母鸡汤中的特殊养分，可加快咽喉部及支气管膜的血液循环，增强黏液分泌，及时清除呼吸道病毒，缓解咳嗽、咽干、喉痛等症状。煲制鸡汤时，可以放一些海带、香菇等。

排骨汤抗衰老。排骨汤中的特殊养分以及胶原蛋白可促进微循环，50～59岁是人体微循环由盛到衰的转折期，骨骼老化速度快，多喝骨头汤可收到药物难以达到的功效。

鱼汤防哮喘。鱼汤中含有一种特殊的脂肪酸，它具有抗炎作用，可以治疗呼吸道炎症，预防哮喘发作，对儿童哮喘病最为有效。

另外，急性病人要喝鱼汤，慢性病人不仅要喝鱼汤，也要喝牛肉汤；癌症病人不仅要喝鱼汤和牛肉汤，而且要喝牛筋汤；糖尿病和血黏稠的病人不仅要喝鱼汤和牛肉汤，还要吃肉皮冻等。

我们要想健康，就一定要先喝汤后吃饭。但需要注意的一点是，饭前喝汤并不是说喝得多就好，要因人而异，一般午餐和晚餐前以半碗汤为宜，而早餐前可适当多些，因经过一夜睡眠后，人体水分损失较多。喝汤时间以饭前20分钟左右为好，吃饭时也可缓慢少量进汤。

总之，喝汤以胃部舒适为度，饭前饭后切忌"狂饮"。

最后，我们还要知道怎么熬汤最科学合理。

熬汤用陈年瓦罐熬制效果最佳。熬汤时，瓦罐能均衡而持久地把外界热能传递给里面的原料，而相对平衡的环境温度，又有利于水分子与食物的相互渗透，这种相互渗透的时间维持得越长，鲜香成分溢出得越多，熬出的汤的滋味就越鲜醇，原料的质地就越酥烂。

火候要适当。熬汤的要诀是：旺火烧沸，小火慢煨。这样才能把原料内的蛋白质浸出物等鲜香物质尽可能地溶解出来，使熬出的汤更加鲜醇味美。只有文火才能使营养物质溶出得更多，而且汤色清澈，味道浓醇。

配水要合理。水温的变化，用量的多少，对汤的营养和风味有着直接的影响。用水量一般是熬汤的主要食品重量的3倍，而且要使食品与冷水共同受热。熬汤不宜用热水，如果一开始就往锅里倒热水或者开水，肉的表面突然受到高温，外层蛋白质就会马上凝固，使里层蛋白质不能充分溶解到汤里。此外，如果在熬汤的过程中往锅里加凉水，蛋白质也不能充分溶解到汤里，汤的味道就不够鲜美，而且汤色也不够清澈。

熬汤时不宜先放盐。因为盐具有渗透作用，会使原料中的水分排出，蛋白质凝固，鲜味不足。

熬制时间不要过长。长时间加热能破坏煲类菜肴中的维生素；加热1～1.5小时，就可获得比较理想的营养峰值，此时的能耗和营养价值比例较佳。

胃口不佳就多吃点香菜

香菜是一种人们经常食用的香料类蔬菜，具有增加食欲、促进消化等功能。

《本草纲目》中有："性味辛温香窜，内通心脾，外达四肢。"香菜中含有许多挥发油，其特殊的香气就是挥发油散发出来的。它能祛除肉类的腥膻味，因此在一些菜肴中加些香菜，能起到去腥膻、增味道的独特功效。香菜提取液具有显著的发汗、清热、透疹的功能，其特殊香味能刺激汗腺分泌，促使机体发汗、透疹。香菜还具有和胃调中的功效，因为香菜辛香升散，能促进胃肠蠕动，具有开胃醒脾的作用。

一般人均可食用香菜。患风寒外感者、脱肛及食欲不振者、小儿出麻疹者尤其适合。但是患口臭、狐臭、严重龋齿、胃溃疡、生疮、感冒者要少吃香菜，麻疹已透或虽未透出而热毒壅滞者不宜食用。

加强胃肠功能的小方法

胃是一个特殊的器官，酸甜苦辣、荤素五谷都要在胃里消化，而胃又是一个颇为娇嫩的器官，不注意保养便可能出现问题。

摇摆运动通过脊柱的轻度活动，能减轻局部疼痛、肌肉麻痹，还可以带动胃肠的活动，从而加强胃肠功能，对防治便秘、肠黏连、腹胀、腹痛等有良好效果。

1.仰卧式

去掉枕头，平躺在硬床上，身体伸成一条直线；脚尖并拢，尽力向膝盖方向勾起；双手十指交叉，掌心向上，放于颈后；两肘部支撑床面。身体模仿金鱼游泳的动作，快速地向左右两侧做水平扭摆。如果身体难以协调，可以用双肘与足跟支撑，帮助用力。练习协调之后，可以逐渐加快速度。每次练3～5分钟，每天练习2次。

2.俯卧式

身体俯卧，伸成直线。两手十指交叉，掌心向上，垫于前额下。以双肘尖支撑，做迅速而协调的左右水平摆动。

3.屈膝式

仰卧，双手十指交叉，垫在颈后，掌心向上。两腿并拢屈膝，脚跟靠近臀部。摆动时以双膝的左右摇动来带动身体的活动，向左右两侧交替扭转。开始时幅度可小，熟练后可加大幅度，加快频率。

日常生活中怎样养胃

为了养好自己的胃你应该在饮食上下工夫，坚持以下6条原则。

定时定量。每日三餐定时，到了规定时间，不管肚子饿还是不饿，都应主动进食，避免过饥或过饱，使胃保持有规律的活动。每餐还应保持食量适度。

温度适宜。饮食的温度应以"不烫不凉"为度，否则，过烫过冷的食物进入胃部之后，都会刺激胃黏膜，久而久之，易引发胃病。

细嚼慢咽。对食物充分咀嚼，使食物尽可能变"细"，以减轻胃的工作负担。咀嚼的次数愈多，随之分泌的唾液也愈多，对胃黏膜有保护作用。

饮水择时。最佳的饮水时间是早晨起床空腹时及每次进餐前一小时。餐后立即饮水会稀释胃液，汤泡饭也会影响对食物的消化。

适当补充维生素C。维生素C对胃有保护作用，胃液中保持正常的维生素C含量，可有效发挥胃的功能，保护胃部和增强胃的抗癌力。

多甘多暖。甘味食物能滋补脾胃。比如山药、小米、南瓜等食物，都具有很好的补益脾胃的作用，且可以提高免疫力。

胃溃疡患者的自我保健和治疗

胃溃疡是一种多发病、慢性病，容易反复发作，因此要想治愈胃溃疡，是一个较为艰难持久的历程，这就需要患者在日常生活中做好自我保健。

1.注意饮食卫生

不注意饮食卫生、偏食、挑食、饥饱失度或过量进食冷饮冷食，或嗜好辣椒、浓茶、咖啡等刺激性食物，均可导致胃肠消化功能紊乱，不利于溃疡的愈合。注意饮食卫生，做到一日三餐定时定量，饥饱适中，细嚼慢咽，是促进溃疡愈合的良好习惯。

2.避免精神紧张

胃溃疡是一种典型的心身疾病，心理因素对胃溃疡影响很大。精神紧张、情绪激动，或过分忧虑对大脑皮层产生不良的刺激，使得下丘脑的调节作用减弱或丧失，引起自主神经功能紊乱，不利于食物的消化和溃疡的愈合，因此，保持轻松愉快的心境，是治愈胃溃疡的关键。

3.讲究生活规律,注意气候变化

胃溃疡病人生活要有规律，不可过分疲劳，劳累过度不但会影响食物的消化，还会妨碍溃疡的愈合。溃疡病人一定要注意休息，生活起居要有规律。溃疡病发作与气候变化有一定的关系，因此溃疡病人必须注意气候变化，根据节气冷暖，及时添减衣被。

4.针刺拔罐法(胃溃疡)

取穴：A.风池、大杼、膈腧、脾腧、足三里；B.天柱、肩井、肝腧、胃腧、三焦腧、上巨虚。

治疗方法：每次选1组，先用毫针做轻轻针刺，然后拔罐，留罐10～15分钟。

疗程：每日1次，10次为1个疗程。

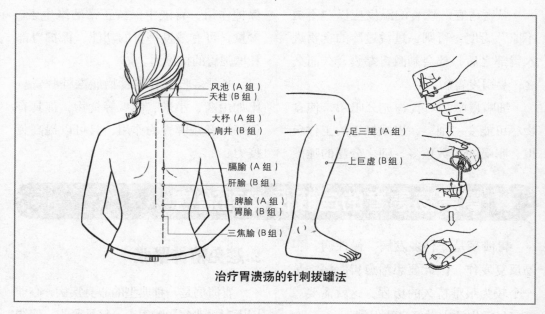

风池(A组)
天柱(B组)
大杼(A组)
肩井(B组)
膈腧(A组)
肝腧(B组)
脾腧(A组)
胃腧(B组)
三焦腧(B组)
足三里(A组)
上巨虚(B组)

治疗胃溃疡的针刺拔罐法

❤ 大肠为传道之官，小肠为受盛之官

中医认为小肠为受盛之官，大肠为传导之官。怎么理解这个"受盛"呢？受盛就是"承受和兴盛"，就是小肠接受由胃传送下来的水谷，将其解析变化成精微物质，并大量吸收，使体内的精微物质非常富足，故称"兴盛"。这些精微物质就是"精"，精就是能兴盛人体脏腑功能和真阳元气的最基本的物质。

那怎么理解大肠是"传道之官"呢？也就是说，大肠是主传道的，水谷被小肠吸收后，那些糟粕和少量没有被吸收的水谷精微仍然是清浊混杂，但是浊的多清的少，这时就需要大肠的道路来传输。传输的过程就是要在大肠中进行最后的过滤以分别清浊。清者，包括一些营养和水最后被彻底吸收和利用；浊者，也就是那些糟粕就会被传送到魄门也就是肛门，最后被排出体外。

胃炎的拔罐疗法

胃炎是指胃黏膜的炎症，分急性和慢性两类。急性胃炎系由不同病因引起的胃黏膜急性炎症，凡致病因子经口进入胃内引起的胃炎，称外因性急性胃炎，凡有害因子通过血循环到达胃黏膜而引起的胃炎，称内因性胃炎。

单纯拔罐法（胃脘痛）如下：

取穴：中脘、神阙。

治疗方法：采用单纯拔罐法，留罐10～15分钟。

疗程：每日1次。

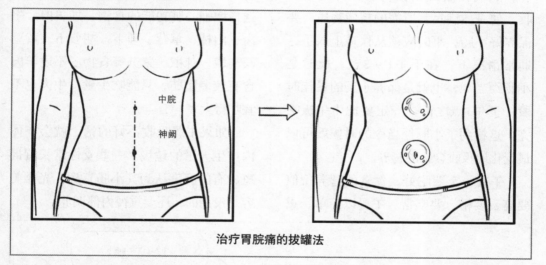

治疗胃脘痛的拔罐法

大肠当令要排便

大肠经起自食指桡侧顶端，即挨着拇指的一侧，沿着食指桡侧上行，经过第一、二掌骨（食指和拇指延伸到手掌的部分）之间，进入两筋之中，向上沿前臂桡侧进入肘外侧，再沿上臂外侧上行，至肩部。其分支从锁骨上窝走向颈部，通过面颊，进入下牙槽，再绕回口唇两旁，在人中出左右交叉，上夹鼻孔两旁。

大肠经值班是在卯时，也就是早晨5～7点之间。为什么这个时候正是排便的时间呢？

一般5~7点天就亮了，也就是天门开了，与天门相对应的是地门，即人的肛门也要开，所以就需要排便。另一方面，这个时候，人体的气血也到达大肠，身体经过一夜的代谢，已将废物输送到大肠，这时如果不把废物排出体外，又会重新代谢吸收，所以，在这个时候起床排便是最好的。已经养成习惯的人自然不成问题，没有养成习惯的人也可以在这段时间到厕所蹲一会儿，培养便意，长期坚持，肯定会对身体有好处。

小肠主管消化和吸收

小肠主要接受由胃传送下来的水谷，将其分解成精微物质，并大量吸收，使身体满足其所需的精微物质，要保养好小肠，平时应该从饮食上入手，通常情况下，在下午1~3点，此时是小肠经当令，也就是保养小肠的最佳时段。下午1点之前，一定要把中午饭吃完，这样到了小肠经当令的时候就可以最大化地吸收食物的营养。

午餐一定要吃好，饮食的营养价值要高、要精、要丰富。午餐以简单、重质不重量为原则，避免吃得过饱，否则整个下午都会觉得没有精神。午餐可以选择增强心脏功能的食物，如羊肉、牛肉、山楂、草莓、萝卜、胡萝卜、黄豆及胡椒、辣椒、紫苏等食物。不过羊肉含有较多脂肪，只能吃少量，牛肉也不宜吃得太多。

如果午餐吸收不好的话，就会在体内产生大量的垃圾。一些女性常长黄褐斑，有的医家认为其小肠有病，光靠美容是没用的，还要重视内部调养。

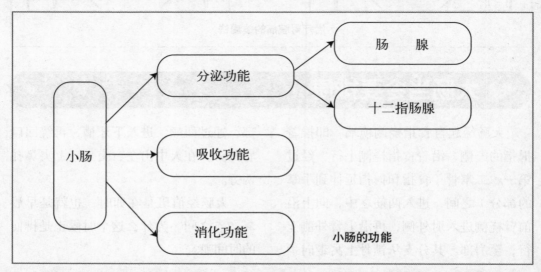

小肠的功能

❤ 不可不知的人体之气——屁

我们吃进肚子里的食物有些未被分解，如果未被分解的部分包含纤维和糖类，就会成为大肠菌的食物。大肠菌饱餐后就会排气，这些气体在体内累积，产生一股气压，当压力太大时，就会被排挤出体外，形成屁。

屁的多少与人们的饮食习惯有关。有些人爱吃洋葱、生姜、生蒜、薯类、甜食、豆类和面食，由于这些食物分解后可产生大量氢、二氧化碳和硫化氢等气体，所以食后往往会废气大增，不断放屁。屁的多少还与人的消化机能强弱有关。消化不良时，肠道细菌发酵快，容易产生气体而使人放屁。科学家调查发现，一个人每天放屁大约14次，每个人每天释放的废气，大约500毫升。屁虽臭，但放屁是一种正常的生理现象，将对人身体不好的气体排泄出去，有利健康。如果一天到晚一个屁都没有放，极有可能是胃肠道出了毛病。在接受阑尾炎等腹部手术后，医生和家属常会询问病人"有没有放屁"，这是因为"放屁了"是手术后肠子没有黏连到周围组织，并且开始正常工作的证据。

❤ 如何祛除百病之源——便秘

便秘是很多人都会面临的一个问题，它不仅仅会影响一个人的心情和健康，还能让美丽的女孩脸上长痘痘或者导致肥胖。不管怎样，便秘会给很多人带来痛苦，那么便秘是怎么形成的呢？

人体的肠壁并不是光滑的，而是有褶皱的，我们每天所吃食物的残渣就会一点一点地积存在这些褶皱里，如果食物残渣在大肠中移动过慢，使便体变得又干又硬，增加了排便的困难，就导致了便秘。便秘可以发生在人生的任何一个年龄段，它与我们的饮食不均衡、运动不足、压力过大、生活不规律等有着密不可分的关系。

一旦便秘，粪便堆积在肠道中，会产生相当多的毒素，这些毒素通过血液循环到达人体的各个部位，导致面色晦暗无光、皮肤粗糙、毛孔粗大、痤疮、腹胀腹痛、口臭、痛经、月经不调、肥胖、心情烦躁等症状，更严重的还会导致结肠癌。

在生活中我们应该积极主动防治便秘，其实养成良好的生活习惯就能防止便秘的发生。每天多喝水，早晨第一杯水很重要，为的就是冲刷肠胃；坚持吃富含膳食纤维的五谷杂粮，如红薯、黄豆、豆腐等；多吃蔬菜和水果；多做运动；保持良好的情绪，因为一个人的情绪好坏，如紧张、焦虑、压抑等不良情绪，都会导致胃肠道生理功能发生紊乱，引起肠道内微生态的失衡，因此要保持好的情绪很重要。

另外，无花果、蕨菜、红薯、蜂蜜等都可以促进排便。《本草纲目》中说："无花果开胃、止泻痢，治五痔、咽喉痛。""蜂蜜清热、补中、解毒、润燥、止痛。"

♥ 利用小肠经治疗颈肩综合征

下午1～3点（未时）是小肠经当令的时间，这段时间小肠经最旺，它的工作是先吸收被脾胃腐熟后的食物的精华，然后再进行分配,将水液归于膀胱，糟粕送入大肠，精华输入脾脏。因此，中医里说小肠是"受盛之官，化物出焉"。小肠有热的人，这时则会咳而排气。

小肠经当令时，人体主要吸收养分，然后重新分配，以供下午的消耗，因此，应在午时1点前用餐，而且午饭的营养要丰富，这样小肠才能在功能最旺盛的时候把营养物质充分吸收和分配。但是营养丰富还有一个前提，就是人体的吸收能力要好，否则再好的营养到体内也会成为无法消化的垃圾，人体还要耗费元气来处理这些垃圾，得不偿失。有时候，我们会看到一些女人脸上有蝴蝶斑，这就是小肠的吸收功能不好，垃圾在体内堆积导致的，用西医的观点来说就是内分泌失调。

小肠经上的天宗穴能治疗颈肩综合征，长时间伏案工作或操作电脑常使人觉得发困，颈肩部僵硬、发紧，这时候可以按压一下天宗穴。取穴时一手下垂，另一只手从肩关节上方绕过，向下顺着肩胛骨往下走。它的位置相当于肩胛骨的中线上中点处，点按时感觉非常明显。

如果患了肩周炎，可以按压肩贞穴。它位于肩关节的后面，自然下垂手臂时，手贴近身体，在腋后线向上1寸（约3.3厘米）处。操作时胳膊稍向上抬起，另一手从腋下穿过向上用中指点揉；或者另一手从前面经过，手掌掌根放在肩关节的正上方，中指到达的地方就是肩贞穴。

❤ 呵护膀胱，驱除体内毒素

膀胱是一个储存尿液的器官，它的主要功能就是储尿和排尿。中医认为肾与膀胱相表里，《黄帝内经》上说"肾开窍于二阴"，说的就是这个道理。肾是做强之官，肾精充盛则身体强壮，精力旺盛；膀胱是州都之官，负责储藏水液和排尿。它们一阴一阳，一表一里，相互影响。所以说，如果撒尿有问题，就是肾的毛病。另外，生活中我们经常会说有的人因为惊吓，小便失禁，其实这就是"恐伤肾"，恐惧对肾脏造成了伤害，而肾脏受到的伤害又通过膀胱经表现出来了。

同样，肾的病变也会导致膀胱的气化失调，引起尿量、排尿次数及排尿时间的改变，而膀胱经的病变也常常会转入肾经。"风厥"多是由于膀胱经的病症转入了肾经所致。《黄帝内经》中说："巨阳主气，故先受邪，少阴与其表里也，得热则上从之，从之则厥也。"足太阳膀胱经统领人体阳气，为一身之表，外界的风邪首先侵袭足太阳膀胱经，膀胱与肾相表里，膀胱经的热邪影响到肾经，肾经的气机逆而上冲便形成了风厥。

❤ 从生活细节之处养护膀胱

膀胱需要我们在日常生活中做好养护，方法如下。

1.男士排尿时的注意事项

男士排尿时，尽量把裤子脱得足够低，以免压迫尿道，阻碍尿流。阴囊处是尿道最宽也最有可能积存尿液的地方，所以在排尿结束之前，最好在阴囊下面轻轻地压一压，使可能残存的尿液都排出来。否则，在排尿完毕后，有可能会有尿液流到内裤上。

2.这样避孕损害膀胱

有的男士为了达到避孕效果，射精前用手指压住会阴部的尿道，不让精液射出。那精液流到哪里去了呢？精液发生倒流进入膀胱了，在房事后第一次排尿时会在尿液中发现有白色混浊物，就是精液。经常这样做除了会导致性功能障碍外，还容易发生逆行射精现象，就是即不压迫尿道，也无精液射出。精液经常流入膀胱，会使尿道和膀胱产生憋胀和灼热等不适感，并容易引起尿道炎症。

3.戒烟

研究表明，香烟中含有尼古丁、焦油、烟草特异性亚硝胺等多种毒性致癌物质，经常大量吸烟的人，尿中致癌物质的浓度比较高。

4.多饮水

饮水量的多少，直接影响膀胱内尿液的浓度，对膀胱癌的发生有重要影响。饮水量少者膀胱中的尿液必然少，而致癌物质从肾脏排泄到膀胱后，在尿液中的浓度也相对较高。这些高浓度的致癌物质会对膀胱黏膜造成强烈的刺激。同时，饮水量少者，排尿间隔时间必然延长，这就给细菌（如大肠杆菌)在膀胱内繁殖创造了有利条件。膀胱癌患者，大多数是平时不喜欢饮水、饮茶的人。

❤ 腹部是脏腑的宫城

在中医看来，人体的腹部为"五脏六腑之宫城，阴阳气血之发源"。脾胃为人体后天之本，胃所受纳的水谷精微，能维持人体正常的生理功能。脾胃又是人体气机升降的枢纽，只有升清降浊，方能气化正常，健康长寿。

腹部是以肚脐为中心，然后上下分成两腹，上面是大腹，指脾胃，下面为少腹、小腹，聚集水等东西。腹部为阴，所以绝不能受凉，尤其是夏天的时候，即使再热，睡觉时也要把腹部保护好，盖上薄被。小孩子睡觉时，要让其穿上汗衫或背心，我国一些农村地区有给小孩子穿肚兜的习惯，这是很有科学道理的，值得提倡。半夜气候较凉时，要根据具体情况给孩子盖上毛巾被或薄被，防止腹部受凉。

❤ 学学"龟"式呼吸养生法

深长匀细的腹式呼吸，可以降低人体基础代谢率和器官耗氧量，久而久之，有助于提高体质和延长寿命。"龟"是动物中的长寿冠军，其中一个重要原因就是它的呼吸节律每分钟仅2次。而人类平均呼吸每分钟15次左右，就是最优秀的登山运动员或长跑冠军，平均呼吸次数每分钟也有8次。

人的呼吸形式分为胸式呼吸和腹式呼吸两种。平时我们所做的呼吸就是胸式呼吸，胸式呼吸不利于肺部的健康。这是因为在胸式呼吸时只有肺的上半部肺泡在工作，占全肺4/5的中下肺叶的肺泡却在"休息"。这样长年累月地下去，中下肺叶得不到锻炼，长期废用，易使肺叶老化。

而腹式深呼吸弥补了胸式呼吸的缺陷，是健肺的好方法。所谓腹式呼吸是指吸气时让腹部凸起，吐气时压缩腹部使之凹入的呼吸法。常做腹式深呼吸运动，可使机体获得充足的氧，也能满足大脑对氧的需求，使人精力充沛。腹式呼吸运动还对胃肠道有极好的调节作用，许多中老年人大腹便便，极易引起心脑血管病、糖尿病等，使健康受损，缩短寿命。如坚持做腹式深呼吸，既可锻炼腹肌，消除堆积在腹部的脂肪，又能防范多种代谢性疾病的发生。

我国古代医学家很早就认识到腹式呼吸有祛病延年的奇功，并创造了"吐纳"、"龟息"、"气沉丹田"、"胎息"等健身方法。

现代医学也证实了正确的腹式深呼吸不仅对人体健康有益，而且还能治病与养颜。腹式深呼吸能够起到消除疲劳的作用。疲劳通常是精力不足和氧气缺乏所致，这时需要做深深的吸气运动来补充氧气。将两手交叉在小腹前呈水平姿势，手掌向上，然后吸气，双手缓慢地向上垂举至下颌。手掌转动向下，交叉的双手重新慢慢放下，并用唇尖呼气，发"f"声10次。

腹式深呼吸能够有效缓解头痛。吸气时双肩抬起，然后缓慢地呼气，双肩下垂。或采用双唇闭合法：呼气时双唇轻轻闭合，通过嘴唇的阻力吹出空气，连续10次。

腹式深呼吸能够减轻胃病的症状。吸气时身体仰卧、腿蜷曲，然后用手臂将膝盖尽量向身体方向拉紧。呼气，同时伸出双臂和双腿，连续做10次。

腹式深呼吸还能够治疗便秘。呼气时仰卧、屈膝将臀部和腹部举起5秒钟，在缓慢放下的同时进行吸气，反复做10次。

此外，腹式深呼吸对于治疗痛经也

功效不同的呼吸方法

呼吸法	功效
消除紧张的呼吸法	7秒钟吸气，8秒钟吐气，以每分钟呼吸4次的速度，两分钟后，紧张感就会烟消云散。这种方法不限时间、场合，也无需放下手边的工作。练习几次后，当紧张状况发生时，你会自然而然地使用这种呼吸方式
缓解忧郁的呼吸法	以手指塞住任一个鼻孔，用鼻吸气5～7秒，屏息5～7秒，最后用口缓缓吐气10～14秒。这样循环5～10分钟
消除焦虑的呼吸法	用鼻猛吸气，接着大口吸气，然后大口吐气。如此循环5分钟
减少失眠的呼吸法	快速用鼻孔吸入大量空气，再用口慢吐如丝，尽量悠闲吐气。如此循环调息，至每分钟呼吸5～6次（正常呼吸每分钟约18次）。这种方式有助于入睡
消除疲劳的呼吸法	用鼻吸气5～7秒，屏息5～7秒，再以口吐气至一半时，以口猛吸气至腹部后慢慢吐气，如此循环

有一定的效果。吸气时仰卧、屈膝，就能感觉到有一股热气输入背部、腿部、脚部和腹部中。呼气时，释放出疼痛和不适，每次约2分钟。

需要注意的是，在锻炼腹式深呼吸的初期，切忌急于求成地去追求呼吸的深长细缓，不要过于注意自己的呼吸，防止出现胸闷气短、呼吸不畅、憋气等不良反应。

不能机械地任意延长呼气时间而缩短吸气时间，防止出现肺换气过度而易致头昏、头痛、疲乏等症状，甚至发生呼吸性碱中毒或酸中毒。

因此，做呼吸法锻炼应遵守自然舒适的原则，并尽可能在医生指导下进行。另外，呼吸法如果运用得当，还有很多神奇的效果：

♥ 女人一定要保护好肚脐眼

穿露脐装，腰部和腹部裸露在外，受到冷风吹或夏季室内空调的冷气侵入，就会刺激腰眼和肚脐眼，不但使皮肤、肌肉受到侵害，还会因冷热变化引起胃肠功能的紊乱，使消化系统功能受损，甚至病菌也会侵入，此时人就会出现呕吐、腹痛、腹泻等胃肠系统疾病。此外，脐部肌肉比较娇嫩，很易受损，脐眼袒露于外，容易汇集污垢，如不小心就会引起感染，发生脐炎。因此，人们在穿露脐装时，必须注意对脐部的保护。

露脐装一定要在夏季天热时穿。深秋和初冬也不适合穿露脐装。

要注意脐部卫生。夏日出汗多，身体上的污垢很容易随汗液进入脐眼而沉积，所以平时要对脐部进行清洁，防止病菌滋生。但是，擦洗时不宜用力搓擦，以免搓伤皮肤，发生感染。

要注意防"风"。脐周是胃肠部位，容易受凉，除不要在天寒冷时穿露脐装外，就是在夏季天热的时候，早、晚天气较凉或者阴雨天温度较低时，穿露脐装也会使肚脐和胃肠受凉，所以不宜穿露脐装。电扇、空调的凉风不要正对着脐部吹；晚间睡眠时不要让脐部当风而吹，必要时可在腹部盖上小被子。

要防止脐部意外损伤。肚脐周围都裸露，缺少衣着的保护，往往容易遭到意外损伤，如划伤、擦伤等，因而日常起居工作中要小心，动作幅度不宜过大、过猛。

胃肠、腰部或肾部有慢性病的女性，不宜穿露脐装，以免加重病情。

按揉腹部可以延年益寿

揉腹部可通和上下，分理阴阳，去旧生新，充实五脏，祛外感之诸邪，清内生之百症。现代医学认为，揉腹可增加腹肌和肠平滑肌的血流量，增加胃肠内壁肌肉的张力及淋巴系统功能，使胃肠等脏器的分泌功能活跃，从而加强对食物的消化、吸收和排泄，明显地改善大小肠的蠕动功能，可起到排泄作用，防止和消除便秘，老年人尤其需要。

经常巧妙地按揉腹部，还可以使胃肠道黏膜产生足量的前列腺素，能有效地防止胃酸分泌过多，并能预防消化性溃疡的发生。揉腹还可以减少腹部脂肪的堆积。这是因为按揉能刺激末梢神经，通过轻重快慢不同力度的按摩，使腹壁毛细血管畅通，促进脂肪消耗，防止人体大腹便便，从而收到满意的减肥效果。

经常按揉腹部，还可使人精神愉悦。睡觉前按揉腹部，有助于入睡，防止失眠。对于患有动脉硬化、高血压、脑血管疾病的患者，按揉腹部能平息肝火，使人心平气和、血脉通畅，起到辅助治疗的良好作用。

腹部按揉一般选择在夜间入睡前和起床前进行，排空小便，洗清双手，取仰卧位，双膝屈曲，全身放松，左手按在腹部，手心对着肚脐，右手叠放在左手上。先按顺时针方向绕脐揉腹50次，再逆时针方向按揉50次。按揉时，用力要适度，精力集中，呼吸自然。持之以恒，一定会收到明显的健身效果。

腰为肾之府，力气的主要来源

腰是身体躯干胸腔底部和骨盆间的部分，对于一般人来说，更通俗的解释是系腰带的部位。健康人的腰围必须比臀围小，腰围与臀围比值越大的人，说明腰部积油越多，越容易得糖尿病、高血压、胆固醇过高症、乳腺癌和子宫内膜癌等慢性病。在中国，如果女性腰围尺寸超过80厘米，男性超过90厘米就意味着较高的危险。

腰部构成虽然简单，但极为重要。唐朝王冰注云："两肾在于腰内，故腰为肾之外腑。"人的两肾在腰部之内，而由于肾在人生命活动中的重要性，腰也便有了重要意义。所以养生家都重视腰部的保护和运动，如果腰部活动不灵，肾脏功能也就要产生问题了。女孩子腰部受寒和腹部受寒一样严重，也会引起月经疾患和不育的问题，男人的性功能更是跟腰部有关，所以更要护腰，把两手搓热，捂在腰眼上，非常有益。腰部是不可以受寒的，现在的女性流行穿露脐装，可以肯定的是，穿露脐装的女性患妇科疾病的概率远远大于不穿露脐装的女性。

♥ 腰部保健五部曲

在我国传统的养生防病理论中，历来非常重视腰部的保健和锻炼，素有"腰为肾之府"的说法。自古以来，锻炼腰部的方法不少，大多是通过松胯、转腰、俯仰等运动，来疏通腰部的气血运行，起到健肾强腰的作用。下面介绍几种效果好、简便易行的锻炼方法。

1.前屈后伸

两腿开立，与肩同宽，双手叉腰，然后稳健地做腰部充分的前屈和后伸各5～10次。运动时要尽量使腰部肌肉放松。

2.转胯回旋

两腿开立，稍宽于肩，双手叉腰，调匀呼吸。以腰为中轴，胯先按顺时针方向做水平旋转运动，然后再按逆时针方向做同样的转动。速度由慢到快，旋转的幅度由小到大，如此反复各做10～20次。注意上身要基本保持直立状态，腰随胯的旋转而动，身体不要过分地前仰后合。

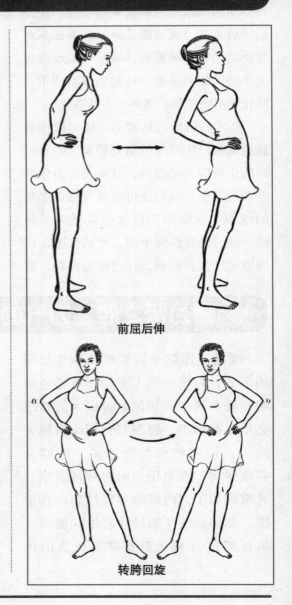

前屈后伸

转胯回旋

3.拱桥式

仰卧床上，双腿屈曲，以双足、双肘和后头部为支点（5点支撑），用力将臀部抬高，如拱桥状。随着锻炼的进展，可将双臂放于胸前，仅以双足和后头部为支点（3点支撑）来进行锻炼，每次可锻炼10~20次

4.交替叩击

两腿开立，与肩同宽，两腿微弯曲，两臂自然下垂，双手半握拳。先向左转腰，再向右转腰。与此同时，两臂随腰部的左右转动而前后自然摆动，并借摆动之力，双手一前一后，交替叩击腰背部和小腹，力量大小可酌情而定，如此连续做30次左右。

5.双手攀足

全身直立放松，两腿可微微分开，先两臂上举，身体随之后仰，尽量达到

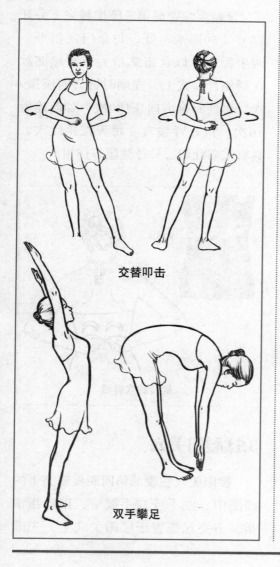

交替叩击

双手攀足

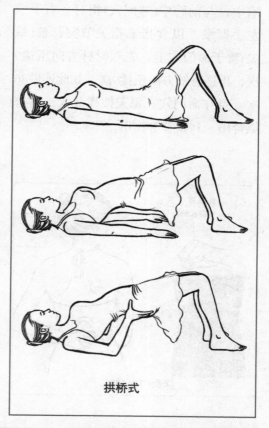

拱桥式

后仰的最大限度。稍停片刻，随即身体前屈，双手下移，让手尽可能触及双脚，再稍停，恢复原来体位。可连续做

10~15次。注意身体前屈时，两腿不可弯曲，否则效果不好。老年人或高血压患者，弯腰时动作要慢些。

点穴健腰法

腰部保健按摩可以舒筋通络，促进腰部气血循环，消除腰肌疲劳，缓解腰肌痉挛与腰部疼痛，使腰部活动灵活、健壮有力。

1.揉命门穴

命门穴在腰部第二腰椎棘突下的凹陷中，与前脐中(神阙穴)相对。右手或左手握拳，以食指掌指关节突起部(拳尖)置于命门穴上，先顺时针方向压揉9次，再逆时针方向压揉9次，如此连做36次。意守命门穴。每天按揉此穴，具有温肾阳、利腰脊等作用。

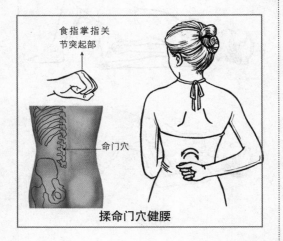

揉命门穴健腰

2.揉肾腧穴

肾腧穴在腰部第二腰椎棘突下旁开15寸（50厘米）处，与命门穴相平。两手握拳，以食指掌指关节突起部放在两侧肾腧穴上，先顺时针方向压揉9次，再逆时针方向压揉9次，如此连做36次。意守肾腧穴。每天按揉此穴，具有滋阴壮阳、补肾健腰等作用。

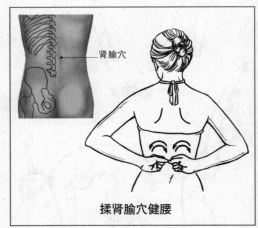

揉肾腧穴健腰

3.揉腰阳关穴

腰阳关穴在腰部第四腰椎棘突下的凹陷中。左手或右手握拳，以食指掌指关节突起部置于腰阳关穴上，先顺

时针方向压揉9次，再逆时针方向压揉9次，连做36次。意守腰阳关穴。督脉为阳经，本穴为阳气通过之关。每天按揉此穴，具有疏通阳气、强腰膝、益下元等作用。

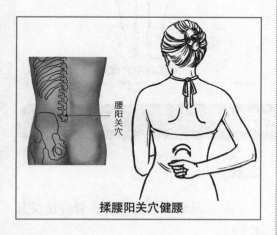

揉腰阳关穴健腰

4.揉腰眼穴

腰眼穴在腰部第四腰椎棘突下旁开3.8寸（约12.7厘米）处，与腰阳关穴相平。两手握拳，以食指掌指关节突起部放在两侧腰眼穴上，先顺时针方向压揉9次，再逆时针方向压揉9次，连作36次。意守腰眼穴。每天按揉此穴，具有活血通络、健腰益肾等作用。

5.捶腰阳关穴

手四指握大拇指成拳，手腕放松，用拳背部叩击腰部第四腰椎棘突下的腰阳关穴36次。意守腰阳关穴。每天叩击此穴，具有振奋阳气、强腰膝等作用。

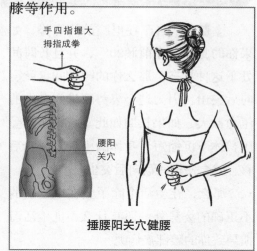

捶腰阳关穴健腰

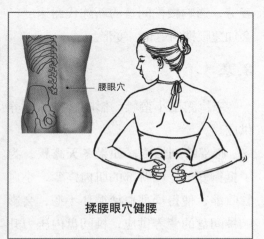

揉腰眼穴健腰

6.拿委中穴

委中穴在膝关节后面窝横纹正中处。双手对搓至热，以两手同时拿揉(用大拇指与其余四指的指面对称施力拿、揉)两下肢委中穴，约1分钟。《针灸大成》中说："腰背委中求。"每天拿揉此穴，具有舒筋活络、解痉止痛等作用。

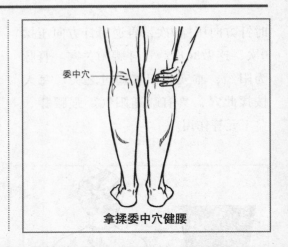

拿揉委中穴健腰

不良习惯会导致腰部疾病

检查一下自己在电脑前的姿势，如果你的身体是往前倾20°，并且长时间处于这种状态，那么你的腰椎间盘就会向后突出。因为这个姿势腰椎间盘内的压力最大，如果长期如此坐着，腰椎受压整体下沉缩短，身体的中轴线跟着后移，就会使椎间盘向后突出。

那么，在生活中除了坐在电脑前的不正确的姿势外，还有什么不良生活习惯导致你的腰部疾病呢?

1.疲

疲：错误坐姿，腰椎过度屈曲。

在我们的日常活动中，腰椎大多处于屈曲状态，过度工作就等于增加腰椎屈曲的时间。统计表明，腰椎屈曲的频度一天中最高的可达3000～5000次。这种过多的、反复的屈曲是造成椎间盘病变最常见的原因。

2.振

振：开车时考验腰椎，脊柱被反复拉伸。

科学家们发现，腰骶部的固有频率和行车中坐椅的振动在同一个低频范围，所以开车时腰椎很容易和汽车产生共振。这种共振意味着脊柱不断地被压缩与拉伸，同时使周围组织肌肉也跟着疲劳，影响腰椎间盘的新陈代谢速度，会加速腰椎的退化、变形。

3.寒

寒：露出小蛮腰，影响腰椎的营养供应。

腰部特别怕冷。如果冬天露腰，为了抵御寒气，腰背部的肌肉痉挛，小血管收缩，使得局部血液循环不畅，会影响椎间盘的营养供应，椎间盘内压力升高，造成更多的伤害。

4.猛

猛：突受外力，易发腰扭伤。

正常的腰椎间富有弹性和韧性，具有强大的抗压能力，可承担450千克的压力而毫发无伤。但这些力量必须和缓地从正面压下，如果突然受力或在缺乏运动后突然用力，很容易突破它的承受极限，引发腰扭伤。

如果你有上面种种不良生活习惯，为了你的腰部健康请自觉改正。

♥ 对症下药，5种治疗腰痛的方法

腰痛，为临床常见的一种症状。腰为肾之府，又为冲脉、任脉、督脉、带脉之要会，诸经皆贯于脊而络于腰，故腰为肾之外候，肾病则腰痛。

1.寒腰痛型

本型由于久居冷湿之地，或涉水冒雨、劳汗当风、衣着湿冷，感受风寒之邪，则腰痛，项背拘急，身痛恶寒，腰冷如冰，痛不可仰，得热痛减，遇寒痛甚，苔薄白等，取督脉、背腧、足太阳经穴，用平补平泻法。

穴位：风府、腰阳关、肾腧。

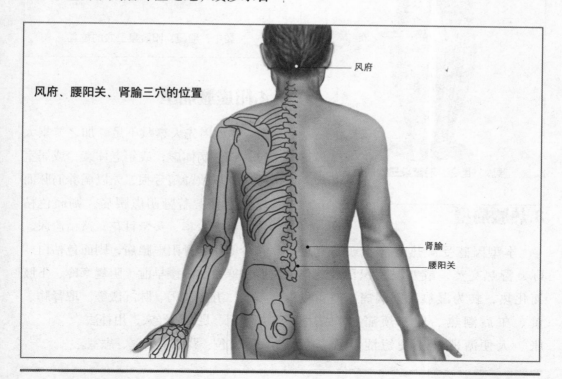

风府、腰阳关、肾腧三穴的位置

风府

肾腧

腰阳关

2.湿腰痛型

本型亦为久居冷湿之地，或涉水冒雨，劳汗当风、衣着湿冷，感受寒湿之邪，见腰痛，冷如坐水中，小便自利，饮食如故，口中不渴，脉沉涩等。取背腧、足太阳、太阳经穴，用平补平泻法。

穴位：腰腧、昆仑、阴陵泉。

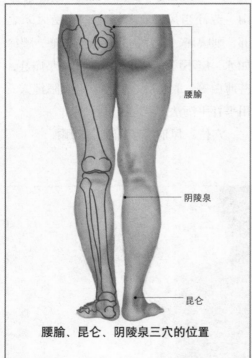

腰腧、昆仑、阴陵泉三穴的位置

3.热腰痛型

本型因感受湿热之邪，或长夏之际，湿热交蒸，或寒湿蓄积日久，郁而化热，转为湿热，则腰痛、身重发黄、午后潮热、肢节烦痛、胸痞腹胀、大便溏薄、小便短涩、舌苔黄

腻、脉濡数等。取足太阴、足太阳、足少阴经穴，用泻法或刺出血。

穴位：阳陵泉、委中、殷门。

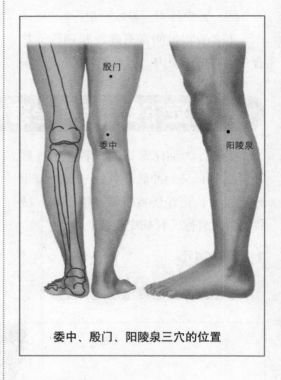

委中、殷门、阳陵泉三穴的位置

4.阳虚腰痛型

本型因先天禀赋不足，加之劳累太过，或久病体虚，或年老体衰，或居室不节，以致肾精亏损，无以濡养筋脉而发生腰痛。若肾阴虚腰痛，则面色枯黄、颧赤少华、头晕目花、遗精遗尿、苔少等；若肾阳虚腰痛，则面色枯白、肢体寒冷、阳痿早泄、阴囊寒冷、下肢痿软、五更泄泻、脉沉微等。取肾腧、足少阴、足太阳经穴，用补法。

穴位：肾腧、太溪、志室。

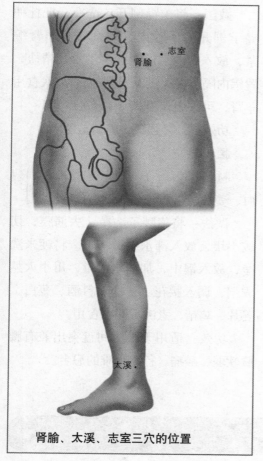

肾腧、太溪、志室三穴的位置

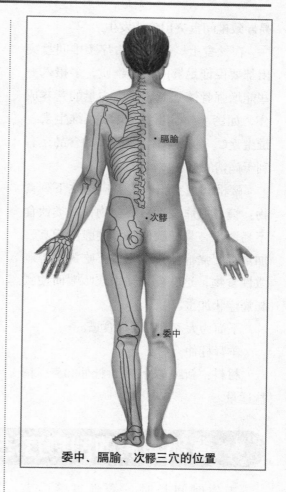

委中、膈腧、次髎三穴的位置

5.伤腰痛型

本型因跌仆外伤，损伤经脉气血，或因久病，气血运行不畅，或体位不正，腰部用力不当，屏气闪挫，导致经络气血阻滞不通，导致瘀血腰部，见疼痛，不可俯仰，转侧不能，呼吸牵引痛，痛处固定，舌质紫暗等。取肾腧、足太阳经穴，用平补平泻法。

穴位：委中、膈腧、次髎。

❤ 腰椎间盘突出的食疗方

椎间盘是含水分很高的胶状体和富于弹性的软骨组织。人到中年，椎间盘的纤维就逐渐失去弹性，还会发生退行性改变，再加上外力因素的损伤，很容易导致椎间盘突出症的发生。

在饮食上，预防和治疗腰椎间盘突出都要保证足够的营养物质，多摄入一些能增强骨骼强度、肌肉力量的营养成分，如钙、磷、蛋白质、B族维生素、维生素C、维生素E含量较高的食品，有利于病情的好转。

腰椎间盘突出的患者应忌吃下列食物：慎食煎炸、生冷的食物，这类饮食不易消化，易导致便秘，使腹压增高，加重腰腿痛症状；少吃或不吃辣椒等刺激性食物，这些食物易引起咳喘而使腰腿痛症状加重。

下面为大家推荐两道食谱。

羊肾杜仲

材料：新鲜羊肾1对，杜仲30克，精盐适量。

做法：将羊肾剖开，洗净，把杜仲夹于剖开的羊肾内，用细线将羊肾缠紧，放入碗内。碗内加少量水及精盐，置锅内隔水慢火蒸2小时取出。分次食用羊肾，可连续食用。

功效：补肾强腰，养精益髓。

腰花粥

材料：猪腰子1副，粳米65克，葱白、姜片、料酒、精盐、鸡精各适量。

做法：将猪腰子洗净，去筋膜，切成小块，放入沸水中烫一下。将粳米洗净，放入锅中，加清水适量，用小火熬成粥，调入腰花、精盐、料酒、葱白、姜片、鸡精，煮沸后即可食用。

功效：适用于腰椎间盘突出兼有腰膝软弱，酸痛，行路艰难的患者。

♥ 背部酸痛的刮痧疗法

工作时间长时，会觉得腰酸背痛，这是缺乏蛋白质的严重警告。蛋白质会在人体快速燃烧脂肪。当蛋白质不足时，脂肪就不能充分燃烧，生成有害物质，如丙酮酸，让人感觉酸痛。但是，另外一种情况需要引起大家的足够重视，特别是白领阶层，长期的伏案工作，腰酸背痛等状态很少能得到改善。而这种长期的腰酸背痛状况的发生，很有可能是软骨损伤的前兆。这种损耗是指长期高强度的生活所带来的身体关节的过度使用而引发的非硬伤的疼痛、僵硬等不适感，并且长期的这种状态又极易诱发关节症状。所以，忽略腰酸背痛最大的受害者就是关节软骨，极易患上颈椎炎、腰椎间盘疾病。刮痧是改善这种亚健康状态的有力武器。

1.背部酸痛刮拭方法

沿脊椎自上而下从大椎穴刮至脊中穴30次。

沿夹脊膀胱经用面刮法自上而下从大杼刮至胆腧穴，左右各30次。

以夹脊膀胱经为起点，分别向左右两肩方向刮拭，自上而下排刮，上刮至肩井、秉风、肩贞等穴，下刮至膈关、魄门各穴，分别刮30遍。

2.腰痛刮拭方法

用面刮法从上向下刮拭命门穴，再分别刮拭两侧肾腧、志室穴。同时用面刮法刮拭两侧的腰眼穴。

用面刮法自上而下刮拭督脉穴位群，从大椎刮至长强，分两段刮拭。第一段从大椎刮至腰阳关，第二段从腰阳关刮至长强穴，自上而下刮拭30次。

自上而下刮拭夹脊膀胱穴位群，分两段刮拭，第一段从大杼刮至大肠腧，第二段从大肠腧刮至会阳穴，刮拭30次。

♥ 日常生活中要保护好我们的双肩

1.按摩缺盆穴

把手心贴在缺盆处，慢慢地提捏，提捏的劲道采取"落雁劲"，就好像是大雁落沙滩那样，看似轻柔，但内带劲力。没事的时候多做这个动作，就可缓解肩膀疼痛。

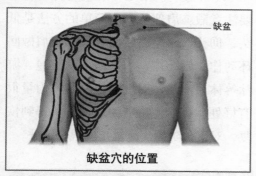

缺盆穴的位置

2.点肩井穴3～5分钟

肩井（肩井穴的位置在大椎与肩峰连线中点，肩部筋肉处，肩的最高处，前直乳中）在人体胆经上，是非常重要的强身穴。点按它对人体非常有益。如果感冒背痛，就抓揉提拿肩井穴3次，然后拍拍全身，会很有效。

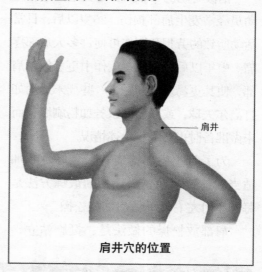

肩井穴的位置

3.睡觉时护住肩膀

晚上睡觉的时候，一定要盖住肩膀。很多年轻的妈妈为了照顾孩子，跟孩子一起睡，盖一床被子，这样容易导致孩子的缺盆处受风，引起肩背痛。所以家长要注意这个问题。

在家休息的时候，随时按摩一下肩部可以舒缓肩部的紧张。平时要加强肩部的锻炼，避免剧烈运动，避免高强度、长时间的肩部肌肉紧张。

4.深呼吸

当人深吸气的时候，就会引起缺盆处的蠕动，所以缓慢地深呼吸也是一种很简单的肩部保健法。

5.滋润肩部皮肤

选择滋润型的沐浴用品，如含有棕榈油、橄榄油等天然滋养成分的沐浴液。这样在洗澡的同时就能滋润肌肤。

洗澡后最好在皮肤水分挥发之前，立即涂上润肤的护肤品，让皮肤表层多一层保护膜。锁住皮肤水分，皮肤就不再感觉干燥紧绷。洗澡会令肌肤及身体内的水分流失，洗澡后慢慢喝1~2杯温水，及时补充体内水分。

♥ 缓解肩部酸痛

活泼好动的年轻人，尤其是儿童和运动员经常发生肩部损伤。25岁以后，日常活动所致的劳损和撕伤可使许多人肩部疼痛。中年以后，人们在工作中更多使用肩部，使其更易发生问题，一些周末运动如打高尔夫球，或自己做家务如粉刷墙壁而未做准备时也会发生上述情况。

为了防止肩部的痛苦，最好是参加适当的体育活动，最简便的锻炼方法是每两小时左右做一做肩部放松操。

肩部放松操的做法是：挺胸站立，两脚平行同肩宽，肩部尽可能向上方耸起，一耸一落，共做20次为一组；或者两肩胛骨尽量向脊柱中间靠拢，停一会儿再放松，20次为一组，可做2~3组。

经常低头伏案工作的脑力劳动者还要注意锻炼肩部肌肉。简单的方法是低头，仰头，向左右转动头部，双肩做回环动作。俯卧撑、引体向上、跳绳、游泳等体育活动，对发展肩部肌肉力量很有好处，也能使疲劳的肩部肌肉得到恢复，对于预防颈、胸椎疾病很有用处。

♥ 为什么一碰腋窝就会捧腹大笑

腋窝是一个位于肩、背和胸壁之间的空隙，蕴藏着丰富的血管、神经、淋巴结，假如他人用手接触，被接触者就会控制不住大笑，因此被专家称为"腋窝运动"。考察其强身奥妙，至少有两点：一是刺激此处的神经、血管和淋巴结，促进神经体液循环，使全身器官能享受到更多的养分与氧气；二是由此引发的大笑，使人体所有的器官甚至细胞都得到运动，于脑、心脏和肺最为有益。

两腋发生病症大多与肝胆有关系，现实生活中，要避免两腋的疾病，我们需要做的就是少生气。人完全不生气是不可能的，但是不要生闲气。多读书，或者通过其他方式来净化自己的心灵，放平心态，身体的诸多疾病都可以有所改善。

按捏腋窝延缓衰老

按捏腋窝可使人舒筋活络，调和气血，延缓衰老。

首先，按捏腋窝可大大增加肺活量，使全身血液回流畅通，促使呼吸系统进行气体交换。

其次，可使体内代谢物中的尿酸、尿素、无机盐及多余水分能顺利排出，增强泌尿功能，并能使生殖器官和生殖细胞更健康。

最后，可使眼耳鼻舌和皮肤感官在接受外界刺激时更加灵敏。

按捏腋窝简单易行。自我按捏时，左右臂交叉于胸前，左手按右腋窝，右手按左腋窝，运用腕力，带动中、食、无名指有节律地轻轻捏拿腋下肌肉3～5

分钟，早晚各1次，切忌用力过分。夫妻间可同时按捏对方腋窝，或由一方按捏，3分钟对换角色，不仅可帮助消化、健脾开胃、增加食欲，而且还能防治阳痿阴冷。

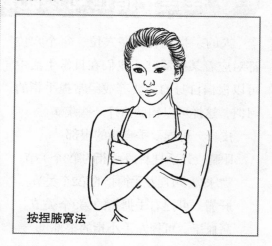

按捏腋窝法

人为什么是"握拳而来，撒手而去"

注意观察新出生的婴儿，你会发现，婴儿的手都是紧握着的，还有人在紧张或者恐惧的时候都会不自觉地攥紧拳头，这其实是一种养生方法，叫做握固法。"握"是握着拳头，"固"是大拇指的指甲掐在无名指的根部，小孩攥拳都是这样攥的。固什么？固的是一个人的意志力。为什么要这样握拳呢？为什么要掐无名指的根部？

其实，无名指的根部是夜里11点到

凌晨1点阳气生发之处，又叫做肝的神窍。肝的神窍就是我们经常说的灵魂的"魂"。小孩子有一个很常见的问题就是因为受到惊吓或者身体比较弱，"魂"掉了，这时候小孩子就会发高烧，沉睡不醒，一定要把"魂"收回来才会好。所以小孩子一出生就会握拳，就是握住了肝的神窍，握力大的小孩是肝气足的表现。

人死的时候也有一个共同的现象，就是撒手而去。这个现象暗示我们一个重要道理，人在死亡的瞬间，肝魂散掉了，两只手再也握不住了，一撒手，握力和肝气都随魂而去了。

这么说来，人的出生和人的死亡都和肝气的生发之机有着很大的关系。肝在中医里面属于厥阴之性，有生发的能力和条达之性，同时这个生发一定要能够收敛得住。所以中医在描述肝的时候，用"曲直"两个字，"曲"就是它的收敛性，"直"就是它的条达性。可见，中国传统文化看待事物的方法是很辨证的。

● 捏捏手指也可预防疾病

人的手指上有许多穴位，每个穴位都对应着某些器官。我们在日常生活中可以根据自身的需要养成经常捏手指的习惯，这样可以辅助治疗一些疾病。

皮炎。可捏双手食指的根部。

眼睛疲劳。可捏右手中指的第3个关节。

糖尿病。可捏左手拇指的第2个关节。

肝痛。可捏右手拇指的第2个关节。

高血压。可捏左手小指的根部。

心脏病。可捏左手小指第3个关节的内侧。

耳鸣。可捏双手无名指的第3个关节。

膝痛。可捏左手小指第3个关节的外侧。

手是力量与智慧的象征，是一个精密的机械结构。当我们的胚胎长到5周左右时，手就如同鱼的鳍一般出现了。在随后的发育中，手指慢慢开始生长，手指之间的蹼渐渐退化。到了11周的时候，手的关节、肌肉，甚至指甲都已经发育完全。

新生儿出生后两手紧握拳头在空中挥舞，很难把手对准自己的嘴，这是因为大脑皮层还未发育成熟，还不能指挥自己的手。到了两三个月时，随着大脑皮层的发育，婴儿学会了两个动作，一是盯着自己的手，二是偶尔碰着脸部就转头用嘴吸吮手。开始是吸吮整只手，到最后是灵巧地吸吮一个手指，说明了婴儿支配自己行为的能力有了提高，这是个很大的进步。通过吸吮手指的动作，婴儿促使眼和手协调行动，为5个月左右学会准确地抓握玩具的动作打下基础，不断促进智力的发育。

无疑，手是人体上最有特色的器官之一。科学家认为，手是使人能够具有高度智慧的三大重要器官之一，其余两个器官是眼睛和大脑。对手的崇拜可以追溯到人类的穴居时期。当时，那些原始人中的艺术家会在洞穴深处的石壁上用赭色或黑色的粉末印上自己的手印。可见，双手是智慧的象征。

手的日常养护方法

爱美的女孩子在日常生活中，要给双手做好防御措施，避免成为"主妇手"。倘若待双手出现毛病时才抢救，可能为时已晚。所以在生活中一定要保护好自己的双手。

别把手当做清洁布。在清洗碗盘锅灶时不妨使用长柄的刷子，这样可以减少手与化学清洁剂的接触；或是在洗刷碗盘时，将碗盘放在热水或清洁液内先浸泡30分钟左右，然后再用冷水冲洗，这样可以比较省力地除去污渍油垢。

戴副手套。做清洁工作时，不论是否会碰到水，戴上手套可以有效避免接触清洁剂。手套应宽松些，这样不容易引起刺激。

仔细阅读清洁剂说明书。有的清洁剂虽然价格较贵，去污作用较强，但是对手部皮肤的脱脂能力和刺激性很大。所以在购买此类产品时，应仔细阅读说明书，最好选择植物表面活性剂为原料的中性配方的清洁剂。

给手抹点保湿霜。在完成了清理工作后，不要忘了抹上防护型的护手霜，这类产品一般含有天然胶原及维生素E等修复性元素，其中的果酸等成分对碱性物质的侵害有较强的修复能力。涂抹双手后，内含的保湿因子能深入肌肤加以保湿，及时改变手部干燥的状况。平时可以使用具有活肤功能的护手霜。

经常进行手部活动。手的美观关键是要使手指灵活柔软，做好手部运动是必要的，可以利用坐车或看电视的时间做一做这种简单的指部运动。从指尖开始按摩到手指底部，动作要坚定而柔和，按摩时先涂上润肤霜，以增加柔润感。

简易小动作呵护腿部健康

其实生活中只要你用心做做运动就能保证腿部的健康。

"干洗"腿。用双手紧抱一侧大腿根，稍用力从大腿根向下按摩直至足踝，再从足踝往回按摩至大腿根。用同样的方法再按摩另一条腿，重复10～20遍。这样可使关节灵活，腿部肌力增强，也可预防小腿静脉曲张、下肢水肿及肌肉萎缩等。

甩腿。手扶树或扶墙先向前甩动小腿，使脚尖向前向上翘起，然后向后甩动，将脚尖用力向后，脚面绷直，腿亦伸直。两条腿轮换甩动，每次甩80～100下为宜。此法可防半身不遂、下肢萎缩、小腿抽筋等。

揉腿肚。以两手掌紧扶小腿，旋转揉动，每次揉动20～30次，两腿交换揉动6次。此法能疏通血脉，加强腿的力量，防止腿脚酸痛和乏力。

扭膝。两足平行靠拢，屈膝微向下蹲，双手放在膝盖上，顺时针扭动数十次，然后再逆时针扭动。此法能疏通血脉，治下肢乏力、膝关节疼痛等症。

蹬腿。晚上入睡前，可平躺在床上，双手紧抱后脑勺，由缓到急进行蹬腿运动，每次可达3分钟，然后再换另一条腿，反复8次。这样可使腿部血液畅通，尽快入睡。

❤ "春捂"的关键就是腿和脚

古代医家都强调"春捂"，就是"春不忙减衣"。从中医理论讲，"春捂"既是顺应阳气生发的养生需要，也是预防疾病的自我保健良方。那么，"春捂"应该捂哪里呢？重点就是腿和脚。由于北方屋子里有暖气，所以很多人习惯减衣服时先减掉几条裤子。然而，因为人体下半部的血液循环要比上身差，容易遭到风寒侵袭，尤其是老弱病残者，极易导致关节病、心血管疾病等。

近年来，医疗气象学家对"春捂"有了更科学、更具体的研究，提出了一些供人们在实践中便于"操作"的数据。

把握时机：冷空气到来前一两天预备。气象学家发现，许多疾病的发病高峰与冷空气南下和降温持续的时间密切相关。比如感冒、消化不良，早在冷空气到来之前便捷足先登。而青光眼、心肌梗死、中风等，在冷空气过境时也会骤然增加。因此，捂的最佳时机，应该在冷空气到来之前一两天。

把握气温：15℃是"春捂"的临界温度。研究表明，对多数老年人或体弱多病而需要"春捂"的人来说，15℃可以视为捂与不捂的临界温度。

注意温差：日夜温差大于8℃是捂的信号。春天的气温变化无常，前一天还是春风和煦、春暖花开，刹那间则可能寒流涌动，日夜温差大于8℃时是捂的信号。

持续时间：1～2周恰到好处。捂着的衣衫，随着气温回升总要减下来。但减得太快，就可能"一向单衫耐得冻，乍脱棉衣冻成病"。医学家发现，气温回升后，得再捂7天左右，体弱者或高龄老人得捂14天以上，身体才能适应。

小腿抽筋应对策略

小腿抽筋时，小腿肌肉收缩，引起痉挛，常发生于运动、睡眠或是怀孕时。疲劳过度、剧烈运动、出汗过多、受到寒冷刺激、缺钙也会引发小腿抽筋。

发生小腿抽筋时，可用以下方法处理，并注意休息。

夜里抽筋的人，尤其要注意保暖，不妨在睡觉前伸展一下肌肉，尤其是容易抽筋的肌肉部位。

运动时间不可过长，以免引发抽筋。补充维生素E，适当补钙，食用含乳酸和氨基酸的奶制品、瘦肉等食品，能促进钙盐溶解，帮助吸收。

穿舒服的鞋子。平足和其他身体构造的问题使一些人特别容易发生腿抽筋，穿合适的鞋是弥补的方法之一。

睡前伸展腓肠肌和足部肌肉可预防抽筋。伸展方法和腿抽筋时伸展腓肠肌和足部肌肉的方法相同，另外，还可以将足前部置于楼梯的第一阶，慢慢下压脚跟，使脚跟位置低于阶梯位置。

跷二郎腿小心会患疾病

检查一下生活中的自己有跷二郎腿的习惯吗？如果有的话，要小心了，跷二郎腿会让你罹患4种疾病。

可能引发腿部静脉曲张或血栓塞。跷二郎腿时，被垫压的膝盖受到压迫，容易影响下肢血液循环。两腿长时间保持一个姿势不动，容易麻木，如果血液循环再受阻，很可能造成腿部静脉曲张或血栓塞。特别是患高血压、糖尿病、心脏病的老人，长时间跷二郎腿会使病情加重。

影响男性生殖健康。跷二郎腿时，两腿通常会夹得过紧，使大腿内侧及生殖器周围温度升高。对男性来说，这种高温会损伤精子，长期如此，可能会影响生育。

导致脊椎变形，引起下背疼。人体正常脊椎从侧面看应呈S形，而跷二郎腿时容易弯腰驼背，久而久之，脊椎便成C字形，造成腰椎与胸椎压力分布不均。长此以往，还会压迫到脊神经，引起下背疼痛。

出现骨骼病变或肌肉劳损。跷二郎腿时，骨盆和髋关节由于长期受压，容易酸疼，时间长了可能会出现骨骼病变或肌肉劳损。

跷二郎腿最好别超过10分钟，两腿切忌交叉过紧，如果感觉大腿内侧有汗渍渗出，最好在通风处走一会儿，以尽快散热。特别是坐公车时，如果遇到急刹车，交叉的两腿来不及放平，容易导致骨关节肌肉受损脱臼。

足部疗法的要领和技巧

在做足疗之前，我们必须掌握一点足部反射区的常规操作方法，共包括以下3点：

1.治疗的时间

在进行按摩治疗时，要根据患者的病情及体质，掌握好按摩的时间。一般来说，对单一反射区的按摩时间为3～5分钟，但对肾、输尿管、膀胱反射区必须按摩到5分钟，以加强泌尿功能，从而把体内的有毒物质排出体外。而总体按摩时间应控制在30～45分钟，对重病患者，可减为10～20分钟，按摩时间过长或过短都不利于恢复健康。另外，重症、急症病人，每日按摩1次，慢性病或康复期间可隔日1次或每周2次，一般以7～10次为1个疗程，休息几日，再进行第2个疗程，直至痊愈为止。

2.按摩的顺序

如果进行全足按摩，一般先从左脚开始，按摩3遍肾、输尿管、膀胱三个反射区，然后再按脚底、脚内侧、脚外侧、脚背。由脚趾端向下依次按摩，即总体按摩方向是向心性按摩，沿着静脉、淋巴回流的方向按摩。如记忆不清，可将足反射区图放在旁边，按图索骥进行较方便，一般情况下每个反射区按摩3次，必要时可增至6次。

重点按摩时，大致上可按照基本反射区→病变反射区→相关反射区→基本反射区的顺序进行。按摩结束后，无论是全足按摩还是重点按摩，都应将按摩完毕的脚踝先按顺时针方向再按逆时针方向分别摇转4～6次，才可结束。

在按摩时，关键点是要找准敏感点，这样不需要用多大力量，被按摩处就会感到酸痛，才会有疗效；如果找不到敏感点而蛮干一通，只会全无效应而白费力气。

3.按摩的力度

在进行足部反射区按摩时，按摩力度的大小是取得疗效的重要因素，力度过小无效果，反之则人体无法忍受，治病不成反增病。所以，按摩一定要适度、均匀。所谓适度，是指以按摩处有酸痛感，即以"得气"为原则。而所谓均匀，是指按摩力量要渐渐渗入，缓缓抬起，并有一定的节奏，不可忽快忽慢，时轻时重。快节奏的按摩一般适用于急、重症和疼痛严重的疾病，慢节奏的按摩主要适用于慢性疾病。

足部按摩治病保健作用的机理就是以对反射区的良性刺激，而达到调整组织器官生理机能的作用，使体内产生自愈力。所以对多数反射区来说刺激强一点，痛感重一点，效果就较好，不痛则无效果。对骨骼系统的疾病治疗，必须用强刺激才能取得明显效果，而严重心脏病患者的心脏反射区、肝脏病患者的肝脏反射区以及淋巴和坐骨神经反射区，力度就应减弱，按摩处只要有轻微痛感就可以了。

按摩有补泻两种手法，按照"实者泻之，虚者补之"的原则，也就是说，对实证、体质较好的患者，力度可适当加大，采用强刺激手法；而对心脏病等虚证及老年人、儿童、女性和重病体弱者则用弱刺激手法，延长疗程，使患者的内部机能逐渐恢复。还有，对敏感性强的反射区力量不能过大，而对那些敏感性弱的反射区应适当加大力度。总之，要区别对待。

❤ 治好脚臭，不再做臭男人

不要误会，这里的"臭男人"与品质无关，而是特指"脚臭"的男人。这应该是男人的通病，很多人上一天班回到家，一脱鞋，那脚简直臭不可闻。这些人通常认为脚臭并不算什么缺点，更不是病，而是天生的"汗脚"，就算每天坚持洗脚也不会有什么改变。其实，这种想法是错误的，汗脚和臭脚多是由脾湿造成的，只要将脾调养好，脚臭的问题也就解决了。

中医认为，阳加于阴谓之汗，比如人们在运动的时候，运动生阳，阳气蒸腾阴液，就形成了汗，跟烧水时产生的蒸汽是一个道理。适度出汗是正常现象，对人体有好处。但"汗为心之液"，如果出汗过多，就容易损伤心阳，成为许多疾病的征兆。如果胸部大汗、面色苍白、气短心慌，这是"亡心阳"的预兆，"亡心阳"就是西医上的水电解质紊乱症，以脱水为主；如果额头出汗，汗珠大如豆，如同油滴，这是虚脱或者要昏倒的先兆，体质虚弱或者有低血糖病史的人尤其要当心；如果偶尔手心、脚掌出汗，尤其是在公共场合，这多半是精神紧张造成的，调整一下心态就可以了；如果手、脚常年多汗，说明脾胃功能有些失调；如果脚汗特别臭的话，就说明体内湿气很重。

中医讲，"诸湿肿满，皆属于脾"，汗脚就属于"湿"的范畴，脚特别臭的人是因为脾肿大，而脾肿大则是由于脾脏积湿，脾湿热的时候，人会出又黄又臭的汗，就形成了"汗臭脚"。想告别"汗臭脚"，就应该吃一些清热祛湿的药，然后每晚都用热水或者明矾水泡脚。明矾具有收敛作用，可以燥湿止痒。还可以适当多吃些健脾祛湿的扁豆。另外，民间有一些土方子治疗脚臭的效果也不错，比如，把土霉素药片压碎成末，抹在脚趾缝里，就能在一定程度上防止出汗和脚臭，因为土霉素有收敛、祛湿的作用。

明白了臭脚产生的原因，知道了治疗脚臭的方法，相信你离告别"臭男人"的日子也就不远了。

❤ 日常生活中的护脚大法

除了泡脚外，还可以通过其他的按摩或运动双脚的方式来保护双脚，达到养生保健的目的。

走路。脚本来就是用来走路的，常走路可以锻炼双脚。现代人出门以车代步，却把脚这一天然工具给废弃了。汽车长时间不用，都会出问题，更何况人的脚呢？所以，能走路就尽量走路，不要用没时间来做借口，那只是懒惰的借口。走路也不是很辛苦的事，能换来更多的健康。

晒脚。冬天我们经常要晒晒太阳，这样身体才会暖和。脚也需要晒太阳。将袜子和鞋子脱了，脚心对着太阳，晒上二三十分钟，可促进全身代谢，加快血液循环。

倒立或勾脚。倒立或勾脚的目的都是让血液回流，促进全身血液循环。如果当天走路走得比较多，在晚上睡觉前可以先在床上躺上半个小时，把脚垫高，这样可以让血液回流，再输送新的血液到脚上。但是不要这样躺着睡着了，否则第二天起来，你就会有黑眼圈了。

捶脚、搓脚等按摩方法。用一根棒槌或直接用手握拳轻轻捶击脚心，一直到产生酸、麻、热、胀的感觉；用光滑的球状物或直接用手掌(要先将双手搓热)来回搓脚底、脚板，一直到搓热为止，怕痛或者怕搓破皮的可以在脚底擦一些按摩膏或按摩油。

按摩、活动脚指头。脚趾才是各条经络的起止点，可以增强相应的各脏腑的功能。如胃功能较差的人，经常按摩和活动第二趾外侧，并持之以恒，肠胃功能就会逐渐增强。

❤ 每天按摩脚心是祛除百病的好方法

按摩脚心能增强血脉运行，调理脏腑，舒通经络，增强新陈代谢，从而强身健体，祛除病邪。

人的脚掌密布许多血管，故科学家把脚掌称为人的"第二心脏"。脚心的涌泉穴是足少阴肾经的起点，按摩这个穴位，有滋阴补肾、颐养五脏六腑的作用。经常按摩脚心，能活跃肾经内气，

强壮身体，防止早衰，有利于健康长寿。老年人常按摩脚心，还能防止腿脚麻木、行动无力、脚心凉冷等。

按摩脚心时，还要多动脚趾。祖国医学认为，大脚趾是肝、肺两经的通路。多活动大脚趾，可舒肝健脾，增进食欲，对肝脾肿大也有辅助疗效。第四趾属胆经，按摩可防便秘、

肋骨痛。常按摩脚心、脚趾，对神经衰弱、顽固性膝踝关节麻木痉挛、肾虚、腰酸腿软、精神性阳痿、失眠、慢性支气管炎、周期性偏头痛及肾功能紊乱等都有一定的疗效或辅助治疗作用。

按摩手法要正确，否则达不到祛病健身的目的。每晚用热水洗脚后坐在床边，将腿屈膝抬起，放在另一条腿上，脚心歪向内侧。按摩左脚心时用右手，按摩右脚心时用左手，转圈按摩，直到局部发红发热为止。

在这里要提醒大家的是，按摩脚心前先用温水泡洗，边浸泡边用两脚互搓，或用手在水中搓足，5~15分钟后用毛巾擦干，再行搓擦，可提高效果。

护肤第一步，辨清自己的皮肤类型

每个人都想拥有完美的肌肤，但由于肤质不同，每个人也都会遇到各种各样的皮肤问题。根据皮脂腺分泌油脂的多少，我们将皮肤分为5种类型：中性、油性、干性、混合性以及敏感性皮肤。不同的皮肤类型有不同的特点。

1.中性皮肤

特征：清洁面部后6~8小时出现面油，皮肤细腻有弹性，不发干，天热时可能出现少许油光，很少长痘痘，比较耐晒，也不易过敏。中性皮肤可以说是比较好的皮肤类型。

护理方法：中性皮肤的养护以保湿为主，如果处理不得当，也很容易因缺水、缺养分而转为干性肤质。应该使用锁水保湿效果好的护肤品，好好保养。

2.油性皮肤

特征：清洁面部1小时后开始出现面油，平时肌肤较为粗糙，泛油光，天气转冷时易缺水，很容易生暗疮、青春痘、粉刺等。

护理方法：油性皮肤的日常养护以清洁、控油、补水为主。要定期做深层清洁，去掉附着在毛孔中的污物。特别是在炎热的夏天，油性肌肤的人每天应该多洗几次脸，洗脸后以收敛水收敛粗大的毛孔。不偏食油腻、辛辣的食物，多吃蔬菜、水果和含B族维生素的食物。另外，少用手触摸脸部，如果有痘痘，就更不能经常用手触碰，以免感染。

3.干性皮肤

特征：清洁面部后12小时内不出现面油，面部显得干燥缺水，换季时更有紧绷、脱皮等现象出现，容易被晒伤，也容易长皱纹。

护理方法：干性肤质的保养以补水、营养为主，防止肌肤干燥缺水、脱皮或皲裂，延缓衰老。洗脸时动作要轻柔，选用高保湿的乳液。另外，冬季室内因为暖气的关系，湿度较小，干性肌肤更容易因失水而变得粗糙，因此室内宜使用加湿器。日常饮食可增加一些脂肪类的食物。

4.混合性皮肤

特征：清洁面部后2～4小时后T形部位（额头、鼻子、下巴）出现面油，其他部位则更晚才会出现。T形部位易生粉刺、痘痘等。其他部位却因缺水而显得干涩，比较耐晒，缺水时易过敏。所谓混合性，就是T形部位油性和其他部位干性的混合。

护理方法：混合性皮肤的日常护理以控制T形区分泌过多的油脂为主，而干燥部位则要滋润，所以护理上要分开。选用性质较温和的洁面用品，定期深层清洁T形部位，洁面后以收敛水帮助收敛毛孔，干燥部位则以一般化妆水滋润。要特别注意干燥部位的保养，如眼角等部位要加强护养，防止出现细纹。总之，混合性肌肤的保养要遵循"分别对待，各个击破"的原则，不要怕麻烦。

5.敏感性皮肤

特征：皮肤较薄，面部容易出现红血丝，换季或遇冷热时皮肤容易发红，易起小丘疹，使用洁肤化妆用品很容易因为过敏而产生丘疹、红肿，易晒伤。

护理方法：这类皮肤最需要小心呵护，在保养品的选择上避免使用含有香料、酒精的产品，尽量选用配方清爽柔和、不含香精的护肤品，注意避免日晒、风沙、骤冷骤热等外界刺激。涂抹护肤品时动作要轻柔，不要用力揉搓面部肌肤。值得注意的是，这类皮肤的人在选用护肤品时，应先做个敏感测试：在耳朵后、手腕内侧等地方试用，确定有没有过敏现象。一旦发现过敏症状，应立即停用所有的护肤品，情况严重者最好到医院寻求专业帮助。

在做皮肤护理之前，每个人都应该先认清自己的肤质属于哪种皮肤类型，然后针对自己皮肤的特点采取对应的护理措施，这样才能收到事半功倍的效果。

❤ 护肤、焕肤真能改善皮肤吗

现代人非常注重皮肤的保养，特别是女性，通过美容护肤来养护容颜、留住青春是每个女人的终极梦想。但是，简单的护肤、焕肤真的能达到美容的效果吗？关于这个问题，我们首先应该深入了解一下什么是"皮肤"。

徐文兵先生在他的《字里藏医》一书中，对"皮肤"的含义进行了深入阐述。他认为"皮"与"肤"只是近义词，这两个字的含义是有区别的。《黄帝内经》里有一段黄帝与岐伯的对话，翻译过来就是黄帝问："人不停地发抖、打寒战是什么原因？"岐伯说："是因为外来的寒气侵袭停留在皮肤之间，人的阳气不足，所以会出现打寒战、起鸡皮疙瘩，治疗应当补各个阳经。"徐先生认为，寒气侵袭人体的时候，如果只停留在皮的层面，人只会恶寒，对风冷特别敏感，如果通过加衣被、关门窗等仍不足以抵御，寒气就会进一步深入皮肤间，这时人就会不停地发抖、打寒战。

《黄帝内经》中还有一段对话，黄帝曰："肤胀何以候之？"岐伯曰："肤胀者，寒气客于皮肤之间，然不坚，腹大，身尽肿，皮厚，按其腹，而不起，腹色不变，此其候也。"这里明确提出了皮与肤存在"之间"，可见这两者的确是不同的。

徐先生说：皮就是表皮，是覆盖在身体表面，与外界直接接触的人体组织，也是毛发生长的地方。"皮之不存，毛将焉附"，说的就是皮毛的关系。

"肤"的繁体字为"膚"，是象形、会意字。就是皮下覆盖的组织，也就是皮下脂肪、津液毛囊、汗腺，是介于皮肉之间的组织。

"皮"与"肤"只是近义词，含义不完全相同，我们不能因为"皮"、"肤"经常连用，就把它们看成一个意思。人们常说"肤浅"、"切肤之痛"、"体无完肤"，这里的"肤"就是表皮的意思。而"肌肤之亲"，就是说比表皮的接触更深的关系。《易经》里说："臀无肤，其行次且。"也就是说屁股没脂肪的人，走路都不好看。如果把"皮"、"肤"理解成同义词，这句话就不好解释了，屁股上怎么会没有皮呢？现代人用"丰乳肥臀"概括性感体态，描述的就是健康的皮、肤、脂、肉充盈的身体。

弄清楚"皮"、"肤"的具体含义对中医实践是很有意义的。按照中医理论，肺主皮毛，肺与大肠相表里，所以表皮的问题应该从肺气、卫气着手解决，一般不涉及营血。而肤的问题直接隶属于三焦、心包。这是有明显区分的。

我们经常见的脂溢性脱发、青春痘，都是属于肤的毛病，是油脂代谢出了问题，应该从心包之火和三焦痰湿上面去治，跟肺没有关系。人在衰老过程中出现的面色无华、头发枯落、皱纹丛生，也是肤的问题，涉及三焦和元气。而平时的护肤、焕肤更多的只是停留在"皮"的层面，没有从根本上解决问题，所以皮肤问题、衰老还是会发生，这种表面上的功夫起不到真正的美容作用，深入到肤的问题只能靠内部解决。

肌肉的日常保养方法

徐文兵先生在《字里藏医》一书中提到了几种比较常见的肌肉问题：

长期暴饮暴食、饮食不节的人，就会使胃平滑肌抽搐、痉挛，出现难以愈合的黏膜溃疡、萎缩，甚至生长息肉、癌瘤；人们有时因为劳累或者冰冷出现的抽筋，也就是肌肉挛缩；服用壮阳药，导致阴茎长久充血等，这些都使本来柔软、温暖、生动活泼的肌肉变成生冷坚硬的皮囊。这就是有肌无肉，是肌肉不一的一种表现，古人称为肌痹或者死肌。

针对这些肌肉方面的问题，《伤寒论》中专设了桂枝汤、葛根汤、芍药甘草汤、干姜甘草汤等"解肌"的方剂来治疗。对于肌痹、死肌，一般采取活血化淤、通络散结的方法治疗。《神农本草经》也记载了很多"去死肌"的药物，比如白术、乌梅、蛇，等等。针刺、艾灸、按摩的效果比内服中药更快一些，静坐、站桩也是辅助缓解紧张的有效方法。

与此相反，那些过于安逸、缺乏锻炼的人会出现肌肉松弛、无力甚至萎缩，尤其在一些瘫痪的病人身上比较常见，像是现在常见的肌萎缩，古人称之为肉痿，也就是有肉无肌，弛而不张。阴茎不能勃起，或者举而不坚，坚而不久，被称为阳痿。这就是有肉无肌，是肌肉不一的另外一种表现。

治疗肌肉萎缩的主要方法是服用补益气血、升举阳气的中药，以加强消化和吸收功能。配合现代医学的康复锻炼也是有效的方法。中医的导气引气方法，比如五禽戏、太极拳、八段锦、形意拳等，也都有助于恢复元气，调养气血。

徐先生认为，肌肉放松的时候，经络通畅，气、意、神容易沟通，反应迅速，力由足起，气由脊发，指尖发梢，缠绵持久，旋转穿透，劲道极强，进可攻敌，去疾治病，退可守身，化气避邪。而在肌肉紧张的时候，气血郁闭，容易激发短暂暴力，伤人也伤己，更谈不上用巧。所以，我们这里还是要强调：一张一弛，文武之道。肌肉也是如此，要有张有弛，不要让肌肉总是处于一种状态，长期的紧张或松弛都是有害无益的，需要适当的锻炼和休息来调节，这样才能拥有健康的肌肉。

骨骼，人体血液的制造厂

关于骨骼的功能，相信大家从中学的生物课本中已经有了初步的了解，诸如：骨骼构成骨架，支撑身体姿态；骨骼能保护人体内部器官，如颅骨保护脑、肋骨保护胸腔；骨骼中贮存着身体所需的重要矿物质，像钙和磷……但我们这里要讲的是骨骼的另一项重要功能：造血功能。

人体的血液细胞都有自己的寿命，血液中红细胞的平均寿命在120天左右，血小板的存活期约为7天。也就是说，血液细胞会不断死亡。而为了维持人体的正常运转，就需要不断有新生的血液细胞进行补充，以维持血液细胞数量的恒定，保持人体代谢平衡。而骨骼的作用就是为我们的身体不断提供新生的血液细胞，保持体内的血平衡。

骨骼是人体血液的制造工厂，一个生命诞生以后，骨骼就成为其体内最大的造血机构，可以制造出红细胞、白细胞、血小板等各种血细胞。脾脏和淋巴组织也会协助造血，但它们制造的只是少量的单核细胞和淋巴细胞。随着年龄的增长，人体内的骨骼会逐渐分化成两种，一种是红髓，负责全身造血；另一种是黄髓，由脂肪组织组成，它不能造血，但依然保留着潜在的造血功能，是红髓不足时的替补队员。在人衰老的过程中，红髓是慢慢减少，黄髓是慢慢增多的，也就是说，人体自身的造血功能会逐渐下降。

为了更好地提供新鲜的血液细胞，骨髓中具备了非常复杂的血管网络。各种造血物质和刺激物质都要经过血管进入骨髓中，才能实现造血功能。所以，骨髓能不能造血，血管的因素也很重要。

骨骼、关节容易出现的问题

一般情况下，有3种人比较容易受到骨骼关节问题的青睐，他们是中年女性、青年人、老年人。

先说中年女性，时代改变了，女性的责任不再只是"相夫教子"，各行各业涌现出了大批的女强人，她们肩上的担子越重，健康问题就越突出。因此，在每个中年女性的身上都能或多或少地找到疾病的身影，比如颈椎病、肩膀痛、腰椎病、髋关节不适、膝关节痛及阵发性小关节痛等。

再说青年人群，随着生活节奏的不断加快，IT时代在给人们带来巨大的物质财富的同时，也给人们带来了"富贵病"。许多年轻人经常久坐不动，肌肉没有机会伸缩，又压迫神经和血管，不论坐得歪斜还是笔直，长久下来都会腰酸背痛，造成重复性机械运动损伤。因此，他们的骨骼关节就容易出问题。

人们对老年人骨骼关节问题似乎已经司空见惯，甚至有人列出了这样的式子：老年人=骨骼关节疾病。并且有调查结果显示，老年人身体机能总体上的衰退是导致老年人骨骼关节出现问题的主要因素。

专家指出，针对不同人群的骨骼关

节疾病，目前尚没有根治的办法，但是骨骼关节疾病是可以预防的，比如职场白领多给自己点时间，可以喝喝茶、找朋友聊聊天，减轻自己的压力。除了保证睡眠时间和质量、休息好以外，运动绝对是预防骨骼关节疾病的最佳方案。平时还应注意饮食结构的合理，保证营养均衡，改掉不良的生活习惯。

❤ 养护骨骼关节的"四大基石"

骨骼关节的健康与"四大基石"有密切联系，正确而合理地运用这"四大基石"，才能为骨骼奠定坚实的健康基础。

1.合理膳食

痛风是一种与饮食习惯密切相关的疾病；女性的骨骼关节痛多与摄入过量的所谓"优质蛋白"有关；低钙食品可能造成骨质疏松；控食减肥会严重地伤骨；女性的血液黏稠会造成骨骼代谢功能障碍等。

2.适量参加体力劳动和运动

社会的进步造成了骨骼关节的质量问题的低龄化。现在的生活发展模式省时、省力、便捷、舒适，人们本应承受的体力支出大幅度缩减，而运动又被很多人视为可有可无。因此，骨骼问题正在向年轻人靠拢。

3.参加合理的骨负荷锻炼

根据不同的人群、不同的体质特征，开展专门的骨负荷锻炼。骨关节在运动负荷中会产生"泵"的效应，使关节滑液渗透加速，使关节内软组织表面获得充足的营养，而深层营养则会滋养骨骼。

4.控制致病因素

控制疾病对于降低骨骼关节的发病率十分重要。如糖尿病是骨骼关节疾病的一大"杀手"，许多与代谢功能有关的疾病都会伤害骨骼。另外，人体激素水平也是一个重要的问题，如女性的雌激素、男性的雄性激素的变化，都会影响骨骼健康。

❤ 防止骨骼衰退

人的骨骼必须足够坚强，才能承担起人的体重和保证人的运动，因此骨骼是一个非常重要的基本结构。

骨骼本身是由很多很密的网状组织构成的，包含蛋白质、矿物质（钙）等。如果某些原因导致骨骼含有的矿物质逐渐减少，发展到一定程度，骨骼就会变得很软弱，无法承担身体活动产生的压力，并且容易折断，严重影响人的正常生活。可见，骨骼健康在人体健康中有着举足轻重的作用。

人到老年后，骨骼退化是一种自然规律，但是现在人们的体力劳动很少，平时又不注意锻炼，导致四肢躯干的功能退化明显加快，其中废退性的骨骼关节疾病是目前的主要问题。

其实，不管出现什么样的骨骼关节问题，都是在表明全身骨骼开始出现问题。有些人可能因为伤病等某种原因，即刻停止了肢体的运动，但是伤病好了之后，失用性造成的骨骼关节问题又带来了新的麻烦。

预防骨骼衰退的一个有效办法就是经常进行锻炼，中年人加强背部肌肉的锻炼可预防年老时椎骨变得脆弱和容易骨折。

老年人补钙也是保护骨骼的有效办法，应以食补为主，每天坚持喝牛奶并且最好晚上加喝一杯。鉴于老年人的消化和吸收功能减弱，所以应增加补量，一般每天服食1200～1500毫克钙为宜。补钙与锻炼相结合能更好地发挥钙的作用，而且户外运动还能增加维生素D的合成量，对维护骨骼健康大有好处。

♥ 会阴部的养护方法

1.用好关元穴

关元穴在肚脐下3寸（10厘米），就是四指。对于男女生殖保健来说，这个穴位很关键。中医认为，关元穴具有培元固本、补益下焦之功，凡元气亏损均可使用。适用于各种生殖系统疾病，尤其擅长治疗不孕不育、阳痿、遗精、早泄、痛经、月经不调等症。现代医学研究也证实了关元穴在调节内分泌，治疗生殖系统方面疾病的作用。

刺激关元穴的常用方法是按揉法和震颤法。震颤法是双手交叉重叠置于关元穴上，稍加压力，然后交叉之手快速地、小幅度地上下推动。刺激关元穴不分时间、地点，随时可做，需要注意的是不可过度用力，做到局部有酸胀感即可。

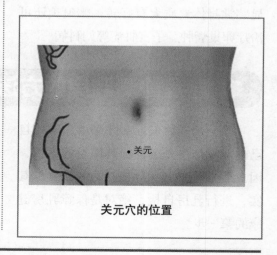

关元穴的位置

2.坚持提肛术

提肛术，又叫回春术。为什么说提肛术有利于会阴部位的养护呢？这是因为肛门附近有3条经脉：督脉、任脉和冲脉。这3条经脉都起于会阴，分别主管着人体的气、血和性。而气、血、性是人的根本，决定着人的生老病死。通过提肛术，我们可以经常疏通这3条经脉，达到养护会阴的目的。

3.灸法

灸法是一个传统的养生大法，它是利用艾绒通窜力强的特性来灸治身体的疾病。比如，隔姜灸可治疗老年腹泻；艾附暖宫丸可治疗女性痛经、月经不调；隔附子饼灸神阙穴对解决腹泻或中气下陷都有好处。另外，还有一种瘢痕灸，就是直接用艾绒在皮肤上烧灼，这个方法曾在古代很受欢迎。瘢痕灸很痛，但是如果能坚持一段时间，你会明显感觉身体素质大有好转。瘢痕灸还可治疗卵巢囊肿、子宫肌瘤等妇科病。

古代有一句话："要想身体棒，三里常不干。"意思就是：想要身体好，就要经常灸足三里。足三里是人体很重要的养生大穴，属胃经，经常灸治足三里，胃的功能会不断好转。"脾胃为先天之本"，脾胃强壮了，对人的身体素质也是有好处的。

古代还有一个灸法叫节气灸，就是在不同的节气针对经脉使用灸法，其中最重要的节气就是冬至。在冬至前后各4天加上冬至这9天之中，每天以艾条灸肚脐周围的腹部。腹部为太阴，灸法就是用热性的东西来加速它的循环，促进人体气机生发。这样的灸法对身体非常有好处，甚至第二年都很少生病。

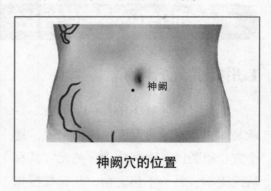

神阙

神阙穴的位置

❤ 自我检测乳房的方法

对于大多数东方女性来讲，触摸自己的双峰似乎是一件极其尴尬的事情，因此很少有人会养成这样的习惯。其实，进行乳房自检，绝对是保障乳房健康的第一步。

你可以选择有镜子的、温暖的、光线柔和的洗浴间，脱去上身的衣服，站在镜子前面，仔细打量乳房并触摸。

在自我检查的过程中，应当仔细观察每一侧乳房的外观，大小、皮肤颜色

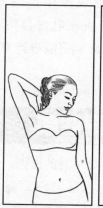
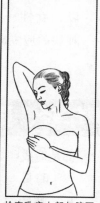
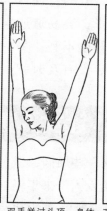
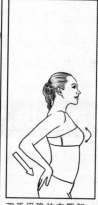
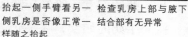

抬起一侧手臂看另一侧乳房是否像正常一样随之抬起　　检查乳房上部与腋下结合部有无异常　　双手举过头顶，身体转向一侧反复观察乳房的侧面　　双手平稳地放在臀部，用力按压，观察乳房是否有不同以往的线条

或者乳头颜色的变化，乳房是否有湿疹，或者皮肤是否出现凸痕，两个乳头高度的差别，乳头有无液体或者血液流出。如果乳房有明显变化，你就要注意了。

抬起一侧手臂，看另一侧乳房是否像正常一样随之抬起。检查乳房上部与腋下结合部有无异常。双手举过头顶，身体转向一侧反复观察乳房的侧面。用同样的方法观察另一侧。双手平稳地放在臀部，用力按压觉得胸部的肌肉紧张起来，然后进行观察，看乳房是否有不同以往的线条（如有异物突起）。

上身前倾，继续寻找皮肤的凸痕或皱纹、乳房轮廓的变化或者乳头的回缩。先摸乳房，再摸腋下，用中指和食指的指腹，顺着一个方向全面检查乳房。

将右臂放在头底下，胳膊下面的乳腺组织会移向胸部的中央，用左手检查右侧的乳房是否有肿块，触摸时稍微用

力，这样你的手将更接近乳腺组织并更容易进行触摸。用同样的方法检查左侧的乳房。如果你的乳房过大，可在左肩下垫一个枕头。

乳房自我检查的时间应在月经来潮后的第9~11天，淋浴时也可进行，因皮肤湿润时更容易发现乳房问题。对于初学乳房自我检查的女性，可在一个月内几个不同的时间进行检查，这样你就会了解乳房的硬度，皮肤肌理会发生怎样的周期性变化。之后再改为每月一次例行检查。如果发现两侧乳房不对称，乳房有肿块或硬结，或质地变硬，乳房皮肤有水肿、凹陷、乳晕有湿疹样改变，应立即去医院请专科医生检查。

除自检外，30岁以上的妇女，最好每年请专科医生检查一次；40岁以上的妇女，每半年请医生检查一次，以便及早发现病变，防患于未然。乳

房自检常存在两个极端，有的女性自检出肿块后，就异常紧张，容易造成紧张情绪，反而对自身健康不利。另有一些女性，发现肿块后没有及时就医，最终延误治疗，造成遗憾。所以，女性应重视乳房自检，发现异常肿块后应立即到医院进行专业检查。

❤ 保养卵巢，让女人更年轻、更健康

卵巢虽然给女人带来一些烦恼，但如果好好保养，它还能给女人带来年轻和漂亮，因为卵巢有分泌雌激素的功能，能促进女性生殖器官、第二性征的发育和保持，可以说女性能焕发青春活力，卵巢功不可没。如果卵巢功能衰退，女人很快就会沦为"黄脸婆"。所以，要想保持年轻和美丽，女人一定要好好保养卵巢。

首先我们来看一下导致卵巢"早衰"的原因，以便有针对性地进行保养。

卵巢与月经初潮年龄。民间的说法是，女人的月经会持续30年，也就是说，如果月经初潮的时间是在15岁，那么绝经的时间就是45岁。女人绝经就代表卵巢已经衰老。

卵巢与生育状况。第一次怀孕的年龄越大，绝经就越早；哺乳时间越长，绝经越晚。这也是现代人多见卵巢早衰的原因。现代女性忙工作、忙事业，经常把婚姻大事和生孩子的事推得很晚，30多岁才生第一胎的大有人在，而且生完孩子后为了保持体形和尽快工作，拒绝给孩子母乳喂养的人也越来越多，这都是造成卵巢早衰的原因。

卵巢与生活习惯。每周吃2~3次鱼、虾的妇女，绝经年龄较晚；常年坚持喝牛奶的妇女，喝牛奶量较多、坚持时间越长，绝经越晚；从不锻炼身体的妇女，绝经年龄早；受到被动吸烟侵害越多、时间越长，绝经越早。

卵巢保养是女性不能忽视的生活内容。卵巢保养得好，可使皮肤细腻光滑，白里透红，永葆韧性和弹性；还能调节并分泌雌性激素，使胸部丰满、紧实、圆润，有利于身体健康。

从上述导致卵巢早衰的原因我们得出结论：保养卵巢要从生活方式上多下工夫。比如产后提倡母乳喂养，哺乳时间尽量延长；在生活习惯方面，女性要坚持经常喝牛奶，摄入鱼、虾等食物，以及经常锻炼身体，要注意在公共场所、家庭减少被动吸烟，从而避免早绝经给女性健康带来的危害。另外，应合理安排生活节奏，做到起居有常、睡眠充足、劳逸结合，培养广泛的兴趣爱好，养花植树、欣赏音乐、练习书法、绘画、打球等，都可以怡养情志、调和气血，对健康是很有好处的。

子宫：女人生命的全部

女性的子宫是孕育生命的摇篮，我们每个人都曾是母亲子宫里的一粒种子，慢慢长大，最后伴随着一声啼哭，降临到人世间……子宫如此重要，却非常脆弱。据统计：与子宫有关的疾病竟占妇科病的1/2，即每两个妇科病人中，就有一人的子宫在遭难！

子宫疾病的信号如下：

·伴有下腹或腰背痛的月经量多、出血时间延长或不规则出血，这些症状提示子宫肌瘤的发生（良性子宫肌瘤）。

·大、小便困难，当大笑、咳嗽、腰背痛时出现尿外溢，这可能提示子宫脱垂。

·月经周期间出血或者绝经后出血，这些症状有时提示有子宫癌。

·慢性、不正常的绝经前出血，被称为功能失调性子宫出血。

·下腹急性或慢性疼痛，可能有子宫肌瘤或者其他严重的盆腔疾病，例如急性盆腔炎或子宫内膜异位症，应立即去看医生。

·月经量过多，导致贫血，这也可能是子宫肌瘤、功能失调性子宫出血、子宫癌或其他子宫疾病的症状。

子宫的重要意义已经不言而喻，所以女性朋友一定要把子宫的保健纳入日常保健的内容中，精心呵护。

1.切忌早婚早育

女性过早婚育，由于子宫发育尚未完全成熟，不但难以担负起孕育胎儿的重任，不利于优生，而且易使子宫不堪重负，进而罹患多种疾病。比如少女生育比成年女性更易发生难产，子宫破裂的概率显著增大，产后也更易出现子宫脱垂。

2.注意性生活的卫生

不洁的性交，最容易引起子宫内膜炎、宫颈糜烂。女性性生活放纵或未婚先孕、早孕，将会对自己的身心健康造成损害，常是宫内感染、宫颈糜烂以及子宫癌发病的直接原因。不洁的性生活，还包括男性龟头包皮垢对宫颈的刺激，也是导致子宫疾病的因素之一。

此外，在妊娠初期的3个月和临产的两个月，最好禁止性生活，否则易引起流产或早产，对子宫将造成很大的损害。

3.选择健康科学的分娩方式

子宫的受损与分娩不当有着密切的关系，因此，必须做到"三不"，即一不要私自堕胎或找江湖医生进行手术，这样做的严重后果是，子宫破损或继发感染甚多；二不要滥用催产素药，在一些偏远农村，当孕妇分娩发生困难时，滥用催产素的情况时有发生，这相当危险，可导致子宫破裂等；三不要用旧法接生，少数农村仍沿用旧法接生，这对产妇和胎儿是一种严重的威胁。

4.绝经期的子宫保健

女性进入绝经期后，表明子宫已经退役，但此时的保健工作依然不可松懈。一般说来，老年期遭受癌症之害的可能性会大大增加，表现在老年女性身上就是宫颈癌发病危险系数增大。故老年女性仍需注意观察来自生殖系统的癌症信号，如"老来红"、性交出血等。

同时，更年期妇女要注意合理进餐，坚持适度的体育锻炼，戒烟忌酒，防止肥胖，肥胖与吸烟也可增加子宫颈癌的发病危险。

❤ 男人，保护好你的"弹丸之地"

男人的睾丸主要有两个功能，一是产生精子，二是产生性欲，这是大家都了解的。这里我们要讲的是：男人应该怎样保养自己的睾丸。

内裤要宽松透气。现在很多男性朋友都爱穿那种很小很紧的内裤，外面的牛仔裤也是瘦瘦的，这样看起来很酷，但是包裹过紧，会使睾丸透不过气来，总是处于潮湿闷热的状态，不利于睾丸的健康。所以，男性在选择内衣和裤子时，最好选择比较宽松舒适的，而且平角裤比三角裤更适合男性穿着。

"坐"班族要加强体育锻炼。上班时间总是坐着的男性会使睾丸经常处于被挤压的状态。研究表明：每天坐着超过10小时的男人更容易得睾丸癌。

自查睾丸。健康的睾丸摸起来应该像一个坚实的煮鸡蛋，光滑而结实，但不坚硬，任何肿块和坚硬区都可能意味着疾病的发生，一旦发现，绝对不可忽视。

减少脂肪性食物。脂肪含量高的饮食会干扰睾丸激素的产生，不利于睾丸的正常发育。

另外，睾丸还是一对捏不得、碰不得的娇嫩器官。在生活中我们经常看到，有的男子在运动过程中如果被击中会阴部，一定会疼得打滚、痛苦不堪、无法忍受，甚至会疼得晕过去。那么，睾丸为什么这么娇弱呢？

因为当睾丸受到打击后会反射性收缩至紧贴会阴处，如果受到的打击不是太重，收缩的睾丸会迅速恢复到原来的位置。若受到的打击较为严重，使提升的睾丸长期处于不正常位置，睾丸扭转会使血管扭曲、睾丸血液供应中断，甚至缺血时间过长，导致睾丸组织坏死。如果疼痛很快缓解，一般也就没有什么问题，但如果受力过重，疼痛不止，或尿中混有血液，就应立即去医院泌尿科进行检查，以免错过治疗良机，导致出现并发症，后悔终生。

♥ 遗精，一个值得关注的问题

遗精就是指在没有性交或手淫情况下的射精。在入睡后做梦时遗精为梦遗，不在做梦时遗精称为无梦遗精，清醒状态下遗精则为滑精。据统计，约80％的男子有过遗精现象。

（1）注意生活起居，衣裤应稍宽松些，夜晚不要过饱进食。睡前用温水洗脚，被褥不宜过重，脚部不宜盖得太暖。养成侧卧睡眠的习惯。

（2）节制性欲，戒除手淫。不能迷恋色情淫秽书刊和影视音像制品，逐渐戒除手淫，减轻思想负担。

（3）注意心理卫生和精神调摄。经常保持轻松、愉快的情绪，排除杂念，清心寡欲，调养一段时间，这种情况自可减轻。

（4）若因包皮过长引起的遗精，应手术切除。另外，还要养成良好的卫生习惯，经常清洗阴茎包皮处，以免包皮垢积聚；若患有包皮龟头炎，应及时治疗。

（5）洗冷水浴。每晚临睡前用冷水冲洗阴囊2～3分钟。

（6）按摩会阴（阴囊与肛门之间），睡前用右手的食、中、无名指在会阴部按摩10分钟，直至有热感，可缓解遗精症状。

（7）提肛锻炼。每晚临睡前，坐在床上收缩肛门（动作如忍大便），反复进行20～30次，收缩时吸气，放松时呼气。

遗精没有规律性。一般来讲，一个月遗精5～6次属于正常现象。如果遗精次数过多，或在有正常性生活的情况下仍有遗精，以及在清醒状态下遗精，均属于不正常现象。不正常遗精常见于遗精者思想过分集中在性问题上，或有手淫的不良习惯。另外，包皮过长、尿道炎、前列腺炎以及身体虚弱、劳累过度也会引起遗精。

民间有"十滴血一滴精"之说，认为遗精会耗损人的元气，使人体虚弱，所以有些男性尤其是青少年遗精以后常忧心忡忡，其实，这是完全没必要的。精液并没有那么珍贵，它的主要成分是水、蛋白质和一些糖分，而且，蛋白质、糖分占的比例很小。

但是，如果遗精过于频繁，就会损伤身体，因此，一定要注意保养。

身体疾病信号自查全书

附　录
疾病自查诊断流程图

♥ 发热

体温达37.4～38℃为低热，38.1～39℃为中等热度，39.1～41℃为高热，41℃以上为超高热。

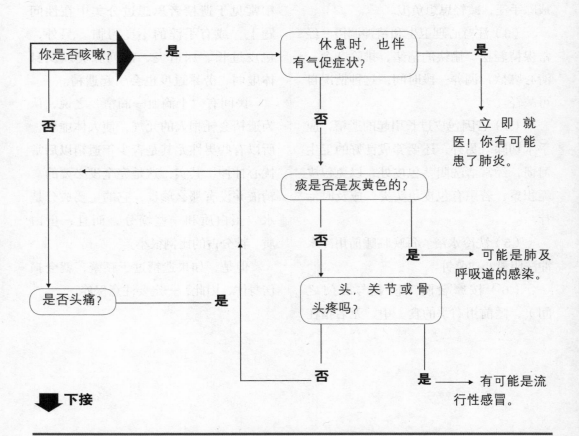

▼ 下接

600

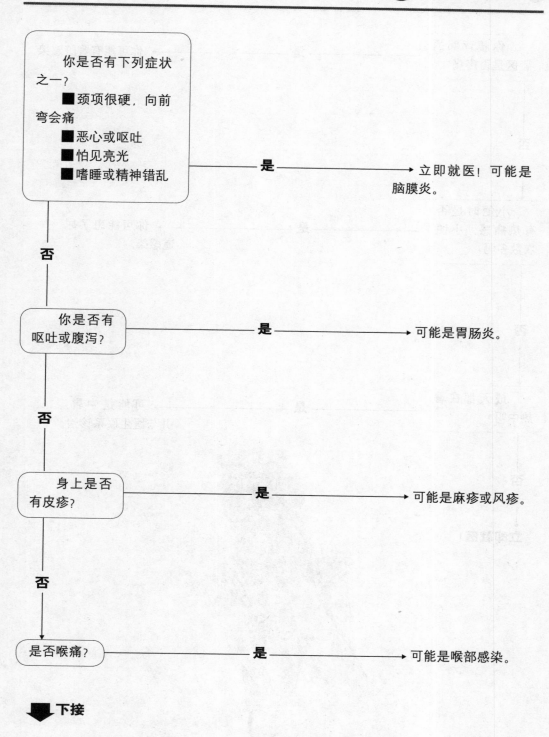

你是否有下列症状之一？
■颈项很硬，向前弯会痛
■恶心或呕吐
■怕见亮光
■嗜睡或精神错乱

是 → 立即就医！可能是脑膜炎。

否

你是否有呕吐或腹泻？

是 → 可能是胃肠炎。

否

身上是否有皮疹？

是 → 可能是麻疹或风疹。

否

是否喉痛？

是 → 可能是喉部感染。

▼下接

身体疾病信号自查全书

你腰背部的
肾区是否疼痛？ ——————是——————→ 你可能有肾脏感染。

否

小便时是否
有热痛感，小便 ——————是——————→ 你可能患了尿
次数多吗？ 道感染。

否

成天都在暑
热中吗？ ——————是——————→ 可能是中暑，
并与医生联系诊治。

否

立即就医！

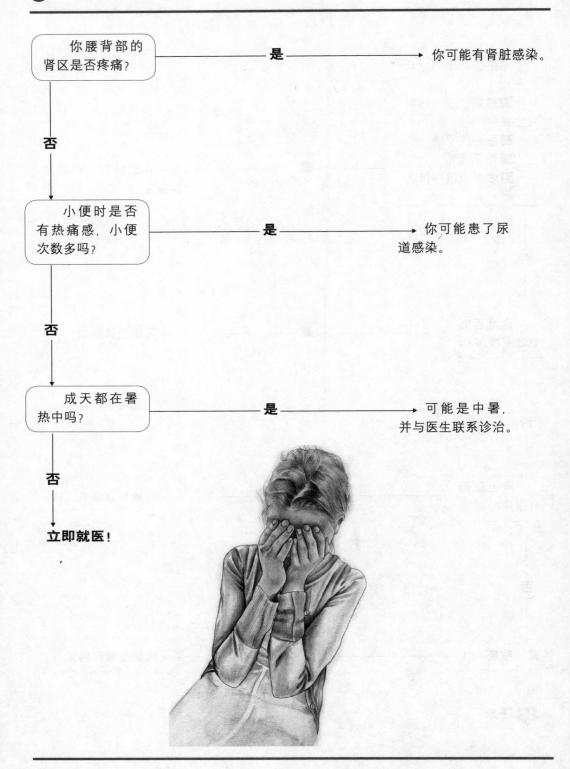

602 |

头晕及昏厥

突然眼前发黑，软弱无力，站立不稳，可能还伴有瞬间意识丧失。

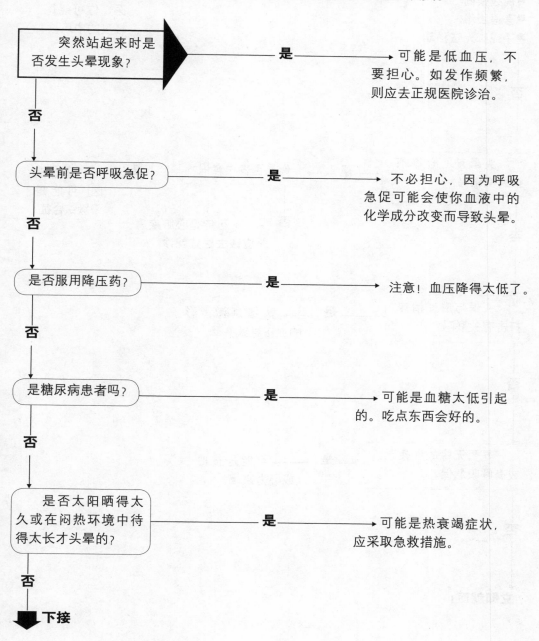

突然站起来时是否发生头晕现象？ —— 是 —— 可能是低血压，不要担心。如发作频繁，则应去正规医院诊治。

否

头晕前是否呼吸急促？ —— 是 —— 不必担心，因为呼吸急促可能会使你血液中的化学成分改变而导致头晕。

否

是否服用降压药？ —— 是 —— 注意！血压降得太低了。

否

是糖尿病患者吗？ —— 是 —— 可能是血糖太低引起的。吃点东西会好的。

否

是否太阳晒得太久或在闷热环境中待得太长才头晕的？ —— 是 —— 可能是热衰竭症状，应采取急救措施。

否

下接

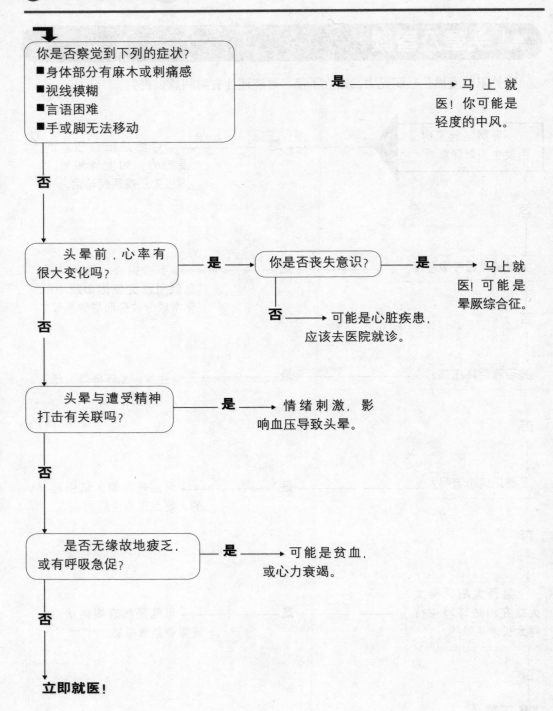

你是否察觉到下列的症状？
- 身体部分有麻木或刺痛感
- 视线模糊
- 言语困难
- 手或脚无法移动

是 ——→ 马上就医！你可能是轻度的中风。

否

头晕前，心率有很大变化吗？

是 ——→ 你是否丧失意识？

是 ——→ 马上就医！可能是晕厥综合征。

否 ——→ 可能是心脏疾患，应该去医院就诊。

否

头晕与遭受精神打击有关联吗？

是 ——→ 情绪刺激，影响血压导致头晕。

否

是否无缘故地疲乏，或有呼吸急促？

是 ——→ 可能是贫血，或心力衰竭。

否

立即就医！

♥ 眩晕

是一种患者对自己平衡状态的错觉。分为真性眩晕及假性眩晕，前者感觉自身或周围景物旋转；后者只有头晕感或轻度站立不稳。

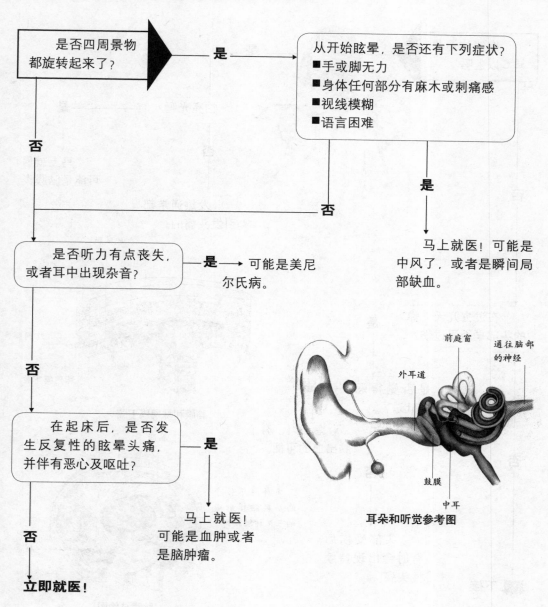

是否四周景物都旋转起来了？ —— 是 ——▶ 从开始眩晕，是否还有下列症状？
- 手或脚无力
- 身体任何部分有麻木或刺痛感
- 视线模糊
- 语言困难

否

否 ← —— —— ——

是 ↓

马上就医！可能是中风了，或者是瞬间局部缺血。

是否听力有点丧失，或者耳中出现杂音？ —— 是 ——▶ 可能是美尼尔氏病。

否

在起床后，是否发生反复性的眩晕头痛，并伴有恶心及呕吐？ —— 是 ↓

马上就医！可能是血肿或者是脑肿瘤。

否

立即就医！

前庭窗
通往脑部的神经
外耳道
鼓膜
中耳

耳朵和听觉参考图

❤ 头痛

　　头痛是颅部及全身疾病可能出现的一种症状，可为器质性，也可为功能性，有时是严重疾病的早期表现。

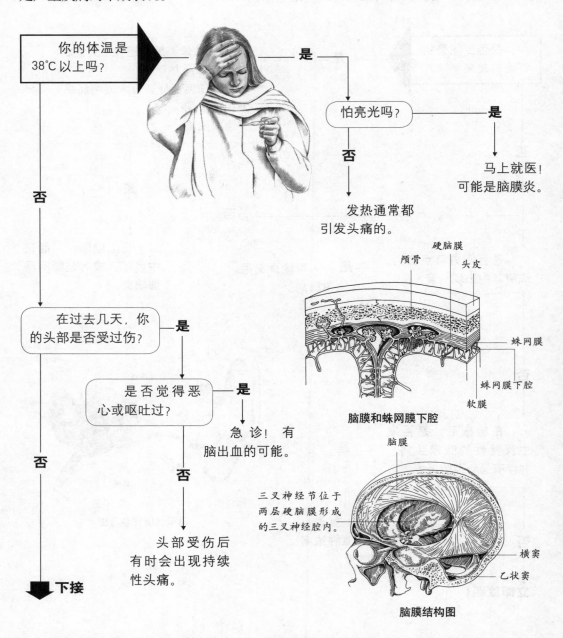

你的体温是38℃以上吗？

　是 →

怕亮光吗？

　是 →

马上就医！可能是脑膜炎。

　否 ↓

发热通常都引发头痛的。

　否 ↓

在过去几天，你的头部是否受过伤？

　是 →

是否觉得恶心或呕吐过？

　是 →

急诊！有脑出血的可能。

　否 ↓

头部受伤后有时会出现持续性头痛。

　否 ↓

▼ 下接

脑膜和蛛网膜下腔

颅骨　硬脑膜　头皮
蛛网膜
蛛网膜下腔
软膜

三叉神经节位于两层硬脑膜形成的三叉神经腔内。

脑膜
横窦
乙状窦

脑膜结构图

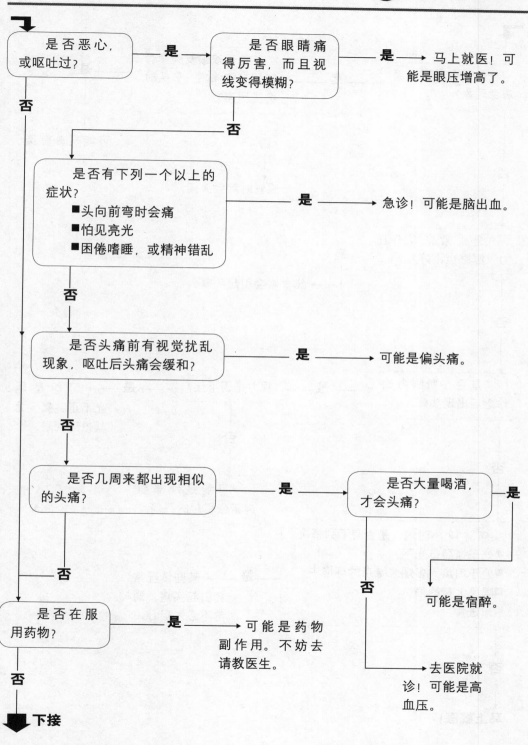

是否恶心，或呕吐过？ —是→ 是否眼睛痛得厉害，而且视线变得模糊？ —是→ 马上就医！可能是眼压增高了。

否

否

是否有下列一个以上的症状？
■ 头向前弯时会痛
■ 怕见亮光
■ 困倦嗜睡，或精神错乱
—是→ 急诊！可能是脑出血。

否

是否头痛前有视觉扰乱现象，呕吐后头痛会缓和？ —是→ 可能是偏头痛。

否

是否几周来都出现相似的头痛？ —是→ 是否大量喝酒，才会头痛？ —是→

否

否

可能是宿醉。

是否在服用药物？ —是→ 可能是药物副作用。不妨去请教医生。

否

去医院就诊！可能是高血压。

▼ 下接

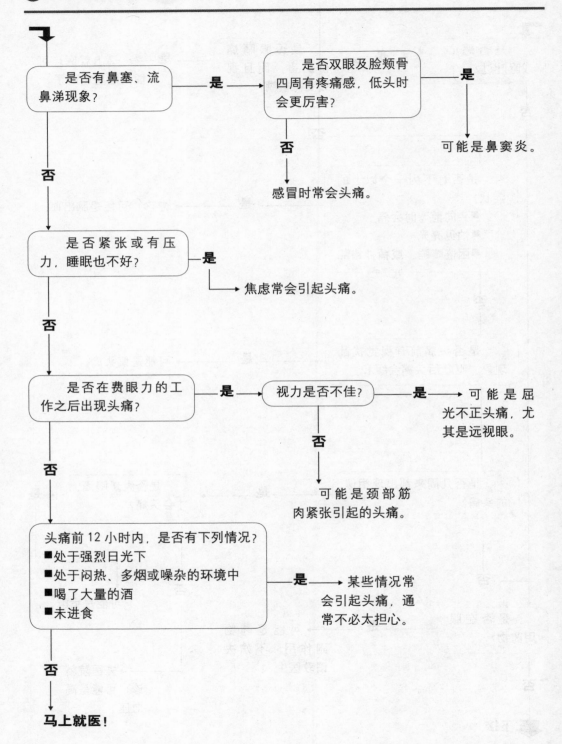

是否有鼻塞、流鼻涕现象？ —— **是** —→ 是否双眼及脸颊骨四周有疼痛感，低头时会更厉害？ —— **是** —→ 可能是鼻窦炎。

否 ↓

否 ↓ 感冒时常会头痛。

是否紧张或有压力，睡眠也不好？ —— **是** —→ 焦虑常会引起头痛。

否 ↓

是否在费眼力的工作之后出现头痛？ —— **是** —→ 视力是否不佳？ —— **是** —→ 可能是屈光不正头痛，尤其是远视眼。

否 ↓

否 ↓ 可能是颈部筋肉紧张引起的头痛。

头痛前 12 小时内，是否有下列情况？
- 处于强烈日光下
- 处于闷热、多烟或噪杂的环境中
- 喝了大量的酒
- 未进食

—— **是** —→ 某些情况常会引起头痛，通常不必太担心。

否 ↓

马上就医！

🖤 脱发

脱发指全部和部分头发稀疏或脱落，分为斑秃和脂溢性脱发两种。

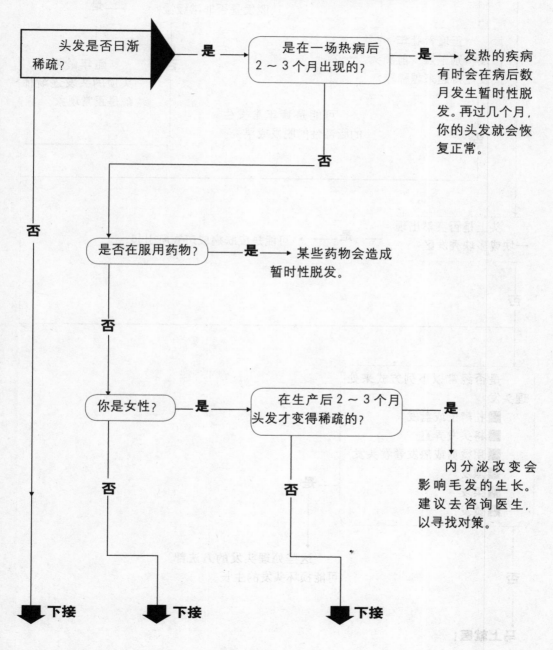

头发是否日渐稀疏？ — 是 → 是在一场热病后2～3个月出现的？ — 是 → 发热的疾病有时会在病后数月发生暂时性脱发。再过几个月，你的头发就会恢复正常。

否 ↓

是否在服用药物？ — 是 → 某些药物会造成暂时性脱发。

否 ↓

你是女性？ — 是 → 在生产后2～3个月头发才变得稀疏的？ — 是 ↓ 内分泌改变会影响毛发的生长。建议去咨询医生，以寻找对策。

否

否   否

下接   下接   下接

❤ 咳嗽

咳嗽是一种保护性反射动作，有把呼吸道内的分泌物或异物随气流排出体外的作用。

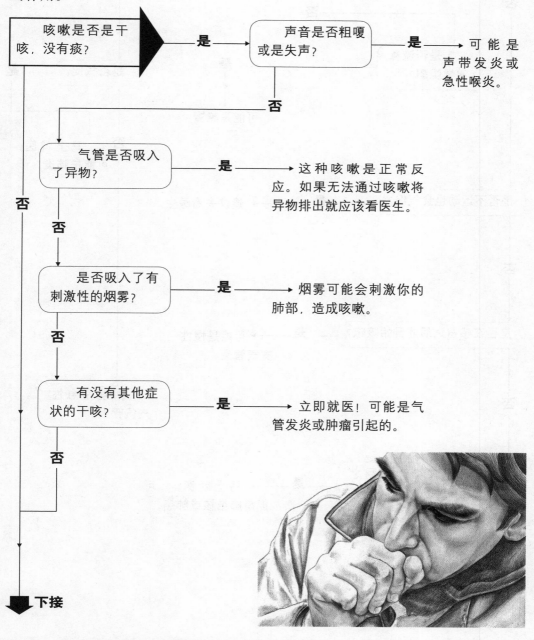

咳嗽是否是干咳，没有痰？ —— **是** —— 声音是否粗嘎或是失声？ —— **是** —— 可能是声带发炎或急性喉炎。

否

气管是否吸入了异物？ —— **是** —— 这种咳嗽是正常反应。如果无法通过咳嗽将异物排出就应该看医生。

否

是否吸入了有刺激性的烟雾？ —— **是** —— 烟雾可能会刺激你的肺部，造成咳嗽。

否

有没有其他症状的干咳？ —— **是** —— 立即就医！可能是气管发炎或肿瘤引起的。

否

否

▼ **下接**

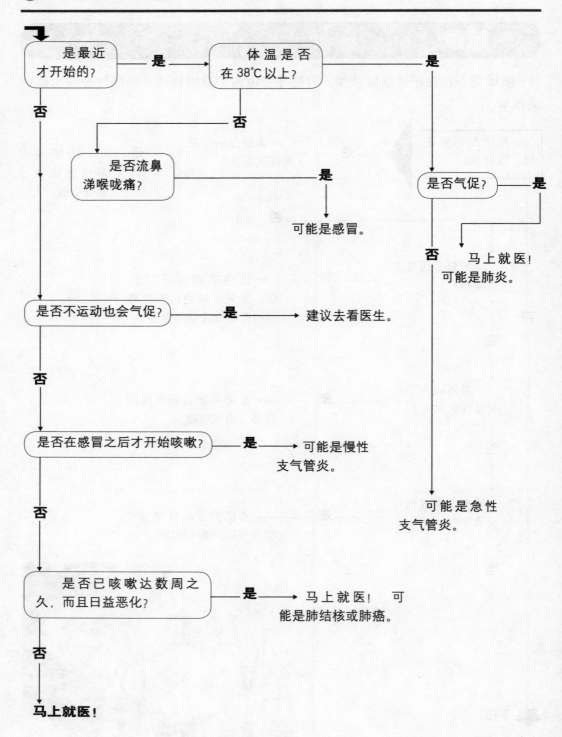

是最近才开始的？ —— 是 ——→ 体温是否在38℃以上？ —— 是 ——→

否

否

是否流鼻涕喉咙痛？ —— 是 ——→

可能是感冒。

是否气促？ —— 是 ——→

否

马上就医！可能是肺炎。

是否不运动也会气促？ —— 是 ——→ 建议去看医生。

否

是否在感冒之后才开始咳嗽？ —— 是 ——→ 可能是慢性支气管炎。

否

可能是急性支气管炎。

是否已咳嗽达数周之久，而且日益恶化？ —— 是 ——→ 马上就医！可能是肺结核或肺癌。

否

马上就医！

♥ 咯血

气管、支气管或肺组织的出血，经咳嗽自口腔而出称咯血。

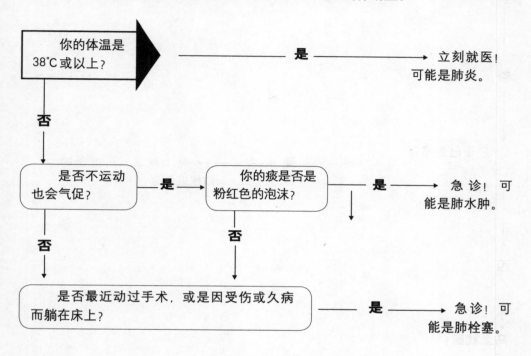

你的体温是 38℃ 或以上？ —— 是 —— → 立刻就医！可能是肺炎。

否 ↓

是否不运动也会气促？ — 是 → 你的痰是否是粉红色的泡沫？ — 是 → 急诊！可能是肺水肿。

否 ↓   否 ↓

是否最近动过手术，或是因受伤或久病而躺在床上？ —— 是 —— → 急诊！可能是肺栓塞。

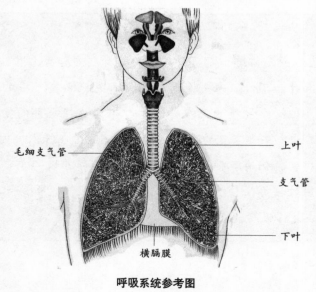

毛细支气管

上叶

支气管

下叶

横膈膜

呼吸系统参考图

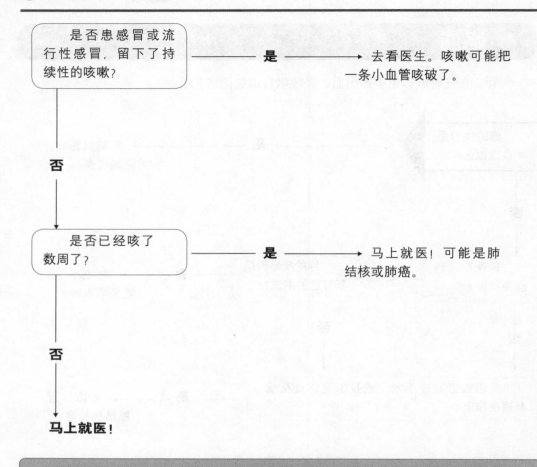

是否患感冒或流行性感冒, 留下了持续性的咳嗽?

是 → 去看医生。咳嗽可能把一条小血管咳破了。

否

是否已经咳了数周了?

是 → 马上就医! 可能是肺结核或肺癌。

否

马上就医!

肺叶

不论是左肺或是右肺, 都可再细分为肺叶。右肺有上叶、中叶、下叶, 而左肺则分为上叶和下叶。每一个肺叶内部都充满着支气管的分支。肺部的容量虽有余裕, 但一个健康的人在呼吸时却不能更换全部的空气。每一次吐出的空气大约是肺内全部空气的1/6, 剩下的5/6则留在肺内。因此, 即使其中的一个肺叶受损伤, 仍有其他的肺叶可以担起肺部呼吸的重任。呼吸机械故障时, 可以利用机械办法使其恢复呼吸, 维持呼吸。例如溺水时可以利用人工呼吸, 使其恢复呼吸功能。

喘鸣

发出噪音的呼吸困难，可表现为呼吸急促、张口用力呼吸，甚至端坐呼吸。

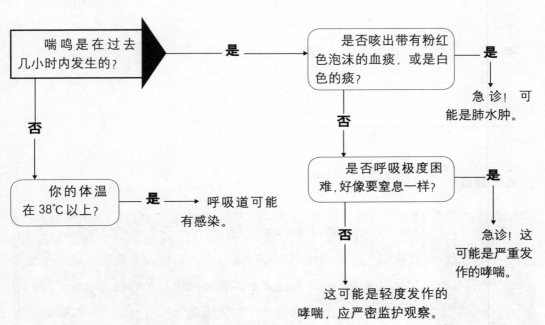

喘鸣是在过去几小时内发生的？ —— 是 —→ 是否咳出带有粉红色泡沫的血痰，或是白色的痰？ —— 是

急诊！可能是肺水肿。

否

是否呼吸极度困难，好像要窒息一样？ —— 是

否

你的体温在 38℃ 以上？ —— 是 —→ 呼吸道可能有感染。

急诊！这可能是严重发作的哮喘。

这可能是轻度发作的哮喘，应严密监护观察。

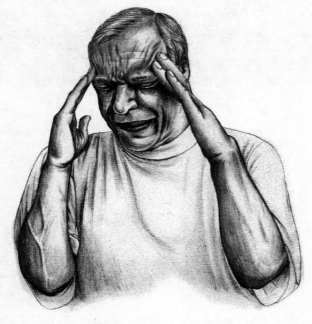

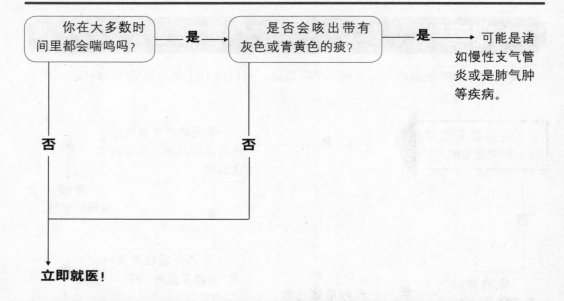

你在大多数时间里都会喘鸣吗？ —— 是 —→ 是否会咳出带有灰色或青黄色的痰？ —— 是 —→ 可能是诸如慢性支气管炎或是肺气肿等疾病。

否

否

立即就医！

心脏和肺的共同作业

　　肺和心脏是最亲密的工作伙伴。肺借呼吸作用进行氧和二氧化碳的气体交换，而利用血液把氧送至全身，再把全身的二氧化碳送往肺的则是心脏。

　　当我们呼吸时空气就由气管进入肺中。肺中运载氧气的血液进入心脏的左侧，再经由此处而出的大动脉流至身体各部。

　　收集全身二氧化碳的血液经由大动脉进入心脏右侧，再送至肺。肺接收这些二氧化碳后把它和空气一起排出体外。

❤ 口臭

一种由口腔气流带出的令人不快的味道，可能患者自己感觉不到。

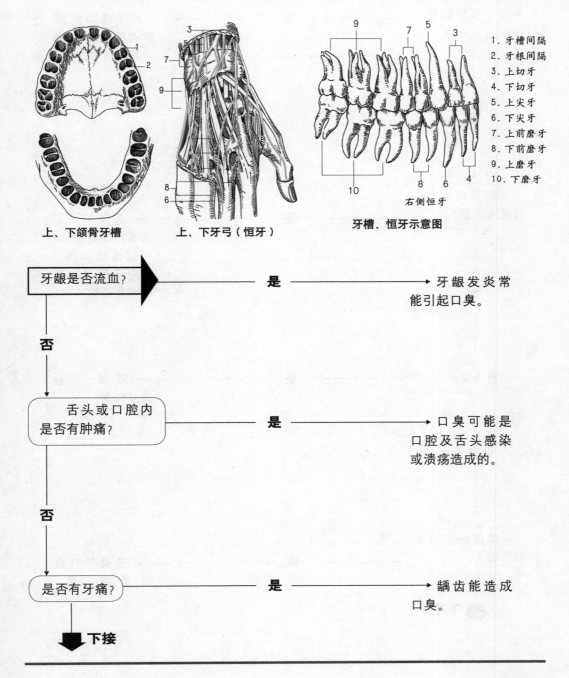

上、下颌骨牙槽   上、下牙弓（恒牙）   牙槽、恒牙示意图

1. 牙槽间隔
2. 牙根间隔
3. 上切牙
4. 下切牙
5. 上尖牙
6. 下尖牙
7. 上前磨牙
8. 下前磨牙
9. 上磨牙
10. 下磨牙

右侧恒牙

牙龈是否流血？ —— 是 —→ 牙龈发炎常能引起口臭。

否

舌头或口腔内是否有肿痛？ —— 是 —→ 口臭可能是口腔及舌头感染或溃疡造成的。

否

是否有牙痛？ —— 是 —→ 龋齿能造成口臭。

下接

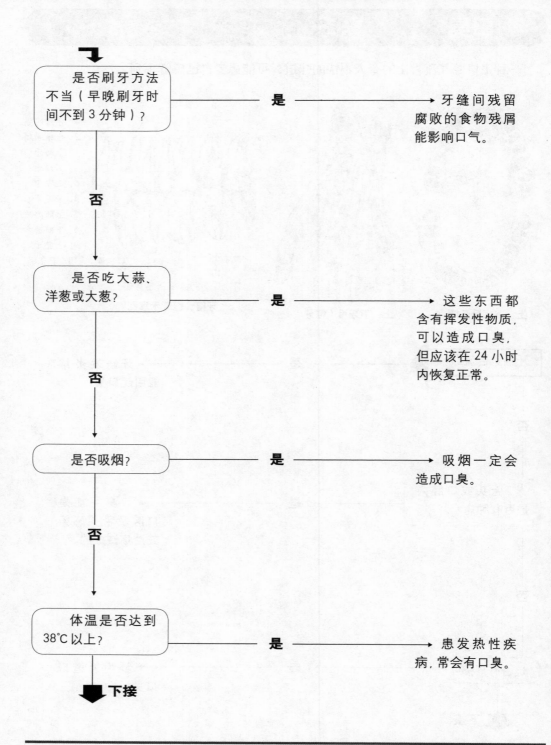

是否刷牙方法不当（早晚刷牙时间不到 3 分钟）？ ——是—→ 牙缝间残留腐败的食物残屑能影响口气。

否

是否吃大蒜、洋葱或大葱？ ——是—→ 这些东西都含有挥发性物质，可以造成口臭，但应该在 24 小时内恢复正常。

否

是否吸烟？ ——是—→ 吸烟一定会造成口臭。

否

体温是否达到 38℃ 以上？ ——是—→ 患发热性疾病，常会有口臭。

下接

是否持续性地咳嗽，并咳出有臭气的痰？ ———— 是 ————→ 可能是支气管炎。

否

口臭不太可能是有什么疾病的症状。不过，如果口臭持续存在 3 天以上，你应去看医生或牙医。

关于牙齿

口内最先把食物嚼碎的是牙齿，牙齿的形状有很多。门齿好像小刀一样将食物切开，犬齿为了插入东西所以呈尖状。小白齿和臼齿的表面宽广是为了把东西磨碎。

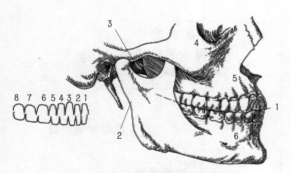

直颌咬合位，右侧恒牙

1. Spee 曲线
2. 茎突
3. 下颌髁突
4. 颧骨
5. 上颌骨
6. 下颌骨

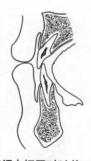

直颌中切牙对殆位

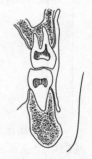

直颌第二磨牙对殆位

♥ 呕吐

先是感觉恶心，然后不可抑制地吐出胃内的东西。

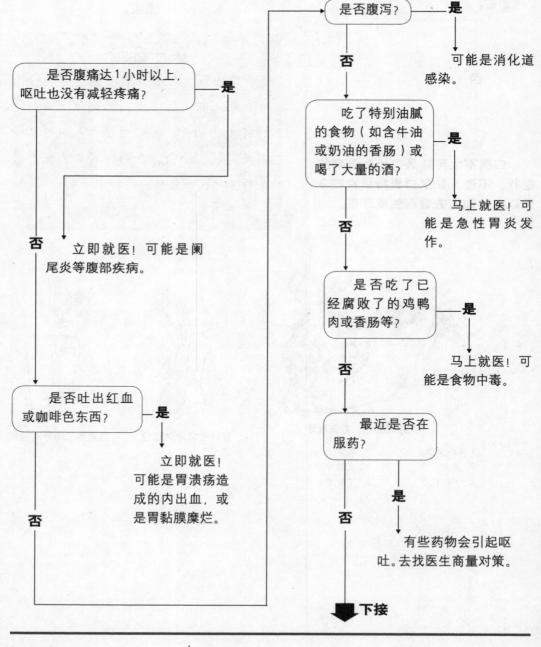

是否腹泻？ —— 是

否

可能是消化道感染。

是否腹痛达1小时以上，呕吐也没有减轻疼痛？ —— 是

吃了特别油腻的食物（如含牛油或奶油的香肠）或喝了大量的酒？ —— 是

否

马上就医！可能是急性胃炎发作。

否

立即就医！可能是阑尾炎等腹部疾病。

是否吃了已经腐败了的鸡鸭肉或香肠等？ —— 是

否

马上就医！可能是食物中毒。

是否吐出红血或咖啡色东西？ —— 是

立即就医！可能是胃溃疡造成的内出血，或是胃黏膜糜烂。

最近是否在服药？

是

否

否

有些药物会引起呕吐。去找医生商量对策。

▼ 下接

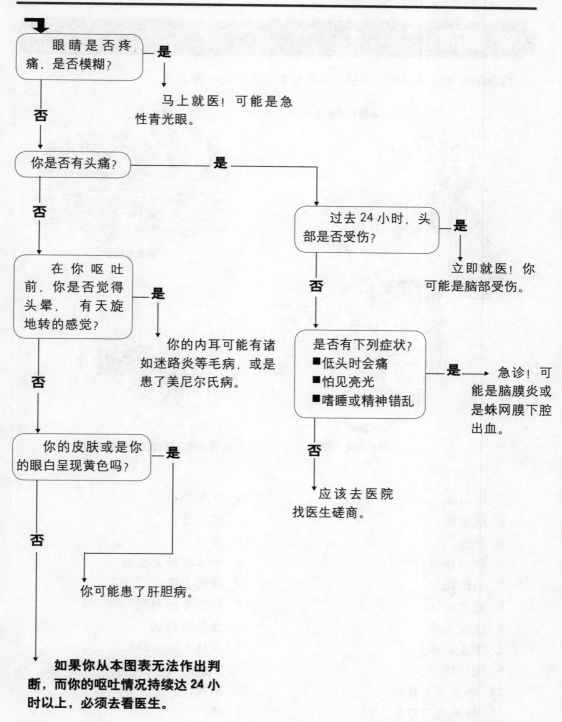

眼睛是否疼痛，是否模糊？ —— 是 —— 马上就医！可能是急性青光眼。

否

你是否有头痛？ —— 是 —— 过去 24 小时，头部是否受伤？ —— 是 —— 立即就医！你可能是脑部受伤。

否

在你呕吐前，你是否觉得头晕，有天旋地转的感觉？ —— 是 —— 你的内耳可能有诸如迷路炎等毛病，或是患了美尼尔氏病。

否

是否有下列症状？
■ 低头时会痛
■ 怕见亮光
■ 嗜睡或精神错乱
—— 是 —— 急诊！可能是脑膜炎或是蛛网膜下腔出血。

否

应该去医院找医生磋商。

你的皮肤或是你的眼白呈现黄色吗？ —— 是 —— 你可能患了肝胆病。

否

如果你从本图表无法作出判断，而你的呕吐情况持续达 24 小时以上，必须去看医生。

❤ 腹痛

腹部的全面性或局部性疼痛，是腹腔脏器疾病的一种表现。

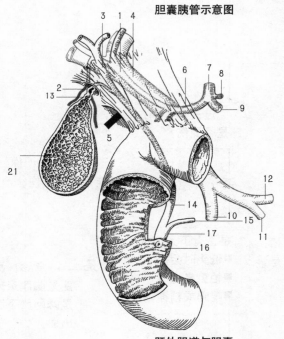

胆囊胰管示意图

肝外胆道与胆囊

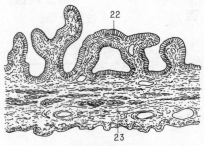

胆囊壁切面

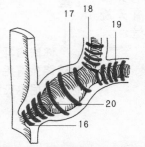

胆总管及胰管在十二指肠的开口

1. 肝动脉

2. 胆囊颈

3. 肝管

4. 肝门静脉

5. 网膜孔

6. 肝总动脉

7. 腹腔动脉

8. 胃左动脉

9. 脾动脉

10. 肠系膜上静脉

11. 肠系膜下静脉

12. 脾静脉

13. 胆囊管

14. 胆总管

15. 胰管

16. 十二指肠大乳头

17. 肝胰壶腹

18. 胆总管括约肌

19. 胰管括约肌

20. 肝胰壶腹括约肌

21. 胆囊

22. 黏膜桥

23. 肌层

在过去1周或1周以上，是否发生相似的腹痛？ —— 是 —→ 是否有下列的症状？
- 呕吐
- 腹肿或压缩
- 严重便秘
- 体温达 38℃

是 —→ 立即就医！可能是诸如肠梗阻或阑尾炎等严重危险的腹部病症。

否

否

你是否腹泻？ —— 是 ——→ 可能是食物中毒，或是胃肠炎。建议马上就医。

腹痛是否由你腰部后上方开始移向下腹部？ —— 是 ——→ 体温是否达到 38℃ 以上？ —— 是

否

可能是肾绞痛，多是由有肾结石等肾脏病所引起的。

可能是肾脏感染。

否

▼ 下接

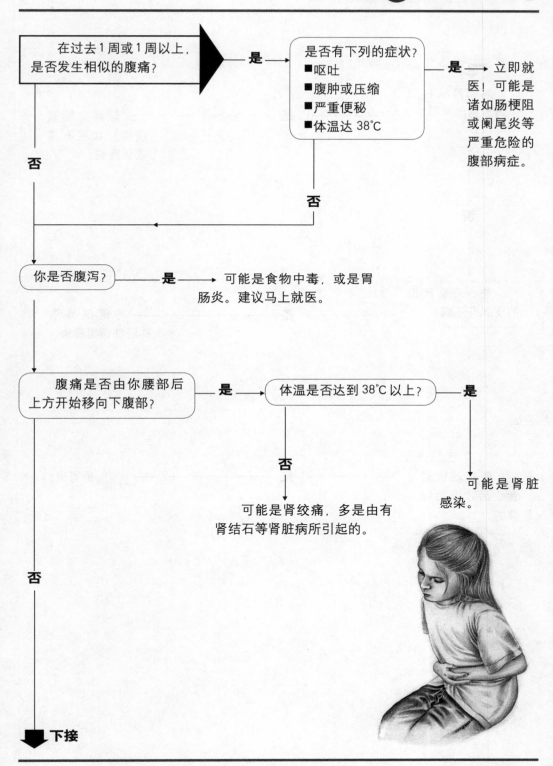

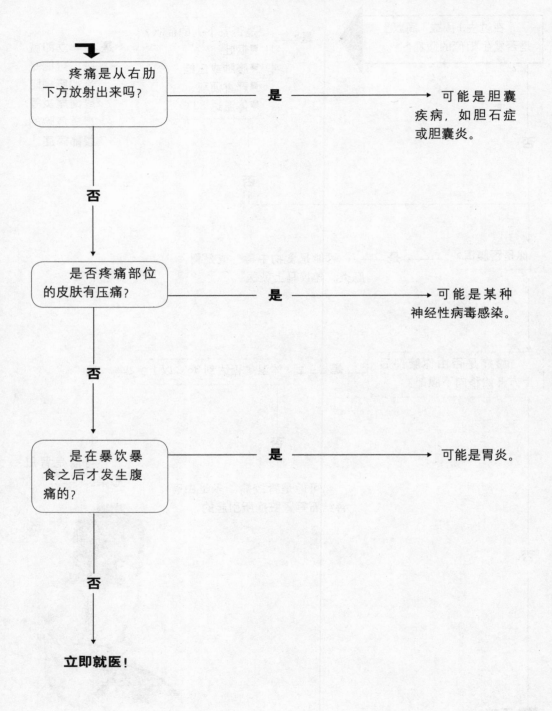

疼痛是从右肋下方放射出来吗？ —— 是 ——→ 可能是胆囊疾病，如胆石症或胆囊炎。

否

是否疼痛部位的皮肤有压痛？ —— 是 ——→ 可能是某种神经性病毒感染。

否

是在暴饮暴食之后才发生腹痛的？ —— 是 ——→ 可能是胃炎。

否

立即就医！

♥ 便秘

多日不排大便，因大便干硬而致排便困难。

你是经常便秘吗？ —— **是** —— 很多时候是否会忍住便意？ —— **是** ——→ 这会使你的正常排便反射丧失。

否

否

是否已经服用了很长一段时间的缓泻剂？ —— **是** ——→ 长时间使用缓泻剂会使排便功能减弱。多吃麸类食物及水果可能有助改善便秘。

否

可能是缺少纤维素。

大便时是否会痛？ —— **是** ——→ 可能是痔疮或是肛裂。

否

近年来是否曾服用药物？ —— **是** ——→ 有些药物能造成便秘，需要找医生磋商更换药物。

否

▼ **下接**

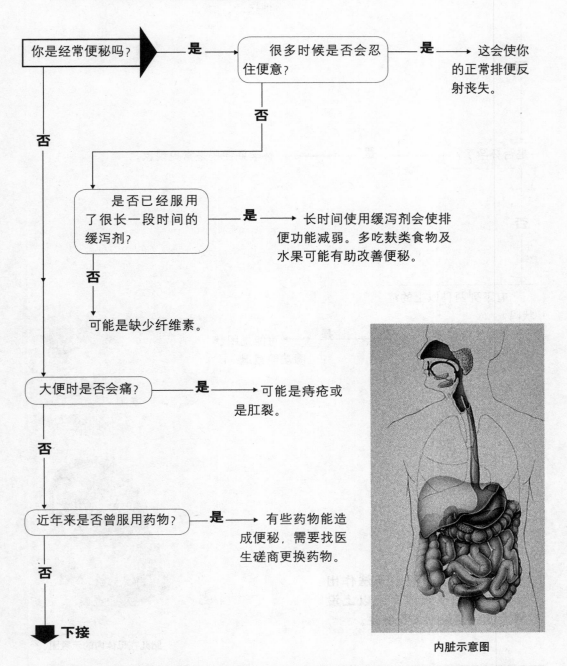

内脏示意图

是否在节食？或者食物中缺乏纤维素和水分？ —— **是** ⟶ 没有一定的食物或水分积累，无法诱导出正常的排便运动。

否

是否怀孕了？ —— **是** ⟶ 怀孕期便秘是常见现象。

否

有下列两种以上的症状吗？
- 比平常怕冷
- 皮肤毛发干燥
- 体重增加原因不明
- 无故倦怠

—— **是** ⟶ 可能是甲状腺功能减退。

否

若你从本图表中无法作出诊断，你已 3 天或 3 天以上没有大便，建议你去看医生。

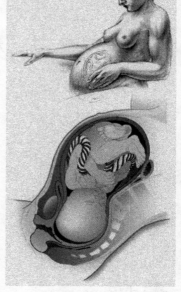
胎儿在母体内的示意图

♥ 心悸

是由于心跳快，或者不规律引起的不适感。

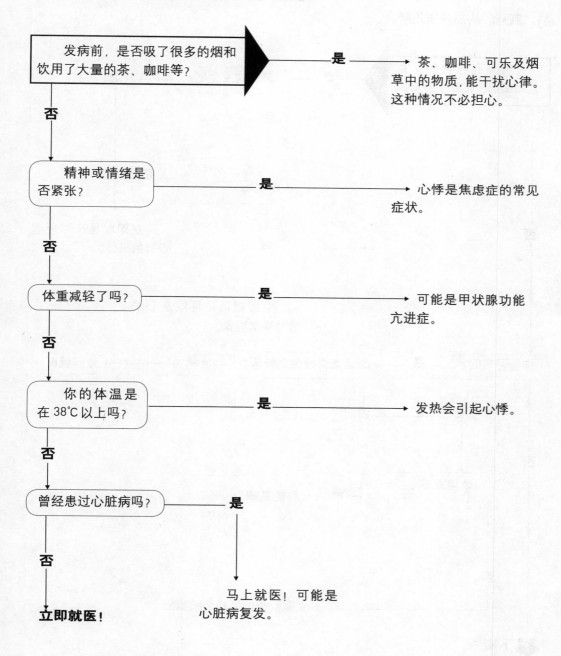

发病前，是否吸了很多的烟和饮用了大量的茶、咖啡等？ —— 是 —→ 茶、咖啡、可乐及烟草中的物质，能干扰心律。这种情况不必担心。

否

精神或情绪是否紧张？ —— 是 —→ 心悸是焦虑症的常见症状。

否

体重减轻了吗？ —— 是 —→ 可能是甲状腺功能亢进症。

否

你的体温是在 38℃ 以上吗？ —— 是 —→ 发热会引起心悸。

否

曾经患过心脏病吗？ —— 是

否

立即就医！

马上就医！可能是心脏病复发。

❤ 胸痛

由于胸壁病变及胸内各组织器官的病变而引起的疼痛。其痛可分为钝痛、持续痛、刺痛、灼痛或压迫痛。

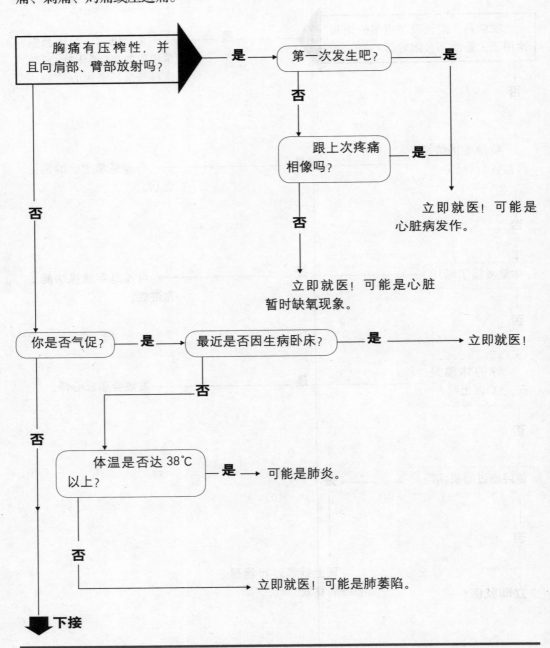

痰是青黄色的吗？ —— 是 ——→ 可能是呼吸道感染。

否

弯腰或躺下会使灼痛加剧吗？ —— 是 ——→ 可能是返流性食管炎，建议马上就医。

胸部是否在最近受伤，动过手术？ —— 是 →可能是肌肉拉伤，或肋骨骨折。

否

否

是

是否只是在皮肤上的灼痛感，并不受呼吸影响？ —— 是 ——→ 可能是带状疱疹。

疼痛只发生在胸部的一侧？

否

否

立即就医！

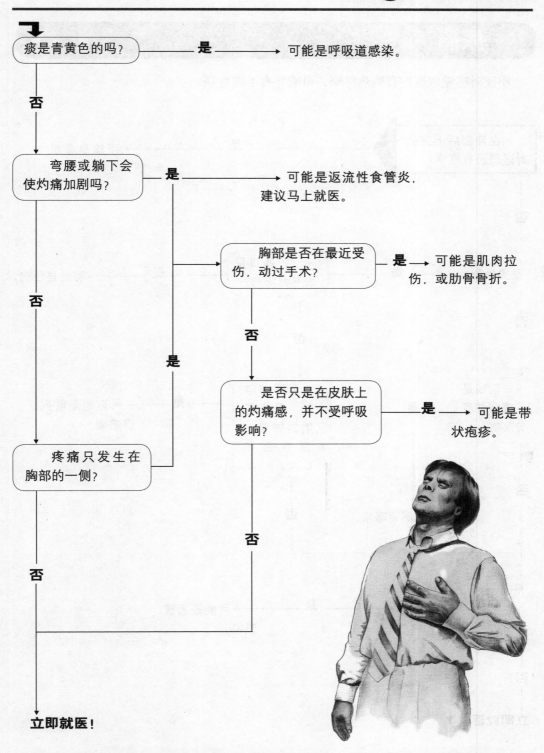

♥ 尿痛

小便时感觉尿道内有灼热疼痛，可能伴有下腹疼痛。

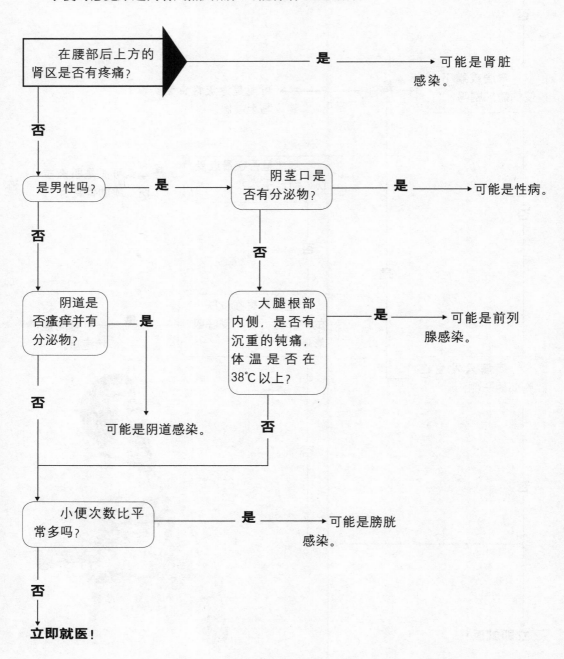

在腰部后上方的肾区是否有疼痛？ —— 是 —→ 可能是肾脏感染。

否 ↓

是男性吗？ —— 是 —→ 阴茎口是否有分泌物？ —— 是 —→ 可能是性病。

否 ↓ （阴茎口）否 ↓

阴道是否瘙痒并有分泌物？ —— 是 —→ 可能是阴道感染。

大腿根部内侧，是否有沉重的钝痛，体温是否在38℃以上？ —— 是 —→ 可能是前列腺感染。

否 ↓ （大腿）否

小便次数比平常多吗？ —— 是 —→ 可能是膀胱感染。

否 ↓

立即就医！

腰背痛

由于腰背受伤或腰背内器官的疾病引起的腰背部间歇性或连续性疼痛。

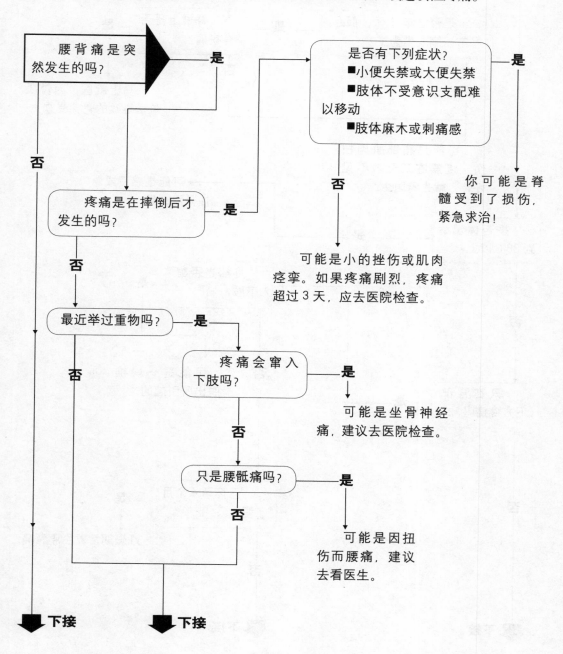

腰背痛是突然发生的吗？ —— **是**

否

疼痛是在摔倒后才发生的吗？ —— **是**

否

最近举过重物吗？ —— **是**

否

是否有下列症状？
■小便失禁或大便失禁
■肢体不受意识支配难以移动
■肢体麻木或刺痛感 —— **是**

否

你可能是脊髓受到了损伤，紧急求治！

可能是小的挫伤或肌肉痉挛。如果疼痛剧烈，疼痛超过3天，应去医院检查。

疼痛会窜入下肢吗？ —— **是**

否

可能是坐骨神经痛，建议去医院检查。

只是腰骶痛吗？ —— **是**

否

可能是因扭伤而腰痛，建议去看医生。

下接   **下接**

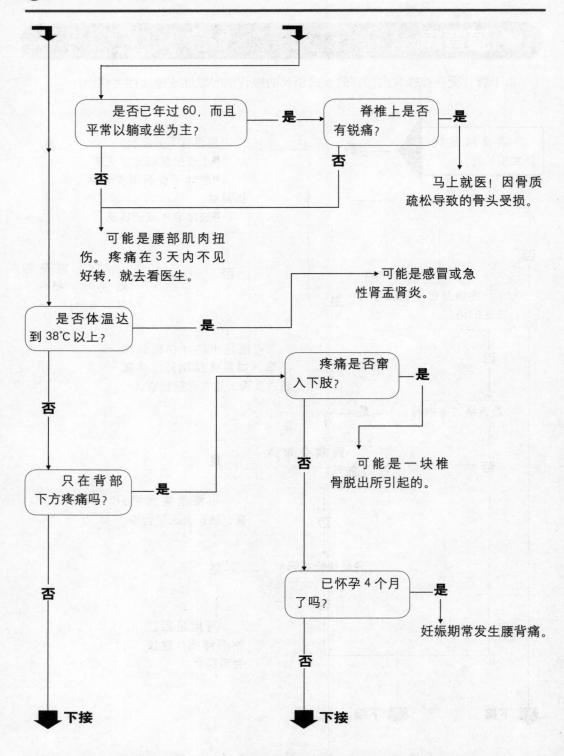

是否已年过 60，而且平常以躺或坐为主？ ——是—→ 脊椎上是否有锐痛？ ——是

↓（否）

↓（否）

马上就医！因骨质疏松导致的骨头受损。

可能是腰部肌肉扭伤。疼痛在 3 天内不见好转，就去看医生。

可能是感冒或急性肾盂肾炎。

是否体温达到 38℃ 以上？ ——是—→（上接）

疼痛是否窜入下肢？ ——是

↓（否）

可能是一块椎骨脱出所引起的。

↓（否）

只在背部下方疼痛吗？ ——是—→

↓（否）

已怀孕 4 个月了吗？ ——是

妊娠期常发生腰背痛。

↓（否）

下接

下接

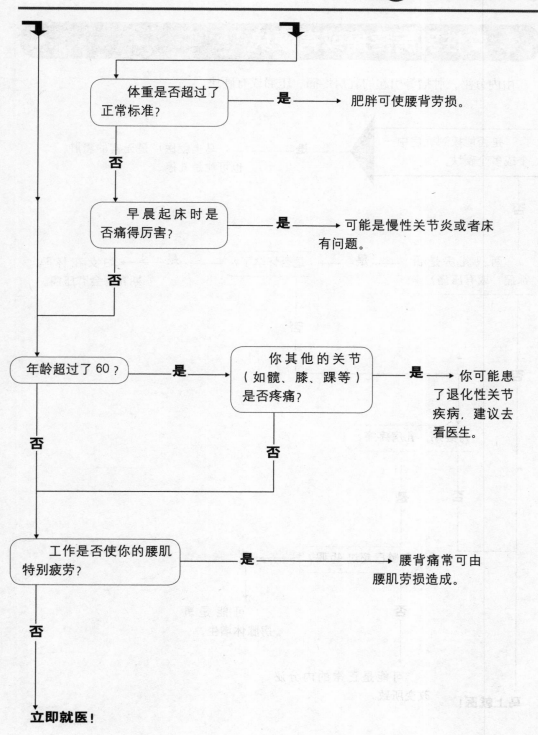

体重是否超过了正常标准？ —— 是 ⟶ 肥胖可使腰背劳损。

否

早晨起床时是否痛得厉害？ —— 是 ⟶ 可能是慢性关节炎或者床有问题。

否

年龄超过了60？ —— 是 ⟶ 你其他的关节（如髋、膝、踝等）是否疼痛？ —— 是 ⟶ 你可能患了退化性关节疾病，建议去看医生。

否　　　　　　否

工作是否使你的腰肌特别疲劳？ —— 是 ⟶ 腰背痛常可由腰肌劳损造成。

否

立即就医！

♥ 女性乳房疼痛或有硬块

由内分泌，肿瘤等引起的乳房疼痛、压痛或有硬块。

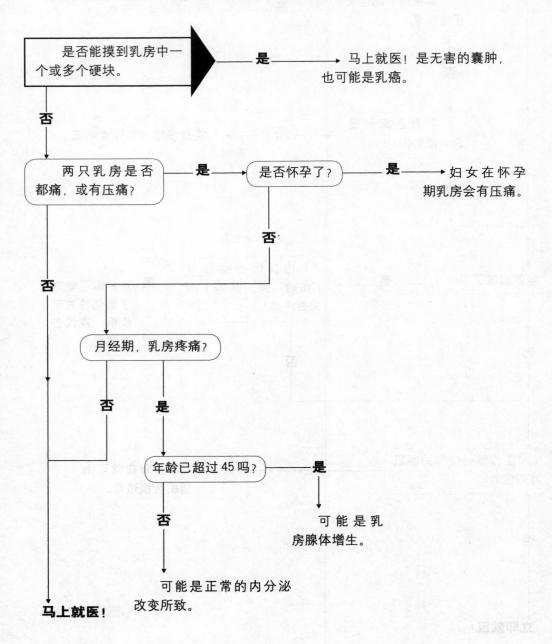

是否能摸到乳房中一个或多个硬块。 ——**是**——→ 马上就医！是无害的囊肿，也可能是乳癌。

否

两只乳房是否都痛，或有压痛？ ——**是**——→ 是否怀孕了？ ——**是**——→ 妇女在怀孕期乳房会有压痛。

否

否

月经期，乳房疼痛？

否 **是**

年龄已超过45吗？ ——**是**

否 ↓

可能是乳房腺体增生。

可能是正常的内分泌改变所致。

马上就医！

❤ 脸部痛

某种原因造成的脸部或前额钝痛、跳痛或剧烈刺痛。

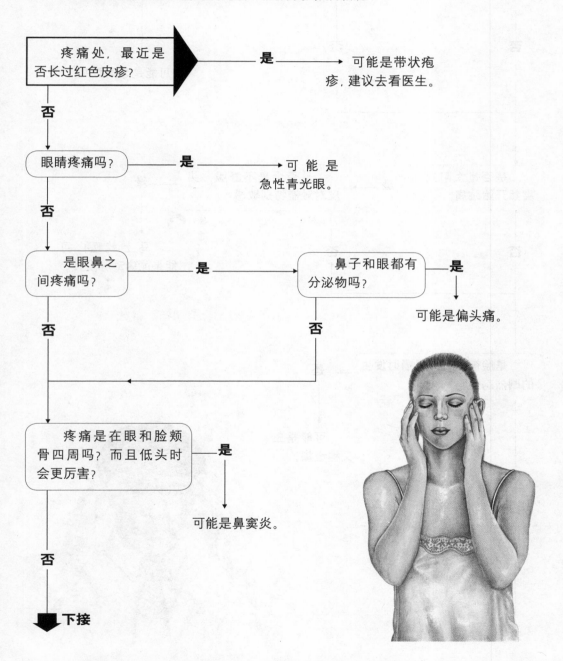

疼痛处，最近是否长过红色皮疹？ —— **是** ⟶ 可能是带状疱疹，建议去看医生。

否

眼睛疼痛吗？ —— **是** ⟶ 可 能 是急性青光眼。

否

是眼鼻之间疼痛吗？ —— **是** ⟶ 鼻子和眼都有分泌物吗？ —— **是**

否   **否**   可能是偏头痛。

疼痛是在眼和脸颊骨四周吗？而且低头时会更厉害？ —— **是**

否   可能是鼻窦炎。

否

▼ **下接**

是否是持续性的跳痛？ —**是**→ 在夜间、在进食时是否会更痛？ —**是**→

否

否

可能是牙周脓肿。

是否是太阳穴突然开始跳痛？ —**是**→ 是否全身不舒服，头皮对触碰特别敏感？ —**是**→

否

否

马上就医！可能是颅内动脉发炎。

是脸被触碰或咀嚼时发生的剧烈刺痛吗？ —**是**

否

可能是三叉神经痛。

立即就医！

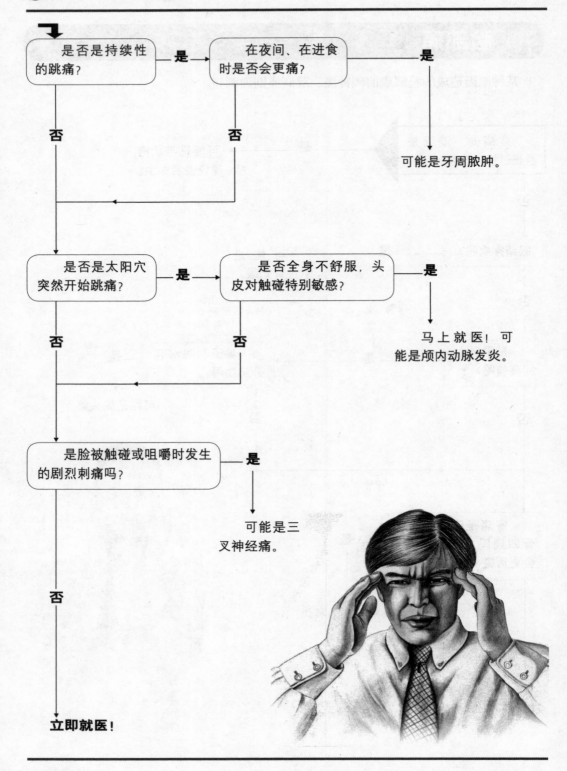

❤ 足痛

由于劳累受伤等引起的足部的疼痛。

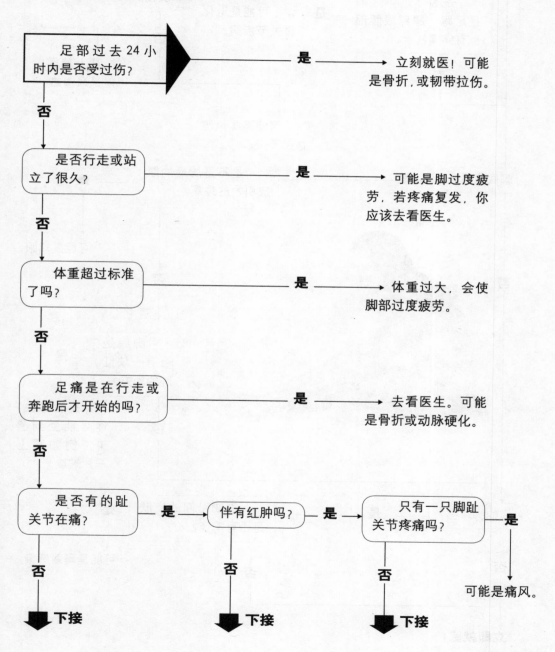

足部过去 24 小时内是否受过伤？ ——是——→ 立刻就医！可能是骨折，或韧带拉伤。

否↓

是否行走或站立了很久？ ——是——→ 可能是脚过度疲劳，若疼痛复发，你应该去看医生。

否↓

体重超过标准了吗？ ——是——→ 体重过大，会使脚部过度疲劳。

否↓

足痛是在行走或奔跑后才开始的吗？ ——是——→ 去看医生。可能是骨折或动脉硬化。

否↓

是否有的趾关节在痛？ ——是——→ 伴有红肿吗？ ——是——→ 只有一只脚趾关节疼痛吗？ ——是——→ 可能是痛风。

否↓ 下接

否↓ 下接

否↓ 下接

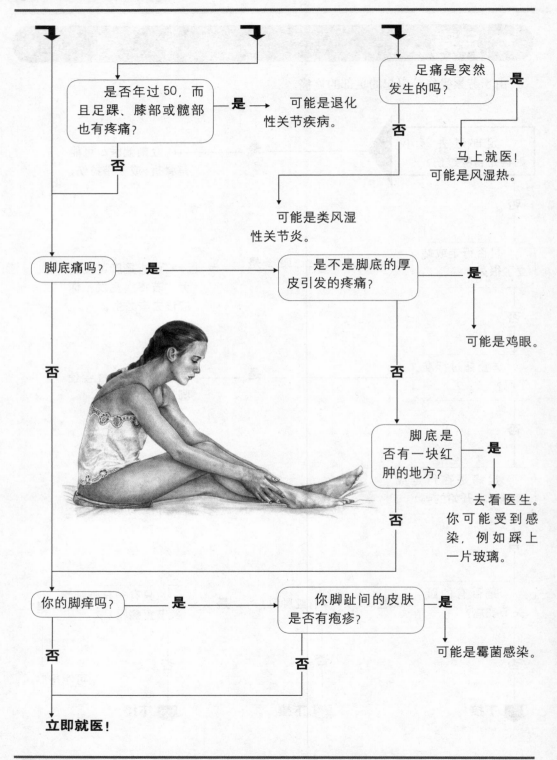

是否年过 50，而且足踝、膝部或髋部也有疼痛？ —— 是 →　可能是退化性关节疾病。

否

足痛是突然发生的吗？ —— 是

否

马上就医！可能是风湿热。

可能是类风湿性关节炎。

脚底痛吗？ —— 是 →　是不是脚底的厚皮引发的疼痛？ —— 是

否

否

可能是鸡眼。

脚底是否有一块红肿的地方？ —— 是

否

去看医生。你可能受到感染，例如踩上一片玻璃。

你的脚痒吗？ —— 是 →　你脚趾间的皮肤是否有疱疹？ —— 是

否

否

可能是霉菌感染。

立即就医！

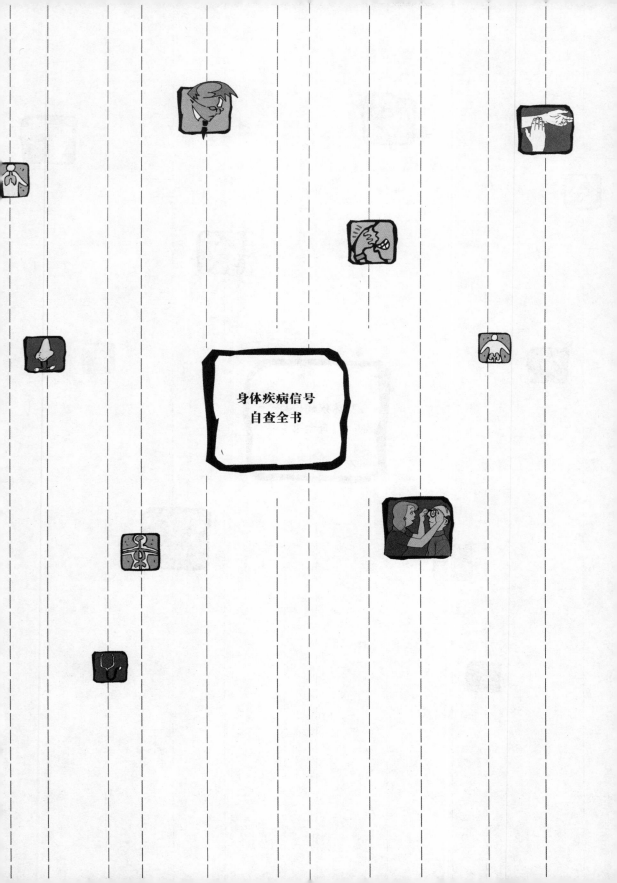

身体疾病信号
自查全书

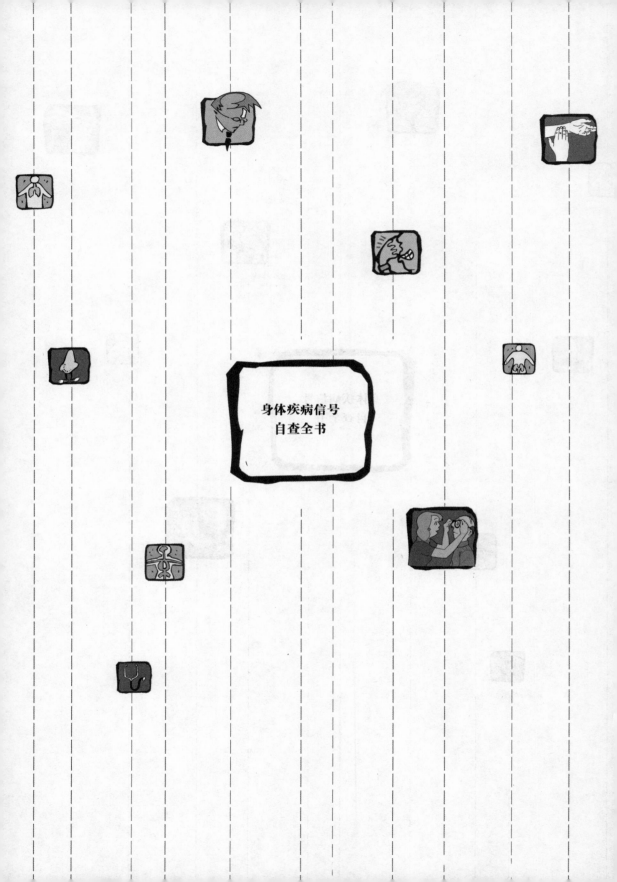

身体疾病信号
自查全书